근골격계질환의
업무상 원인과 입증방법

the business reason and proof method
of the musculoskeletal disorders

한국공인노무사회 편저

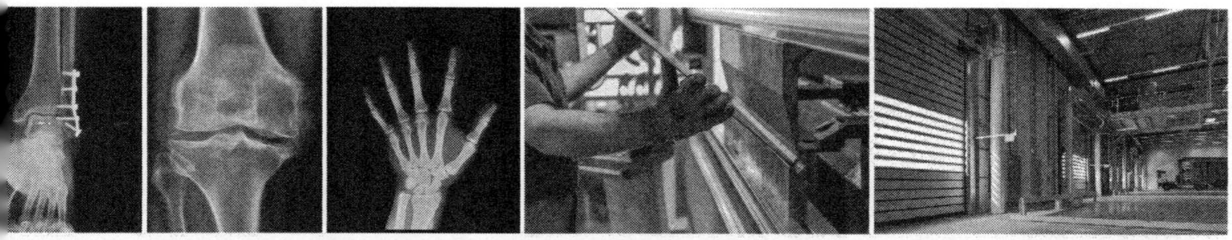

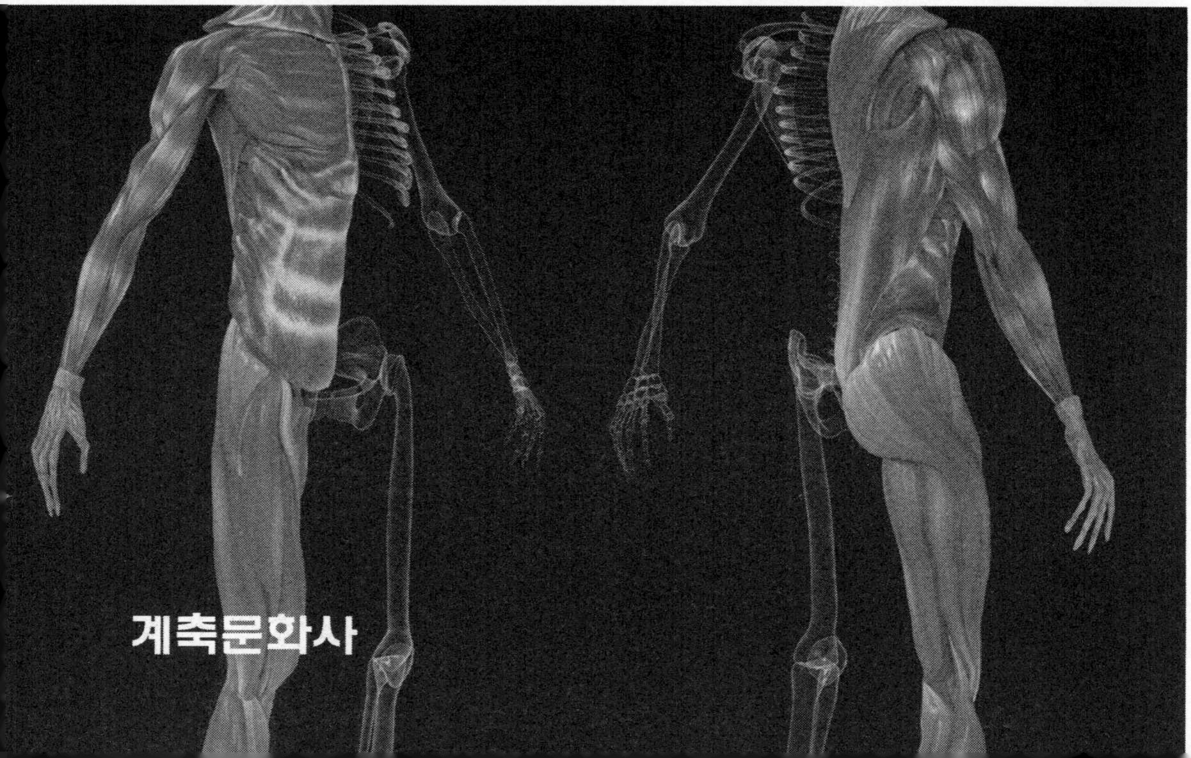

계축문화사

발간사

근로자의 근골격계질환이 직업으로 인해서 발병한 것인지 평가가 필요한 이들을 위해 이 도서를 발간하게 되어 기쁘게 생각합니다.

업무상 근골격계질환은 업무와 관련하여 근골격계에 발병한 질환들을 말합니다. 업무상의 여러 활동들로 인해 발생하는 근골격계질환들은 다양합니다.

근골격계질환은 현대 사회에서 많은 사람들에게 영향을 미치는 중요한 문제입니다. 장시간 앉아있는 자세, 반복적인 동작, 무거운 물건을 들어 올리는 등의 일상 활동은 근골격계에 부담을 가중시킵니다. 이로 인해 다양한 질환과 통증이 발생하며, 개인의 생활의 질과 직무 수행 능력에 영향을 미치고, 사회적 비용까지 증가시킬 수 있습니다.

업무상 근골격계질환의 인정기준은 국가별로 다를 수 있으며, 각 국가의 법률과 정부기관에 의해 정해집니다. 따라서 해당 국가의 법률과 관련 기관의 공식 정보를 참고하여 정확한 인정기준을 파악하는 것이 중요합니다. 또한, 근골격계질환의 업무관련성 평가를 위해서는 진단에 필요한 검사 결과, 영상 검사, 의학적 보고서 등의 증거가 제출되어야 합니다. 근골격계질환으로 인한 증상의 정도와 장애 정도에 따라 인정 여부가 결정될 수 있습니다.

근골격계질환이 업무상 질병으로 인정받으려면 근골격계질환의 발생과 직업 간의 관련성이 확인되어야 합니다. 이 도서는 업무상 근골격계질환에 대한 종합적이고 체계적인 지식과 정보를 제공하고자 합니다. 전문가들의 풍부한 경험과 최신 연구를 바탕으로, 업무상 질병 인정기준과 업무관련성 평가 등 다양한 측면을 다룹니다. 이 도서가 공인노무사, 의료진, 산업보건관계자, 연구자, 교육자, 학생들에게 새로운 지식을 제공하고, 근골격계질환으로 고통을 받고 있는 직장인들의 업무관련성을 평가하는 데 도움이 되기를 기대합니다. 우리 한국공인노무사회는 앞으로도 지속적인 연구와 노력을 통해 근골격계질환의 업무관련성 평가에 도움이 되는 지식과 정보를 제공하기 위해 노력할 것입니다.

이 도서의 발간은 많은 분들의 노고와 지원 덕분에 가능했습니다. 업무관련성 평가를 위해 이 도서를 활용하고자 하는 분들께도 감사드립니다.

2023년 8월

한국공인노무사회 회장

이황구

머리말

이 책은 업무로 인해서 발생하는 근골격계질환에 대한 종합적인 정보와 지침을 제공하고자 하며, 업무관련성 평가를 하고자 하는 독자들에게 도움이 되기를 희망합니다. 업무상 근골격계질환은 많은 사람들이 고통을 받고 있는 문제로 자리 잡고 있습니다. 이 책은 이러한 문제의 중요성을 인식하고, 전문가들의 노하우와 최신 연구를 바탕으로 근골격계질환의 인정기준과 업무관련성 평가에 대한 포괄적인 정보를 담고 있습니다.

이 책은 공인노무사와 직업환경의학전문의들의 협력과 노력으로 만들어졌으며, 이러한 노력이 독자들의 업무상 근골격계질환의 이해를 향상시키고 업무관련성 평가를 적절하게 수행하기를 바라는 마음으로 이루어졌습니다. “업무상 근골격계질환”에 대한 종합적인 이해와 업무관련성 평가 방법을 제공하기 위해 편집되었습니다. 이 도서를 통해 여러분은 근골격계의 중요성을 인식하고, 이러한 질환들의 업무관련성 평가를 적절하게 하는 방법을 습득할 수 있을 것입니다.

일반적으로 업무상 근골격계질환은 근골격계질환의 발생과 직업 간의 관련성이 확인되어야 합니다. 그리고 근골격계질환의 진단에 필요한 검사 결과, 영상 검사, 의학적 보고서 등의 증거가 제출되어야 합니다.

각 장은 주요 근골격계질환별로 질환의 이해를 위한 지식과 진단 방법 및 업무상 발병 요인 등에 대한 심도 깊은 내용을 담고 있습니다. 이 책을 통해 독자들은 근골격계질환의 업무상 질병 인정기준과 업무관련성 평가를 수행하는 데 대한 통찰력을 얻을 수 있기를 기대합니다.

각 국가에서는 근골격계질환의 인정 기준을 법률이나 정부기관의 규정에 따라 상세히 규정하고 있습니다. 따라서 해당 국가의 법률과 관련 기관의 공식 정보를 참고하여 정확한 인정 기준을 파악하는 것이 도움이 될 것입니다. 이에 주요 국가의 업무상 근골격계질환 인정기준을 소개하였습니다.

이 책의 집필에 참여한 저희들은 이 책이 독자들에게 업무상 근골격계질환의 인정기준과 업무관련성 평가를 수행하는 데에 도움이 되는 가치 있는 정보와 지식를 전달하여, 독자 여러분들의 업무, 연구 등에 도움이 되기를 기대합니다.

감사합니다.

2023년 8월

대표저자

김수근

차 례

제12장 추정의 원칙과 업무상 질병 인정기준 327

제13장 근골격계질환의 업무관련성 평가 355

찾아보기 393

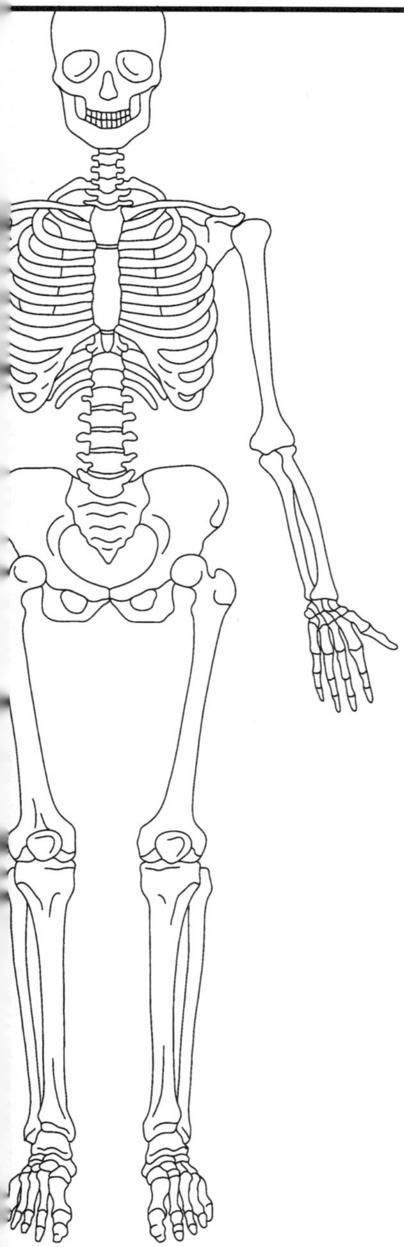

1

근골격계 해부·생리

1. 해부학적 자세
2. 근육계
2. 골격계
3. 관절계(Joints)

제1장

근골격계 해부·생리

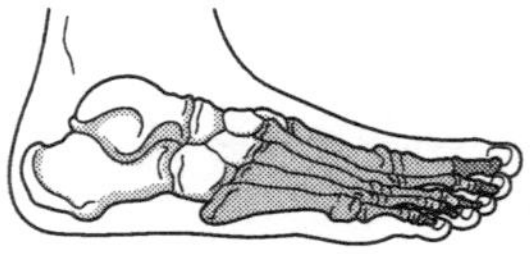

1. 해부학적 자세

해부학적 자세란 차렷 자세와 비슷한데, 두발을 모으고 시선은 정면을 바라보고 손바닥은 앞쪽을 향하는 자세이다.

인체의 부위별 위치와 인체 운동의 방향 등을 표현할 때에 기준이 되는 자세를 해부학적 자세(anatomical position)에 있는 것으로 한다.

1) 몸을 나누는 면

몸의 구조를 기술하기 위해서 관상절단면(coronal plane), 시상절단면(sagital plane), 수평면(transverse plane)의 3종류의 면이 사용되는 서로 수직관계이다.

(1) 관상절단면(coronal plane)

몸을 좌우로 지나면서 몸을 앞과 뒤로 나누는 면이다.

(2) 시상절단면(sagital plane)

몸을 앞뒤로 지나며 좌우 두 부분으로 나누는 면이다. 몸의 중간에서 좌우로 나누는 면을 mid-sagital plane 또는 정중면(median plane)이라 한다.

(3) 수평면(transverse plane)

수평면과 평행한 면을 말하며 horizontal plane이라고도 한다.

2) 위치를 나타내는 말

① 앞(anterior)과 뒤(posterior)

② 배(ventral, abdomen)와 등(dorsal, back)

③ **안쪽(medial)과 가쪽(lateral)** : 정중선에 보다 가까운 것을 medial, 보다 먼 것을 lateral이라 한다.

예) 눈은 귀보다 medial에 위치하고, 귀는 눈 보다 lateral에 위치한다.

④ 위(superior)와 아래(inferior)

⑤ **몸쪽(proximal)과 먼쪽(distal)** : 몸의 중심에 보다 가까운 것을 proximal, 보다 먼 것을 distal이라고 하며, 주로 팔과 다리에서 많이 사용된다.

⑥ **노쪽(radial)과 자쪽(ulnar)** : 팔에서 사용되는 말로서 radial은 radius(노뼈)가 있는 쪽, 즉 해부학적 자세에서 lateral쪽을 말하며 ulnar는 ulna(자뼈)가 있는 쪽, 즉 medial쪽을 말한다.

⑦ **정강이쪽(tibial)과 종아리쪽(fibular)** : 다리에서 사용되는 말로서 tibial은 tibia(정강이뼈)가 있는 쪽, 즉 해부학적 자세에서 medial쪽을 말하며 fibular는 fibula(종아리뼈)가 있는 쪽, 즉 lateral쪽을 말한다.

⑧ **손바닥쪽(palmar), 발바닥쪽(plantar) 및 등쪽(dorsal)** : 이 용어들은 손과 발에서 사용하는 말로서 palmar란 손바닥에, plantar는 발바닥에 가까운 쪽을 말하며, dorsal이란 손등이나 발등쪽을 말한다.

⑨ **꼭대기의(apical)와 바닥의(basilar)** : 한 쪽은 넓적하고 반대쪽은 뾰족하게 생긴 구조물에서 꼭대기부분을 apical, 넓적한 바닥쪽을 basilar라고 한다.

⑩ **바깥의(external)와 안쪽의(internal) 또는 속** : 어떤 구조물을 중심으로 그 구조물 밖에, 또는 바깥쪽에 위치하면 external, 그 구조물 안쪽에 있으면 internal이라 한다.

⑪ **얕은(superficial)과 깊은(deep)** : 표면에 가까이 위치한 것을 superficial, 반대로 깊은 쪽에 있으면 deep이라 한다.

⑫ **가로(transverse)와 세로(longitudinal)** : 수평면과 평행하거나 긴 구조물의 장축에 수직인 상태를 tranasverse라고 하고, transverse에 수직이거나 긴 구조물의 장축과 평행

한 상태를 longitudinal이라 한다.

⑬ **중심쪽의(central)와 말초쪽의(peripheral)** : 말 그대로 어떤 구조물의 중심이 되는 부위나 중심부분에 위치한 것을 central, 중심에서 멀리 위치한 것을 peripheral이라 한다.

⑭ **굽힘쪽(flexor)과 폄쪽(extensor)** : 우리 몸의 구부릴 수 있는 곳에서 구부러지는 쪽을 flexor, 펴지는 쪽을 extensor라고 한다.

3) 관절운동을 나타내는 말

① **굽힘(flexion)과 폄(extension)** : 관절이 굽혀지는 운동을 flexion(굽힘), 펴지는 것을 extension(폄)이라 한다.

② **벌림(abductuon)과 모음(adduction)** : 팔이나 다리가 정중선에서 멀어지는 것을 abduction(벌림)이라고 하고, 정중선으로 가까워지는 것을 adduction(모음)이라 한다.

③ **엎침(pronation)과 뒤침(supination)** : 손바닥을 엎는 운동을 pronation(엎침), 손바닥을 뒤집는 운동을 supination(뒤침)이라 한다.

④ **돌림 또는 회전(rotation)** : 팔이나 다리처럼 긴 구조물이 세로축(장축, longitudinal axis)을 중심으로 도는 운동을 말한다.

⑤ **안쪽번짐(inversion)과 가쪽번짐(eversion)** : 발목에서 일어나는 운동으로 발바닥이 medial(안쪽)을 향하게 되는 운동을 inversion(안쪽번짐)이라 하고, 발바닥이 lateral(가쪽)을 향하게 되는 운동을 eversion(바깥번짐)이라 한다.

⑥ **올림(elevation)과 내림(depression)** : 어떤 부위가 전체적으로 올라가는 것을 elevation(올림), 아래로 내려가는 것을 depression(내림)이라 한다. 예를 들면 어깨를 으쓱할 때, 어깨 주변의 여러 관절에서 일어난 운동의 결과로 어깨 전체가 올라가게 되고(elevation), 반대로 어깨 전체가 내려오기(depression)도 한다.

2. 근육계

근육(muscle)은 근섬유가 집합하여 만들어진 기관이므로 골격과 아울러 신체를 지탱하며 운동을 담당한다. 일반적으로 근육이라고 하면 골격근을 가리키는데, 전신에 걸쳐 크고 작은 400여 종의 근육이 분포한다. 이들은 체중의 약 50%를 차지하여 망 같이 얽혀서 골을 끌어당긴다.

사람에게서 근육조직이 수축하여 일어나는 운동은 뼈대가 움직이는 전신적인 운동과 호흡운동, 심장의 박동, 혈관과 림프관의 수축운동, 소화관의 연동운동, 여러 장기들의 수축운동, 각종 샘과 도관의 수축운동 등 다양하다.

운동을 일으키는 힘은 골격근의 수축에 의해 발생하는데, 이때 관절을 중심으로 근육과 뼈의 지렛대 작용에 의해 움직이는 동작이 일어난다.

근육이 수축하면서 생기는 힘을 근력이라 하는데, 근력의 크기는 근수축에 동원되는 근섬유의 수와 근육의 횡단면적에 비례한다. 근지구력이란 특정한 근육이 일정한 근력을 장시간 발휘할 수 있는 능력을 말한다.

신체의 운동은 근육이 수축하는 힘에 의해서 이루어진다. 근세포가 자극되면 흥분하여 긴 세포막을 따라서 전도되고, 그 결과 근세포 내에 화학변화가 일어나 근섬유가 수축하게 된다. 즉 화학적 결합에너지가 기계적 운동으로 전환된다.

그리고 골격근은 체온의 최대 공급원으로 체온 유지에 중요한 역할을 담당한다. 근육이 수축할 때 발생하는 에너지의 약 25%는 단축하는 기계적인 일에 사용하고 나머지는 열로 되어 체온을 유지하는데 이용된다. 운동시에는 열 생성이 비약적으로 높아져 혈관 확산이나 발한 등으로 열 발산이 촉진된다. 또한 추울 때 덜덜 떨리는 것은 근육을 움직여 열 생산을 높이려고 하는 생체 방어기구 중의 하나이다.

1) 근육의 종류

근육의 종류는 다음과 같다.

(1) 골격근(skeletal muscle)

① 신체를 움직여서 위치를 이동시키거나 자세를 변동시킨다.

② 중력에 대항해서 체중을 지탱하여 어떤 자세를 유지하게 하는 일을 하는 근육이다.

(2) 심근(cardiac muscle)

① 혈액을 혈관계로 구출하는 일을 한다

(3) 평활근(smooth muscle)

① 방광(bladder)을 수축한다.

② 눈의 동공(pupil)을 확대하거나 수축한다.

③ 위장관(gastrointestinal)을 움직이는 일 등 모든 내장(viscera)의 기능에 관여한다.

> **근육의 종류**
>
> (1) 횡문근 : 가로무늬가 있음. 뼈에 붙어서 골격을 움직이고 열을 생산. 예) 골격근, 심장근
> (2) 평활근 : 무늬가 없음. 주로 장기에 분포하여 음식물을 이동시키고 혈관수축과 이완을 담당
> ※ 횡문근–골격근–수의근, 횡문근–심장근–불수의근, 평활근–내장근–불수의근

2) 근육의 기능

(1) 자세 유지, 열 생산, 음식물 이동, 심장박동, 혈관의 수축과 이완 등

(2) 안정적인 호흡에 사용되는 근육 : 횡격막, 늑간근

3) 수축하는 형태에 따른 분류

(1) **등장성 수축**(isotonic contraction) : 근육에 가해지는 힘은 일정하지만 근육의 길이가 변하는 수축. 예) 턱걸이, 윗몸일으키기, 팔굽혀펴기

(2) **등척성 수축**(isometric contraction) : 근육에 가해지는 힘이 변하며 근육의 길이에는 변화가 없는 수축. 예) 매달리기, 벽밀기

4) 근육운동과 신경

모든 정상적인 운동은 신경계의 작용에 의해 일어나는데 대뇌 통제 유무에 따라서 크게 둘로 나눈다.

(1) **수의운동**(voluntary movement) : 대뇌의 명령에 의해 근수축이 일어나는 운동

(2) **불수의운동**(involuntary movement) : 대뇌의 통제를 받지 않고 수행되는 운동

5) 골격근(skeletal muscle)

(1) 구조

골격근은 근섬유와 이것을 싸고 있는 결합조직인 근막[1])으로 구성되어 있다. 근섬유는 매우 섬세한 근원섬유들이 한 묶음을 이룬 근육다발들로 구성되어 있다. 근원섬유는 보다 가느다란 근미세섬유의 다발로 구성되어 있으며 굵은 근미세섬유를 액틴근미세섬유라 한다.

근섬유는 많은 근원섬유가 평행으로 나란히 근장 속에 묻혀 있으며, 근원섬유는 또한 많은 근 필라멘트로 되어 있다. 근섬유의 바깥 경계는 근초로 이루어져 있으며, 근초에서 일어난 흥분의 전도과정은 근장 속에 벌집처럼 종횡으로 연결되어 있는 근장내 그물을 통하여 아주 깊은 곳까지 이른다.

근원섬유에는 가로무늬가 있는데 어둡게 보이는 부분을 A(anisoptropic)−띠, 밝게 보이는 부분을 I(isotropic)−띠라고 한다. A−띠의 중앙부분에 약간 밝은 부분이 있는데 이것을 H−띠라고 한다. 그 중앙부위에 가느다란 선을 M−선, I−띠 중앙에 있는 선을 Z−선이라고 하는데 Z−선과 Z−선 사이를 근원절(sarcomere)이라고 한다.

근원섬유는 마이오신, 액틴, 트로포마이오신 등 많은 단백질을 포함하고 있다. 이러한 단백질의 배열로 근육섬유의 무늬가 이루어졌다. 모든 개개의 근섬유들은 결합조직이 근속막에 의해 싸여있으며, 여러 개의 근육원섬유들이 모여 형성된 근육다발은 다시 근다발막에 의해 싸여있다. 결국 근육다발들은 모여 하나의 근육을 형성하며, 이러한 근육은 근막에 의하여 전체가 싸여있다.

① 근섬유(muscle fiber)

- 근육의 기본 단위인 근세포이다.
- 긴 모양을 한 세포이며, 가장 긴 섬유인 등에 있는 것으로서 30cm 이상의 길이에 굵기는 10−100㎛이다.
- 한 개의 섬유에 핵이 여러 개 있다.
- 근섬유를 더욱 확대하여 보면 근원섬유(myofibril)라고 부르는 가늘고 긴 형태의 올실의 집합으로 보이는데 이것들에도 가로무늬가 있으며 세포의 장축에 따라 서로 병행하여 달린다. 이 근원섬유를 전자 현미경으로 더 확대하여 보면 이것은 다시 수백 내지 수천 개의 가는 섬유, 즉 근 필라멘트의 집합으로 보이는데 근 필라멘트는 actin

1) 결체조직의 얇은 성뮤성 막으로 근섬유 뿐 아니라 근속과 근육전체를 싸고 있다.

과 myosin이라는 2가지 단백질 분자로 이루어진 것이며 직경은 약 150Å이다.

② 근초(sarcolema)

근섬유초라고도 하며, 골격근의 근섬유를 둘러싸는 막상구조이다. 외측에 결합조직으로부터 분비된 콜라겐섬유로 된 얇은 막이 있고, 이와 접하여 기저막과 근세포막이 있다. 기저막과 세포막사이에는 극히 가는 연결섬유가 존재한다.

- 근 세포의 외면을 덮고 있는 막이다.
- 인접된 근섬유와의 사이가 전기적으로 절연되어 있다. 따라서 근섬유사이에는 원형질 연락이 없다.

③ 근속(fasciculus)

- 근섬유가 모여서 근속(fasciculus)을 이룬다.
- 결합조직에 의해서 서로 결합되어 있다.

④ 근막(fascia)

- 근속의 외면은 탄탄한 결합조직으로 된 근막에 의하여 둘러 싸여 있다.
- 근섬유의 양쪽 끝은 모든 건(tendon)에 연결되어 골격에 부착된다.

⑤ 건

결체조직에 의해 형성되어 있으며 골격근의 말단부를 뼈에 부착되게 한다.

(2) 형태

근육의 전형적인 형태는 방추모양이다. 근육의 중앙부분은 근조직이 많아 힘살이라고 부르며, 힘살의 양끝은 힘줄이라는 강인한 결합조직으로 이행하여 뼈에 부착한다. 근육의 부착은 굵은 힘줄이나 혹은 얇은 널 힘줄에 의해 이루어진다. 근육이 골격에 부착된 양끝 중 운동범위가 작은 부위를 기시부라 하며 운동범위가 큰 원위부를 정지부라고 한다. 다시 말해 근육이 수축할 때 고정된 부위가 기시부이고 움직이는 부위가 정지부이다.

(3) 운동단위

척수의 전근에서 나오는 운동뉴런과 그 지배하에 있는 근섬유를 하나의 기능적 최소단위로 생각하여 이것을 운동단위라고 부른다.

운동뉴런은 지배하는 근육으로 들어가기 전에 또는 들어간 직후에 수많은 가지를 내어 평균 100개 이상의 근섬유와 연락을 갖는다.

이와 같이 운동뉴런 하나가 근섬유를 지배하는 것을 지배비율이라고 하며 지배비율은 근육의 종류 또는 기능에 따라서 다르다.

① **정교한 운동에 사용되는 근육(손)** : 하나의 뉴론이 열둘 혹은 그 이하의 비교적 적은 수의 섬유를 지배한다.

② **덜 정교한 운동에 사용되는 근육** : 하나의 뉴론이 수백개의 근섬유를 지배한다.

(4) 근 수축

근육의 움직임이란 그 길이가 짧아지는 것이고 이를 수축이라 한다. 이런 경우의 수축이란 부피는 항상 대략 일정하고, 길이만이 짧아지는 것이다. 따라서 수축되어 있는 근육의 굵기는 수축 전보다도 굵어진다. 알통이라는 것은 상완의 근육이 수축으로 인해 굵어진 것이다.

이상과 같이 수축은 골격근 · 심근 · 민무늬근에 공통되는 현상이나 수축의 속도는 각기 모두 다르다. 골격근은 매우 빠르고 그 다음이 심근, 민무늬근으로 극히 완만하다.

골격근의 경우는 수축에 의해 관절이 움직여 운동이 된다. 사람의 신체에는 약 400개의 크고 작은 각양각색의 골격근이 있어서 급속하고도 복잡한 운동을 할 수 있다.

심근이나 내장근은 뼈와는 관계가 없고, 주머니꼴의 장기의 벽에 분포되어 있으므로, 이들 근이 수축함으로써 주머니의 내용물이 밖으로 밀어내어진다.

골격근의 수축현상을 살펴보면, 우선 운동신경으로부터의 임펄스가 근섬유의 종판부에 달하면 근에는 활동전위가 발생한다. 이어서 활동전위라는 전기적인 현상이 단축이라는 역학현상으로 변환되는 흥분수축연관이 일어난다. 그리하여 필라멘트의 미끄럼가락에 의해 수축이 일어나는데 이것들은 모두 근섬유내의 미세한 구조를 돌면서 행해진다.

3. 골격계

뼈는 신체조직의 내부골격을 이루며 성장, 적응, 재생이 이루어지는 조직이다. 뼈는 총 206개이며 두개골, 척추, 흉곽과 같이 축을 이루는 뼈가 80개이고, 상하지, 어깨 골반을

구성하는 부속 뼈가 126개이다.[2)]

뼈와 연골이 결합하여 골격을 이루고, 인체의 형태 및 운동의 지주와 주축 역할을 하고 있다.

뼈는 크기와 모양에 큰 차이가 있다. 크기는 길이가 수 mm인 청소골(auditory ossicles)로부터 400 mm 이상 되는 대퇴골(femur)에 이르기까지 여러 가지가 있으며 긴 원주상인 것, 얇고 넓은 것 등의 형태의 차이가 있으나 뼈와 뼈 사이에는 질긴 섬유질로 된 인대(ligament)가 있어서 강하게 연결되어 있다.

1) 뼈의 기능

뼈는 신체를 지지함은 물론 내부 장기를 보호하고 근육의 운동 및 조혈 작용을 한다. 크고 작은 다양한 뼈가 연골 및 인대와 함께 일정한 방식으로 연결하여 전체적으로 골격을 형성하며 신체를 지지한다.

골격은 인체내에 빈 자리를 만들어 내부장기를 수용하며 기계적으로 보호한다. 뼈에는 골격근이 붙어 있으며, 그 수축에 의해 뼈의 위치 또는 상호관계가 변화하여 운동이 일어나게 된다. 따라서 골격계통은 수동적 운동기관이라 할 수 있다.

(1) 신체의 일부를 지탱하는 지주의 역할

두개골 – 뇌 보호

(2) 섬세한 신체 내부 구조 보호

흉곽 – 심장, 폐 및 기타 내부기관 보호

(3) 근육 부착

팔, 다리의 뼈 – 근육이 부착되어 근육의 수축으로 보행, 기좌 등의 운동이 가능

(4) 혈구를 생산

장골(long bone, 길고 원주모양을 한 뼈), 늑골 및 흉골에서 가장 활발

2) https://blog.naver.com/devils23/150017968580

(5) 광물질 저장

① 모든 뼈가 이 일을 하고 있어 특히 임신한 부인에서 태아의 골격을 성장시킬 때 필요한 광물질(주로 칼슘과 인)이 음식물에서 부족할 때 전신의 뼈에서 이 성분이 빠져 나와 태아에게 공급

② 뼈가 단단한 것은 광물질 성분이 많기 때문(무게의 2/3 이상 차지)
주성분 : 칼슘, 인, 마그네슘의 무기 또는 유기염
그 밖에 양은 적으나 중요한 것으로는 칼슘(K, potassium), 불소(F, fluorine), 나트륨(Na, sodium) 및 철 등

> **뼈의 기능**
>
> (1) 신체를 지지한다.
> (2) 내부 장기를 보호한다.
> (3) 뼈에 골격근이 붙어 있어 수축에 의해 운동이 일어나게 된다(수동적 운동기관).
> (4) 조혈(hemopoiesis)작용을 한다. 뼈의 속 부분(골수 bone marrow) : 조혈기관으로서 혈액세포인 적혈구, 백혈구 및 혈소판을 생산한다(적색골수)
> (5) 광물질을 저장한다.

2) 뼈의 구조

(1) 해면질(spongy substance)

해면질은 뼈의 내부를 이루며 구멍이 많이 뚫어져 있어 마치 해면모양을 하고 있고, 부서지기 쉬우며 혈관이 많다.

(2) 치밀질(compact substance)

치밀질은 뼈의 외부를 이루는 견고한 부분을 말하고 혈관이 적다.

상완골(humerus) 같은 장골에서 보면 골간(disphysis)은 주로 치밀질로 되어 있고 골단(epiphysis)에는 해면질이 차지하는 부분이 많다.

(3) 골간(disphysis)

치밀질의 중앙부에는 원주모양의 긴 동이 있고 그 속에는 골수(bone marrow)가 들어있는

데 골수는 혈관, 지방세포 및 혈구를 생산하는 세포들로 구성되어 있다. 그리고 골수관(medullary canal)벽의 내면은 골내막(endosteum)이라고 하는 막으로 덮여있다. 뼈의 외면에는 골막(periosteum)이 있는데 이것은 이중으로 된 질긴 막이며 이곳에는 혈관, 신경 및 뼈를 생산하는 세포(골세포)가 풍부하게 있어서 뼈의 성장이나 신생은 이 막에서 시작된다.

3) 뼈의 모양

뼈는 생김새에 따라 장골, 단골, 편평골 및 함기골로 분유한다.

(1) 장골

장골은 속이 빈 가늘고 긴 골간(骨幹)의 양끝에 비후한 골단(骨端)이 있으며 여기에 대퇴골 · 쇄골 · 지골 등이 속한다.

(2) 단골

단골에는 수근골 · 족근골 · 추골 등이 있다.

(3) 편평골

편평골에는 두개관 · 견갑골 · 관골 등이 있다.

(4) 함기골

함기골은 내부에 1개 또는 그 이상의 공기가 찬 공동을 가진 뼈로서 상악골 · 사골 등이 있다.

또한 1개의 뼈에 여러 가지 형태가 조합된 경우도 있다. 골간과 골단은 같은 연골조직이라도 각각 다른 골화점에서 발육이 시작되므로 골간과 골단 사이에 판모양의 연골조직(골단연골)이 남는다.

4) 뼈의 구조

뼈의 외면은 질긴 골막으로 덮여 있으며 뼈의 관절면에는 골막이 덮여 있지 않다.

(1) 골막

골막은 건과 인대가 뼈에 부착할 수 있는 자리를 제공해 준다. 골막은 긴뼈의 경우에는 뼈를 굵게 하는데 기여한다. 또한 골막에는 혈관과 신경이 많이 분포되어 있어, 뼈의 영양과 감각을 관장함은 물론 뼈의 재생에도 관여한다. 골막의 외층은 혈관과 신경의 공급이 풍부하며 이들은 볼크만 관을 통해 뼈 속으로 들어간다. 골막의 내층은 Sharpey's fiber라는 교원질 다발이 뼈에 부착되어 있다.

뼈의 외면을 덮고 있으며 긴 뼈의 경우에는 뼈를 굵게 하는 데 기여한다. 혈관과 신경이 많이 분포되어 있어, 뼈의 영양과 감각을 관장함은 물론 뼈의 재생에도 관여한다.

(2) 치밀골과 해면골

뼈의 얕은 층은 단단한 치밀뼈로 되어 있고, 깊은 층은 엉성한 뼈지주들이 서로 얽혀 그물모양을 만드는 해면뼈로 되어 있다.

① 치밀골

현미경으로 보면 치밀질은 틈새가 적고 매우 조밀하고 단단하다. 골조직이 층판상으로 배열되어 여러 층의 뼈층판을 형성하며 각 뼈층판을 형성하며 각 뼈층판의 중심에는 신경과 혈관이 지나가는 중심관이 있어 이것을 중심관(하버스관)이라 한다. 여기에는 골기질의 동심성 층으로 배열된 골층판과 골층판 사이에 있는 골소강이라는 공간에 골세포가 들어 있다. 골소강은 골소관이라는 작은 관으로 서로 연결되어 있고 하버스관과 골소강도 연결시켜주고 있어 골세포에 영양분과 산소를 공급하고 노폐물을 제거한다. 중심관은 골막으로부터의 신경과 혈관을 도입하는 가로방향의 관통관(볼크만관)과 교통하고 있다.

치밀골은 중심관인 하버스관(Haversian canal)과 이를 둘러싸고 있는 여러 층의 동심원인 하버스층판(Haversian lamellae)으로 구성되어 있는데, 이들을 골원(osteon) 또는 하버스계(Haversian system)라고 한다.

장축을 따라 길게 배열된 하버스관과 골막에서 하버스관을 횡으로 연결하는 볼크만관(Volkmann's canal)은 혈관과 신경의 통로이다.

조직액과 골세포로 가득 찬 머리카락과 같은 관인 세관(canaliculi)은 중심관과 골소강을 연결하며, 골원 안에 있는 골세포들을 연결하고 골세포에서 골원 밖으로 영양분과 노폐물이 쉽게 확산되도록 한다.

② 해면골

해면골은 치밀골과 같은 구조를 가지고 있지 않으며 동심성 원으로도 배열되어 있지 않다. 해면골은 스폰지처럼 틈새가 많으며 골소강 속에 골세포가 들어 있고, 골소강은 골소관으로 서로 통해있지 않다

(3) 골수

뼈의 중심부위에는 빈 공간으로 되어 있어 이것을 골수강이라 하며, 이안에는 골수로 가득 차 있다. 골수는 중요한 조혈기관으로서 혈액세포인 적혈구, 백혈구 및 혈소판을 이곳에서 생산한다. 그러나 성인이 되면 조혈기능을 가진 골수는 감소되고 지방조직으로 바뀌게 된다. 조혈기능을 가진 골수를 적색골수라 하며 성인의 경우에는 주로 편평골에 남게 된다. 또한 지방 조직으로 바뀐 골수를 황색골수라 하며 장골에서 볼 수 있다.

(4) 연골

뼈와 마찬가지로 변형된 특수결합조직의 종류이다.

다른 결합조직과 다른 점은 세포사이물질(섬유와 기질로 이루어짐)이 굳은 물질로 되어 있다.

화학적 성분은 단백질과 점약 다당류로 구성된 당단백질이다.

단단하고 약간의 탄력성이 있는 조직이나 혈관과 신경의 분포가 없은 것이 특징이다.

- 연골세포(chondrocytes) : 연골을 이루고 있는 세포로 기질 속에 묻혀 있다.
- 연골막(perichondrium) : 연골을 둘러싸고 있는 섬유막이다.

연골의 기질 속에 있는 아교섬유(collagenous fibers) 또는 탄력섬유(elastic fibers)의 양의 많고 적음에 따라 유리, 섬유, 탄력연골의 세 종류로 나눈다.

① 유리연골(hyaline cartilage)

유리연골은 우리 몸에 가장 많이 있는 연골 종류로써 연골 바탕질과 아교섬유가 풍부하며 바탕질과 섬유의 굴절률이 같아 전체적으로 맑고 투명한 청백색을 나타낸다. 아교섬유가 기질 내에 묻혀 있어 유리처럼 맑고 투명하다.

연골세포는 뼈와 같이 작은 연골소강에 묻혀 있고 대개 집단을 이루고 있으며 기질이 많다.

이 연골은 성장기에 있는 긴뼈의 뼈 몸통과 뼈끝 사이에 있는 뼈끝연골을 이루고 있어 성장과정에서 뼈가 되기 이전의 구조물 역할을 하게 되며, 마찰에 견디는 힘이 커서 모든 윤활관절에서는 뼈와 뼈가 서로 마주 닿은 관절면을 덮고 있는데 이것이 관절연골이다. 이 밖에도 갈비뼈와 복장뼈(가슴뼈, 흉골) 사이의 갈비뼈 연골, 후두 및 기관에서도 이 연골의 종류를 볼 수 있다.

② 섬유연골(fibrocartilage)

섬유연골은 적은 양의 바탕질 속에 많은 양의 아교섬유가 들어 있어 마치 질긴 결합조직과 비슷한 성질을 가진다. 이 섬유연골은 관절 사이에 끼어 두 뼈의 마찰을 줄이는 작용도 하지만, 서로 모양이 다른 관절면을 맞추어 주는 역할도 한다. 또한, 충격을 흡수하며 제한된 범위의 관절운동을 원활하게 해준다. 턱관절의 원반(disc), 무릎관절 속의 반월상 연골(meniscus) 및 척추 몸통 사이에 있는 척추뼈사이원반(intervertebral disc)이 그 예이며, 골반의 두덩결합(symphysis pubia)에서도 양쪽 두덩뼈(치골) 사이에 이 같은 연골이 들어 있다.

매우 질기며 압력과 당기는 힘에 견디어 내는 능력이 크다.

섬유상 결합조직과 흡사하다.

단독으로 존재하지 않고 유리연골 또는 치밀결합조직과 연속되어 나타나며 척추 상이 원반의 바깥 테두리와 치골결합부위에서 관찰된다.

③ 탄력연골

탄력성이 가장 풍부하며 귓바퀴, 중이관, 후두덮개 등이다. 탄력연골(elastic cartilage)은 이름 그대로 바탕질 속에 탄력섬유가 많이 들어 있어 자체가 매우 탄력적인 연골이며 노란 빛깔을 띤다. 몸에서는 귓바퀴의 대부분을 이루는 귓바퀴연골, 후두 덮개, 귀인두관(중이관) 및 바깥귀길(외이도) 같이 탄력성이 많이 요구되는 곳이 이러한 연골로 구성된다.

5) 뼈의 종류

(1) 두개골(머리뼈)

머리를 구성하고 있는 뼈이며, 고실뼈를 포함하여 15종 23개의 뼈로 구성되어 있다. 고실뼈를 제외한 모든 두개골은 봉합에 의해 결합된 것으로서, 속부분에 두개강, 비강 및 안

와라는 빈자리를 만들어 뇌, 평형청각기 및 시각기 등을 수용하고 있다.

두개강을 만드는 뼈를 뇌두개골(neurocranium), 얼굴의 기초를 만드는 부분을 안면두개골(facial cranium)이라고 한다. 뇌두개와 안면두개와의 크기비율은 고등동물이 될수록 뇌두개가 발달, 사람에서는 안면두개의 4배나 된다.

(2) 척주

척주는 32~35개의 척추골과 각 척추골 사이의 척추사이 원반으로 형성된 길이 70~75cm인 뼈의 기둥으로서, 몸통의 주축을 이룬다. 위쪽은 머리뼈를 받치고 있으며, 아랫부분은 골반의 구성에 기여한다.

척추골은 부위에 따라 경추골(7개), 흉추골(12개), 요추골(5개), 천추골(5개) 및 미추골(3~5개)로 구분된다. 척주 속에는 중앙에 상하로 넓고 긴 척주관이 형성되어 척수가 수용되어 있다. 각 척추골 사이사이에는 척추사이원반(추간판, intervertebral disc)이 끼워져 있으며, 척추골 사이사이의 좌우로 척추사이구멍이 형성되어 척수에서 나온 척수신경이 빠져나가는 통로가 된다.

각각의 척추체는 추간판이라는 연골판으로 연결되어 있는데 위로는 제2경추와 제3경추 사이에서, 밑으로는 제5요추와 천골사이에 있다.

추간판은 전체 척추길이의 1/4을 이룬다. 수핵 및 소수의 혈관관 신경을 지니는 성유륜으로 구성되고 두 개의 얇은 초자연골판에 의해 상하의 종판으로 분리된다.

수핵은 매우 소성이 높고 액체처럼 행도하는 백색의 점액상태로서 추간판의 중간 및 뒷부분에 위치한다. 추간판의 역할은 척추에 가해진 충격을 흡수하고 척추의 유연성을 가능하게 한다.

척추는 경부(목 부위), 흉부(가슴부위), 요부(허리부위)에서 만곡을 보인다. 척추는 횡으로 보면 경부와 요부는 전방으로, 흉부와 천미부는 후방으로 돌출된 것처럼 휘어져 있다. 뒤편 만곡을 후만, 얏편 만곡을 전만, 옆방향의 만곡을 측만이라고 부르는데 후만은 인간이 직립할 때 몸의 균형을 유지하기 위하여 자연스럽게 이루어진 것이다.

척추골은 얏쪽에 추체, 뒤쪽과 옆쪽에는 각각 극돌기(가시돌기)가 있고 양자 사이에 추공이 있다. 추공은 앞쪽에 추체, 옆쪽에 추궁근(척추궁뿌리), 뒤쪽에 추궁판(척추궁판)으로 둘러졌고, 상하로 연결되어 축주관을 이루어 척수 및 척수피막을 수용하고 있다.

[표 1-1] 경추, 흉추, 요추의 특징

특징	경추	흉추	요추
추체	작지만 옆으로 넓다. 횡경이 길다.	경추보다 크다. 심장 모양, 두 개의 늑골과 연결되는 면(costal demifacet)이 있다.	크다. 콩팥 모양
극돌기	짧고 둘로 갈라져 있으며, 후방으로 곧게 튀어나와 있다.	길고 날카로우며, 하방으로 튀어나와 있다.	짧고 뭉툭하며, 상방으로 곧게 튀어나와 있다.
척추공	삼각형	원형	삼각형
횡돌기	횡돌공이 있다.	늑골과 연결하는 면이 있다(T_{11}, T_{12} 제외)	특징이 없다.
상하관절돌기	상관절면이 후상방을 향한다. 하관절면이 하전방으로 나와 있다.	상관절면은 후방을 향한다. 하관절면은 전방을 향한다.	특징이 없다.
운동범위	척추의 굴곡과 신장이 가능 옆으로 굴곡과 회전이 가능	회전 일부는 옆으로 굴곡	굴곡과 신전 일부는 옆으로 굴곡

(3) 척추의 운동

척주(vertebral column)의 운동은 척추뼈와 척추뼈 사이의 작은 운동들이 모여서 척추 자체의 큰 운동으로 이루어지는데, 이 운동의 결과로 몸통 전체가 앞으로, 옆으로, 뒤로 굽혀지고 굽혔던 몸통이 다시 펴진다.

척추의 flexion(굽힘)은 인사할 때처럼 목이나 몸통이 수직선 상태에서 앞으로 굽어지는 운동을 말하며, extension(폄)은 앞으로 굽혔던 목이나 몸통을 다시 수직선상으로 펴는 것을 말한다. 척주가 수직선을 지나 뒤쪽으로 젖혀지면 hyperextension이라고 하고 몸을 좌우로 굽히는 운동을 lateral flexion이라고 말한다.

(4) 흉곽(가슴우리뼈)

흉곽은 후방에 12개의 흉추골, 외측에 12쌍의 늑골과 전방의 1개의 흉골이 서로 연결되어 형성된 바구니모양의 골격이다. 흉곽의 내부에 심장, 폐 및 식도 등 중요한 장기를 수용하며 보호하고 있다.

① 늑골

늑골(rib cage)은 새장모양으로 심장, 폐와 기타 내부장기를 보호한다. 12개의 흉추에 각 12개의 늑골이 좌우로 붙어 있는 구조로 이들 중 7쌍의 늑골은 흉골에 붙어 있고(진늑골, true rib), 나머지 3쌍은 상측 늑골에 붙어 있으며, 나머지 2쌍은 흉골이나 다른 늑골과 연결되어 있지 않고 떠 있다(부유늑골, floating rib).

제7-10 연골의 융합에 의하여 형성된 궁상의 연을 늑골궁이라 부르고 체표면에서 흉부와 복부의 경계를 만든다.

② 흉골

흉골(sternum)은 납작한 칼 모양의 뼈로서 상부의 흉골병(manubrium), 중간에 길게 늘어난 흉골체, 하부의 뾰족한 검상돌기(xiphoid process)의 3부분으로 구성된다. 흉골병과 흉골체가 만나는 곳은 각 angle이 형성되는데 이를 흉골각이라고 하고 해부학적으로 흉관구조의 중요한 지표가 된다.

(5) 상지의 뼈(팔뼈)

상지를 구성하는 뼈의 수는 한쪽이 32개, 즉 양쪽을 합해 64개로 이루어져 있다. 상지를 몸통에 연결하는 상지연결대에는 쇄골과 견갑골이 있다. 자유상지뼈로서는 상완부에 상완골, 전완부에 요골 및 척골이 있고 손에는 손목뼈(수근골), 손바닥뼈(중수골) 및 손가락뼈(지골)가 있다.

쇄골은 견갑골을 흉골에 연결하는 역할을 하고 견갑골은 상완골과의 사이에 관절을 이루어 상지를 지탱한다. 사람은 상지를 가볍고 유연하기 때문에 운동성이 크고 섬세한 일을 할 수 있다. 쇄골은 피부 표면 가까이에 위치하기 때문에 어깨에 타격이 가해지면 손상을 잘 입는 곳으로 종종 골절을 일으키기도 한다.

(6) 하지골

하지대는 기립자세에서 하지로의 무게분산과 이동에 관여한다. 관골(좌우 1쌍), 제5요추, 천골, 미골로 구성되는 골격을 골반이라 한다.

골반골(pelvic bone)은 성인의 경우 장골(ilium), 좌골(ischium), 치골(pubis)의 세개의 뼈가 거의 완전히 융합된 모습이다.

① 골반

골반(pelvis) 상부를 대골반, 하부를 소골반이라고 하는데, 하부의 소골반이 일반적으로 협의의 골반이다. 소골반강의 내용은 남자는 전방이 방광과 전립선, 후방이 직장인데 여자는 전방에 방광, 후방에 직장이 있는 것은 남자와 같으나 중간에 자궁과 질이 있는 점이 다르다.

여자의 골반은 임신 중에 태아를 잉태하고 또 분만시에 산도(birth canal)를 이루기 때문에 산부인과의사의 입장에서는 중요하다. 남자의 골반은 높고 좁지만 여자의 골반은 넓고 낮다. 어린시절에는 장골, 좌골, 치골로 나뉘어져 연골로 결합되어 있던 것이 16, 17세경, 늦어도 23세경까지 이들 연골이 골화되어 골 결합으로 하나의 큰 골반골로 된다.

② 다리뼈

하지는 대퇴골(femur), 슬개골(patella), 경골(tibia), 비골(fibula), 발은 족근골(tarsal bone) 및 지골(phalanx)로 구성되어 있다.

대퇴는 대퇴골, 하지는 슬개골, 경골, 비골, 발은 족근골, 중족골(metatarsal bone), 발가락은 지골로 구성된다. 대퇴골은 전신에서 가장크고 긴 뼈로 신장의 27-28%에 해당하며 골반과의 사이에 고관절을 이룬다. 팔의 경우처럼 경골과 비골 등 2개의 뼈로 구성되어 있고, 이 밖에 대퇴골과의 사이에 있는 슬개절에 슬개골이 있다. 발의 뼈는 인간 특유의 발굽(족저궁)을 형성한다.

4. 관절계(Joints)

인체의 모든 뼈는 서로 연결되어 골격을 형성한다. 이와 같이 뼈와 뼈가 서로 연결되는 것을 관절이라 하며, 모든 뼈는 관절면을 갖고 있어 서로 접촉하고 연결되어 있다.

연접상태에 따라 관절의 운동범위에 여러 가지 정도가 있으며 이 운동의 범위는 뼈 끝부분의 모양, 뼈를 연결하고 있는 인대의 부착상태 및 뼈의 주위조직의 상태에 따라 결정된다.

1) 분류

관절은 뼈들이 연결되는 방식에 따라 2가지로 분류한다. 첫째, 뼈가 단순히 연결될 뿐 움직이지 않는 부동관절과 둘째, 연결된 뼈가 움직이는 가동관절로 나눌 수 있다.

부동관절은 연결하는 뼈 사이에 틈새가 없고, 결합조직이나 연골이 차지하고 있다. 이러한 연결은 사람의 골격에서는 일부의 뼈에 한정되며 운동성이 극히 제한되어 있다. 두개의 뼈 사이에 섬유성 결합조직 혹은 인대가 존재하는 것으로 봉합, 인대결합 등이 있으며 뼈 사이에 연골이 끼워져 있는 것으로 유리연골, 섬유연골 결합이 있다.

인체 대부분의 뼈가 가동관절로 형성되며 일반적으로 윤활관절이라고 부른다. 이러한 방식에 의해 연결되는 2개의 뼈 중 1개는 오목한 관절오목을, 다른 1개는 볼록한 관절머리를 갖고 있다. 서로 접촉하는 관절면에는 관절연골이라는 유리연골에 의해 덮여있다. 이들은 2개의 층인 섬유막과 윤활막으로 이루어진 관절주머니에 싸여 있고 그 속의 빈자리를 관절강이라고 한다. 관절강 내면의 윤활막은 윤활액을 분비하여 관절의 운동을 원활하게 한다.

① 섬유관절(Fibrous Joints)
② 연골관절(Cartilaginous joints)
③ 활막관절(Synovial joints)
④ 점액낭과 건초
⑤ 인대

(1) 부동관절(immovable joint)

두개골(cranium)에서는 뼈와 뼈 사이가 극도로 밀접하게 접촉되어 있어 움직이지 못하며 이것을 봉합(suture)이라고 한다.

(2) 가동관절(movable joint)

① 구관절(ball and socket joint), 절구관절(spheroid joint, ball and socket joint)

가장 넓은 범위의 운동을 할 수 있는 것으로 한쪽 뼈는 구형이며, 다른 쪽 뼈는 소켓모양을 하고 있어서 운동 축을 가지고 있다.
예) 어깨관절, 대퇴관절

② 경첩관절(hinge joint)

하나의 면에서만 운동이 가능하다. 한쪽 관절면은 볼록 나와 있고 다른 한 관절면은 쏙

들어가 있으며 두 뼈의 긴 축과 직각이 되는 운동 축을 가지고 있으므로 수평축을 따라 한 쪽으로만 움직인다.
예) 팔굽관절, 손가락 뼈 사이 관절

③ 차(첨)축관절(pivot joint) 또는 중쇠관절(trochoid joint, pivot joint)
한쪽 뼈가 다른 쪽 뼈의 둥근 고리 위에서 회전하거나 한쪽 뼈의 둥근 고리가 다른 쪽 뼈의 장축 둘레를 회전한다. 세로의 축을 가진 돌기가 제한된 원의 둘레 속에서 회전하는 관절로서 원을 이루는 것은 흔히 일부는 뼈로, 일부는 인대로 되어 있다.
예) 팔굽의 근위 요골척골 관절

④ 활전관절(gliding joint)
척주에서는 한 척주골이 다른 척주골 위의 한 평면에서 미끄러지는 운동을 한다.

⑤ 각형관절(angular joint)
관절의 한쪽 면이 타원형의 오목한 모양을 하고 있기 때문에 팔목에 볼 수 있는 것과 마찬가지로 두개의 면에서 운동할 수 있다.

⑥ 안관절(saddle joint)
관절면의 모양이 양쪽 뼈가 모두 오목한 면을 갖는다. 즉, 양쪽 관절면이 모두 말 안장처럼 앞 뒤 그리고 좌우로 패어져 있는 관절로서 비교적 운동이 자유롭다.
예) 엄지손가락의 손목 손바닥 뼈 관절

⑦ 평면관절(plane joint)
대응하는 관절면이 모두 평면이며 관절면이 작고 서로 사이에 약간의 미끄러짐만이 있다.
예) 손목 뼈 사이 관절, 발목 뼈 사이 관절, 어깨 쇄골 관절

⑧ 두융기 관절(bicondylar joints)
관절의 한쪽은 두 개의 공처럼 솟은 관절 융기이고 다른 한쪽은 얕게 패인 평면으로 굽힘, 펴짐, 양간의 회전운동이 일어난다.
예) 대퇴골, 경골의 무릎관절

⑨ 타원관절(ellipsoid joint)

한 면은 공 모양, 다른 한 면은 얕은 소켓트 모양으로 회전운동은 되지 않으나 굽힘, 펴짐, 외향, 내향, 회선 등이 움직임이 가능한 관절이다.

예) 손바닥 손가락 뼈 관절, 팔목의 관절, 요골 손목 뼈 관절

연결된 형태와 운동이 가능한 한도에 따라 나눌 수 있다.

(1) 두개골형

머리뼈에서 볼 수 있으며 뼈 사이의 공간이 거의 없고, 그 속에는 섬유조직 흔히 인대가 들어 있어 섬유관절이라고도 한다. 움직임은 없다.

① 봉합 : 톱니처럼 된 뼈 끝이 얇은 인대를 사이에 두고 물려 있다.

② 못박이 관절(gomphosis) : 다른 한 쪽 뼈가 파묻혀 있는(상, 하악골과 치아 사이) 형태

③ 인대결합(syndesmosis) : 뼈끝 사이의 비교적 긴 인대가 연결되어 있는 경우로 경골과 비골 사이

(2) 척추형 관절

척추뼈 몸통 사이 또는 좌우 치골 사이에서 볼 수 있으며 뼈 끝 사이에 약간 간격이 있어 여기에 연골이 들어 있으므로 연골관절이라고 한다. 연골이 있으므로 제한된 범위 안에서 운동이 허용된다.

(3) 팔다리형 관절

두 뼈 사이에 공간이 있고 그 속이 윤활막으로 덮여 있어 윤활관절(synovial joints)이라고 한다. 매우 자연스러운 운동을 할 수 있으며 관절강이 있어 연골에 의해 덮인 뼈 끝들이 서로 떨어져 있다.

팔다리의 모든 관절과 두개골에서 턱관절(temporomandibular joint)이 이 형태에 속한다.

2) 관절의 움직임

윤활관절에서 일어날 수 있는 움직임은 대략 네 가지로 구분된다. 그 하나는 평면에서 미끄러지는 운동이고, 둘째는 어떤 각도를 이루는 운동이며, 나머지는 돌림(회전)운동과 휘돌

이(회선)운동이다.

그러나 몸의 많은 관절에서는 여러 종류의 움직임이 섞여서 일어나고 있고 그 움직임의 정도도 다양하기 때문에 실제로는 무한히 많은 종류의 움직임이 있게 된다.

(1) 미끄럼운동

미끄럼운동(gliding)은 가장 단순한 움직임으로서 두 뼈 사이에 각도가 달라지거나 회전을 함이 없이 평면상에서 서로 비비듯이 미끄러지는 운동이다.

(2) 각도운동

각도운동은 이어지는 두 뼈 사이의 각도에 변화가 생기는 움직임인데 해부학적 자세를 기준으로 하여 각도가 더 커지거나 작아지는 모든 변화를 말한다. 여기에는 기본적으로 굽힘과 폄 그리고 벌림과 모음이라는 두 대응되는 움직임이 포함되는데 이 두 쌍의 움직임은 서로 다른 각도를 가진 다른 축에서 움직여진다.

(3) 돌림 및 휘돌이 운동

휘돌이 운동은 긴뼈의 머리가 대응하는 움푹 패어진 관절면 속에서 돌게 되는 움직임을 말하며 결과적으로 긴뼈는 원뿔 모양을 그리게 되는데 긴뼈의 먼 끝이 원뿔의 바닥을 그리게 되고 긴뼈의 머리가 있는 관절 쪽이 원뿔의 꼭지가 된다. 이 휘돌이 움직임은 굽힘, 벌림, 폄 및 모음의 연속된 동작으로 이루어지는 것으로서 어깨관절, 엉덩관절, 손목관절, 손허리손가락관절 등에서 전형적으로 일어나는 움직임이다.

주요 관절 부위별 운동은 다음과 같다.

(1) 어깨관절운동

어깨 관절 주위의 근육에서 일어나는 운동의 결과로 팔이 움직인다. 이때 어깨관절운동뿐 아니라 등 뒤에 붙어 있는 견갑골(어깨뼈, scapula)이 함께 움직임으로써 어깨관절의 운동성은 더욱 좋아진다. 예를 들면 팔을 들어 올릴 때 견갑골을 완전히 고정하고 순전히 어깨관절 움직임만으로 팔을 들어 올린다면 약 120도 정도 밖에 들어 올릴 수 없지만 견갑골이 60도 정도 회전을 함으로써 만세를 부를 때와 같이 팔이 머리 위로 완전히 올라갈 수 있게 된다.

차려자세에서 팔을 벌리는 것을 abduction(벌림), 벌린 팔을 다시 몸에 붙이는 동작을 adduction(모음)이라 한다. 어깨관절의 flexion(굽힘)은 팔이 가슴 앞을 지나면서 앞쪽(anterior), 그리고 안쪽(medial)으로 이동하는 동작을 말하며, 반대로 extension(폄)은 팔이 가슴에서부터 멀어지면서 뒤쪽(posterior), 그리고 가쪽(lateral)으로 이동하는 동작을 말한다.

해부학적 자세에서 엄지손가락이 안쪽(medial)으로 이동할 때 어깨관절은 medial rotation(안쪽 회전)을 하고, 반대로 엄지손가락이 바깥쪽으로 벌어질 때 어깨관절은 lateral rotation(가쪽 회전)을 한다.

(2) 손관절운동

해부학적 자세에서 손이 엄지손가락으로 굽어지는 손목운동을 abduction(벌림), 반대로 새끼 손가락쪽으로 굽어지는 손목의 운동을 adduction(모음)이라고 하고, 손이 손바닥 쪽으로 넘어가는 운동을 palmar flexion(손바닥 굽힘), 손이 손등 쪽으로 넘어가는 운동을 dorsiflexion(손등굽힘) 또는 dorsal flexion이라고도 한다.

손가락의 abduction과 adduction은 셋째 손가락을 기준으로 하는데 셋째 손가락에서 멀어지는 운동, 즉 손가락을 쫙 벌리는 운동을 abduction(벌림), 손가락을 모으는 운동을 adduction(모음)이라 한다. 주먹을 쥘 때 손가락에 있는 모든 관절은 flexion(굽힘)을 하고, 이와 반대로 주먹을 펼 때는 extension(폄)이 된다.

엄지의 손바닥면이 같은 손 다른 손가락의 손바닥면과 맞닿은 운동을 opposition(맞섬)이라고 하며 그 반대의 움직임을 reposition이라 한다.

(3) 하지의 운동

해부학적 자세에서 다리를 옆으로 드는 운동이 abduction(벌림), 들었던 다리를 다시 모으는 운동이 adduction(모음)이다. 엉덩관절(hip joint)에서의 flexion(굽힘)은 공을 찰 때처럼 다리를 앞으로 드는 동작을 말하며, extension(폄)은 들었던 다리를 다시 서 있는 자세로 돌리는 동작이다. 엉덩관절의 medial rotation(안쪽 회전)이 일어나면 엄지발가락은 안쪽(medial)으로 돌게 되며, lateral rotation(가쪽 회전)이 일어나면 엄지발가락은 가쪽(lateral)으로 돌게 된다.

발목관절(ankle joint)에서는 발을 발바닥 쪽으로 쭉 펴는 운동을 plantar flexion(발바닥굽힘)이라고 하고, 발을 발등 쪽으로 접는 운동을 dorsiflexion(발등굽힘)이라 한다.

3) 관절의 운동방향

(1) 굴곡(flexion)

① 구부러지는 것을 말하는 것

② 두 뼈의 각도가 작아지는 형태

③ 팔을 구부리는 운동

(2) 신전(extension)

① 구부러진 것을 펴는 방향의 운동

② 다리를 펴는 운동

(3) 회전(rotation)

① 외전(abduction) : 몸의 체축에서 멀어져 가는 방향의 회전

② 내전(adduction): 체축에 가까워지는 방향의 회전

4) 건과 인대(tendon & ligament)

(1) 건

① 근육의 끝은 질긴 건으로 되어 뼈에 붙어있다.

② 이것은 섬유성 결합조직으로서 한 쪽은 근섬유에 유합되고 다른 쪽은 골막에 부착된다.

③ 근육이 수축하면 그 힘이 건을 통해서 뼈에 전달되어 운동이 일어난다.

(2) 인대

인대는 관절을 이루는 뼈를 서로 연결하여 뼈를 바른 위치에 붙어 있게 하는 강력한 섬유성 결합조직이다.

5) 주요 관절

(1) 견갑부 관절

견갑부는 견갑골(scapula)과 쇄골(clavicle)이 흉곽과의 사이에서 만드는 견갑흉곽관절과

견갑골과 쇄골이 상완골(humerus)과의 사이에서 만드는 견관절로 이루어져 있다.

관절면은 관절연골로 덮여있다. 견갑골 관절강 외측 단에는 견봉(acromion)이, 그 앞쪽은 오구돌기(coracoid process)가 있다.

(2) 주관절

주관절은 상완골(humerus)의 하단과 요골(radius)과 척골(ulna)의 상단으로 이루어진 경첩관절로, 약간의 회전운동도 아루어진다. 이 회전운동은 손을 입에 대는 동작같은 활동 중에 간단히 느낄 수 있을 것이다.

(3) 수부, 완관절

Carpals, metacarpals, phalanges구성, Forearm, radius, ulna와 만나 wrist joint를 형성한다.

(4) 고관절

인체의 관절 중 견관절에 이어 두번째로 운동범위가 큰 고관절은 골반골의 비구(acetab-ulum)와 대퇴골(femur)의 근위부 골두(head)로 이루어지고 체중 부하와 체중 전달의 기능상 관절의 운동범위보다는 관절의 안정성이 더 중요한 구형관절(ball and socket joint) 형태의 활막관절이다.

(5) 슬관절

슬관절은 인체 내에서 가장 큰 관절이지만, 골 구조로 보아 매우 불안정한 관절이며 가장 손상받기 쉬운 관절이다. 따라서 슬관절의 병변 중 교통사고, 스포츠 손상, 추락 등의 외력에 의하여 인대 손상, 반월상 연골 손상 등이 빈발한다.

슬관절은 대퇴골(femur), 경골(tibia) 및 슬개골(patella)로 구성되어 있으며 각각의 관절연골(articular cartilage) 및 내측, 외측 반월상 연골(meniscus)이 완충역할을 한다.

내, 외측 측부인대(collateral ligament)는 슬관절의 측부에서 관절의 측면운동을 제한하며 관절을 보강하는 중요한 구조물이다.

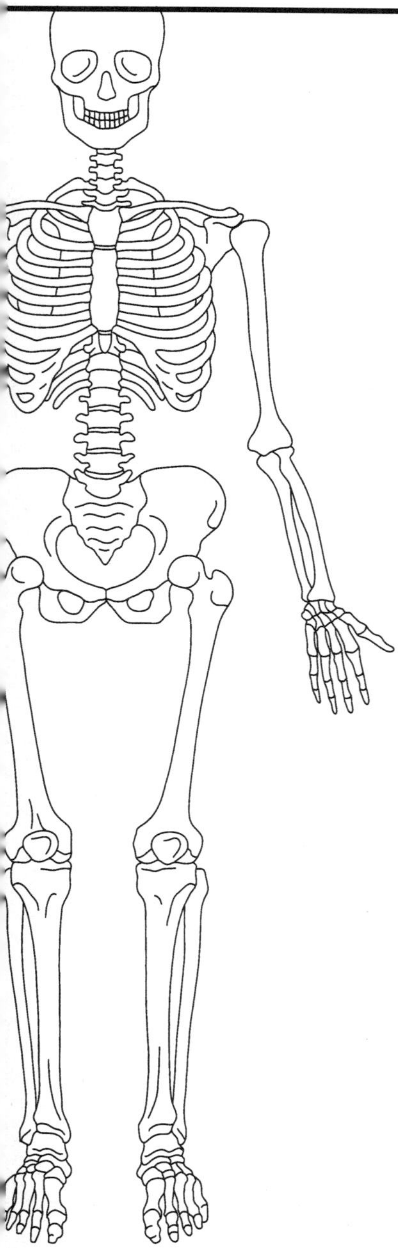

2

근골격계부담 작업

1. 정의
2. 근골격계부담작업 유해요인
3. 근골격계부담작업의 범위
3. 부담작업의 평가원칙

제2장

근골격계부담작업

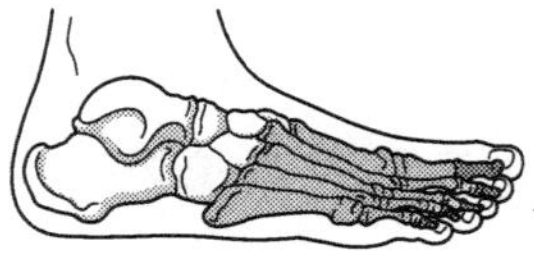

1. 정의

1) 근골격계부담작업

"근골격계부담작업"이란 안전보건규칙 제656조 제1호의 규정에 의하여 "단순반복작업 또는 인체에 과도한 부담을 주는 작업으로서 작업량 · 작업속도 · 작업강도 및 작업장 구조 등에 따라 고용노동부장관이 고시하는 작업"을 말한다.

근골격계부담작업의 범위는 안전보건규칙 제656조 제1호에서 고용노동부장관이 정하도록 위임하고 있다.

안전보건규칙 제656조(정의)

이 장에서 사용하는 용어의 뜻은 다음 각호와 같다.

1. "근골격계부담작업"이란 법 제39조제1항제5호에 따른 작업으로서 작업량 · 작업속도 · 작업강도 및 작업장 구조 등에 따라 고용노동부장관이 정하여 고시하는 작업을 말한다.
2. ~ 3. (생략)

2) 부담작업

"부담작업"은 단기간작업 또는 간헐적인 작업에 해당되지 않는 작업으로써 다음의 11가지 기준에 해당하는 작업이 각각 주당 1회 이상 지속적으로 행해지거나 연간 총 60일 이상

행해지는 작업을 말한다.

3) 근골격계질환

"근골격계질환"이란 안전보건규칙 제656조 제2호의 규정에 의하여 "반복적인 동작, 부적절한 작업자세, 무리한 힘의 사용, 날카로운 면과의 신체접촉, 진동 및 온도 등의 요인에 의하여 목, 어깨, 허리, 팔 다리의 신경 · 근육 및 그 주변 신체조직 등에 나타나는 질환"을 말한다.

4) 근골격계부담작업 유해요인

"근골격계부담작업 유해요인"이라 함은 작업방법, 작업자세 및 작업환경으로 인해 근골격계에 부담을 줄 수 있는 반복성, 부자연스런 또는 취하기 어려운 자세, 과도한 힘, 접촉스트레스, 진동 등을 말한다.

5) 부담작업 관련 용어의 정의

(1) 단기간 작업

"단기간 작업"이란 2개월 이내에 종료되는 1회성 작업을 말한다.

(2) 간헐적 작업

"간헐적인 작업"이란 연간 총 작업일수가 60일을 초과하지 않는 작업을 말한다.

(3) 하루

"하루"란 「근로기준법」 제2조제1항제7호에 따른 1일 소정근로시간과 1일 연장근로시간 동안 근로자가 수행하는 총 작업시간을 말한다.

(4) 4시간 이상 또는 2시간 이상

"4시간 이상" 또는 "2시간 이상"은 제3호에 따른 "하루" 중 근로자가 제3조 각 호에 해당하는 근골격계부담작업을 실제로 수행한 시간을 합산한 시간을 말한다.

(5) 단위작업

"단위작업"이라 함은 "특정 작업이나 공정의 내용이 둘 이상의 동작이나 자세가 서로 연결되는 둘 이상의 세부작업(사이클타임, Cycle Time)으로 구분이 가능할 때의 그 세부작업 각각"을 말한다.

예시 프레스 작업(공정)은 ① 철판을 들어 프레스 위에 놓기, ② 프레스로 압착성형하기, ③ 프레스에서 성형철판을 들어내어 파렛트 위에 적재하기 등 3개의 단위작업으로 구성

(6) 동일작업

"동일작업"이라 함은 "동일한 작업설비를 사용하거나 작업을 수행하는 동작이나 자세 등 작업방법이 같다고 객관적으로 인정되는 작업"을 말한다.

예시 동일사양의 프레스를 여러 대 사용하여 동일한 제품을 만드는 경우 각각의 프레스 작업은 동일작업에 해당

(7) 정형작업

"정형작업"이라 함은 "작업 동작이나 자세가 근로자와 관계없이 일정한 범위 내에서 고정되어 있는 형태의 작업으로 작업의 내용이나 방법이 주로 특정 기계 · 기구 등 설비를 이용하는 작업"을 말한다.

(8) 비정형 작업

"비정형 작업"이라 함은 "정형작업이 아닌 작업으로 작업의 내용이나 방법이 작업여건 등에 따라 수시로 변하는 형태의 작업"을 말한다.

(9) 단위작업장소

"단위작업장소"라 함은 "건물이나 작업장으로 구분이 가능한 경우로 동일 또는 특정 작업이나 공정이 모여 있는 작업장소를 말한다.

예시 주조1공장, 조립1공장, 도장1공장 등

(10) 정기유해요인조사

"정기유해요인조사"란 "안전보건규칙 제657조 제1항 본문 규정에 의하여 매 3년마다 정기적으로 실시하여야 하는 유해요인조사"를 말한다.

(11) 수시유해요인조사

"수시유해요인조사"라 함은 "안전보건규칙 제657조제2항의 규정에 의하여 정기유해요인조사 실시 여부와는 관계없이 실시사유가 발생했을 때 지체 없이 실시하여야 하는 유해요인조사"를 말한다.

(12) 근골격계질환 예방관리프로그램

"근골격계질환 예방관리프로그램"이라 함은 "안전보건규칙 제656조 제3호 및 제662조의 규정에 의하여 유해요인조사, 작업환경개선, 의학적 관리, 교육 · 훈련 평가에 관한 사항 등이 포함된 근골격계질환을 예방관리하기 위한 종합적인 계획"을 말한다.

2. 근골격계부담작업 유해요인

근골격계질환의 부담작업 유해요인은 다음과 같은 경우이다.

1) 반복성

같은 근육, 힘줄 또는 관절을 사용하여 동일한 유형의 동작을 되풀이해서 수행하는 것을 말한다.

"반복성"이라 함은 같은 동작이 반복하여 일어나는 것으로 그 유해도는 반복횟수, 반복동작의 빠르기, 관련되는 근육군의 수, 사용되는 힘에 달려있다.

2) 부자연스런 또는 취하기 어려운 자세

반복적이거나 지속적인 팔을 뻗음, 비틂, 구부림, 머리 위 작업, 무릎을 꿇음, 쪼그림, 고정 자세를 유지함, 손가락으로 집기 등을 말한다.

"부자연스런 또는 취하기 어려운 자세"라 함은 각 신체 부위가 취할 수 있는 중립자세를 벗어나는 자세를 말하며, 예를 들면 손목을 뒤로 젖히거나 구부리기, 손가락에 힘을 주어 누르기, 손가락으로 집기, 팔을 들거나 뻗기, 손목을 오른쪽이나 왼쪽으로 돌리기, 손목을 굽히거나 뒤로 젖히기, 팔꿈치 들기, 팔 근육 비틀기, 목을 젖히거나 숙이기, 허리 돌리기 · 구부리기 · 비틀기, 무릎 꿇기 · 쪼그려 앉기, 한발로 서기 등의 작업자세 등이 있다.

3) 과도한 힘

"과도한 힘"이라 함은 물체 등을 취급할 때 들어올리거나 내리기, 밀거나 당기기, 돌리기, 휘두르기, 지탱하기, 운반하기, 던지기 등과 같은 행위 · 동작으로 인해 근육의 힘을 많이 사용해야 하는 경우를 말한다.

4) 접촉스트레스

작업대 모서리, 키보드, 작업공구, 가위사용 등으로 인해 손목, 손바닥, 팔 등이 지속적으로 눌리거나 반복적으로 물체에 압력을 가함으로써 해당 신체부위가 충격을 받게 되는 것을 말한다.

5) 진동

신체의 특정부위가 동력기구 또는 장비와 같은 진동하는 물체와 접촉함으로써 영향을 받게 되는 것으로, 버스, 트럭 등 장시간 운전으로 인한 전신진동 및 착암기, 연삭기, 임팩트 등 진동물체에 접하는 손, 팔 부위에서 받는 국소진동으로 구별할 수 있다.

6) 정적자세

"정적자세"라 함은 근로자 신체의 특정부위가 움직임이 없이 일정 시간 이상 지속되는 작업자세를 말한다.

7) 기타 요인

극심한 저온 또는 고온, 너무 밝거나 어두운 조명 등이 해당된다.

[표 2-1] 근골격계질환의 부담작업 유해요인 설명

유해요인	내용 설명
반복성	같은 근육, 힘줄 또는 관절을 사용하여 동일한 유형의 동작을 되풀이해서 수행함
부자연스런 또는 취하기 어려운 자세	반복적이거나 지속적인 팔을 뻗음, 비틂, 구부림, 머리 위 작업, 무릎을 꿇음, 쪼그림, 고정 자세를 유지함, 손가락으로 집기 등
과도한 힘	작업을 수행하기 위해 근육을 과도하게 사용함
접촉스트레스	작업대 모서리, 키보드, 작업공구, 가위사용 등으로 인해 손목, 손바닥, 팔 등이 지속적으로 눌리거나 손바닥 또는 무릎 등을 사용하여 반복적으로 물체에 압력을 가함으로써 해당 신체부위가 충격을 받게 되는 것
진동	지속적이거나 높은 강도의 손-팔 또는 몸 전체의 진동
기타 요인	극심한 저온 또는 고온, 너무 밝거나 어두운 조명

3. 근골격계부담작업의 범위

고용노동부고시

- 안전보건규칙 제656조 제1호의 규정에 따라 근골격계부담작업의 범위 및 유해요인조사 방법에 관한 고시(고용노동부고시 제2020-12호)
  - 컴퓨터작업, 반복작업, 부적절한 작업자세, 무리한 동작 및 중량물작업 등 근골격계부담작업에 해당되는 11개 작업기준
- 영상표시단말기(VDT) 취급근로자 작업관리지침(고용노동부고시 제2020-17호)
  - 영상표시단말기(VDT)작업에 종사하는 근로자의 건강장해를 예방하기 위하여 사업주 또는 근로자가 지켜야 하는 권고지침

근골격계부담작업의 범위 및 유해요인조사 방법에 관한 고시 제3조(근골격계부담작업)에 법 제39조제1항제5호 및 안전보건규칙 제656조제1호에 따른 근골격계부담작업이란 다음 각 호의 어느 하나에 해당하는 작업을 말한다. 다만, 단기간 작업 또는 간헐적인 작업은 제외한다고 규정하고 있다.

① 하루에 4시간 이상 집중적으로 자료입력 등을 위해 키보드 또는 마우스를 조작하는 작업

② 하루에 총 2시간 이상 목, 어깨, 팔꿈치, 손목 또는 손을 사용하여 같은 동작을 반복하는 작업
③ 하루에 총 2시간 이상 머리 위에 손이 있거나, 팔꿈치가 어깨위에 있거나, 팔꿈치를 몸통으로부터 들거나, 팔꿈치를 몸통뒤쪽에 위치하도록 하는 상태에서 이루어지는 작업
④ 지지되지 않은 상태이거나 임의로 자세를 바꿀 수 없는 조건에서, 하루에 총 2시간 이상 목이나 허리를 구부리거나 트는 상태에서 이루어지는 작업
⑤ 하루에 총 2시간 이상 쪼그리고 앉거나 무릎을 굽힌 자세에서 이루어지는 작업
⑥ 하루에 총 2시간 이상 지지되지 않은 상태에서 1kg 이상의 물건을 한손의 손가락으로 집어 옮기거나, 2kg 이상에 상응하는 힘을 가하여 한손의 손가락으로 물건을 쥐는 작업
⑦ 하루에 총 2시간 이상 지지되지 않은 상태에서 4.5kg 이상의 물건을 한 손으로 들거나 동일한 힘으로 쥐는 작업
⑧ 하루에 10회 이상 25kg 이상의 물체를 드는 작업
⑨ 하루에 25회 이상 10kg 이상의 물체를 무릎 아래에서 들거나, 어깨 위에서 들거나, 팔을 뻗은 상태에서 드는 작업
⑩ 하루에 총 2시간 이상, 분당 2회 이상 4.5kg 이상의 물체를 드는 작업
⑪ 하루에 총 2시간 이상 시간당 10회 이상 손 또는 무릎을 사용하여 반복적으로 충격을 가하는 작업

이상에서 규정하고 있는 11개 부담작업의 기준은 다음과 같다.

1) 근골격계부담작업 제1호

하루에 4시간 이상 집중적으로 자료입력 등을 위해 키보드 또는 마우스를 조작하는 작업

① 이 기준에서 “하루”란 “근로자가 잔업을 포함하여 1일 동안 행하는 총 작업시간”을 말하며, 이는 부담작업의 나머지 기준에서도 동일하게 적용된다.
② “4시간 이상”이란 “근로자의 1일 총 작업시간이 아니라 동 기준에 해당하는 부담작업을 실제 수행하는 시간만을 합친 총 누적시간이 4시간 이상”이어야 하는 것을 의미하며, 이 원칙은 부담작업의 나머지 기준에서도 동일하게 적용된다.
③ “집중적 자료입력”이란 “입력작업의 목표량이 과도하게 미리 정해져 있거나 근로자가

일정 수준 이상 임의로 작업시간이나 휴식시간 등을 조절할 수 없는 경우"를 말한다.

④ 컴퓨터 작업을 하는 경우라도 키보드나 마우스를 이용한 집중적 자료입력 작업이 아닌 경우에는 동 기준의 적용에서 제외한다.

예시 컴퓨터를 통한 검색이나 해독 작업에서 일어나는 간헐적 입력작업, 쌍방향 통신, 정보 취득작업 등은 제외한다.

주의 대형할인매장 등의 판매대에서 스캐너를 주로 사용하는 입력 작업은 동 기준의 적용에서 제외되나 제2호 등의 기준으로 부담작업 여부를 평가하여야 한다.

2) 근골격계부담작업 제2호

하루에 총 2시간 이상 목, 어깨, 팔꿈치, 손목 또는 손을 사용하여 같은 동작을 반복하는 작업

① 이 기준에서 "같은 동작"이란 "동작이 동일하거나 다소 차이가 있다 하더라도 동일한 신체부위를 유사하게 사용하는 움직임"을 말한다.

② "반복하는 작업"의 기준은 아래 표를 참고(Kilbom, 1994)

신체부위	어깨	팔꿈치	손목/손
분당작업 반복기준	2.5회	10회	10회

※ 출처 : Kilbom, A.(1994). Repetitive work of the upper extremities; Part I – Guidelines for the practitioner, Part II – The scientific basis(knowledge base) for the guide. International Journal of Industrial Ergonomics, 14, 51–86.

3) 근골격계부담작업 제3호

하루에 총 2시간 이상 머리 위에 손이 있거나, 팔꿈치가 어깨 위에 있거나, 팔꿈치를 몸통으로부터 들거나, 팔꿈치를 몸통뒤쪽에 위치하도록 하는 상태에서 이루어지는 작업

① 이 기준에서 "팔꿈치를 몸통으로부터 드는 경우"란 "수직상태를 기준으로 위 팔(어깨–팔꿈치)이 중력에 반하여 몸통으로부터 전방 내지 측방으로 45도 이상 벌어져 있는 상태"를 말한다.[1)]

② 동 기준에 의한 부담작업의 누적시간은 각 신체부위별 부담작업 시간을 각각 합산한

1) Hignett, S. and L. McAtammey(2000). Rapid entire body assessment (REVA). Applied Ergonomics, 31(2), 201–205.

총 누적시간으로 평가하되, 한 작업자세에서 여러 신체부위가 동시에 부담작업에 해당되는 경우에는 그 중 하나의 신체부위 작업시간만을 총 누적시간에 반영한다.

예시 하루 작업시간 중 머리 위에 손이 위치하는 작업 및 팔꿈치가 어깨 위에 있는 상태에서의 작업이 각각 1시간씩인 경우에는 동 기준에 의한 부담작업은 총 2시간(손+팔꿈치)이 됨

4) 근골격계부담작업 제4호

지지되지 않은 상태이거나 임의로 자세를 바꿀 수 없는 조건에서, 하루에 총 2시간 이상 목이나 허리를 구부리거나 트는 상태에서 이루어지는 작업

① 이 기준에서 "지지되지 않은 상태"란 "목이나 허리를 구부리거나 비튼 상태에서 발생하는 신체부담을 해소시켜 줄 수 있는 부담 신체부위에 대한 지지대가 없는 경우"를 의미한다.

② "임의로 자세를 바꿀 수 없는 조건"이란 "근로자 본인이 목이나 허리를 구부리거나 트는 상태를 취하고 싶지 않아도 작업을 하기 위해서는 모든 근로자가 어쩔 수 없이 그러한 자세를 취할 수밖에 없는 경우"를 말한다.

③ "목이나 허리의 굽힘"은 "특별한 사정이 없는 한 수직상태를 기준으로 목이나 허리를 전방으로 20도 이상 구부리거나 허리를 후방으로 20도 이상 제치는 경우"를 의미하며,[2] 무릎을 바닥에 댄 상태에서 허리를 전방으로 굽히거나 바닥에 앞으로 누워있는 경우는 허리의 굽힘으로 보지 않는다.

④ "목이나 허리를 튼 상태"는 "특별한 사정이 없는 한 목은 어깨를 고정한 상태에서 5도 이상, 허리는 다리를 고정한 상태에서 20도 이상 좌우로 비튼 상태"를 말한다.[3) 4)]

5) 근골격계부담작업 제5호

하루에 총 2시간 이상 쪼그리고 앉거나 무릎을 굽힌 자세에서 이루어지는 작업

2) Hignett, S. and L. McAtammey(2000). Rapid entire body assessment (REVA). Applied Ergonomics, 31(2), 201-205.

3) James P. Kohn(1998). Ergonomic Process Management : A Blueprint for Quality and Compliance, 166-171.

4) GM-UAW(1998). "UAW-GM Ergonomics Risk Factor Checklist RFC2" United Auto Workers-General Motors Center for Human Resources, Health and Safety Center.

① 이 기준에서 "쪼그리고 앉는 것"은 "수직상태를 기준으로 무릎이 발끝 보다 앞으로 나오는 자세 이상으로 무릎을 구부린 상태에서 발이 체중의 대부분을 지탱하고 있는 상태"를 말한다.
② "무릎을 굽힌 자세"는 "바닥 면에 한쪽 또는 양쪽 무릎을 댄 상태에서 해당 무릎이 체중의 대부분을 지탱하고 있는 자세"를 의미한다.

6) 근골격계부담작업 제6호

하루에 총 2시간 이상 지지되지 않은 상태에서 1kg 이상의 물건을 한손의 손가락으로 집어 옮기거나, 2kg 이상에 상응하는 힘을 가하여 한손의 손가락으로 물건을 쥐는 작업

① 이 기준에서 "지지되지 않은 상태"란 "순전히 혼자만의 힘으로 손가락으로 집어 옮기거나 한 손의 손가락으로 물건을 쥐는 것"을 말한다.
② "1kg(2kg)에 상응하는 힘"이란 "A4 용지 약 125매(250매)를 손가락으로 집어 올리거나(한 손의 손가락으로 쥐는데) 사용하는 정도의 힘"을 의미하며, 이를 평가할 때는 물체의 부피나 무게와 관계없이 손가락으로 집어 올리는 것(한 손의 손가락으로 쥐는 것)을 여러 번 반복한 다음 A4 용지 약 125매(250매)를 손가락으로 집어 올리는 것과 비교한다.

7) 근골격계부담작업 제7호

하루에 총 2시간 이상 지지되지 않은 상태에서 4.5kg 이상의 물건을 한 손으로 들거나 동일한 힘으로 쥐는 작업

① 이 기준에서 "지지되지 않은 상태"란 "순전히 혼자만의 힘으로 물건을 한 손으로 들거나 쥐는 상태"를 말한다.
② "4.5kg의 물체를 한 손으로 드는 것과 동일한 힘"이란 "소형 자동차용 점프선의 집게를 한 손으로 쥐어서 여는 정도의 힘"에 해당되며, 이를 평가할 때는 물체의 부피나 무게와 관계없이 한 손으로 물건을 들거나 쥐게 하는 것을 여러 번 반복한 다음 소형 자동차용 점프선의 집게를 한 손으로 쥐어서 여는 것과 비교한다.

8) 근골격계부담작업 제8호

하루에 10회 이상 25kg 이상의 물체를 드는 작업

① 이 기준은 중량물을 중력에 반하여 드는 경우에만 적용되며, 중량물을 밀거나 당기는 작업은 해당되지 않는다.

② 물체의 무게는 특별한 경우를 제외하고 근로자 1인이 드는 기준으로 근로자 2인 이상이 물체를 드는 작업을 같이 하는 경우에는 근로자 수로 나눈 물체의 무게 값으로 평가한다.

예시 30kg의 물체를 근로자 2명이 드는 작업의 경우 특별한 사유가 없는 한 근로자 1명이 부담하는 물체의 무게는 15kg이 되어 동 기준에 의한 부담 작업에 해당되지 아니함

③ 근로자 2인 이상이 물체를 드는 작업에서 해당 물체의 무게 중심이 한 쪽으로 치우쳐 있는 등 개별 근로자가 실제 드는 무게에 대하여 노사간 이견이 있는 경우에는 개별 근로자별로 무게 부하를 정밀 측정하여 부담작업 여부를 평가한다.

9) 근골격계부담작업 제9호

하루에 25회 이상 10kg 이상의 물체를 무릎 아래에서 들거나, 어깨 위에서 들거나, 팔을 뻗은 상태에서 드는 작업

① 이 기준에서 “무릎 아래에서 들거나 어깨 위에서 들거나”란 “드는 물체(물체를 잡는 손의 위치)가 무릎 아래 또는 어깨 위에 있는 상태”를 말함

② “팔을 뻗은 상태”라 함은 “중력에 반하여 팔을 들고 팔꿈치를 곧게 편 상태”를 의미하며 이 때 중력의 방향으로 팔을 늘어뜨린 상태(중립자세)는 이 기준 적용에서 제외

10) 근골격계부담작업 제10호

하루에 총 2시간 이상, 분당 2회 이상 4.5kg 이상의 물체를 드는 작업

11) 근골격계부담작업 제11호

하루에 총 2시간 이상 시간당 10회 이상 손 또는 무릎을 사용하여 반복적으로 충격을 가하는 작업

① 이 기준에서 “충격을 가하는 작업”이란 “강하고 빠른 충격을 특정 물체에 전달하기 위하여 손 또는 무릎을 마치 망치 처럼 사용하는 작업”을 말한다.

예시 홈에 단단하게 끼워지는 부품 조립, 카펫 까는 작업 등

4. 부담작업의 평가원칙

① 부담작업은 사업장 내 모든 작업(공정)을 대상으로 아래 평가표를 활용하여 대상여부를 판단하여야 한다.

② 단위작업으로 구성된 작업이나 공정은 단위작업 각각에 대하여 부담작업 여부를 평가하여야 하며, 단위작업을 구분하기 어려운 작업이나 공정은 그 자체를 하나의 작업으로 보고 평가하여야 한다.

③ 비정형 작업의 부담작업 평가는 근로자의 직종만으로 임의 판단하여서는 안 되며 근로자가 실제 수행하는 작업내용 등 구체적인 작업상황을 고려하여야 한다.

④ 근로자 1명이 2개 이상의 독립 작업(공정)에 종사하는 경우에는 각각의 독립 작업(공정)에 대하여 부담작업 여부를 평가하여야 한다.

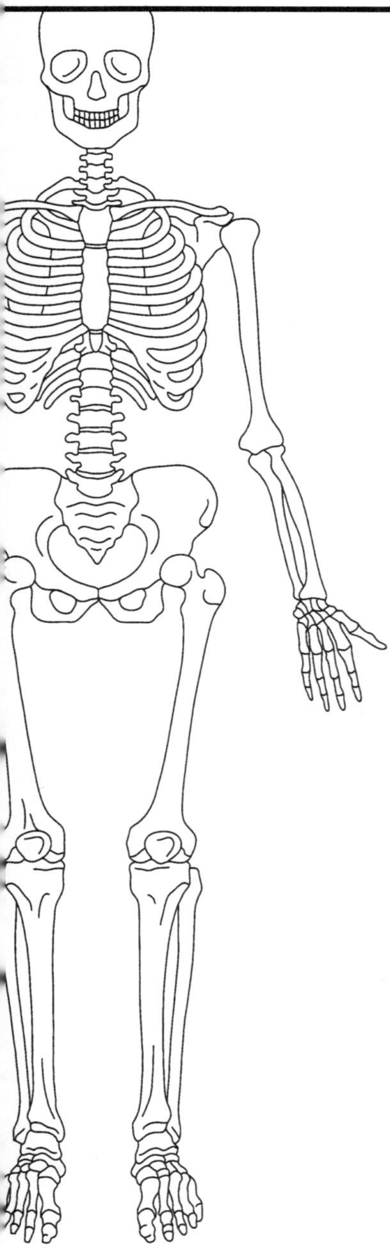

3

업무상 근골격계 질환

1. 정의
2. 업무상 근골격계질환의 특성
3. 부위별 대표적인 근골격계질환
4. 근골격계질환의 발병위험요인
5. 업무상 근골격계질환 인정기준
6. 판정요령

제3장

업무상 근골격계질환

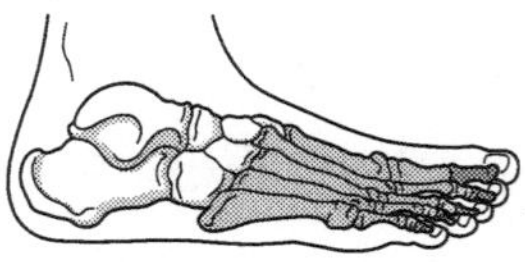

1. 정의

근골격계질환이란 근골격계 부위에 생기는 질환을 의미하며, 반복적인 작업 동작으로 인한 극히 미세한 근육이나 조직의 손상이 누적되어 나타나는 기능적 장애로서 허리, 목, 어깨, 팔, 손목 등의 부위에 주로 나타나는 질환이다.

특정 신체부위에 부담을 주는 업무로 그 업무와 관련하여 근육, 인대, 힘줄, 추간판, 연골, 뼈 또는 이와 관련된 신경 및 혈관에 미세한 손상이 누적되어 기능 저하가 초래되는 급성 또는 만성 질병이다.

작업관련성 근골격계질환이라고도 하며, 작업관련성 위험요인(흔히 인간공학적 위험요인이라고 함)에 의해서 근육, 인대, 힘줄, 디스크, 연골 혹은 뼈나 관련 신경 및 혈관에 통증이나 기능저하를 가져오는 질환을 말한다.

어깨, 팔, 손, 목 등 상지에 흔히 발생하여 경견완증후군, 또는 반복적인 동작에 의해서 손상이 누적된다고 하여 누적외상성 질환(CTD, Cumulative Trauma Disorders)이라고 불리기도 하였으나, 최근에는 요통 및 하지를 포함하여 작업관련성 근골격계질환(WRMSD, Work-Related Muscuoloskeletal Disorders)이라고 용어가 정리되었다.

근골격계질환에 대한 용어는 각 국에서 누적외상성 질환(Cumulative Trauma Disorder: CTD), 반복성긴장 장애(Repetitive Strain Injury: RSI), 직업성 과사용증후군(Occupational Overuse Syndrome: OOS), 영상표시단말기(Visual Display Terminal: VDT) 증후군, 경견완증후군(頸肩腕症候群) 등의 용어로 혼용되어 사용되고 있으나 최근에는 작업관련성 근골격계질환(Work-related Musculoskeletal Disorders: WMSDs)으로 널리

불리고 있다.

우리나라의 업무상 질병 인정기준에서는 '근골격계에 발생한 질병'으로 업무에 종사한 기간과 시간, 업무의 양과 강도, 업무수행 자세와 속도, 업무수행 장소의 구조 등이 근골격계에 부담을 주는 업무(신체부담업무)로서 반복 동작이 많은 업무, 무리한 힘을 가해야 하는 업무, 부적절한 자세를 유지하는 업무, 진동 작업, 그 밖에 특정 신체 부위에 부담이 되는 상태에서 하는 업무의 어느 하나에 해당하는 업무에 종사한 경력이 있는 근로자의 팔 · 다리 또는 허리 부분의 근골격계질환이 발생하거나 악화된 경우에는 업무상 질병으로 본다. 다만, 업무와 관련이 없는 다른 원인으로 발병한 경우에는 업무상 질병으로 보지 않는다. 그러나 기존 질병이 업무로 인하여 악화되었음이 의학적으로 인정되면 업무상 질병으로 본다. 또한 신체부담업무의 수행 과정에서 발생한 일시적인 급격한 힘의 작용으로 근골격계질환이 발병하면 업무상 질병으로 본다.

작업관련 근골격계질환은 근육, 힘줄 및 신경의 고통스런 질병군을 말한다. 손목터널증후군(carpal tunnel syndrome), 건염(tendonitis), 흉부출구 증후군(thoracic outlet syndrome) 및 긴장 목 증후군(tension neck syndrome) 이 그 예이다. 작업관련 근골격계질환은 전통적인 질병 분류 내에서 정의하기가 매우 어렵다. 이 질환에는 다음과 같은 많은 이름이 있다.

- 반복적인 동작 부상(Repetitive motion injuries)
- 반복적인 긴장 상해(Repetitive strain injuries)
- 누적된 외상 장애(Cumulative trauma disorders)
- 직업적인 경추 상완 장애(Occupational cervicobrachial disorders)
- 과용 증후군(Overuse syndrome)
- 구소 근골격계 장애(Regional musculoskeletal disorders)
- 연조직 장애(Soft tissue disorders)

대부분의 이름은 그 장애를 정확하게 묘사하지 못하고 있다. 예를 들어, "반복적인 긴장 상해"라는 용어는 반복이 이러한 장애를 일으킨다는 것을 암시하지만 불편한 자세 또한 이 질환의 발생에 기여하지만 포함하지 못하고 있다. 여기에서는 작업관련 근골격계질환이라는 용어로 사용한다.

작업관련 근골격계질환은 근골격계의 구성물의 과다 사용으로 인해 점차적으로 발생되는 질환을 포함하고, 사고로 인한 근육, 힘줄 및 신경의 외상성 부상은 작업관련 근골격계질환으로 간주되지 않는다. 오랜 시간 반복적인 작업을 지속해 발생하는 육체적 질환을 말한다. 오랜 시간에 걸쳐 반복적인 작업을 지속하면 근육, 혈관, 관절, 신경 등에 미세한 손상이 생기고 이것이 누적되면 손가락, 손목, 어깨, 목, 허리 등에 만성적인 통증이나 감각 이상까지도 발전될 수 있는 대표적인 직업성 질환이다.

근골격계의 과다 사용으로 인한 부상과 시간이 지남에 따라 발생하는 부상에 대해 다룬다. 빈번하고 반복적인 작업 활동 또는 불편한 자세로 하는 작업 활동은 근골격계질환을 유발할 수 있다.

거의 모든 작업에는 팔과 손이 필요하다. 따라서 대부분의 작업관련 근골격계질환은 손, 손목, 팔꿈치, 목 및 어깨에 영향을 준다. 다리를 사용한 작업은 다리, 엉덩이, 발목 및 발의 작업관련 근골격계질환을 발생시킬 수 있다. 일부 허리의 문제는 중량물의 인력운반과 반복적인 작업 활동으로 인해 발생할 수 있다.

용접, 조립, 운송, 컴퓨터, 사무, 설계직 등에서 주로 발생한다. 가벼운 근육피로가 풀리지 않고 오래 누적되어 있다가 발생하는데, 대부분 통증과 감각 이상 등을 호소한다.

작업관련 근골격계질환의 발병위험요인인 반복작업동작, 불편한 작업자세, 무리한 힘, 진동, 접촉압박 및 온열조건 등에 대해서 알아보고자 하였다.

2. 업무상 근골격계질환의 특성

특정된 하나의 신체 부위에 발생할 수도 있고 동시에 여러 부위에서 다발적으로 발생할 수 있으며, 하나의 조직뿐만 아니라 다른 주변 조직의 변화를 동시에 가져온다.

질병의 임상양상 및 검사소견 등이 사고성과 비사고성으로 명확하게 구분되지 않고, 객관적인 검사(방사선학적 검사 등) 결과와 임상증상이 일치하지 않는 경우가 많다.

직업적인 원인 외에도 개인요인과 일상생활 등의 비직업적인 원인(연령증가, 일상생활, 취미생활 등)에 의해서도 발생할 수 있다.

증상의 정도가 가볍고 주기적인 것부터 심각하고 만성적인 것까지 다양하게 나타난다.

근골격계질환은 그 증상이 가볍고 주기적인 증상에서 심각하고 만성적인 증상까지 다양하게 나타난다. 이들 질환은 연령의 증가나 일상생활과도 밀접하게 관련되어 있으며, 그 발병에는 업무 이외의 개체 요인(연령, 소인, 체력 등)이나 일상생활 요인(가사노동, 육아, 스포츠 등)이 관여하고 있다.

그러므로 이들 질환에 대한 업무관련성 여부를 판단함에 있어서는 질환별 위험요인에 대한 업무기인성 여부를 확인하는 것은 물론 위와 같은 업무외적 요인까지 종합적으로 검토한 후, 근로자가 업무로 인해 과도하게 사용한 결과 발병했다고 여겨지는 경우에만 업무상 질병으로 인정하여야 한다.

3. 부위별 대표적인 근골격계질환

1) 팔 부분(上肢)

(1) 손 · 손목 부위의 근골격계질환

- 자(척골)신경병터(Guyon 골관에서의 척골신경 포착신경병증)【G56.2】
- 노뼈붓돌기힘줄 윤활막염(드퀘르벵, DeQuervain' dz)【M65.4】
- 팔목터널(수근관, 손목굴) 증후군【G56.0】
- 제1 손목손허리관절(수근중수관절)의 관절증【M18.0-1】
- 손(수부)의 관절증【M19.04】
- 방아쇠 손가락증(엄지 및 다른 손가락)【M65.3】
- 결절종(Ganglion)【M67.4】
- 손 · 손목의 건(초)염 · 윤활막염【M65.8】

(2) 팔꿈치 · 아래팔 부위의 근골격계질환

- 외측 상과염(바깥쪽 위관절융기염)【M77.1】
- 내측 상과염(안쪽 위관절융기염)【M77.0】
- 팔꿈치머리 윤활낭염(주두 점액낭염)【M70.2-3】
- 아래팔(전완부)에서의 노(요골)신경 병터(포착 신경병증)【G56.3】
- 아래팔(전완부)에서의 정중신경 병터(포착 신경병증)【G56.1】
- 팔꿈치 부위에서의 자(척골)신경 병터(포착 신경병증)【G56.2】
- 아래팔(전완부) 근육의 근육통(근막동통증후군)【M72.9, M79.1】
- 기타 팔꿈치 · 아래팔(전완) 부위의 건(초)염 · 윤활막염【M65.8】

(3) 위팔 부위의 근골격계질환

- 위팔어깨관절(상완와관절)의 관절증【M19.02】
- 이두근 힘줄염(위팔 두갈래근 건(막)염)【M75.2】
- 위팔(상완부) 근육의 근육통(근막동통증후군) 부위: 어깨 세모근(삼각근), 위팔두갈래근(이두박근), 위팔 세갈래근(삼두박근 등))【M72.9, M79.1】

(4) 어깨(견갑골) 부위의 근골격계질환

- 봉우리빗장관절(견쇄관절) 부위의 관절증【M19.01】
- 근육둘레띠 증후군(회전근개건염)(충돌 증후군, 가시위증후군, 가시위 파열 등을 포함, Rotator Cuff Tendinitis)【M75.1(4)】
- 동결어깨(유착성 관절낭염, Adhesive Capsulitis)【M75.0】
- 흉곽하구증후군(가슴아래문증후군, Thoracic Outlet Syndrome), 목갈비뼈(경늑골) 증후군, 전사각근 증후군, 갈비빗장(늑쇄)증후군 및 과벌림(과외전)증후군 등을 포함)【G54.0】
- 어깨(어깨 세모근(삼각근)하, 부리돌기밑(오구돌기하), 봉우리밑(견봉하), 견갑하 등)의 윤활낭염(점액낭염)【M75.5】
- 기타 어깨관절 부위의 건(초)염 · 윤활막염【M65.8】
- 어깨(견갑부) 근육의 근육통(근막통증 증후군) (부위: 가시위근(극상근), 가시아래근(극하근), 작은원근(소원근), 넓은 등근(광배근), 마름근(능형근))【M72.9, M79.1】

(5) 목 부위의 근골격계질환

- 목의 통증(경부통), (경부 긴장/염좌 Cervical strain/sprain)【M54.2, S13.4】
- 목(경부)의 관절증【M19.08】
- 목뼈 원판 장애(경부 추간판장애)【M50.0–9, M54.12】

❖목(경부) 근육의 근육통(근막통증 증후군)(부위: 척추옆근(경추 주위근), 등세모근(승모근))【M72.9, M79.1】

2) 다리 부분(下肢)

- 반월상 연골손상(반달연골의 이상)【M23.2】
- 슬개대퇴부 통증 증후군(무릎뼈 연골연화증)【M22.2–4】
- 전무릎뼈(슬개골) 윤활낭염(Prepatellar Bursitis)【M70.4】
- 발바닥 근막염(Plantar Fasciitis)【M72.2】
- 무릎뼈 힘줄염(슬개건염, Patellar Tendinitis)【M76.5】
- 발목과 발의 힘줄(건)염(Ankle or Foot Tendinitis)【M77.97】

3) 허리 부분

- 아래허리통증(요통), (요부 긴장/염좌, Low Back strain/Sprain)【M54.5, S33.5】
- 퇴행성 척추탈위증(Degenerative Spondylolisthesis)【M43.1】
- 요부(허리) 퇴행성 추간판질환(Lumbar Degenerative Disk Disease)【M51.3】
- 요추간판탈출(전위)(Lumbar Disc Herniation)【M51.2】
- 요추간판탈출(전위)과 척수병증이 있을 때(Lumbar disc herniation with Myelopathy)【M51.0】
- 요추간판탈출(전위)과 신경근병증이 있을 때(Lumbar disc herniation with Radiculopathy)【M51.1】
- 외상성 추간판 팽윤, 요추부 염좌【S33.5】
- 외상성 요추부 추간판탈출(파열)【S33.0】

4. 근골격계질환의 발병위험요인

신체부담 요인과 특정부위별 위험 요인들은 복합적으로 작용하는 경우가 많고 이러한 요인들이 복합적으로 작용할 때 위험도가 더욱 커진다.

1) 구조적 요인

노동강도 증가, 작업조직, 생산방식, 사회경제적 변화 등

2) 작업관련 요인

(1) 작업자세, 힘, 반복성 등 물리적 요인

① 빠른 작업 속도 · 반복적인 동작을 계속적으로 수행하는 작업

② 무리한 힘을 쓰는 작업

③ 부자연스러운 작업 자세를 요구하는 작업(잘못된 작업구조)

④ 팔이나 팔꿈치, 손바닥 등이 날카로운 면에 접촉하는 작업

⑤ 과도한 진동이 손이나 팔 등에 전달되는 작업

(2) 그 밖에 특정 신체 부위에 부담되는 상태에서 하는 업무

작업관련 근골격계질환은 관절의 굽힘(bending), 곧게 펴기(straightening), 쥐기(gripping), 붙잡기(holding), 비틀기(twisting), 뻗쳐서 잡기(clenching and reaching) 등과 같은 팔과 손의 움직임에 의해서 발생한다. 이러한 공통적인 동작은 일상생활에서는 별로 해롭지 않다. 작업 환경에서 위험하게 만드는 요인은 지속적으로 이러한 동작을 반복하는 것이며, 종종 강제적인 방식으로 하게 되며, 무엇보다도 동작의 속도와 그 사이의 회복을 위한 시간이 부족하기 때문에 문제가 된다. 작업관련 근골격계질환은 다음과 같은 작업 패턴과 관련이 있다.

① 고정되거나 제한된 신체의 위치(Fixed or constrained body positions)

② 지속적인 동작의 반복(Continual repetition of movements)

③ 손이나 손목과 같이 신체의 작은 부분에 집중된 힘(무리한 힘)(Force concentrated on small parts of the body, such as the hand or wrist)

④ 동작과 동작 사이에 충분한 회복을 허용하지 않는 작업속도(A pace of work that does not allow sufficient recovery between movements)

일반적으로 작업관련 근골격계질환을 유발하는 데에는 이러한 위험요소 중 어느 것도 독립된 별개로 작용하지 않는다. 작업관련 근골격계질환은 일반적으로 이러한 위험요소들의 조합과 상호작용의 결과로 발생한다.

작업관련 근골격계질환은 다음과 관련이 있다.

① 작업자세 및 동작(Work postures and movements)
② 반복성 및 작업속도(Repetitiveness and pace of work)
③ 동작의 힘(Force of movements)
④ 진동(Vibration)
⑤ 온도(Temperature)
⑥ 자신의 작업에 대한 영향력이나 통제력 부족(Lack of influence or control over one's job)
⑦ 압력(작업부담)의 증가(예 : 더 많은 것을 생산)[Increase pressure (e.g., to produce more)]
⑧ 의사 소통의 부족(Lack of or poor communication)
⑨ 단조로운 작업(Monotonous tasks)
⑩ 관리자 또는 동료로 부터의 낮은 지지에 대한 인식[Perception of low support (e.g., manager or co-worker)]

작업대의 레이아웃, 작업속도(특히 컨베이어 작업) 및 취급하는 물건의 무게와 같은 특정 작업조건이 이러한 요소에 영향을 준다. 또한, 직장의 심리 사회적 요인이 작업관련 근골격계질환의 발생에 기여할 수 있다. 신체적, 심리적 요인 모두가 작업관련 근골격계질환의 발생에 관련이 있다.

(1) 작업자세와 동작의 위험성

오랜 기간 동안 고정된 작업자세를 유지하면 불편함과 피로를 느낄 수 있다. 예를 들어, 서 있는 것은 자연스러운 자세이며, 그 자체로 특별한 건강 위험이 초래되지는 않는다. 그러나 서 있는 자세로 장시간 작업하면 발이 아프게 되고 근육 피로 및 요통이 발생할 수 있다. 또한 작업대와 영역의 부적절한 배치 및 특정 작업으로 인해 근로자가 부자연스럽게 오랫동안 서서 작업할 수 있다.

작업자세로 인하여 두 가지 측면에서 근골격계의 손상이 발생할 수 있다. 첫 번째는 작업자세가 운동 범위의 극한에 가까워지면 힘줄과 신경이 늘어나고 압박된다. 고정되거나 불편한 자세를 오랫동안 취할수록 작업관련 근골격계질환이 발생할 확률이 높아진다. 예를 들어 몸통을 앞으로 구부리거나 뒤쪽으로 구부리거나 또는 비틀린 상태로 작업하게 되면 허리에 너무 많은 스트레스를 줄 수 있다(그림 3-1). 스트레스가 많이 발생하는 작업자세의 다른 예로 어깨 높이까지 뻗쳐서 닫고(그림 3-2), 신체 뒤쪽에 뻗쳐서 닫는 자세(그림 3-3), 팔을 회전하는 자세(그림 3-4), 손목을 앞으로, 뒤로 또는 옆으로 구부린 자세(그림 3-5), 몸 앞으로 너무 멀리 뻗쳐서 닫는 자세(그림 3-6) 등이 불편한 작업자세들이다.

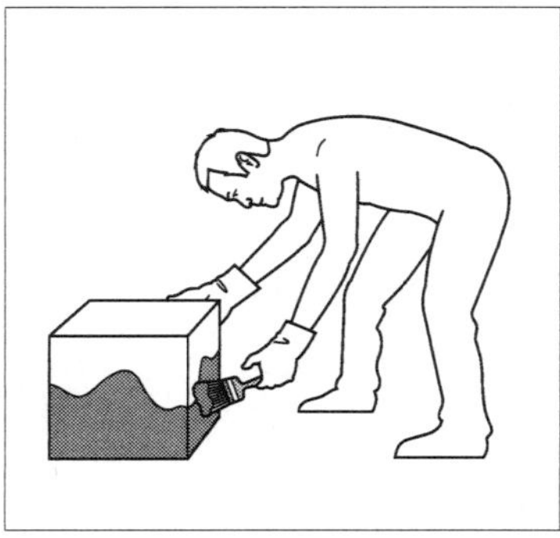

[그림 3-1] 앞으로 굽히기

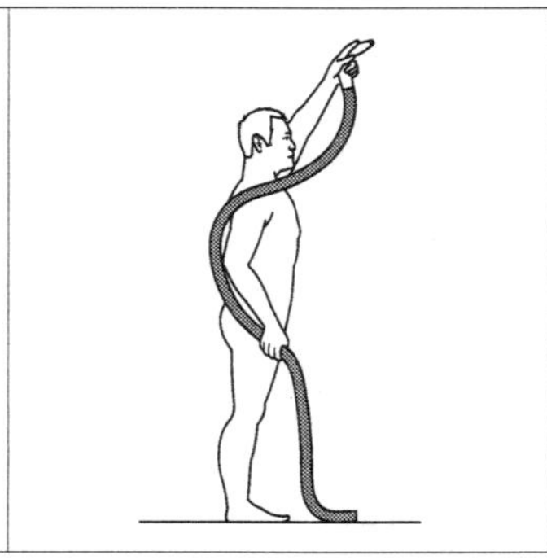

[그림 3-2] 어깨 높이에 닫기

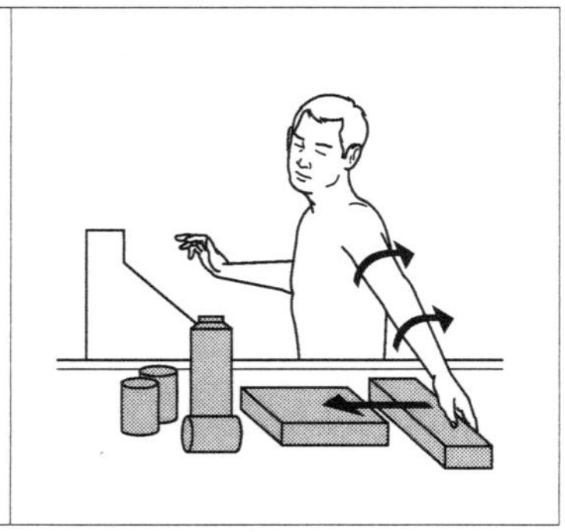

[그림 3-3] 신체 뒷부분에 닫기

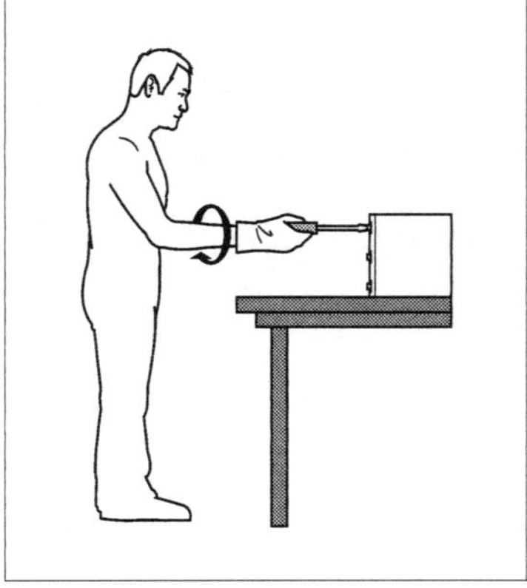

[그림 3-4] 팔을 회전하는 자세

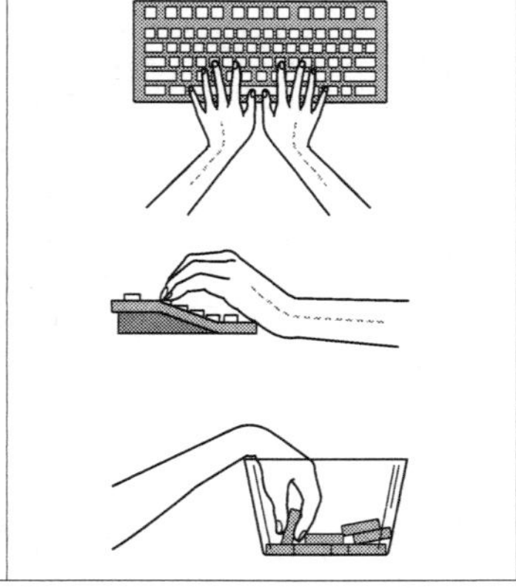

[그림 3-5] 손목 굽히기

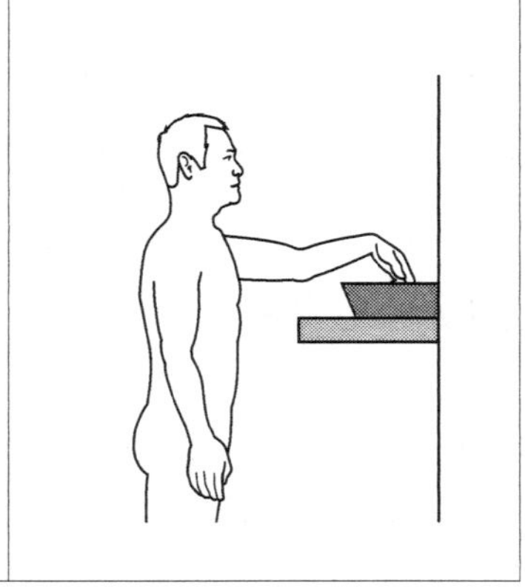

[그림 3-6] 팔을 뻗쳐 닫기

작업관련 근골격계질환의 발생에 기여하는 두 번째 측면은 목과 어깨를 고정된 자세로 유지하는 것이다. 팔을 사용하여 통제된 동작을 수행하려면 어깨와 목에 있는 근육이 수축하고 이러한 상태에서 작업이 요구하는 기간 동안 유지해야 한다.

수축된 근육은 혈액의 흐름을 손의 작동 근육까지 공급하는 혈관을 압착한다. 그러나 이것은 근육이 강렬하기 때문에 혈액이 가장 필요한 곳이다. 결과적으로 두 가지 일이 발생한다. 목/어깨 근육은 운동이 거의 없거나 전혀 없더라도 과로하게 된다. 동시에, 팔에 혈액 공급을 줄이면 움직이는 근육의 피로가 가속되어 손상을 입기 쉽다.

(2) 반복동작과 작업속도

반복동작은 같은 관절과 근육 그룹을 지속적으로 반복할 때나 우리가 너무 자주, 너무 빨리, 너무 오랫동안 같은 동작을 할 때에 특히 위험하다. 반복동작이 필요한 작업에는 고정된 작업자세와 무리한 힘과 같은 작업관련 근골격계질환의 다른 위험 요소가 항상 함께 관련된다. 작업자는 작업을 수행하기 위해 어깨와 목을 고정된 위치로 유지하며 힘을 주어야 한다.

작업이 반복되는 방식을 분석하려면 단계 또는 주기와 관련하여 설명해야 한다. 예를 들어, 병 포장 작업(그림 3-7)에서는 작업자가 24병의 상자를 포장해야 한다.

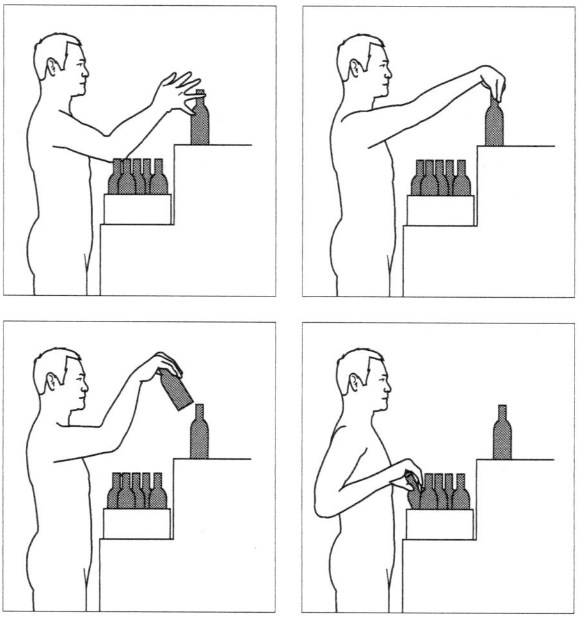

[그림 3-7] 병 포장

한 주기를 다음과 같이 설명할 수 있다.

① 병에 닫는다.

② 병을 잡는다.

③ 상자로 병을 옮긴다.

④ 상자에 병을 넣는다.

작업자가 매번 4개의 병을 쥐고 있는 경우 상자를 채우려면 동일한 주기를 6번 반복해야 한다. 1 사이클이 2초간 지속된다고 가정하면 24개의 병으로 상자를 포장하는 데 12초가 걸릴 것이다.

반복동작의 많고 적음을 판단하는 규칙은 없다. 일부 연구자는 그러한 작업을 완료하는 데 걸린 시간이 30초 미만이거나 "작업을 완료하는 데 걸리는 시간이 30초를 넘는 반복적인 경우 "높은 반복성"으로 분류한다. 작업관련 근골격계질환이 발생 될 수 있는 시점을 아무도 모를지라도 반복동작으로 작업을 수행하는 작업자는 작업관련 근골격계질환의 위험에 처해 있다

지속적으로 반복되는 동작을 포함하는 작업은 작업 간에 짧은 시간 내에 완전히 회복할 수 없기 때문에 매우 피곤하다. 결국 동일한 반복적인 동작을 수행하는 데 더 많은 노력이 필요하다. 피로에도 불구하고 작업 활동이 지속되면 손상을 입을 수 있다.

작업속도는 특정 작업의 주기 사이에서 신체의 휴식과 회복에 사용할 수 있는 시간의 양을 결정한다. 속도가 빠르면 빠를수록 작업관련 근골격계질환의 위험도가 높아진다.

작업자가 조립 라인 속도 또는 할당량 시스템과 같은 외부 요인으로 인해 작업의 타이밍과 속도를 제어할 수 없는 경우 스트레스 수준이 증가한다. 스트레스 수준이 높을수록 근육 긴장이 발생하여 피로감을 느끼고 작업관련 근골격계질환의 위험도 증가한다. 작업속도를 통제하면 작업자가 자신의 작업속도를 결정할 수 있는 유연성을 외부에서 거부한다. 하루 중 다른 시간에 다양한 요율로 일하는 것이 인간의 특성이다.

(3) 근골격계에 작용하는 힘

힘은 물체를 들어 올리거나 도구를 사용하거나 움직이는데 우리 몸이 해야 하는 노력의 양이다.

힘이 많을수록 결과적으로 근육의 노력은 더 많이 들며 작업 간에 회복하는 데 더 긴 시간이 필요하다. 대개 반복적인 작업에서 회복을 위한 충분한 시간이 없기 때문에, 보다 강

력한 동작은 피로를 훨씬 빠르게 일으킨다. 특정 손 위치에서 힘을 발휘하는 것은 특히 위험하다(그림 3-8).

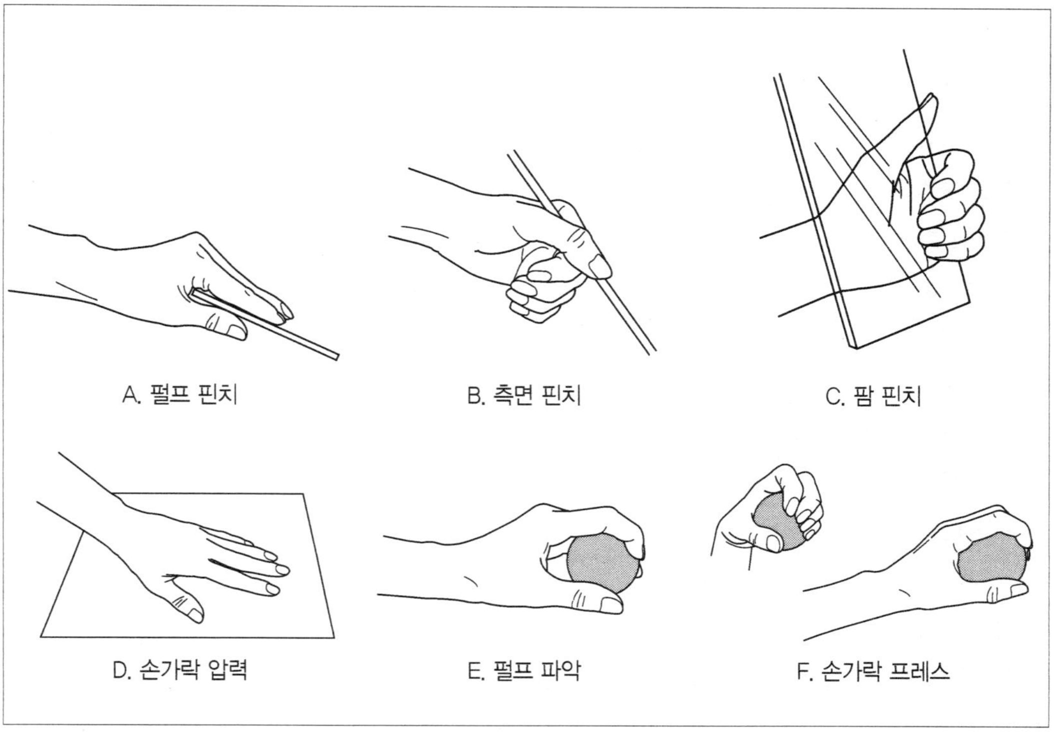

[그림 3-8] 병 포장

우리가 직업을 수행하는 데 사용하는 힘의 양은 물체의 무게와 신체와의 관계와 같은 많은 요소에 달려 있다. 팔을 쭉 펴고 몸에서 멀리 떨어뜨린 상자를 들거나 들고 운반하거나 "핀치"위치에서 들어 올리는 것(그림 3-8A)은 "후크"위치에서 들어 올리는 것(그림 3-8B)보다 같은 물체를 들어 올리려면 더 많은 힘이 필요하다.

도구의 모양도 중요한 역할을 한다. 손목, 팔꿈치 및 어깨의 최적 위치를 허용하지 않는 공구는 필요한 힘을 대폭 증가시킨다. 마모되고 잘못 관리된 공구는 매우 중요하지만 간과된 경우가 많다. 예를 들어 마모된 스크류 드라이버(screwdriver), 마모된 턱이 있는 펜치(pliers) 또는 둔한 가위(scissors)는 조작력(operating force)을 10배나 증가시킬 수 있다.

작업관련 근골격계질환이 언제 발생될지 아무도 정확히 알지 못하지만 무리한 작업동작을 하는 근로자는 위험에 처해 있다. 작업동작 사이에 완전한 회복을 위한 시간이 없기 때문에 무리한 동작을 포함하는 일은 다시 매우 피로하게 한다. 결국 동일한 작업을 수행하는 데 많은 노력이 필요하게 된다. 피로가 심해지는 데도 불구하고 작업 활동이 지속되면 부상이 발생한다.

(4) 진동에 의한 근골격계질환

진동은 힘줄, 근육, 관절 및 신경에 영향을 미친다. 작업자는 전신진동 또는 국소진동에 노출될 수 있다.

전신진동은 예를 들어 트럭 및 버스 운전자가 경험한다. 국소진동 노출은 전동 공구(power tools)로 인해 발생할 수 있다. 흔한 증상은 손가락이 감각을 잃고 손이 닿는 느낌이나 잡는 느낌이 둔해지고 통증이 생긴다. 또한, 진동 수공구를 제어하기가 어렵기 때문에 작업자는 더 많은 힘과 불편한 자세를 취할 수 있다.

너무 심한 진동에 노출되면 손과 팔의 감각을 잃을 수도 있다. 결과적으로 우리는 진동공구를 제어하기 위해서 필요한 힘의 양을 잘못 판단하게 되고 더 많은 사용으로 피로는 증가하게 된다.

(5) 온도와 근골격계질환

일반적으로 춥거나 차가운 물건에 손이 닿으면 손의 감각이 둔해 질 수 있다. 감각이 둔한 손으로 일을 하면 필요한 힘의 양을 잘못 판단할 가능성이 높아서 더 많은 사용을 하게 될 수 있다.

추운 환경은 또한 우리 몸의 유연성을 떨어뜨린다. 작업자가 하는 모든 움직임과 취하고 있는 모든 자세는 더 많은 작업을 필요로 하며, 작업관련 근골격계질환이 더 많이 발생할 것이다.

너무 덥고 습도가 높으면 작업자가 더 빨리 피곤해질 수 있으며 부상을 입을 수 있다.

3) 개인적 요인

(1) 성별, 연령, 병력, 체중 등

(2) 운동, 취미생활, 생활습관 등

또한, 고열, 한랭한 작업환경 및 진동도 작업관련 근골격계질환의 발생에 기여한다.

5. 업무상 근골격계질환 인정기준

1) 산재보험법 시행령

(1) 업무에 종사한 기간과 시간, 업무의 양과 강도, 업무수행 자세와 속도, 업무수행 장소의 구조 등이 근골격계에 부담을 주는 업무(이하 "신체부담업무"라 한다)로서

– 다음 어느 하나에 해당하는 업무에 종사한 경력이 있는 근로자의 팔 · 다리 또는 허리 부분에 근골격계질환이 발생하거나 악화된 경우에는 업무상 질병으로 본다. 다만, 업무와 관련이 없는 다른 원인으로 발병한 경우에는 업무상 질병으로 보지 않는다.

① 반복 동작이 많은 업무
② 무리한 힘을 가해야 하는 업무
③ 부적절한 자세를 유지하는 업무
④ 진동 작업
⑤ 그 밖에 특정 신체 부위에 부담되는 상태에서 하는 업무

(2) 신체부담업무로 인하여 기존질병이 악화되었음이 의학적으로 인정되면 업무상 질병으로 본다.

(3) 신체부담업무로 인하여 연령 증가에 따른 자연경과적 변화가 더욱 빠르게 진행된 것이 의학적으로 인정되면 업무상 질병으로 본다.

(4) 신체부담업무의 수행 과정에서 발생한 일시적인 급격한 힘의 작용으로 근골격계 질병이 발병하면 업무상 질병으로 본다.

2) 고용노동부 고시

(1) 근골격계질환을 판단할 때에는 해당 질병에 대한 증상, 이학적 소견, 검사 소견, 진단명 등을 확인하여 판단한다.

(2) 업무수행 중 발생한 사고로 인한 근골격계질환

① 신체부담업무를 수행한 작업력이 있는 근로자에게 업무수행 중 발생한 사고로 인해 나타나는 근골격계질환은 업무상 질병의 판단 절차에 따른다. 다만, 신체에 가해진

외력의 정도와 그에 따른 신체손상(골절, 인대손상, 연부조직 손상, 열상, 타박상 등)이 그 근로자의 직업력과 관계없이 사고로 발생한 것으로 의학적으로 인정되는 경우에는 업무상 사고의 판단 절차에 따른다.

② "업무수행 중 발생한 사고"란 업무수행 중에 통상의 동작 또는 다른 동작에 의해 관절 부위에 급격한 힘이 돌발적으로 가해져 발생한 경우를 말한다. 이 경우, "급격한 힘이 돌발적으로 가해져 발생한 경우"를 판단할 때에는 신체부담업무에 따른 신체의 영향과 급격한 힘의 작용에 따른 신체의 영향을 종합적으로 고려하여 업무관련성 여부를 판단한다.

(3) 업무관련성의 판단

① 신체부담업무의 업무관련성을 판단할 때에는 신체부담정도, 직업력, 간헐적 작업 유무, 비고정작업 유무, 종사기간, 질병의 상태 등을 종합적으로 고려하여 판단한다.

② 신체부담정도는 재해조사 내용을 토대로 인간공학전문가, 산업위생전문가, 산업의학 전문의 등 관련 전문가의 의견을 들어 평가하되, 필요한 경우 관련 전문가와 함께 재해조사를 하여 판단한다.

6. 판정요령

1) 질병 발생 유형별 판정방법

사고로 인한 근골격계질환, 신체부담업무로 인하여 발생한 근골격계질환, 신체부담업무로 기존질병 또는 퇴행성 변화가 악화되거나 더욱 빠르게 진행된 경우의 판정절차는 다음과 같다.

발생 유형별 판정방법

- (사고성) 신체손상(골절, 인대손상, 연부조직손상, 열상, 타박상 등)이 외부에서 가해진 외력의 정도와 의학적으로 인정되는 경우 업무상 사고의 판정절차 적용
- (신체부담업무로 인한 근골격계질환) 업무상 질병 판정절차에 따라 판정
- (퇴행성 변화와 사고의 동반) 퇴행성 변화가 있고 사고와 동반된 경우
  - (신체부담업무가 없는 때) 업무상 사고의 판정절차에 따라 판정
  - (신체부담업무가 있는 때) 업무상 질병 판정절차에 따라 판정

(1) 신체부담업무를 판단하는 경우 신체부담정도, 직업력, 간헐적 작업 유무, 비고정작업 유무, 종사기간, 질병의 상태 등을 종합적으로 고려

① 재해조사시트의 작업자세별 점수는 신체부담 정도에 대한 범주(category)를 의미하는 것으로 수학적으로 배수(倍數)의 개념이 아님을 고려

(2) 기존질병이나 연령의 증가에 따른 퇴행성 변화가 있는 경우라도 신체부담업무로 악화되었는지 여부를 고려하여 판단

① 업무수행 전후 검사소견의 비교와 신체부담업무의 수행 정도를 고려하여 신체부담업무로 인해 기존질병이 악화되었는지 여부를 판단

② 일반적 진행경과에 비해 해당 근로자의 신체부담업무로 인한 퇴행성 변화가 더욱 빨라진 경우에 해당하는지 여부를 판단

(3) 퇴행성 질병이 있는 경우에는 급격한 외력의 작용 등 사고성 근골격계질환을 제외하고는 업무상 질병 여부 판단 시 다음 사항에 유의

① 근골격계질환은 퇴행성 변화를 수반하는 경우가 많으므로 퇴행성 질병이란 이유만으로 불승인 판단을 해서는 안 되며 반드시 업무관련성에 대한 판단을 하여 업무상 질병 여부를 판정

② 퇴행성 근골격계질환에 대해 불승인 또는 승인 판단을 하는 경우에는 그에 따른 의학적 근거 내지는 업무관련성에 대한 판단 등을 제시

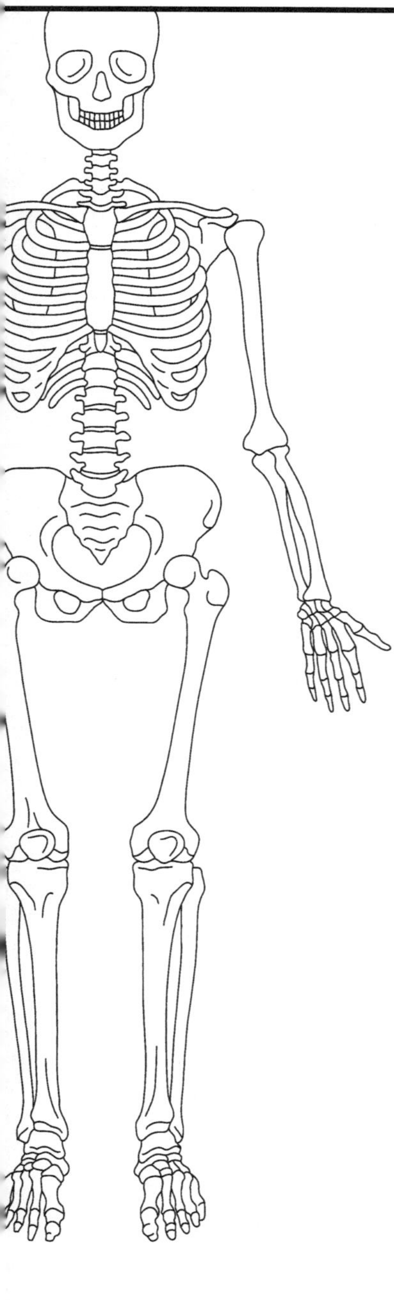

4

손과 손목 부위의 업무상 근골격계 질환

제4장

손과 손목 부위의 업무상 근골격계질환

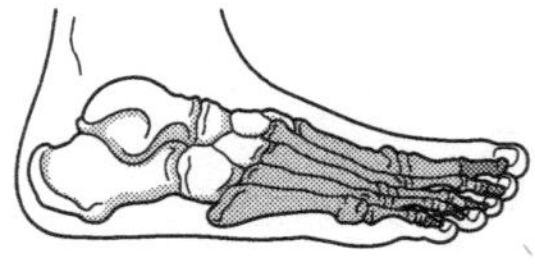

1. 해부

손은 다섯 개의 손가락을 가지고 있다. 이 중 가장 바깥쪽이 엄지손가락이고 나머지 네 손가락은 좁은 의미의 손가락이라고 한다. 엄지손가락을 제외한 손가락은 한 개의 손허리뼈와 세 개의 손가락뼈로 구성된다.

손허리뼈와 손가락뼈 사이에는 손허리손가락관절이 있으며 손가락뼈 사이에는 몸쪽 및 먼쪽 손가락사이관절이 있다. 손목관절은 수근관절, 완관절이라고도 불리며 자뼈와 노뼈의 먼 쪽을 비롯하여 8개의 손목뼈와 5개의 손허리뼈 기저부로 이루어진다.

① **손가락** : 엄지손가락, 집게 손가락(검지), 가운뎃손가락(중지), 약손가락(약지), 새끼손가락(새끼)로 구성된다.

② **손목** : 손과 팔이 잇닿은 부분으로 노뼈, 자뼈, 손목뼈와 손허리뼈가 만든 여러 개의 관절이 모여서 이뤄진다.

1) 형태 및 구조

손가락은 엄지손가락, 집게 손가락, 가운뎃손가락, 약손가락, 새끼손가락으로 구성된다.

엄지손가락은 두 개의 마디로, 나머지 손가락은 세 개의 마디로 이루어진다. 손가락의 앞면과 뒷면에는 굽힘 힘줄과 폄 힘줄이 있으며 양쪽의 바깥면으로는 신경과 혈관이 주행한다.

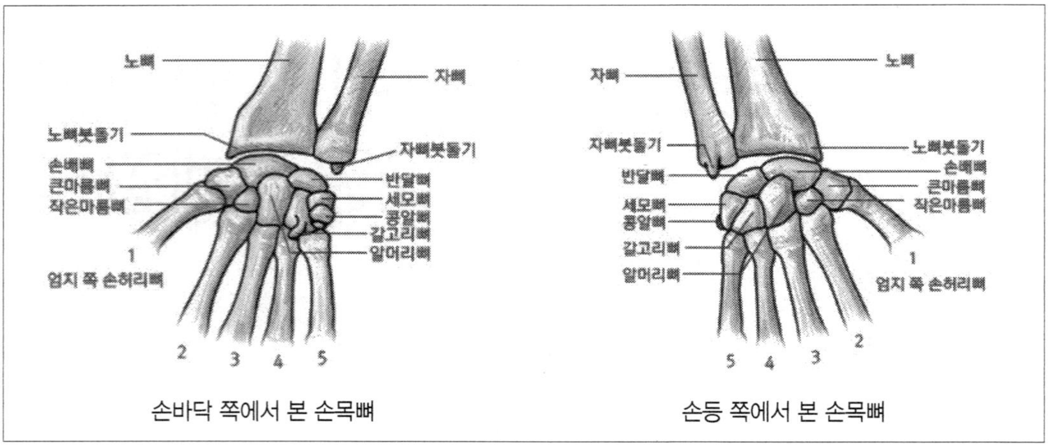

[그림 4-1] 손을 구성하는뼈

손목뼈는 모두 8개로 구성되며 가로로 노뼈쪽에서부터 차례로 손배뼈, 반달뼈, 세모뼈의 순서로 놓여있고 세모뼈의 앞쪽에는 콩알 모양의 콩알뼈가 있다(그림 4-1).

먼쪽 손목뼈줄은 노뼈쪽에서부터 큰마름뼈, 작은마름뼈, 알머리뼈, 갈고리뼈 순으로 배열된다.

손목뼈 중 손배뼈, 반달뼈, 세모뼈는 먼쪽 노뼈, 자뼈와 관절을 이루고 이를 손목관절이라 한다.

먼쪽 노자관절은 노뼈와 자뼈가 이루는 관절로 먼쪽 노뼈 안쪽의 자패임과 먼쪽 자뼈의 자뼈머리가 관절을 이루고 팔의 회전에 중요한 역할을 한다(그림 4-2).

손목관절은 손목의 굽힘과 폄 운동에 기여한다.

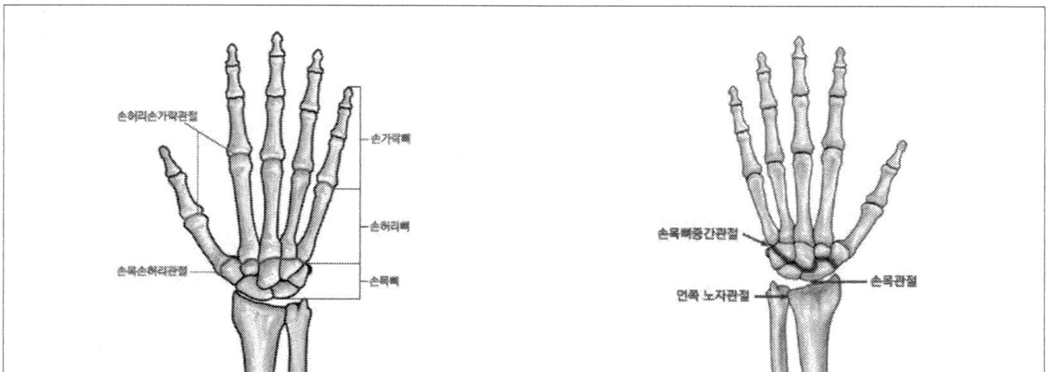

[그림 4-2] 손목관절

손목에는 손가락과 손목을 움직이는 많은 근육이 위치한다. 손등 쪽에는 손목관절을 펴는 짧은 노쪽손목폄근 및 긴 노쪽손목폄근이 위치하고 각각의 손가락을 펴는 힘줄이 지나간다. 손바닥 쪽에는 손목관절을 굽히는 자쪽 손목굽힘근, 노쪽 손목굽힘근이 위치하며 손가락을 굽히는 힘줄이 지나간다. 또한, 정중신경, 자신경, 노동맥 및 자동맥이 지나간다.

2) 기능

손가락의 주요한 기능은 손의 섬세한 운동을 하는 것이다. 엄지손가락을 제외한 손가락의 운동 중 손바닥을 향하여 움직이는 것을 굽힘이라고 하고 손등을 향하여 움직이는 것을 폄이라고 한다. 손가락은 손허리손가락관절, 몸쪽 손가락사이관절, 먼쪽 손가락사이관절이 대략 90도씩 굽혀져 총 270도를 굽힐 수 있다.

자뼈 쪽으로 향해 회전할 때 자쪽 변위, 노뼈로 향해 회전할 때 노쪽 변위라 정의한다. 정상적으로 약 80도의 굽힘과 80도의 폄, 30도의 자쪽 변위와 20도의 노쪽 변위가 가능하다.

2. 손 · 손목 부위의 근골격계질환

손과 손목에 근골격계질환이 발생하면 일반적으로 손목 및 손의 통증, 저림, 저릿저릿함, 쇠약, 혹은 움직임 제한 등의 증상을 호소한다. 손과 손목의 근골격계질환은 손목굴증후군, 기욘(Guyon)씨관 증후군, 키엔벡씨병, 드퀘르뱅병, 방아쇠 수지 및 무지, 결절종, 건염과 건초염, 수완진동증후군, 척골충돌증후군 등이 있다(표 4-1).

[표 4-1] 손과 손목의 근골격계질환의 종류

- 자(척골)신경병터(Guyon 골관에서의 척골신경 포착신경병증)【G56.2】
- 노뼈붓돌기힘줄 윤활막염(드퀘르벵, DeQuervain' dz)【M65.4】
- 팔목터널(수근관, 손목굴) 증후군【G56.0】
- 제1 손목손허리관절(수근중수관절)의 관절증【M18.0-1】
- 손(수부)의 관절증【M19.04】
- 방아쇠 손가락증(엄지 및 다른 손가락)【M65.3】
- 결절종(Ganglion)【M67.4】
- 손 · 손목의 건(초)염 · 윤활막염【M65.8】

출처 : 근골격계질병 업무상 질병 조사 및 판정 지침

이들 질환을 이해하기 위해 필요한 용어에 대해서 알아볼 필요가 있다.

- 건(tendon) : 힘줄이라고도 한다. 근육과 뼈를 연결하는 결합조직을 말한다.
- 건초(건막, tendon sheath) : 마치 칼집처럼 힘줄을 싸고 있는 것을 말한다. 긴건을 원통상으로 싸는 건성의 막으로 운동에 의한 뼈와 마찰을 덜어준다. 내외 두층으로 되어 있으며 그 사이에 활액이 들어 있어 건의 움직임을 좋게 한다. 종종 급성 · 만성의 염증을 일으킨다.
- 인대(ligament) : 뼈와 뼈 사이를 연결해주는 강인한 섬유성 결합 조직을 말한다. 인대는 혈관이 비교적 적은 조직이며 혈관은 보통 인대 부착 부위에서 들어온다. 인대에는 고유수용감각(자기 몸의 위치, 자세, 운동에 대한 정보를 뇌와 척수로 전달하는 감각)이나 유해요소 감각(상처, 염증 등의 자극을 받았을 때 생기는 감각)을 담당하는 특수한 신경이 존재한다. 인대는 주로 관절에 위치하여 관절이 안정하게 유지되도록 한다. 인대가 손상되면 정도에 따라 관절의 불안정성, 아탈구 및 탈구가 유발될 수 있으며 이로 인해 이차적인 관절 연골 손상과 퇴행성 관절염이 초래될 수 있다.
- 윤활막(synovium) : 활(액)막이라고도 한다. 관절강을 둘러싸고 있는 두층의 막 중에서 안쪽을 싸고 있는 막이다. 윤활막에서는 활액이 분비되어 관절운동 시 마찰을 줄여주는 역할을 한다.

3. 손 · 손목 부위 근골격계질환의 업무상 위험요인

1) 위험요인의 강도

(1) 역학적 근거가 있음

① **손목굴증후군** : 반복성, 힘, 국소진동, 복합요인(반복성, 힘, 국소진동)

② **수완진동증후군** : 국소진동

③ **그 외 질환** : 반복성, 힘, 자세, 복합요인(반복성, 힘, 자세)

(2) 역학적 근거가 불충분하나 고려해야 함 : 국소진동

2) 반복성, 힘

(1) 대부분의 손 · 손목 부위 근골격계질환은 반복작업, 힘과 연관성이 있다.

(2) 전산작업은 반복작업에 해당되나, 손목굴증후군과 연관성이 있다는 근거가 부족하며, 손가락과 손목의 협착성 힘줄윤활막염(건초염)과는 연관성이 있다.

유사한 동작이 8시간 작업하는 동안에 빈번하게 반복된다면 피로와 근육과 건에 대한 부하가 축적된다. 부자연스러운 자세와 힘이 동반될 경우에는 근골격계질환의 위험이 더욱 증가된다. 신체부위별 반복에 대한 기준은 손가락 4,000회 이상/1일, 손 2,000회/1일로 정의하고 있다.[1)2)]

반복적인 동작을 하는 업무에서 손상의 위험이 높은 반복 횟수에 대하여 손목의 경우에는 분당 10회 이상인 경우와 손가락의 경우 분당 200회 이상인 경우에는 업무관련성이 높은 것으로 제시되고 있다.[3)4)]

과도한 힘을 요구하는 일은 근육, 건, 인대, 관절에 더 큰 부담을 준다. 작업자의 최대 근력(maximum voluntary strength capabilities)에 근접하거나 또는 능가하는 경우에는 작업자에게 근골격계질환을 유발할 수 있다. 인간의 근력은 신체 능력의 주된 척도로서 크게 정적 근력(static strength)과 동적 근력(dynamic strength)으로 나누어 볼 수 있다. 정적 근력이란 근육의 길이에 변함이 없이 즉 근육 활동의 속도가 0일 때 근육의 힘을 자발적으로 발휘할 때의 최대근력이다.[5)6)] 동적 근력이란 근육의 길이가 짧아지거나 길어지면서 근육 활동의 속도가 0이 아닌 경우에 근육의 힘을 자발적으로 발휘할 때의 최대 근력이다. 동적 근력의 종류로는 등속성 동적 근력(isokinetic muscle strength), 등장성 동적 근력(isotonic muscle strength), 등관성 동적 근력(isoinertial muscle strength)들이 있다. 등속성 동적 근력은 근육의 수축 또는 이완의 속도가 일정하게 되는 경우의 근력을 말한다. 등장성 동적 근력은 근육 활동이 일정한 근육의 힘을 발휘하게 되는 경우의 근력을 말하나

---

1) 김규상. 직업성 근골격계질환 사례와 관리. 한국산업안전보건공단. 보건분야-교육자료 미디어개발 2009-401-1177. 2009년 10월

2) Auburn Engineers. Ergonomics Design Guidelines. Auburn Engineers, Inc. 1997.

3) 김규상. 직업성 근골격계질환 사례와 관리. 한국산업안전보건공단. 보건분야-교육자료 미디어개발 2009-401-1177. 2009년 10월

4) Åsa Kilbom. Repetitive work of the upper extremity: Part I—Guidelines for the practitioner. International Journal of Industrial Ergonomics 1994; 14(s1 - 2): 51-57.

5) Chaffin, D. B., Ergonomics Guide for The Assessment of Human Static Strength, American Industrial Hygiene Association Journal, 1975.; 36(7): 505-511,

6) 김홍기. 한 손 들기 작업과 양 손 들기 작업의 근력 능력 비교 연구. Journal of the Ergonomics Society of Korea 2007; 26(2); 35-44.

이러한 종류의 근력은 현장의 인력 작업에서 현실적인 작업이 아니므로 잘 사용되지 않는다. 등관성 동적 근력은 일정한 질량에 대한 초기 정적 저항을 극복하려는 작업자의 능력을 반영하는 근력이라 할 수 있다. 이 동적 근력은 작업자가 다룰 수 있고 작업자가 선택한 속도로 한 지점으로 이동시킬 수 있는 최대 중량의 경우에 해당한다.[7)8)9)]

1975년에는 미국 산업위생학회(AIHA, American Industrial Hygiene Association)가 이 제안을 받아들여 Chaffin으로 하여금 정적 근력에 대한 인간공학적 지침(Ergonomics Guide for The Assessment of Human Static Strength, 1975)을 발표하게 함으로써 정적 근력 측정의 정의와 중요성을 부각시키면서 실제적인 표준 측정 방법을 제안하였다.[10)]

힘이 들수록 증가된 힘을 유지하는데 필요한 다른 심리적 요구와 더 많은 근육의 힘과 같은 신체적 요구가 증가한다. 이러한 경험이 지속되고, 또한 회복에 필요한 시간이 확보되지 않았을 때는 피로감뿐만 아니라 근골격계질환을 유발한다.

국립산업안전보건연구원(NIOSH)의 보고에 따르면, 힘은 손 · 손목의 건염 사이의 인과관계에 대한 증거를 보고하였다. 대부분의 상지에서는 힘과 관련한 근골격계질환에 대한 역학적 인과관계가 성립되며, 특히 반복과 부자연스러운 자세와 같은 위험요인과 힘 노출이 복합되는 경우에 근골격계질의 발병위험이 의미있게 증가한다는 인관관계를 증명하였다.[11)12)13)]

3) 부적절한 작업자세

(1) 손목굴증후군은 손목의 부적절한 자세와 연관성이 있다는 근거가 없다.

(2) 손목의 협착성 힘줄윤활막염, 드퀘르뱅병은 손목의 부적절한 자세와 연관성이 있다. 손가락의 자세 및 작업위치까지의 거리(reach)가 중요하게 작용한다.

---

7) 김홍기. 한 손 들기 작업과 양 손 들기 작업의 근력 능력 비교 연구. Journal of the Ergonomics Society of Korea 2007; 26(2); 35-44.

8) Mital, A. and Kumar, S., Human muscle strength definitions, measurement, and usage: Part I – Guidelines for the practitioner, International Journal of Industrial Ergonomics 1998; 22: 101-121.

9) Mital, A. and Kumar, S., Human muscle strength definitions, measurement, and usage: Part II – The scientific basis (knowledge base) for the guide, International Journal of Industrial Ergonomics 1998; 22: 123-144.

10) 김규상. 직업성 근골격계질환 사례와 관리. 한국산업안전보건공단. 보건분야-교육자료 미디어개발 2009-401-1177. 2009년 10월

11) 김규상. 직업성 근골격계질환 사례와 관리. 한국산업안전보건공단. 보건분야-교육자료 미디어개발 2009-401-1177. 2009년 10월

12) Snook, S. H., The Design of Manual Handling Tasks, Ergonomics, 1978; 21(12): 963-985.

13) Herrin GD, Jaraiedi M, Anderson CK. Prediction of overexertion injuries using biomechanical and psychophysical models. American Industrial Hygiene Association Journal 1986; 47:322-30.

지속적으로 불안정한 작업 자세를 취할 경우 근골격계질환의 빈도가 증가하는데, 미국 국립산업안전보건연구원(NIOSH)의 보고에 따르면 자세와 손·손목 건염 사이의 인과관계에 대한 증거를 보고하였다.[14]

4) 복합요인

(1) 손목굴증후군은 반복성, 힘, 국소진동이 함께 존재하는 작업과 강한 연관성이 있다.
(2) 손가락·손목의 협착성 힘줄윤활막염, 드퀘르뱅병, 방아쇠 수지, 손가락 힘줄 손상, 삼각연골 복합체 손상 등의 질환은 반복성, 힘, 자세가 함께 존재하는 작업과 강한 연관성이 있다.

5) 국소진동

(1) 손목굴증후군, 수완진동 증후군과 연관성이 있다.
(2) 협착성 힘줄윤활막염, 삼각연골 복합체 손상의 경우 다른 위험요인과 함께 존재할 경우 고려할 필요가 있다.

인체의 인식 진동범위는 1~400 cps[15]이며, 피부 진동 인식의 최대치는 1,500 cps이다. 이 범위 내에서 연속적 또는 장시간 노출되면 진동 장해의 위험을 가지게 된다. 해머, 연마기, 그라인더, 임팩트 렌치 등의 전동 수공구 사용자에게서 진동은 손·손목의 근골격계질환과 강한 연관성을 갖는다.[16]

6) 기계적 국소 접촉 스트레스(압력)

작업 중에 딱딱한 면이나 기계와 접촉하는 부위, 도구 손잡이, 공작대 모서리, 기계 모서리, 그리고 심지어 불편한 의자처럼 날카로운 모서리들은 인체의 작은 부분에 힘을 집중시켜서 높고 국소적인 압력을 가한다. 이런 압력은 신경, 혈관, 그리고 다른 연부조직에 압박을 가해서 조직 특이적인 손상(즉, 신경 전도의 감소, 혈류 감소, 그리고 건과 건초에 기계

14) 김규상. 직업성 근골격계질환 사례와 관리. 한국산업안전보건공단. 보건분야-교육자료 미디어개발 2009-401-1177. 2009년 10월
15) 주기적 현상이 1초 동안 반복되는 횟수
16) 김규상. 직업성 근골격계질환 사례와 관리. 한국산업안전보건공단. 보건분야-교육자료 미디어개발 2009-401-1177. 2009년 10월

적인 손상)을 유발한다. 이런 변화들은 스스로 질환을 유발하거나 다른 조직이 손상을 받도록 소인을 제공할 수 있다.[17]

7) 기타 요인들

근골격계질환에 대한 위험요인의 형태와 크기에 영향을 줄 수 있는 기타 작업환경에는 저온, 불충분한 휴식, 체격과 체력 등 개인적 요인, 류마티스 관절염이나 전신성 루프스 등의 개인 질환, 정신 심리적 요인 및 사회적 요인 등과 같은 것들이 있다.[18]

4. 기욘씨관 증후군(Guyon's canal syndrome, G56.2)

1) 정의

기욘씨관 증후군(Guyon's canal syndrome, G56.2)은 Guyon's관이라고 불리는 손목부위의 터널을 척골신경(ulnar nerve)이 통과할 때 압박을 받아서 증상이 생기는 질환이다. 이 질환은 손목굴증후군(carpal tunnel syndrome, CTS)과 유사하지만 이것은 정중신경(median nerve)을 압박하여 생기는 것으로 완전히 다른 신경에 생기는 것이다(그림 4-3). 때로는 두 질환이 모두 동일한 손에서 문제를 일으킬 수 있다. 이 증후군은 손목굴증후군보다 훨씬 덜 일반적이지만 두 가지 상태가 동시에 발생할 수 있다.[19] 이 두 증후군에 의한 무감각(numbness)은 각각 손의 다른 위치에 영향을 미친다. 손목굴증후군에서 정중신경이 압박되면 엄지, 검지, 중지, 약지의 절반에 통증과 감각이상이 퍼진다. 기욘씨관 증후군에서 척골신경의 압박은 보통 새끼손가락의 감각 마비와 약지의 절반 부위의 감각 이상을 유발한다.

손을 지배하는 신경에는 3가지가 있는데, 손바닥과 검지, 중지, 약지의 내측 절반을 지배하는 정중신경(그림 4-3A)이 있고, 새끼손가락과 약지 외측 절반을 지배하는 척골신경(그림 4-3B)이 있으며, 세 번째로 손등 부위를 지배하는 요골신경(그림 4-3C)이 있다.

---

17) 김규상. 직업성 근골격계질환 사례와 관리. 한국산업안전보건공단. 보건분야-교육자료 미디어개발 2009-401-1177. 2009년 10월

18) 김규상. 직업성 근골격계질환 사례와 관리. 한국산업안전보건공단. 보건분야-교육자료 미디어개발 2009-401-1177. 2009년 10월

19) Seddon HJ: Carpal ganglion as a cause of paralysis of the deep branch of the ulnar nerve. J Bone Joint Surg Br 34B: 386, 1952

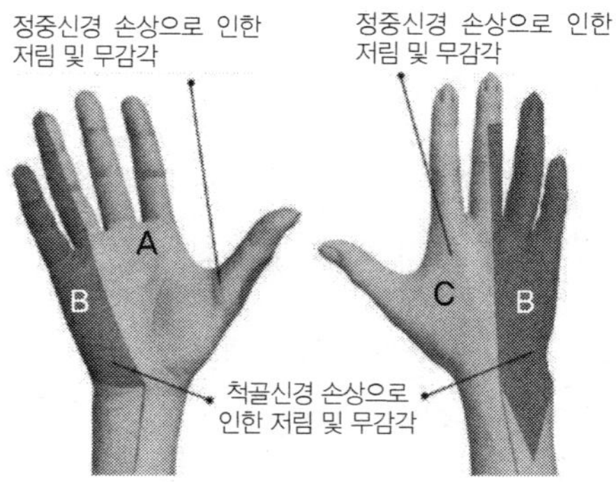

[그림 4-3] 정중신경(median nerve)과 요골신경(ulnar nerve) 압박에 의한 저린감과 감각이상의 분포

2) 척골신경(ulnar syndrome)의 해부

1861년 기욘(Guyon)은 척골관에 관한 해부학적 연구에서 처음으로 척골신경과 척골동맥이 지나는 이 부위를 기욘씨관이라고 명명하고 척골신경 압박 증후군에 대하여 언급하였다. 기욘씨관(Guyon's Canal)은 두개의 손목뼈(두상골, 유구골)와 그들을 연결하는 인대에 의해 형성된다. 기욘씨관은 수근관에 근접하여 있으며, 여기에는 척골신경, 척측수근굴근건, 척골동맥과 정맥, 요축수근굴근이 포함되어 있다. 터널의 바닥에는 주상골, 유두골, 유구골, 삼각골, 두상골이 있다. 기욘씨관의 길이는 4~4.5cm 정도 되고, 기욘씨관의 범위는 손목장건의 근위부에서부터 소지구근의 섬유대까지이다.[20]

척골신경은 경추부의 측면에서 시작하여 개개의 신경 뿌리가 척추 사이의 작은 구멍을 통해 척추를 빠져 나온다. 경추부 측면을 떠난 후 척골신경은 겨드랑이 아래로 팔을 내려와 손과 손가락으로 이동한다. 신경뿌리는 그 다음에 팔과 손을 지배하는 3개의 주요 신경을 형성하기 위해 함께 합쳐지는데, 그 중 하나가 척골신경이다. 척골신경은 제8경추신경과 제1흉추신경으로 구성되며 상완 신경총 중 내측가지에서 분지한다. 척골신경은 팔을 따라 내려오다가 팔꿈치의 안쪽 뼈 사이를 돌아서 새끼손가락 쪽으로 주행하는 신경이다. 손목을 횡단할 때 척골신경과 척골동맥은 기욘씨관으로 알려진 터널을 통과한다. 이 터널은 두상골(pisiform, 콩알뼈)과 유구골(hamate, 갈고리뼈)과 골관을 통과한 후에 척골신경은 작은 손가락과 약지의 감각을 지배하는 신경가지를 낸다. 이 신경가지들은 손바닥에 있는 작

20) Griss MS, Gelberman RH: The anatomy of the distal ulnar tunnel, Clin Orthop Relat Res 196: 238, 1985

은 근육에 분포하여 엄지손가락을 손바닥 쪽으로 끌어당기는 근육을 지배한다.

기욘씨관의 압력은 수근관의 압력과 다르다. 이 관의 바닥은 인대와 근육의 얇은 층으로 되어 있고, 지붕은 수근인대(volar carpal ligament)와 장장근으로 이루어져 있다.

3) 기욘씨관 증후군의 원인

척골신경은 수부에서 주로 기욘씨관 주위의 병변에 의해 척골신경 마비 증상이 나타난다. 기욘씨관은 다양한 원인으로 좁아질 수 있고, 그 원인으로는 결절종,[21] 지방종, 척골동맥의 혈전,[22] 동맥류, 비정상 근육 또는 섬유대,[23] 손목 부위의 척골의 골절이나 탈구,[24] 골관절염,[25] 혈관종, 부종,[26] 과도한 손목 부위의 신전 운동[27] 등이 보고되어 있다(표 4-2). 기욘씨관 증후군의 원인 중에서 결절종과 연부조직의 종괴가 32~48%를 점유하며, 근육의 비정상이 16%를 점유하는 것으로 보고하고 있다.[28]

[표 4-2] 기욘씨관 증후군의 발생원인

구분	원인
해부학적 요인	결절종(Ganglia) 연부 조직 종괴(Soft-tissue masses) 비정상적인 근육 배(Abnormal muscle bellies) 유구골 골절의 갈고리(Hook of hamate fracture) 원위 요골 골절(Distal radial fracture) 근위 섬유질의 비후(Thickening of proximal fibrous) 소지구 아치(Hypothenar arch) 비대성 윤활막(Hypertrophic synovium) 의원성(대립근의 성형후)[Iatrogenic(after opponens plasty)]

21) Kleinert HE, Hayes JE: The ulnar tunnel syndrome. Plast Reconstr Surg 47: 21, 1971
22) Failla JM: The hypothenar adductor muscle: an anomalous intrinsic muscle compressing the ulnar nerve. J Hand Surg 21: 366, 1996
23) Howard FM: Ulnar-nerve palsy in wrist fracture. J Bone Joint Surg Am 43A: 1197, 1961
24) Belliappa PP, Burk FD: Excision of the pisiform in pisotriquetra osteoarthritis. J Hand Surg Br 17: 133, 1992
25) Leslie IJ: Compression of the deep branch of the ulnar nerve due to odema of the hand. Hand 12: 271, 1980
26) Ogino T, Minami A, Kato H, Takahata S: Ulnar nerve neuropathy at the wrist. Handchir Mikrochir Plast Chir 22: 304, 1990
27) Bozkurt MC, Tagil SM, Ozcakar L, Ersoy M, Tekdemir I: Anatomical variations as potential risk factors for ulnar tunnel syndrome: A cadaveric study. Clin Anat 18: 274, 2005
28) Gelberman RH: Ulnar tunnel syndrome, in Gelberman RH (ed): Operative Nerve Repair and Reconstruction. Philadelphia: JB Lippincott, 1991, vol 2, pp 1131-1143.

생리학적 원인	염증성 질환(Inflammatory conditions) 건초염(Tenosynovitis) 류마티스 관절염(Rheumatoid arthritis) 화상으로 인한 부종(Edema secondary to burns) 통풍(Gout) 손목 터널 증후군 병발(Coexistent carpal tunnel syndrome) 혈관 상태(Vascular conditions) 척골동맥 혈전증(Ulnar artery thrombosis) 척골동맥 가성 동맥류(Ulnar artery pseudoaneurysm) 신경 병증성 조건(Neuropathic conditions) 당뇨병(Diabetes) 알코올 중독(Alcoholism) 척골 신경의 근위 병변(Proximal lesion of ulnar nerve, double–crush syndrome[29])
직업적 요인	진동 노출(Vibration exposure) 반복적인 둔기 외상(Repetitive blunt trauma) 손목의 신전으로 인한 척골 신경의 직접 압박(Direct pressure on ulnar nerve with wrist extended) 타자(Typing) 자전거 타기(Cycling)

망치질 같은 반복적인 둔탁한 충격에 의한 외상이 원인이 될 수 있다. 기욘씨관에서 척골 신경을 압박하는 원인이 되는 경우는 여러 가지가 가능하나 대개는 외상으로 자전거나 오토바이를 탈 때, 공기드릴을 사용할 때 일어날 수 있다. 힘을 주는 그립(heavy gripping), 뒤틀림(twisting), 반복되는 손목 및 손동작(repeated wrist and hand motions) 등과 같이 손목을 과도하게 사용하면 증상이 나타날 수 있다. 손을 아래로 구부린 상태에서 작업하면 기욘씨관 내부의 신경을 압박할 수 있다. 손바닥에 일정한 압력을 가하면 증상이 나타날 수 있다. 이것은 파지의 압력을 주는 중량물 들기(weight lifting)를 하는 작업자 및 자전거 타는 사람에서 일반적이다(그림 4–4). 그것은 또한 잭 햄머(jack hammer)[30](그림 4–5)를 사용하거나 목발(crutches)을 사용할 때 발생할 수 있다.

29) 척수(spinal cord)에서 시작하여 말초신경으로 진행하는 과정에서 신경 압박이 두 군데에서 일어나는 것을 말한다.
30) 소형의 휴대용 충격식 착암기의 일종. 좁은 장소에서의 갱내 바위에 구멍을 뚫는 작업이나 견갱(堅坑)을 파내려 갈 때 주로 사용한다.

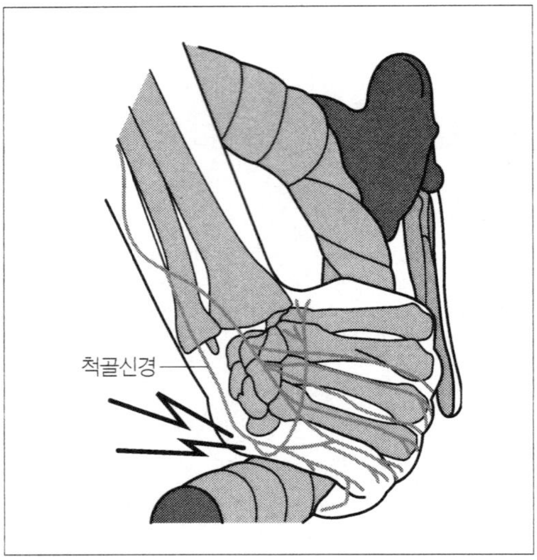

[그림 4-4] 자전거타기와 척골신경 압박

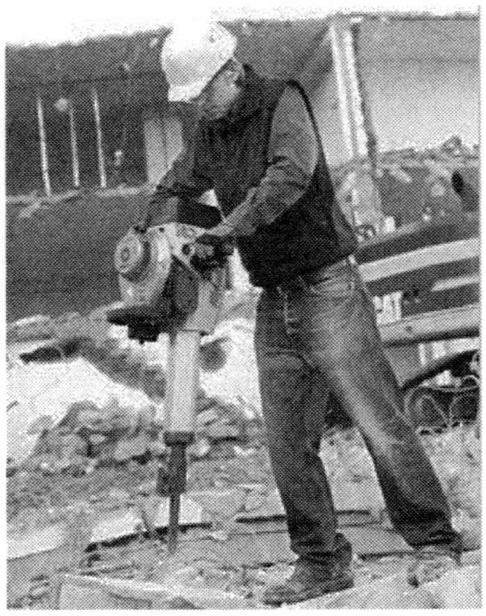

[그림 4-5] 잭 햄머

4) 증상

척골신경의 압박이나 자극은 기욘씨관 증후군의 증상을 일으킬 수 있다. 증상으로는 잡는 동작의 어려움과 척골신경이 분포하는 부위의 감각이상 등이다. 증상은 일반적으로 약지와 작은 손가락에 핀과 바늘이 낀 느낌으로 시작된다. 처음에는 각성이 이른 아침에 나타난다. 이것은 손목과 손의 타는 듯한 통증으로 이어질 수 있으며 약지와 작은 손가락의 감각이 감소한다. 환자들은 새끼손가락과 약지에 바늘로 찌르는 듯한 느낌, 손목과 손의 작열통(burning pain), 손의 감각저하, 손가락들을 쫙 펼 수 없고, 엄지와 검지로 물건을 집는(pinch) 힘이 약화되었다고 호소한다.

척골신경에 의해 조절되는 근육이 약해지면 손동작이 서툴러지게 될 수 있다. 근력약화는 동작을 할 때 둔하다든지, 무지의 집는 힘이 떨어진 것으로 나타난다. 손바닥의 작은 근육과 엄지를 손바닥으로 당기는 근육에 영향을 줄 수 있기 때문이다. 이러한 근육의 점차적인 약화는 손가락을 넓게 펴거나 엄지손가락으로 집는 것을 어렵게 한다. 골간근의 위축은 손등에서 골간 홈이 깊어지는 것이 점차 분명하게 나타나는 것으로 알 수 있다. 특히 손등에 5번 중수골의 두드러짐(골간근의 위축)이 나타난다.

5) 진단

기욘씨관 증후군의 진단은 주의 깊은 병력(문진)과 의사의 신체검사(이학적 검사)로 시작된다. 기욘씨관이 좁아져 생길 수 있는 대표적인 증상으로는 손목에서 시작되어 척골측 수지 손바닥 쪽으로 뻗치는 저린 증상과 통증, 심하면 근력저하로도 나타날 수가 있고, 외양상 소지구근의 근위축 등이 보일 수가 있다. 또한, 그 증상은 밤이나, 손목을 많이 사용해야 하는 작업 시 더 심해질 수 있다.[31)]

척골신경을 따라 여러 부위에서 압박감이 발생할 수 있으며, 의사는 신경이 영향을 받는 부위를 정확히 찾아내기 위해 진찰을 하게 된다. 기욘씨관 증후군이 의심되는 증상이 있을 때 사용하는 진단법으로는 앞서 말한 신체증상뿐만 아니라, 신체검사(팔렌테스트, 틴넬 사인, 두점 구별법)가 있다. 새끼 두덩의 위축여부와 척골신경의 기능장애가 있는지 평가한다. 일부에서는 척골신경의 운동신경분지 장애만 나타날 수 있다. 감각신경분지 이상이 있는 경우에는 새끼 두덩의 척골신경 주행 부위를 두드리면 넷째, 다섯째 손가락에서 저림 증상이 유발된다(Tinel sign). 손등 위와 손의 안쪽 부위의 감각은 정상이다. 반면에 팔꿈치에서 척골신경이 포획된 경우에는 거의 모든 환자에서 감각 및 운동장애를 보이고 손등 위와 손의 안쪽에서 감각 장애가 있다. 근력이 약화되어 있으면 새끼 두덩 위축과 내재근 약화 소견이 보인다.

신경이 압박되고 있는 것이 신체검사에서 불분명하다면, 압박 영역을 찾으려는 전기생리학적 검사가 필요할 수 있다. 신경전도속도(Nerve conduction velocity, NCV)는 신경 충동이 얼마나 빨리 신경을 따라 이동하는지 측정하는 테스트이다. 의사는 문제를 정확하게 확인하기 위해 이 검사를 시행하기를 원할 수 있다. 전기생리학적 검사로 포착부위가 팔꿈치 또는 손목관절인지 감별 진단하는 데 도움을 줄 수 있다. NCV는 때때로 근전도(electromyogram, EMG)와 결합된다. EMG는 척골신경에 의해 제어되는 팔뚝의 근육을 검사하여 제대로 작동하는지 확인하기 위해서 수행된다. 검사 결과 근육에 문제가 있으면 근육으로 가는 신경이 제대로 작동하지 않을 수 있다. 전등의 배선이 작동하는지 유무를 확인하는 것과 비슷하다. 새 전구를 끼운 후에도 표시등이 계속 작동하지 않으면 배선에 문제가 있는지 확인이 필요한 것과 마찬가지이다.

외상성 손목 부상으로 증상이 시작된 경우, 뼈가 골절되거나 뼈가 탈골되어 있는지 검사

31) Bozkurt MC, Tagil SM, Ozcakar L, Ersoy M, Tekdemir I: Anatomical variations as potential risk factors for ulnar tunnel syndrome: A cadaveric study. Clin Anat 18: 274, 2005

하기 위해 X 레이가 필요할 수 있다.

그런데, 기욘씨관은 그 통로가 뼈와 인대로 이루어져 있고 주위의, 여러 구조물로 통로가 한정되어 있다. 이러한 기욘씨관에서 척골신경이 압박을 받는 상황에서는 그 옆을 지나는 척골동맥도 눌리거나 좁아지고, 막히는 경우가 생길 수 있다. 피부병변(괴사 및 궤양), 알렌 테스트상 척측 수지의 동맥 재충전 지연 등이 관찰되는 지를 확인할 필요가 있다.[32)]

종괴에 의한 압박으로 척골신경 마비가 있는 경우는 이학적 검사소견상 혹은 방사선 검사상 대부분 위치와 병변의 종류를 수술 전에 알 수 있으나, 이상 근육이나 이상 혈관에 의한 압박으로 증상이 있는 경우는 수술 전에 그 원인과 병변을 정확히 알기 힘든 경우가 많다. 따라서 수술 전 원인을 모르는 수근 관절 부위의 척골신경 마비인 경우 근육이나 이상 혈관의 존재를 염두에 두어야 한다.

6) 업무관련성평가

기욘씨관 증후군은 결절종, 척골동맥의 혈전, 비정상 근육 또는 섬유대, 손목 부위의 척골의 골절이나 탈구, 골관절염, 부종, 과도한 손목 부위의 신전 운동 등의 원인으로 생길 수가 있고, 증상은 통증 및 감각저하, 소지구근의 위축 등으로 나타나게 된다.

직업적인 발병 요인으로는 손목을 신전한 상태에서 손바닥을 압박하는 동작을 오래하는 경우이다. 자전거 타기, 잭 햄머로 작업하기 등이 이러한 유형의 작업이다.

업무관련성평가는 기욘씨 증후군을 유발하거나 악화시킬 수 있는 일상생활과 수면 자세 및 작업 활동을 수행하는 방법뿐만 아니라 작업 자세의 조정, 도구의 사용, 반복적인 활동 등을 포함하여 상태를 악화시킬 수 있는 일상활동과 작업습관 및 작업환경을 검토해야 한다.

직장복귀는 위험, 수용 능력 및 내성(tolerance)의 세 가지 조건에 달려 있다. 위험은 수행 활동에 의한 재발 가능성이며, 수용 능력은 활동을 수행하는 실제 능력이며, 내성은 치유 단계에서 약간의 불편함을 견딜 개인의 의지이다. 작업 공간의 인체 공학적 평가는 키보드 위치 설정이 너무 높거나, 키보드 또는 자동차의 핸들에 너무 가깝게 앉아 있거나 하는 것과 같은 증상에 영향을 줄 수 있는 요소를 식별하는 데 도움이 된다.[33)]

32) 안희창, 김종도, 이장현, 최승석. 기욘씨관 압박 증후군에서의 척골 동맥의 폐색. 대한성형외과학회지. 제37권, 제6호, 783-787, 2010

33) Melhorn, J. M., and William Ackerman, eds. Guides to the Evaluation of Disease and Injury Causation. New York: American Medical Association, 2007.

5. 노뼈붓돌기힘줄 윤활막염 (드퀘르뱅병, DeQuervain's Disease)

1) 정의

'드퀘르뱅병'은 흔히게 '손목건초염'이라고 표현하기도 하지만 정확하게는 엄지손가락 신전건의 협착성 건활막염이다(그림 4-6).

엄지를 벌리고 펴는 근육의 힘줄(장무지외전건, 단무지신건)들이 손목의 엄지방향의 뼈(요골) 위를 지날 때 일정한 방향으로만 움직이게 하는 통로가 있다. 이 통로를 지나는 힘줄의 크기가 커지면 엄지를 움직일 때마다 통증이 심하게 일어나는 질환이다. 손목의 엄지손가락 쪽 조직(건 및 건초)에 염증이 생겨 통증을 유발하게 되며, 이러한 염증은 부종을 일으켜서 힘줄의 관내에서 유연하게 미끌어지는 것을 방해하게 된다.

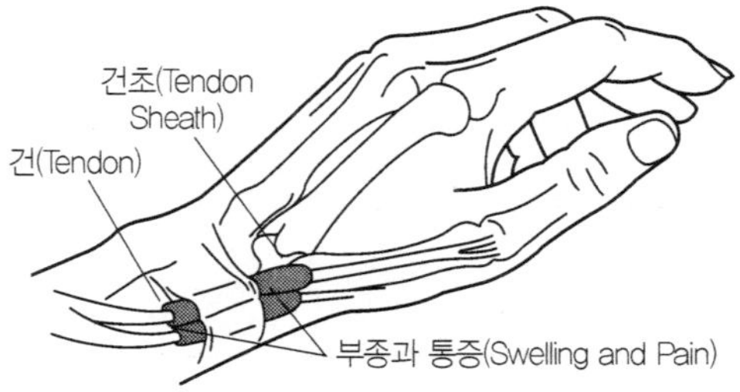

[그림 4-6] 드퀘르뱅병

2) 위험요인

드퀘르뱅병의 주요 발병원인은 반복작업, 힘이 드는 작업, 경직된 자세, 외상 등이다. 기존의 연구들에서 손과 손목의 작업자세, 반복동작 및 힘은 각각의 개별적인 인자별로 손과 손목의 건염 및 건초염과 역학적인 연관성이 있는 것으로 보고되었다. 이들 개별적인 위험요인들이 결합되어 있을 경우에는 연관성의 강도가 더욱 강해졌다(표 4-3).

[표 4-3] 근골격계질환의 직업성 위험요인과 원인적 연관성의 정도(NIOSH, 1997)

질병	위험요인	역학적 근거의 강도(연관성의 정도)		
		강함(+++)	보통(++)	부족(+/0)
손과 손목의 건염과 건초염	반복		O	
	힘		O	
	자세		O	
	조합	O		

출처 : 직업성 근골격계질환 사례와 관리34)에서 재구성함

[표 4-4]는 손목과 손가락에 근육피로를 유발하는 부적절한 작업자세들이다.35)

[표 4-4] 손과 손목의 근육피로를 유발하는 부적절한 작업자세

신체부위	피로 유발 자세
손목	• 45도 이상의 척골 편향 자세(Ulnar deviation greater than 45°from neutral) • 요골 편향 자세(Radial deviation) • 30도 이상 굴곡된 자세(Flexion greater than 30°) • 15도 이상 신전된 자세(Extension greater than 15°from neutral)
손가락	• 손가락 끝이 1인치 이상 떨어진 상태의 움켜쥐는 자세[Assuming wide grasp(Fingertips greater than 1 in. apart)] • 집는 작업 자세(Pinching)

출처 : 직업성 근골격계질환 사례와 관리36)에서 재구성함

[표 4-5]는 드퀘르뱅병과 손목의 건염 발생가능성이 높은 작업과 위험요인이다.

[표 4-5] 드퀘르뱅병의 발생가능성이 높은 작업 및 위험요인

작업 종류	직업적 위험요인
육류가공작업	손목의 과도한 힘과 반복동작
가정부, 요리사	지속적이고 고빈도의 손목동작

34) 김규상. 직업성 근골격계질환 사례와 관리. 한국산업안전보건공단. 보건분야-교육자료 미디어개발 2009-401-1177. 2009년 10월

35) 김규상. 직업성 근골격계질환 사례와 관리. 한국산업안전보건공단. 보건분야-교육자료 미디어개발 2009-401-1177. 2009년 10월

36) 김규상. 직업성 근골격계질환 사례와 관리. 한국산업안전보건공단. 보건분야-교육자료 미디어개발 2009-401-1177. 2009년 10월

재봉사	반복적인 어깨 및 손목동작, 손바닥 압력
프레스작업	손목의 반복동작(Pushing control)을 위한 손목꺾임
연마작업	손목의 반복동작, 진동, 꺾인 손목자세

출처: Putz-Anderson V, Cumulative Trauma Disorders, a manual for musculoskeletal disease of the upper limbs 1988[2, 3]

손목부위를 과도하게 반복적으로 사용을 하는 경우 엄지손가락을 끌어올리는 힘줄과 힘줄을 싸고 있는 건막 사이에 염증이 발생을 하여 통증이 발생한다. 대부분 반복적인 근력활동을 한 경우가 흔하고, 직업적인 원인일 경우가 많다.

흔한 질환으로 30~50세 성인 여자에서 많이 발생하고 특히, 임신 말기나 수유기의 여성에서 흔히 볼 수 있다. 남자환자는 드물다.

엄지손가락의 반복적인 활동 즉 움켜잡거나(물건을 강하게 쥐는 동작) 손가락으로 집기, 쥐어짜거나 비틀기, 물건을 드는 동작 등을 반복하면 건이나 건초의 염증을 유발한다. 대개의 경우 수부나 수부관절을 과도하게 사용하는 직업적 활동에 의해 섬유막이 비후되어 발생한다. 특히 손으로 도구를 쥐고 하는 작업, 무거운 물건을 반복적으로 들어 올리거나 옮기는 작업, 컴퓨터 자판업무 등이 대표적이다.

- 손과 손목관절을 과도하게 사용하는 작업
- 가위질
- 손목을 꺾은 상태에서 돌리는 드라이버 및 볼트 너트 작업
- 외상으로 인한 건초 주위의 흉조직(육아조직)은 건의 부드러운 움직임을 제한할 수 있다.

드퀘르뱅병과 직업적 위험요인과의 연관성에 대한 메타분석을 한 결과 반복적이고(repetitive), 힘이 들어가거나(forceful), 인간공학적으로 스트레스가 있는 수작업(ergonomically stressful manual work)은 드퀘르뱅병 발생과 강한 연관성이 있어서 교차비(odds ratio)는 2.89(95 % CI, 1.4 to 5.97; p = 0.004)이었다. 그러나 인과관계를 Bradford Hill criteria로 평가했을 때에 직업적 위험요인과 드퀘르뱅병과의 원인적 연관성에 대한 근거는 없었다. 기존 연구들 중에서 인과관계를 평가하는 데 도움이 될 수 있는 개입연구는 없었고, 생물학적 타당성 등을 평가하는 자료는 부족하였으며, 시간적 선후관계를 볼 수 있는 전향적 코호트 연구는 부족하였고, 위험요인이 드퀘르뱅병을 일으키는 특이성은 인정하기

어려웠기 때문이다.[37]

직업적인 원인 이외에도 임신 및 출산과 관련하여 발생하거나 류마티스 등 전신질환과 관련하여 발생한다.

건강보험심사평가원 통계에 의하면, 2019년 드퀘르뱅 증후군을 앓고 있는 환자 수는 12만 명이었다. 이 중 여성이 9만 명으로 전체의 72%를 차지했다.[38]

3) 증상

전형적인 증상으로 엄지 손가락편에 있는 요골 경상돌기 부근의 통증이 있다. 이 동통은 무지, 수근부 또는 전완부 쪽으로 방사된다. 엄지손가락을 펼 때 통증이 발생한다. 물건을 집을 때나 손목을 비틀 때 및 주먹을 쥘 때에 엄지나 손을 사용하면 엄지나 엄지 쪽 팔목에 통증이 있다. 엄지손가락을 굽힐 때 뭔가 걸리는 듯한 느낌을 호소한다. 염증이 심해져 건초 내에서 마찰이 심해지면 마찰음이 들릴 수도 있다.

손목의 엄지 손가락 부위를 만지면 압통을 호소하고, 좁쌀 크기의 덩어리가 건 부위에서 만져지기도 한다. 엄지쪽의 관을 따라 부종이 보인다. 환자들은 주로 빨래를 짤 수가 없다거나 그릇을 잡을 때 갑자기 자지러지는 통증이 온다고 표현한다. 따라서 엄지를 잘 사용하지 않으려 한다.

4~6주 이상 염증이 지속되면 경우에 따라 건조직 자체의 건변성이 생기는 건병증(tendinosis)의 상태까지 진행되는 경우도 있다.

4) 진단

(1) 이학 검사

요골의 경상돌기(styloid) 쪽에 부종과 압통은 이학 검사에 의해 쉽게 진단 가능하다. 압통은 엄지손가락과 손목 사이에 움푹 파인 부분을 눌렀을 때 통증이 심하다.

37) Stahl S, Vida D, Meisner C, Lotter O, Rothenberger J, Schaller HE, Stahl AS. Systematic review and meta-analysis on the work-related cause of de Quervain tenosynovitis: a critical appraisal of its recognition as an occupational disease. Plast Reconstr Surg. 2013;132(6):1479-91.

38) 국토일보(http://www.ikld.kr). http://www.ikld.kr/news/articleView.html?idxno=228000

(2) Finkelstein's test(핀켈스테인 검사)

가장 간단하고 본인 스스로 할 수 있는 방법이다. 통증이 느껴지는 쪽의 엄지손가락을 숫자 세듯 손바닥 쪽으로 접고 나머지 다른 손가락으로 엄지를 감싸 쥔다. 다음에 손목을 세끼손가락 방향으로 구부리렸을 때에 엄지쪽 힘줄 위로 통증이 생기면 드퀘르뱅병을 암시한다(그림 4-7).

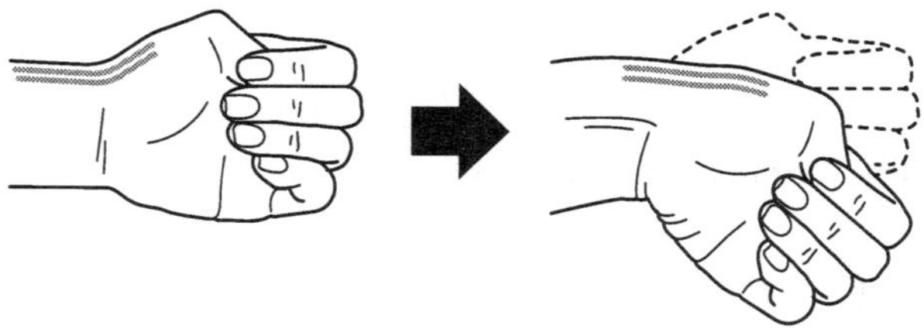

[그림 4-7] 핀켈스테인 검사

(3) 초음파 검사

[그림 4-8]은 ○○신경외과에서 손목 안쪽으로 통증이 심해 물리치료와 소염진통제 치료를 받아보았으나 별반 차도를 보이지 않아 작은 물건을 집어 들거나 엄지손가락이나 손목을 움직이는 동작을 취하는 경우 극심한 통증을 호소하여 관절초음파 검사를 시행한 결과 힘줄 주변에 부종은 물론이고 염증액이 관찰되었다.[39]

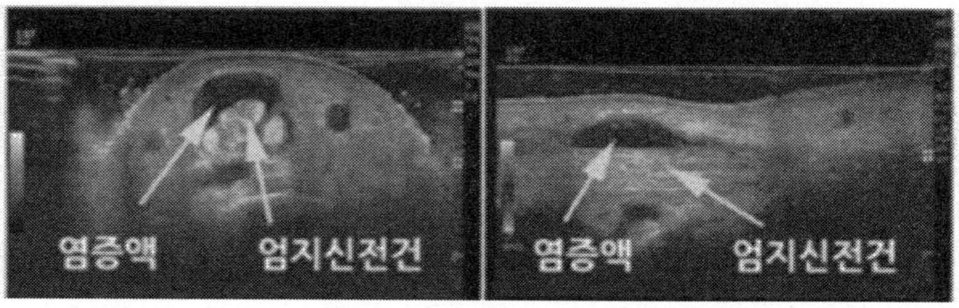

[그림 4-8] 드퀘르뱅병 초음파 사진[40]

39) 청담마디신경외과. 강남 손목통증 치료사례: 손목내측통증,손목건초염(드퀘르뱅병)증상. 2014.4.16. http://m.blog.daum.net/_blog/_m/articleView.do?blogid=0ZSVq&articleno=788#

40) 청담마디신경외과. 강남 손목통증 치료사례: 손목내측통증,손목건초염(드퀘르뱅병)증상. 2014.4.16. http://m.blog.daum.net/_blog/_m/articleView.do?blogid=0ZSVq&articleno=788#

(4) X-ray

건초염을 동반한 석회화를 확인할 수 있다.

5) 예후

대부분의 환자는 보존적 요법에 반응하며, 차츰 적응하여 동통을 문제로 삼지 않거나, 또는 동통을 잊어버리게 된다. 특히 임신과 관계된 것은 분만 후 수개월 내 증세가 소실된다.

사례 : **울산지방법원 2019.12.31 2019구단634**

【사건명】 장해급여 부지급처분 취소

【청구취지】 피고가 2018. 5. 4. 원고에 대하여 한 장해급여 부지급 처분을 취소한다.

【이유】 1. 처분의 경위

가. 원고는 2014. 5. 15. 발생한 업무상 재해로 피고 공단으로부터 상병명 '좌측 완관절부 드퀘르벵증후군, 양측 완관절부 건초염, 우측 수부 삼각섬유연골 파열, 우측 원위 요·척골관절 불안정성, 좌·우측 월상골 무혈성 괴사'를 승인받아 요양 후 치료를 종결하고 2015. 10. 20. 장해등급 제14급 제10호(신체 일부에 신경증상이 남은 사람) 판정을 받았다. 한편, 장해급여는 일시금으로 10,245,730원이 지급되었다.

나. 원고는 위 요양 이후에도 2017. 2. 21. 척골 단축 절골술, 전완부 금속판 제거술을 사유로 피고 공단으로부터 재요양승인을 받고 2017. 1. 24.부터 2018. 2. 28.까지 치료를 종결하였다.

다. 원고는 위 재요양 이후 2018. 3. 19. 피고 공단에 장해급여를 청구하였다.

라. 이에 대하여 피고 공단은 2018. 5. 4. 원고가 재요양 이전에 비해 장해등급 상향이 없다는 사유로 장해급여 부지급 처분(이하 '이 사건 처분'이라 한다)을 하였다.

마. 원고는 이 사건 처분에 대한 전심절차로서 피고 공단에 심사청구를 하였으나 2018. 8. 27. 기각되자, 2018. 11. 13. 이 사건 항고소송을 제기하였다.

【인정근거】 다툼 없는 사실, 갑 제1 내지 7호증, 을 제1 내지 4, 8, 9호증의 각 기재, 변론 전체의 취지 2. 원고의 주장 요지 원고는 재요양 이후에도 여전히 심한 통증이 계속되어 2018. 3. 1.부터 계속하여 물리치료, 주사치료, 표층열치료, 심층열치료, 간접파전류치료 등을 받고 있는 바, 산업재해보상보험법상 원고의 장해등급은 제12급 제15호(신체 일부에 심한 신경증상이 남은 사람)에 해당되어 재요양 이전의 장해등급 제14급 제10호(신체 일부에 신경증상이 남은 사람)보다 상향되었음에도 불구하고, 원고의 장해등급이 여전히 제14급에 해당한다고 보는 전제에서 이루어진 이 사건 처분은 위법하여 취소되어야 한다.

3. 관계 법령 별지 기재와 같다.

4. 이 사건 처분의 적법성

가. 의학적 소견

1) 주치의 소견(2018. 2. 28. ○○○○병원)

○ 방사선 소견상 절골술 부위 골유합은 이루어져 있고 금속판 고정된 상태이며 부분운동 제한 및 좌측 완관절 심한 운동통 호소하고 있으며(VAS 8), 좌측 손목관절의 경한 관절염 소견 보이는 상태임.

○ 좌측 손목 관절의 부분 강직 소견 있음. 능동 측정결과 140도/180도

○ 국소부위 동통 중 연부조직 손상에 따른 동통에 해당

2) 피고 공단 자문의사 소견(2018. 3. 26.)

○ 증상고정 상태이며, 좌측 손목관절 일반 동통(연부조직 손상 후 치유되었으나 연부조직의 유착, 근경직, 섬유화 등의 변화가 확인되는 경우)에 해당함

○ 좌측 손목관절 내고정물 영향 없음

3) 피고 공단 자문의사회 심의소견(2018. 4. 26.)

○ 좌측 완관절부 동통 장해 정도 : 일반 동통 해당

4) ○○대학교병원 신체 감정 촉탁결과 및 보완감정 촉탁결과

○ VAS(시각적 통증 강도 비율 척도, Visual Analog Scale) 점수 8을 호소할만한 객관적인 소견 없음.

○ 2018. 2. 28. 주치의 산업재해보상보험법상 12급 불인정, 14급 인정

○ 객관적 소견, 주치의 장해 판정 소견 등을 고려하여 산업재해보상보험법상 국소 동통 장해 제14급에 해당

○ 10도 이상 각형성이나 회전 변형이 없음

5) 주치의 사실조회회신

○ 일선 의료기관에서 등급을 분류하거나 장해급수를 판정 및 언급하는 것은 금지되어 있고, 의학적 사실만 기재하도록 되어 있어 장해급수 언급은 한 사실이 없음

【인정근거】 앞서 든 증거들, 갑 제9호증, 을 제5, 6호증의 각 기재, 이 법원의 ○○대학교병원장에 대한 신체감정촉탁결과 및 보완감정촉탁결과, ○○○○병원에 대한 사실조회회신 나. 판단 원고는 최초 요양승인 이후 장해등급 14급 판정을 받아 이미 장해급여를 지급받은 사실이 있으므로, 산업재해보상보험법 시행령 제53조 제4항에 따라 업무상 부상 또는 질병으로 같은 부위에 장해의 정도가 심해진 경우에 한해 장해급여를 지급받을 수 있다. 산업재해보상보험법

시행규칙 [별표 5] 신체부위별 장해등급 판정에 관한 세부기준에 따르면 '일반적으로 노동능력은 있으나 상처를 입은 부위의 심한 동통 때문에 때로는 노동에 지장이 있는 사람'은 제12급, '상처를 입은 부위에 항상 동통이 있거나 신경 손상으로 동통 외의 이상감각 등이 발견되는 사람'은 제14급의 장해등급에 해당한다. 한편, 피고 공단은 국소부위 동통 장해등급(제12급, 제14급) 인정을 위한 객관적 평가기준을 마련하기 위하여 재량준칙인 '국소부위 동통 장해등급 인정기준'을 시행하고 있는데, '진료기록상 지속적 통증 호소 또는 VAS 통증기록상 중등도(4) 이상 통증 호소, 통증완화를 위한 처치 또는 약물복용 등이 확인'되는 경우로서 '연부조직 손상 후 치유되었으나, 연부조직의 유착, 근경직, 섬유화, 석회화 등 변화가 확인되는 경우' 등에 해당하면 제14급, '통증에 대한 적극적인 처치(말초신경 차단술, 관절내 국소 마취제, 스테로이드, 고농도 포도당액 주입술, 통증 유발점 주사술 등)에도 증상의 호전이 없는 경우,' '통증 조절목적으로 약물 복용(소염 진통제, 마약성 진통제, 항전간제, 항우울제 등)을 6주 이상 지속하여도 증상에 호전이 없는 경우' 등에 해당하면 제12급으로 판단한다. 다만, 위 인정기준에 따르면 '골절' 내지 '신경손상'에 따른 동통이 아닌 '연부조직 손상'에 따른 동통에 해당하면, 장해등급 제12급을 인정하지 않고 제14급만을 인정한다. 연부조직(soft tisssue)이란 근육, 인대, 지방, 섬유조직, 활막조직, 신경혈관 등을 포함한 개념으로서, 피고 공단은 기본적으로 연부조직 손상의 경우 흉터에 따른 장해등급을 인정하되 장해등급 인정기준 미달인 경우 위 재량준칙에 따라 동통에 따른 장해등급을 인정하고 있다. '연부조직 손상에 따른 동통'과 '골절 내지 신경손상에 따른 동통'에 대하여 위와 같이 차이를 둔 재량준칙은 각 신체조직의 특성을 고려한 전문적인 생물학적, 의학적 견해에 따른 것으로 특별히 합리성을 결여한 것이라고 보기 어렵다. 위 인정사실 및 앞서 든 증거들에 갑 제8, 10호증의 각 기재 및 변론 전체의 취지를 보태어 알 수 있는 다음과 같은 사정들을 종합하면, 원고는 재요양 이후에도 여전히 장해등급 제14급 제10호에 해당하여 장해등급의 상향이 없는 경우에 해당하므로, 이와 같은 전제에서 행해진 이 사건 처분은 적법하다.

① 원고는 치료 종결 이후 지속적으로 VAS 8의 통증을 호소하고 있고, 통증으로 더 이상 장비를 들고 작업할 수가 없어 작업강도가 약한 부서로 옮겨 작업을 하고 있는 것으로 보인다. 이는 일단 '진료기록상 지속적 통증 호소 또는 VAS 통증기록상 중등도(4) 이상 통증 호소, 통증완화를 위한 처치 또는 약물복용 등이 확인'되는 경우에 해당하기는 한다.

② 원고 주치의의 소견서의 기재에 의하면, 원고에 대한 국소부위 동통은 '연부조직 손상에 따른 동통', 그중에서도 '연부조직 손상 후 치유되었으나 연부조직의 유착, 근경직, 섬유화, 석회화 등 변화가 확인되는 경우'에 해당한다(위 소견서 자체에도 '연부조직 손상의 경우 동통 장해에 따른 제12급 불인정'이라는 설명이 부기되어 있다). 원고 주치의가 직접적인 장해급수를 언급한 적은 없더라도(주치의에 대한 사실조회회신 참조), '골절', 내지 '신경손상'에 따른 동통에 해당하지 않고 '연부조직 손상'에 따른 동통이라는 소견 자체가 객관적으로 장해급수 제14급의 요건

에 해당함을 뜻하는 것이다.

3. 연부조직 손상에 따른 동통

□ 연부조직 손상 후 치유되었으나 연부조직의 유착, 근경직, 섬유화, 석회화 등 변화가 확인되는 경우

□ 피부이식으로 인한 감각이상이 확인되는 경우

연부조직(soft tissue) 근육, 인대, 지방, 섬유조직, 활막조직, 신경혈관 등을 포함한 개념 연부조직 손상의 경우 동통 장해에 따른 제12급 불인정

③ 원고에 대한 2018. 11. 1.자 ○○○○의 진단서의 의학적 소견은 『'(좌측)기타 명시된 관절염, 손목관절' 병명으로 진단받고 보전적 치료하에 경과관찰 중인 상태로 약물치료에도 큰 변화 없는 상태이고, 동통이 지속되어 증상 회복시까지 지속적인 약물치료 및 물리치료 및 향후 추가적 경과관찰 필요로 한다』는 것이고, 원고에 대한 2019. 9. 3.자 ○○대학교병원의 진단서에 의하면, 원고는 『'(주)척골 감압 증후군(좌측), 관절통(증), 다발 부위' 진단으로 보존적 치료 중이고, 증상 악화시 수술적 치료 요할 수 있다』는 것이다. 원고가 최소한 위 각 진단서 발급 간격인 10개월이 넘는 기간 동안 지속되는 동통으로 약물치료 등을 받고 있는 것으로 보이기는 하나, 원고 주치의의 소견에 따르더라도 위와 같은 동통이 골절이나 신경손상에 따른 것이 아닌 연부조직 손상 때문이라는 것이고, 이와 달리 원고의 동통이 '골절'이나 '신경손상'에 따른 것임을 인정할 만한 증거가 없다.

5. 결론 그렇다면 원고의 청구는 이유 없으므로 이를 기각하기로 하여 주문과 같이 판결한다.

【관계 법령】

▣산업재해보상보험법 제57조(장해급여)

① 장해급여는 근로자가 업무상의 사유로 부상을 당하거나 지병에 걸려 치유된 후 신체 등에 장해가 있는 경우에 그 근로자에게 지급한다.

② 장해급여는 장해등급에 따라 별표 2에 따른 장해보상연금 또는 장해보상일시금으로 하되, 그 장해등급의 기준은 대통령령으로 정한다.

③ 제2항에 따른 장해보상연금 또는 장해보상일시금은 수급권자의 선택에 따라 지급한다. 다만, 대통령령으로 정하는 노동력을 완전히 상실한 장해등급의 근로자에게는 장해보상연금을 지급하고, 장해급여 청구사유 발생 당시 대한민국 국민이 아닌 사람으로서 외국에서 거주하고 있는 근로자에게는 장해보상일시금을 지급한다.

④ 장해보상연금은 수급권자가 신청하면 그 연금의 최초 1년분 또는 2년분(제3항 단서에 따른 근로자에게는 그 연금이 최초 1년분부터 4년분까지)의 2분의 1에 상당하는 금액을 미리 지급할 수 있다. 이 경우 미리 지급하는 금액에 대하여는 100분의 5의 비율 범위에서 대통령령으로 정하는 바에 따라 이자를 공제할 수 있다.

⑤ 장해보상연금 수급권자의 수급권이 제58조에 따라 소멸한 경우에 이미 지급한 연금액을 지급 당시의 각각의 평균임금으로 나눈 일수(일수)의 합계가 별표 2에 따른 장해보상일시금의 일수에 못 미치면 그 못 미치는 일수에 수급권 소멸 당시의 평균임금을 곱하여 산정한 금액을 유족 또는 그 근로자에게 일시금으로 지급한다.

▣ 산업재해보상보험법 시행령 제53조(장해등급의 기준 등)

① 법 제57조제2항에 따른 장해등급의 기준은 별표 6에 따른다. 이 경우 신체부위별 장해등급 판정에 관한 세부기준은 고용노동부령으로 정한다.

③ 별표 6에 규정되지 아니한 장해가 있을 때에는 같은 표 중 그 장해와 비슷한 장해에 해당하는 장해등급으로 결정한다.

④ 이미 장해가 있던 사람이 업무상 부상 또는 질병으로 같은 부위에 장해의 정도가 심해진 경우에 그 사람의 심해진 장해에 대한 장해급여의 금액은 법 별표 2에 따른 장해등급별 장해보상일시금 또는 장해보상연금의 지급일수를 기준으로 하여 다음 각 호의 구분에 따라 산정한 금액으로 한다.

1. 장해보상일시금으로 지급하는 경우: 심해진 장해에 해당하는 장해보상일시금의 지급일수에서 기존의 장해에 해당하는 장해보상일시금의 지급일수를 뺀 일수에 급여 청구사유 발생 당시의 평균임금을 곱하여 산정한 금액
2. 장해보상연금으로 지급하는 경우: 심해진 장해에 해당하는 장해보상연금의 지급일수에서 기존의 장해에 해당하는 장해보상연금의 지급일수(기존의 장해가 제8급부터 제14급까지의 장해 중 어느 하나에 해당하면 그 장해에 해당하는 장해보상일시금의 지급일수에 100분의 22.2를 곱한 일수)를 뺀 일수에 연금 지급 당시의 평균임금을 곱하여 산정한 금액

⑥ 법 제57조제5항에 따른 일시금을 지급받으려는 사람은 공단에 청구하여야 한다.

▣산업재해보상보험법 시행령 [별표 6] 장해등급의 기준(제53조 제1항 관련) 제12급 15. 신체 일부에 심한 신경증상이 남은 사람 제14급 10. 신체 일부에 신경증상이 나은 사람

▣산업재해보상보험법 시행규칙 제48조(신체부위별 장해등급 판정 기준) 영 제53조제1항 후단에 따른 신체부위별 장해등급 판정에 관한 세부기준은 별표 5와 같다.

[별표 5] 신체부위별 장해등급 판정에 관한 세부기준(제48조 관련)

5. 신경계통의 기능 또는 정신기능의 장해 마. 동통 등 감각이상

1) 뇌신경과 척추신경의 외상이나 그 밖의 원인에 따른 신경통의 경우에 쉬운 일 외의 노동에 항상 지장이 있는 정도의 동통이 있는 사람은 제7급을 인정하고, 노동능력이 어느 정도 남아 있으나 동통 때문에 취업가능한 직종의 범위가 상당히 제한된 사람은 제9급을 인정하며, 노동능력은 있으나 때로는 노동에 지장이 있는 정도의 고통이 있는 사람은 제12급을 인정한다.

2) 작열통(작열통)에 대하여는 1)의 규정에 준하여 결정한다.

3) 일반적으로 노동능력은 있으나 상처를 입은 부위의 심한 동통 때문에 때로는 노동에 지장이 있는 사람은 제12급을 인정하고, 상처를 입은 부위에 항상 동통이 있거나 신경손상으로 동통 외의 이상감각 등이 발견되는 사람은 제14급을 인정한다. [국소부위 동통 장해등급 제14급, 제12급 판단기준]

장해등급기준

무장해

- 진료기록, VAS 통증기록 등에서 통증 유발 흔적이 없는 경우
- 간헐적 통증 호소 흔적은 있으나, VAS 통증기록상 3이하인 경우
- 뼈 중간부위의 단순골절 또는 비완전골절(선상골절) 후 치유되어 신경손상 등 의학적 특이소견 없이 유합된 경우

제14급

- 진료기록상 지속적 통증 호소 또는 VAS 통증기록상 중등도(4) 이상 통증 호소, 통증완화를 위한 처치 또는 약물복용 등이 확인되고 아래 중 하나 이상에 해당하는 경우
  - 복합(분쇄)골절이 있는 경우
  - 5도 이상
  - 10도 이내 각형성 부정유합이 확인되는 경우
  - 관절면을 침범하지는 않으나 관절면 1inch 이내의 골절이 있는 경우
  - 관절내 골절(관절면 침범) 후 치유되어 관절면이 잘 유지된 경우
  - 감각신경손상에 따른 감각이상 소견이 있는 경우
  - 연부조직 손상 후 치유되었으나, 연부조직의 유착, 근경직, 섬유화, 석회화 등 변화가 확인되는 경우
  - 피부이식으로 인한 감각이상이 있는 경우
  - 레이노증후군 중증도 3단계 이상인 경우

제12급

- 진료기록상 지속적 통증 호소 또는 VAS 통증기록상 중등도(4) 이상 통증 호소, 통증완화를 위한 처치 또는 약물복용 등이 확인되고 아래 중 하나 이상에 해당하는 경우
  - 10도 이상 각형성 또는 회전변형에 따른 부정유합이 확인되는 경우
  - 관절면을 침범한 골절 후 치유되었으나 관절면이 불규칙한 경우
  - 골절 후 치유되었으나 외상성 관절염이 확인되는 경우
  - 운동신경손상 및 감각신경손상 모두가 확인되는 경우
  - 신경손상으로 인한 근위축, 신경마비 증세가 확인되는 경우
  - 통증에 대한 적극적인 처치(말초신경 차단술, 관절내 국소 마취제, 스테로이드, 고농도 포도당액 주입술, 통증 유발점 주사술 등)에도 증상의 호전이 없는 경우 – 통증 조절목적으로 약물 복용(소염 진통제, 마약성 진통제, 항전간제, 항우울제 등)을 6주 이상 지속하여도 증상에 호전이 없는 경우
  - 레이노증후군 중증도 4단계이거나 손가락 절단없이 손가락 괴저 혹은 괴저 후 반흔이 있는 경우

[출처] 근로복지공단 : 산재판례서비스 – 2019구단634 (2019구단634_울산지방법원)

5. 손목굴증후군(Carpal Tunnel Syndrome)

1) 정의

손목굴증후군(carpal tunnel syndrome)은 가장 흔한 말초신경 포착 증후군으로 손목터널 내의 압력이 상승하여 손목의 정중신경(median nerve)을 압박함으로써 발생하는 증상 및 징후를 복합해서 칭하는 것이다.

손목굴은 오목하게 배열된 수근골들과 그 위를 지나가는 횡수근 인대(transverse carpal ligament)로 이루어진 공간으로 손목 횡단면의 약 20%를 차지하며 이 곳으로 9개의 힘줄과 하나의 신경이 지나간다. 따라서 이 공간이 좁아지거나 내부 압력이 증가하게 되면 여기를 지나가는 정중신경이 압박 또는 손상을 받아 이 신경이 지배하는 영역에 이상 증상을 발생시키게 된다.

정중신경은 엄지손가락과 둘째, 셋째, 그리고 넷째 손가락의 안쪽 절반의 감각과 엄지손가락의 운동 기능의 일부를 담당하며, 수근관 내에서 정중신경은 무지구로 가는 운동 분지를 내는데 약 80%에서 정중신경의 요측 면에서, 18%에서는 정중신경의 중앙에서 분지되고 1%-2%에서는 척측 면에서 분지를 내는 경우도 있으며 약 10%에서는 여러 개의 운동 분지를 낸다고 알려져 있다.

2) 역학

손목굴증후군은 하나의 질환이 아닌 증후군이기 때문에 객관적인 진단 기준이 존재하지 않아 연구에 따라 유병률에 있어서 큰 차이를 보인다. 손목굴증후군의 일반인구집단에서의 유병률은 1-5%, 혹은 7-14%로 알려져 있다.[41)42)] 주로 30세 이상의 성인 연령층에서 나타나며, 남녀 모두에게 발생하지만 40~60세 사이에서 가장 흔히 발생하고, 남성보다는 여성, 특히 중년기 여성에서 자주 발생한다. 2009년 Gelfman 등이 1981년부터 2005년까지 손목굴증후군의 장기간의 경향성에 대해 의무기록을 통해 수행한 연구에 따르면 10만명당 여성은 491명, 남성은 258명이 진단을 받았으며, 매년 증가하는 추세를 보였고,[43)] 2002년

41) Atroshi, I., et al., Prevalence of carpal tunnel syndrome in a general population. JAMA, 1999. 282(2): p. 153-8.

42) Ferry, S., et al., Estimating the prevalence of delayed median nerve conduction in the general population. Br J Rheumatol, 1998. 37(6): p. 630-5.

43) Gelfman, R., et al., Long-term trends in carpal tunnel syndrome. Neurology, 2009. 72(1): p. 33-41.

Mondelli 등이 수행한 연구에서는 10만명당 276명이 발생하는 것으로 나타났다.[44)]

2015년에 미국의 National health interview survey를 통해 수행된 연구에 손목굴증후군의 평생 유병률은 6.7%이며, 이 중 67.1%는 직업과 관련하여 발생한 것으로 나타났다.[45)] 2001년의 미국 직업성 질환 통계에서 손목굴증후군은 전체 근골격계질환 중 5.1%를 차지하였으며,[46)] 안연순 등이 국내에서 1999년 승인된 작업관련성 근골격계질환을 분석한 결과 손목굴증후군이 5.1%를 차지하여 비슷한 수치를 보였다.[47)] 또한 김인아 등이 2013년에서 2015년 근골격계질환 산재 신청 및 승인 현황을 분석한 결과 전체승인건수(5,296) 중 손목터널 증후군은 266건(5.0%), 승인율은 49.5%로 나타났다.[48)] 반면 감시체계를 활용한 연구의 경우 인천지역 감시체계의 경우 직업관련 근골격계질환 1,043건 중에 434건(41.6%),[49)] 구미지역 감시체계에서는 31% 이상을 차지하는 것으로 나타나 다른 양상을 보였다.[50)]

손목굴증후군에 대한 인식도가 높아지며 일반인구에서의 발생률이 증가하였고, 작업과 관련 있는 손목굴증후군도 80년대에 급격히 증가하였으나, 그 이후에는 지속적으로 감소하는 양상을 보였다. 이는 일반인구에서의 손목굴증후군의 발생률 변화와 다른 추이를 보이는데, 질환에 대한 인식 변화, 빠른 인체공학적 작업 변화, 이른 진단, 질병 발생 전 교정, 고용주의 축소된 보고 등이 그 차이를 일으킨 원인으로 생각되고 있다.[51)]

3) 위험요인

이론적으로 손목굴증후군은 손목굴의 단면을 감소시킬 수 있는 어떠한 경우라도 원인이 될 수 있으나, 대부분의 경우 정확한 원인이 발견되지 않는다. 알 수 없는 이유에 의하여 손목굴을 덮고 있는 인대가 두꺼워져 정중신경을 압박하는 것이 가장 흔한 형태인데, 정상

44) Mondelli, M., F. Giannini, and M. Giacchi, Carpal tunnel syndrome incidence in a general population. Neurology, 2002. 58(2): p. 289-94.

45) Luckhaupt, S.E., et al., Prevalence and work-relatedness of carpal tunnel syndrome in the working population, United States, 2010 National Health Interview Survey. Am J Ind Med, 2013. 56(6): p. 615-24.

46) Bureau of Labor Statistics, Occupational injuries and illness in the United States by industry, 2002. 2003: United States Government Printing Office Bulletin. US department of Labor.

47) Ahn, Y.S., et al., Analysis of work-related musculoskeletal disease by approved Korea Labor Welfare Corporation in 1999. Korean J Occup Environ Med, 2002. 14(2): p. 154-168.

48) 김인아, 연구업무상질병 인정기준 적용 실태분석 및 개선을 위한 판정사례 분석 · 연구, ed. 고용노동부. 2016, 세종시.

49) Kim, J.H., et al., Area-based occupational disease surveillance in Incheon, Korea: results of an 11-year data survey. Korean J Occup Environ Med, 2010. 22(3): p. 183-199.

50) Kim, S.A., et al., Surveillance of work-related diseases in Kumi. Korean J Occup Environ Med, 2003. 15(1): p. 95-110.

51) Gelfman, R., et al., Long-term trends in carpal tunnel syndrome. Neurology, 2009. 72(1): p. 33-41.

횡수근 인대의 두께는 0.6~2.0 mm로 알려져 있으나 손목굴증후군이 있는 경우에는 두께가 평균 6.0 mm까지 증가할 수 있다고 알려져 있다.[52] 원인을 알 수 있는 경우로는 기계적인 원인으로 수근관에 결절종, 혈관종, 수근관절 주위의 골절이나 탈구 등으로 인하여 발생하는 부종이나 건막의 증식이 있다.[53]

급성 손목굴증후군은 손목의 외상, 감염, 출혈 등에 의해 발생할 수 있으며,[54] 만성 손목굴증후군의 경우 대부분은 정확한 원인이 밝혀져 있지 않은 특발성이지만, 발생과 관련된 요인으로 해부학적 요인, 전신적 요인, 직업적 요인에 대한 연구가 이루어져 왔다.

(1) 비직업적 요인

해부학적인 요인으로는 손목굴 내의 종물, 골극, 말단 비대증, 골관절 기형, 이상 근육 등이 있을 수 있다.[55][56] 그 외 일반적 요인으로는 성별, 연령, 흡연, 비만, 임신, 당뇨, 폐경기, 갑상선 기능 저하증, 류마티스 관절염, 아밀로이드증, 기타 결합조직질환 등이 있다.[57][58] 성별 및 연령의 경우, 여성에서 남성에 비해 2-3배 정도 유병률이 높았으며, 45-54세에서 가장 높은 위험도를 보였는데, 남성은 나이가 많을수록 위험도가 증가하는 경향을 보였다.[59] 이는 호르몬의 영향으로 생각되고 있으며, 이를 지지하는 근거로 임신과 수유를 할 때 손목굴증후군의 위험도가 증가한다는 연구결과가 있다. 또한, 2016년의 연구에서 경구피임약을 복용하거나 호르몬 치료를 받은 경우 손목굴증후군의 위험도가 증가하였다.[60] 비만의 경우 체질량지수가 1 증가할 때 손목굴증후군의 위험도가 8% 정도 증가할 수 있다는 연구결과가 있으며,[61] 임신한 여성의 경우 2015년 연구에서 34%까지 손목굴증후군을 보고하였는데, 이는 임신과 관련된 부종, 혹은 호르몬의 영향으로 생각되고 있다.[62][63]

---

52) Rotman, M.B. and J.P. Donovan, Practical anatomy of the carpal tunnel. Hand Clin, 2002. 18(2): p. 219-30.
53) 대한수부외과학회, 수부외과학. 2014.
54) Szabo, R.M., Acute carpal tunnel syndrome. Hand Clin, 1998. 14(3): p. 419-29, ix.
55) Szabo, R.M., Acute carpal tunnel syndrome. Hand Clin, 1998. 14(3): p. 419-29, ix.
56) Michelsen, H. and M.A. Posner, Medical history of carpal tunnel syndrome. Hand Clin, 2002. 18(2): p. 257-68.
57) Szabo, R.M., Acute carpal tunnel syndrome. Hand Clin, 1998. 14(3): p. 419-29, ix.
58) Padua, L., et al., Carpal tunnel syndrome: clinical features, diagnosis, and management. Lancet Neurol, 2016. 15(12): p. 1273-1284.
59) Stevens, J.C., et al., Carpal tunnel syndrome in Rochester, Minnesota, 1961 to 1980. Neurology, 1988. 38(1): p. 134-8.
60) Ricco, M., S. Cattani, and C. Signorelli, Personal risk factors for carpal tunnel syndrome in female visual display unit workers. Int J Occup Med Environ Health, 2016. 29(6): p. 927-936.
61) Nordstrom, D.L., et al., Risk factors for carpal tunnel syndrome in a general population. Occup Environ Med, 1997. 54(10): p. 734-40.
62) Meems, M., et al., Prevalence, course and determinants of carpal tunnel syndrome symptoms during pregnancy: a prospective study. BJOG, 2015. 122(8): p. 1112-8.
63) Padua, L., et al., Symptoms and neurophysiological picture of carpal tunnel syndrome in pregnancy. Clin Neurophysiol, 2001. 112(10): p. 1946-51.

(2) 직업적 요인

특정 직업군 및 손을 사용하는 작업을 수행하는 근로자에게서 손목굴증후군의 위험도가 높아진다는 연구결과는 지속적으로 발표되고 있다.[64] 하지만 직업분류 및 작업의 표준화 및 노출 측정의 객관화가 어려울 뿐만 아니라, 손목굴증후군의 진단 기준도 연구에 따라 다르기 때문에 그 결과에 있어서도 연구 간에 큰 편차를 보인다. 손목굴증후군의 발생 위험을 높이는 직업적 요인 및 부자연스러운 자세와 동작은 다음과 같으며, 손목굴증후군과 관련된 작업 및 직종은 다음 [표 4-6]과 같다.[65]

① 손목굴증후군의 발생 위험을 높이는 직업적 요인

- 손의 반복동작
- 부자연스런 자세
- 힘을 주어서 잡는 동작
- 손바닥에 대한 압박
- 공구(무게, 진동)

② 부자연스러운 자세와 동작

- 손목의 위/아래 꺾임(손목의 굴곡/신전)
- 손목의 옆 꺾임(엄지방향, 새끼손가락 방향)
- 취급하는 물체의 무게
- 정적자세/반복동작
- 공구의 무게/공구의 진동
- 손가락으로 쥐기/잡기
- 손가락에 강한 힘(과도한 손가락 신전)
- 접촉압박(손바닥의 접촉/충격)
- (미끄러운) 장갑 착용
- 손을 망치처럼 사용

---

64) Palmer, K.T., E.C. Harris, and D. Coggon, Carpal tunnel syndrome and its relation to occupation : a systematic literature review. Occup Med (Lond), 2007. 57(1): p. 57-66.

65) 출처: OSH Answers fact sheets, Carpal tunnel syndrome (http://www.ccohs.ca/oshanswers/diseases/carpal.html)

[표 4-6] 손목굴증후군과 관련된 작업 및 직종

작업	직종
옷이나 천을 강하게 잡고 당기기	옷 제조 근로자
우유짜기	농부
컨베이어 벨트에서 물건을 핸들링 하기	조립라인 근로자
래칫(ratchet) 또는 드라이버 사용	기계공
스프레이 건사용	도장공
정원 가꾸기	정원사
니트제작(뜨개질)	가정용품 제조자(home maker), 주부
문질러 씻기	문지기, 수위, 잡역부
활을 이용한 악기 연주	음악가
정육점에서 절단하기, 발골하기	정육점 주인, 도살업자
작은 부품 조립하기	전자 산업 근로자
키조작	자물쇠 장수
잘 안 맞는 장갑을 끼고 하는 작업	농부, 기계공, 공장 근로자
손바닥을 압박하는 작업	도장공, 목수, 경주마 관리사(stablehand)
스탬핑, 쿵쿵 손바닥으로 치는 작업	영수증 처리자
공기압 수공구 사용	조립작업 근로자

(3) 작업 관련성에 대한 연구

① 직업군

2009년 van Rijn 등이 44개 연구를 체계적 고찰한 결과,[66] 육류 및 수산 가공업(비차비 76.5), 임업(21.3), 전자 조립 작업(11.4)의 업종에서 손목굴증후군의 발생 위험이 가장 높았으며, 도축업, 카페트 제조, 치과 종사자에게서도 위험도가 높았다. 또한 수술방 간호사를 대상으로 한 환자-대조군 연구에서는 고위험군으로 생각되는 마취간호사가 소

66) van Rijn, R.M., et al., Associations between work-related factors and the carpal tunnel syndrome--a systematic review. Scand J Work Environ Health, 2009. 35(1): p. 19-36.

독 간호사에 비해 손목굴증후군의 발생위험이 3.2배 높은 것으로 보고 된 바 있으며,[67] 가게 점원들을 대상으로 한 연구에서는 고위험 작업에 노출되는 가게 점원들의 경우에 손목굴증후군의 상대위험도가 8.3으로 보고된 사례도 있었다.[68] 반면에 특정 직업보다는 체질량 지수와 나이 그리고 손목의 굵기와 같은 개인적 요인이 손목굴증후군의 발생과 오히려 관계가 높다고 주장하는 연구도 있었다.[69] 또한 2007년 Palmer 등의 고찰에서는 직종 내의 작업 활동이나 직무명으로는 노출 분류가 어렵다는 것을 강조하였는데, 그럼에도 불구하고 진동공구를 사용하는 직종, 조립작업을 하는 직종, 식품 가공 및 포장 작업을 하는 직종에 종사하는 경우에는 장시간 동안 반복적으로 손목의 굴곡과 신전을 하는 업무를 수행하기 때문에 손목굴증후군의 위험도가 높다는 결론을 내렸다.[70]

국내 근로자를 대상으로 한 연구에서는 육류 및 어류 가공 사업장과 목재소에서 근무하는 상지 단순반복작업 근로자에게서 손목굴증후군의 유병률이 각각 26.1%와 29.4%로 보고된 경우가 있으며,[71] 그 밖에도 개별 공장에서 생산직 근로자의 손목굴증후군의 유병률을 조사한 연구도 있었다.[72][73][74] 농촌 지역을 대상으로 한 연구에서 손목굴증후군의 유병률은 16.9%이었으며, 농작업의 비차비는 2.62(95% 신뢰구간: 1.17~5.86)이었다.[75] 그러나 이러한 연구는 여러 직종에 대해 조사한 것이 아니기 때문에 전체 직업관련 손목굴증후군에 대한 다양한 역학적 특성을 규명하는데 한계가 있다. 한편 병원을 방문한 환자를 대상으로 한 연구들도 있었는데 오차재와 조병만[76]은 일개 대학병원을 방문한 손목굴증후군이 환자들을 대상으로 자가기입식 수부 증상 도표의 진단적 유용성을 평가한 바

67) Diaz, J.H., Carpal tunnel syndrome in female nurse anesthetists versus operating room nurses: prevalence, laterality, and impact of handedness. Anesth Analg, 2001. 93(4): p. 975-80.

68) Osorio, A.M., et al., Carpal tunnel syndrome among grocery store workers. Am J Ind Med, 1994. 25(2): p. 229-45.

69) Cosgrove, J.L., et al., Carpal tunnel syndrome in railroad workers. Am J Phys Med Rehabil, 2002. 81(2): p. 101-7.

70) Palmer, K.T., E.C. Harris, and D. Coggon, Carpal tunnel syndrome and its relation to occupation : a systematic literature review. Occup Med (Lond), 2007. 57(1): p. 57-66.

71) Son, J.E., et al., Survey on the prevalence of carpal tunnel syndrome in simple repetitive workers who use upper extremities. Korean J Occup Environ Med, 2001. 13(3): p. 209-219.

72) Lee, W.J., E.I. Lee, and C.W. Cha, Carpal tunnel syndrome among packing workers in a rayon manufacturing factory. Korean J Prev Med, 1992. 25(1): p. 26-33.

73) Kang, J.K., et al., Carpal Tunnel Syndrome among workers in a condom industry. Korean J Prev Med, 1996. 29(3): p. 507-520.

74) Lee, J.M., S.K. Kim, and J.M. Kim, Carpal tunnel syndrome in meat-processing workers. Korean J Occup Environ Med, 1999. 11(3): p. 407-414.

75) Lee, J., et al., Prevalence ofand risk factors for carpal tunnel syndrome in a rural population. J Korean Acad Rehabil Med, 2001. 25(5): p. 818-826.

76) Cho, B.M. and C.-J. O, Utility of a Self-administered Hand Symptom Diagram for the Diagnosis of Carpal Tunnel Syndrome. Korean J Occup Environ Med, 2001. 13(4): p. 360-368.

있고, 최용휴 등[77]은 일개 대학병원의 손목굴증후군 환자들을 대상으로 직업관련성을 조사하여 손목굴증후군의 비율이 34.7%(51명/147명)로 보고하였다. 이 연구에서 단순 노무직 근로자가 전체 직업관련 손목굴증후군 환자 중에 41.2%를 차지하였으며, 그밖에 서비스직 종사자, 기능공 및 관련기능공, 농업 및 어업 숙련 근로자의 순이었다. 손목굴증후군 감시체계를 통해 2000년 6월부터 2003년 2월까지 보고된 672례의 사례 중에 직업력이 확인된 314명에서 작업 관련성이 의심되는 사람은 228명(72.6%) 이었다. 직업별로는 단순노무종사자, 농림어업숙련자, 서비스종사자 등에서 작업관련 손목굴증후군의 비율이 높게 관찰되었다. 작업관련성 손목굴증후군의 비율이 여성에서 유의하게 높게 나타났으나 연령, 비만도 지수, 과거병력 등에 따른 차이는 관찰되지 않았다. 작업관련성 손목굴증후군 환자가 비교적 많이 노출되는 작업은 지나치게 손을 뻗쳐서 하는 일, 손을 불편한 자세로 유지하는 일 등이었다.[78]

② 반복작업 및 무리한 힘

1992년 Hagberg 등은 21개의 기존 연구들을 통하여 반복작업이 손목굴증후군의 위험도를 증가시킨다는 결론을 내렸다.[79] 또한 1997년 NIOSH에서 손목굴증후군과 직업적 요인에 대한 대규모의 연구에서는 빈번한 손의 반복 동작이 손목굴증후군의 위험을 증가시키며, 손에 힘을 주는 작업과 동반되었을 경우 그 위험도가 더욱 증가함을 밝혔다.[80] 1998년 Abbas 등도 체계적 고찰을 통해 손에 작용하는 힘과 반복 동작은 손목굴증후군의 주요 위험요인이라는 결론을 얻었으며,[81] Silverstein 등은 30초 미만으로 반복되는 작업이 50% 이상의 비중을 차지하는 업무에 종사할 경우, 힘을 적게 쓰는 작업(〈1kg)에서는 손목굴증후군의 발생 위험의 비차비가 2.7, 힘을 많이 쓰는 작업(〉4kg)에서는 15.5로 높은 것으로 보고하였다.[82] van Rijn의 연구에서는 10초 이내로 반복되는 작업을 하

77) Choi, Y.H., et al., An evaluation for the occupational distribution of carpal tunnel syndrome diagnosed at a university hospital. Korean J Occup Environ Med, 1999. 11(3): p. 313-322.

78) Jeong, W.C., et al., Surveillance of work-related carpal tunnel syndrome in Korea. Korean J Occup Environ Med, 2004. 16(1): p. 37-47.

79) Hagberg, M., H. Morgenstern, and M. Kelsh, Impact of occupations and job tasks on the prevalence of carpal tunnel syndrome. Scand J Work Environ Health, 1992. 18(6): p. 337-45.

80) National Institute for Occupational Health and Safety. Musculoskeletal disorders and workplace factors. A critical review of epidemiologic evidence for work-related musculoskeletal disorders of the neck, upper extremity, and low back. 1997, Cincinnati, OH: Department of Health and Human Sciences, NIOSH.

81) Abbas, M.A., et al., Meta-analysis of published studies of work-related carpal tunnel syndrome. Int J Occup Environ Health, 1998. 4(3): p. 160-7.

82) Silverstein, B.A., L.J. Fine, and T.J. Armstrong, Occupational factors and carpal tunnel syndrome. Am J Ind Med, 1987. 11(3): p. 343-58.

거나 50% 이상 동일 작업을 수행하는 것은 작업은 손목굴증후군과 강한 연관관계를 보인다고 하였으며 4kg 이상의 힘을 요하는 경우 및 8시간 이상 작업을 수행하는 경우도 손목굴증후군 발생의 위험과 관계가 있다고 나타났다.[83)]

2015년 Kozak 등의 체계적 고찰에서도 기존의 연구와 마찬가지로 반복되면서 힘이 가해지는 작업을 수행하는 경우 손목굴증후군의 발생 위험이 높아지는 것으로 나타났으며, 이 둘이 복합적으로 작용하였을 때는 상승작용을 일으켰다. 또한 ACGIH의 Hand Activity Level을 이용하여 반복성 및 힘의 강도와 손목굴증후군의 위험도를 알아본 결과 TLV 수준의 작업을 수행할 경우 손목터널 증후군 발생의 위험이 1.5배, 초과할 경우 2배로 발생의 위험은 용량-반응 관계를 보이는 것을 발견하였고,[84)] TLV-HAL을 이용하여 노출 평가를 한 다른 연구에서도 손에 힘이 가해지는 작업은 손목굴증후군의 위험 요인임을 확인하였다.[85)86)] 또한 Roquelaure 등의 연구에서도 1kg 이상의 힘이 부하되는 경우 1시간에 10번의 움직임에도 손목굴증후군의 위험을 높일 수 있다고 나타났고,[87)] Barcenilla 등의 연구에서도 반복동작을 하는 경우 손목굴증후군 위험의 비차비가 2.26, 손에 힘이 가해졌을 경우 4.23으로 높아진 것으로 나타났으며, 두 가지 요인이 복합적으로 작용하였을 경우에는 위험도가 1.85로 높았으나 통계적으로 유의한 결과를 보이지는 않았다.[88)]

③ 손목의 굴곡 및 신전의 반복

손목의 굴곡과 신전이 반복되는 경우에도 손목굴증후군의 위험이 증가할 수 있다는 연구 또한 이루어져 왔는데, Palmer 등의 연구에서는 해당 작업을 수행하거나, 손에 힘을 주어 작업을 수행해야 하는 경우 위험이 증가한다고 하였고,[89)] You 등도 해당 작업이 손

83) van Rijn, R.M., et al., Associations between work-related factors and the carpal tunnel syndrome--a systematic review. Scand J Work Environ Health, 2009. 35(1): p. 19-36.

84) Kozak, A., et al., Association between work-related biomechanical risk factors and the occurrence of carpal tunnel syndrome: an overview of systematic reviews and a meta-analysis of current research. BMC Musculoskelet Disord, 2015. 16: p. 231.

85) Harris-Adamson, C., et al., Biomechanical and psychosocial exposures are independent risk factors for carpal tunnel syndrome: assessment of confounding using causal diagrams. Occup Environ Med, 2016. 73(11): p. 727-734.

86) Harris-Adamson, C., et al., Biomechanical risk factors for carpal tunnel syndrome: a pooled study of 2474 workers. Occup Environ Med, 2015. 72(1): p. 33-41.

87) Roquelaure, Y., et al., Occupational and personal risk factors for carpal tunnel syndrome in industrial workers. Scand J Work Environ Health, 1997. 23(5): p. 364-9.

88) Barcenilla, A., et al., Carpal tunnel syndrome and its relationship to occupation: a meta-analysis. Rheumatology (Oxford), 2012. 51(2): p. 250-61.

89) Palmer, K.T., E.C. Harris, and D. Coggon, Carpal tunnel syndrome and its relation to occupation: a systematic

목굴증후군의 위험을 2배 증가시킬 수 있다고 보고하였다.[90] 또한, 손목의 운동 속도를 이용하여 굴곡 및 신전을 측정하여 손목굴증후군과의 관계를 본 연구에서도 질환 발생의 비교위험비가 증가한다는 결과를 나타냈다.[91] 굴곡 및 신전이 반복된다고 정의하는 것에 대한 기준은 연구마다 상이하나 그 기준에 관계 없이 대부분의 연구에서 해당 작업은 손목굴증후군의 위험도를 높이는 것으로 나타났으며, 동물 실험을 통해서도 반복되는 굴절 및 신전이 손목굴의 부종 및 신경전도 검사상 정중신경의 지연을 확인할 수 있었다.[92]

④ 진동

진동도 손목굴증후군과 유의한 상관관계가 있다는 연구결과들이 기존에 발표되었다. Palmer 등의 연구에서는 충분한 시간에 진동에 노출된 경우 손목굴증후군의 위험이 두 배 이상 증가한다는 결과를 보고하였는데, 착암기를 사용하는 경우 평균 10년, 전기톱을 사용하는 경우 11.3년의 평균 노출 기간을 보였으며, 평균 16,000시간 정도의 누적 노출량을 보였다.[93] Barcenilla 등의 연구에서는 진동기구 사용의 위험도를 5.4로 보고하였으며,[94] Bovenzi 등은 진동 가속도가 3.95 m/s^2에서 손목굴증후군이 나타난다고 보고하였고,[95] van Rijn 등은 진동 공구의 가속도가 3.9 m/s^2 이상일 때 손목굴증후군이 증가한다고 보고하였다.[96] 반면 최근의 한 연구에서는 진동의 수준이 영국의 노출 기준인 5 m/s^2 이하에서는 손목굴증후군의 발생 위험이 높아지지 않는다고 보고하였다.[97]

---

literature review. Occup Med (Lond), 2007. 57(1): p. 57-66.

90) You, D., A.H. Smith, and D. Rempel, Meta-analysis: association between wrist posture and carpal tunnel syndrome among workers. Saf Health Work, 2014. 5(1): p. 27-31.

91) Heilskov-Hansen, T., et al., Exposure-response relationships between movements and postures of the wrist and carpal tunnel syndrome among male and female house painters: a retrospective cohort study. Occup Environ Med, 2016. 73(6): p. 401-8.

92) Andersson, A., Reactionin the tissues of the carpal tunnel after repeated contractions of the muscles innervated by the median nerve. An experimental investigation on the rabbit.Scand J Plast Reconstr Surg Suppl, 1970. 5: p. 3-67.

93) Palmer, K.T., E.C. Harris, and D. Coggon, Carpal tunnel syndrome and its relation to occupation: a systematic literature review. Occup Med (Lond), 2007. 57(1): p. 57-66.

94) Barcenilla, A., et al., Carpal tunnel syndrome and its relationship to occupation: a meta-analysis. Rheumatology (Oxford), 2012. 51(2): p. 250-61.

95) Bovenzi, M., et al., Work-related disorders of the upper limb in female workers using orbital sanders. Int Arch Occup Environ Health, 2005. 78(4): p. 303-10.

96) van Rijn, R.M., et al., Associations between work-related factors and the carpal tunnel syndrome--a systematic review. Scand J Work Environ Health, 2009. 35(1): p. 19-36.

97) Gillibrand, S., G. Ntani, and D. Coggon, Do exposure limits for hand-transmitted vibration prevent carpal tunnel syndrome? Occup Med (Lond), 2016. 66(5): p. 399-402.

⑤ 손목의 자세

손목의 자세와 손목굴증후군의 상관관계에 대한 연구도 이루어져 왔으나, 연구결과에 일관성이 없었고 뚜렷한 상관관계를 찾을 수 없었다.[98][99][100][101]

⑥ 컴퓨터 작업

키보드 및 마우스 작업은 현대 대부분의 사무직 직장인들의 업무로 이에 대한 많은 연구가 이루어져 왔으나, 연구에 따라 상반되는 결과를 보여 연관성에 대해서는 논란의 여지가 있다. Palmer, Thomsen, van Rijn 등은 메타분석 및 체계적 고찰 연구에서 상관관계를 확인하지 못하였으며, Mediouni 등의 연구에서는 마우스 작업(주당 20시간 이상 사용)에 한해서만 약한 상관관계를 확인하였다.[102][103][104][105][106] 또한 Andersen 등은 주 20시간 이상 컴퓨터를 사용하는 근로자들에게 있어서 마우스 사용을 하는 경우 손의 감각 증상 변화가 유의하게 높게 나타났지만, 키보드를 사용하는 경우에는 나타나지 않았고, 전반적인 발생률이 매우 낮게 나타나 업무와의 연관성이 낮을 것으로 추정하였다.[107]

반면 2015년 Shiri 등이 수행한 메타분석에서는 사무직 근로자들 간에 컴퓨터 사용여부에 따라 비교한 결과 컴퓨터 사용(1.34배), 마우스 사용(1.93배), 컴퓨터 사용기간(1.92배)이 모두 높은 손목굴증후군의 위험도와 관련이 있는 것으로 나타났다. 다만, 이는 사무직에 국한된 결과이며, 일반 인구 및 타 직종과 비교하였을 때는 오히려 위험도가 낮거

---

98) van Rijn, R.M., et al., Associations between work-related factors and the carpal tunnel syndrome--a systematic review. Scand J Work Environ Health, 2009. 35(1): p. 19-36.

99) Kozak, A., et al., Association between work-related biomechanical risk factors and the occurrence of carpal tunnel syndrome: an overview of systematic reviews and a meta-analysis of current research. BMC Musculoskelet Disord, 2015. 16: p. 231.

100) Heilskov-Hansen, T., et al., Exposure-response relationships between movements and postures of the wrist and carpal tunnel syndrome among male and female house painters: a retrospective cohort study. Occup Environ Med, 2016. 73(6): p. 401-8.

101) Barcenilla, A., et al., Carpal tunnel syndrome and its relationship to occupation: a meta-analysis. Rheumatology (Oxford), 2012. 51(2): p. 250-61.

102) Palmer, K.T., E.C. Harris, and D. Coggon, Carpal tunnel syndrome and its relation to occupation: a systematic literature review. Occup Med (Lond), 2007. 57(1): p. 57-66.

103) van Rijn, R.M., et al., Associations between work-related factors and the carpal tunnel syndrome--a systematic review. Scand J Work Environ Health, 2009. 35(1): p. 19-36.

104) Thomsen, J.F., F. Gerr, and I. Atroshi, Carpal tunnel syndrome and the use of computer mouse and keyboard: a systematic review. BMC Musculoskelet Disord, 2008. 9: p. 134.

105) Mediouni, Z., et al., Carpal tunnel syndrome and computer exposure at work in two large complementary cohorts. BMJ Open, 2015. 5(9): p. e008156.

106) Mediouni, Z., et al., Is carpal tunnel syndrome related to computer exposure at work? A review and meta-analysis. J Occup Environ Med, 2014. 56(2): p. 204-8.

107) Andersen, J.H., et al., Computer use and carpal tunnel syndrome: a 1-year follow-up study. JAMA, 2003. 289(22): p. 2963-9.

나 차이가 없는 것으로 나타났다.[108] 또한 하루 12시간 이상 컴퓨터를 사용할 경우 손목 증상을 악화(비차비 4.4)시킨다는 연구결과도 있었으며,[109] 초음파를 통해 마우스 작업을 할 경우 손목굴의 압력이 증가한다는 연구결과도 있었다(작업 전 5mmHg, 마우스에 손을 올렸을 때 17-19mmHg, 마우스를 끌 때 29-33mmHg).

4) 증상

손목굴증후군이 발생한 경우, 환자는 정중신경이 지배하는 영역에 통증, 감각 저하, 저림, 부종, 힘의 약화 등을 호소하며, 야간에 더 심해지는 증상(nocturnal paresthesia)이 특징적으로 나타난다. 또한, 손목의 굴절, 신전, 요골편위, 집기 등의 동작을 수행할 때 손목굴의 공간이 좁아지게 되므로 증상이 더 심해질 수 있으며, 이때 손을 흔들거나 비틀면 증상이 완화되는 양상(flick sign)을 보이기도 한다. 일부에 있어서는 손과 손목에 증상이 국한되지 않고 팔꿈치와 어깨까지 뻗치는 통증을 호소할 수 있으며, 질환이 진행된 경우, 무지구의 근 위축이 발생하며 운동마비 증상이 나타나기도 한다.

5) 진단

손목굴증후군에 대한 진단 기준과 진단 도구에 대한 많은 연구가 있었지만 아직까지 명확한 진단 기준(gold standard)은 개발되지 않았다. 대부분 특징적인 병력과 이학적 검사로 진단이 가능하다. 다만 손의 감각이상 및 통증을 유발할 수 있는 다른 질환들을 배제하기 위하여 면밀한 신체 진찰이 필요하며 추가적으로 전기 진단적 검사나 영상 검사를 통해 진단에 도움이 될 수 있다.

손목굴증후군의 진단에 있어서 비슷한 증상을 유발할 수 있는 다른 질환을 배제하는 것도 중요하다. 감별이 필요한 질환으로는 엄지의 관절염, 경추 추간판 탈출증으로 인한 신경병증, 드퀘르뱅병, 말초신경염, 회내근증후군, 레이노드증후군, 척골신경압박, 수완진동증후군, 손목의 관절염 등이 있다.[110]

108) Shiri, R. and K. Falah-Hassani, Computer use and carpal tunnel syndrome: A meta - analysis. J Neurol Sci, 2015. 349(1-2): p. 15-9.

109) Ali, K.M. and B.W. Sathiyasekaran, Computer professionals and Carpal Tunnel Syndrome (CTS). Int J Occup Saf Ergon, 2006. 12(3): p. 319-25.

110) LeBlanc, K.E. and W. Cestia, Carpal tunnel syndrome. Am Fam Physician, 2011. 83(8): p. 952-8.

(1) 병력청취

정중신경이 지배하는 모든 영역에 증상이 발생할 수 있으며 통증, 무딘 감각, 저린 증상을 주로 호소할 수 있고 특징적으로 밤에 증상이 더 심해진다(nocturnal paresthesia). 손목의 굴곡, 신전 자세를 오래 유지 시 감각 이상이 유발되며 이 때 손을 흔들거나 비틀면 증상이 완화(flick sign) 된다. 모든 수지에 저림을 호소할 수 있고 팔꿈치와 어깨까지 뻗치는 통증을 호소하기도 한다. 후기에는 엄지의 근 위축이 발생하는 경우도 있으며 손의 힘이 약해지고 손목을 잘 못 쓰는 것과 같은 운동마비 증세가 발생하기도 한다.

(2) 신경타진검사

정중신경이 지나가는 손목의 신경을 손가락으로 눌렀을 때 정중신경 지배 영역에 이상감각이나 통증이 유발되는 검사이다(Tinel's sign). 민감도는 50%, 특이도는 77% 정도인 것으로 알려져 있다.[111]

(3) 손목굴곡검사

손바닥을 안쪽으로 향하여 손목을 약 1분 동안 심하게 꺾으면 정중신경 지배 영역에 통증과 이상 감각이 나타나거나 심해진다(Phalen test). 이 검사는 손목을 앞으로 구부려 손목굴의 단면적을 감소시키면 신경의 압박이 심해져서 통증을 유발하는 방법이다. 민감도는 68%, 특이도는 73% 정도인 것으로 알려져 있다.[112]

(4) 2점 식별 검사(Two point discrimination test)

손가락 끝에 뾰족한 핀을 이용하여 동시에 2군데 지점을 찔렀을 때 뚜렷하게 구별된 두 지점으로 감각을 느낄 수 있는 가장 짧은 간격을 측정한다. 엄지손가락과 둘째, 셋째 손가락에서 두 개의 점으로 구별되어 느낄 수 있는 간격이 다섯째 손가락보다 크다면 손목굴증후군을 의심할 수 있다.

(5) 지혈대 검사

팔에 지혈대를 감고, 60~80mmHg 정도의 압력을 가하여, 동맥 혈액은 공급하고 정맥

---

111) Taleisnik, J., The palmar cutaneous branch of the median nerve and the approach to the carpal tunnel. An anatomical study. J Bone Joint Surg Am, 1973. 55(6): p. 1212-7.

112) Taleisnik, J., The palmar cutaneous branch of the median nerve and the approach to the carpal tunnel. An anatomical study. J Bone Joint Surg Am, 1973. 55(6): p. 1212-7.

혈액이 되돌아오는 것을 막으면, 손목굴이 정맥 혈액의 울혈에 의하여 압박되면서 신경 증상이 나타날 수 있다.

(6) 엄지손가락 대립 검사(운동기능검사)

운동기능 저하는 주로 손바닥에서 엄지손가락 쪽 두툼한 부분(무지구)의 근육 약화나 마비로 인해 발생한다. 엄지와 새끼손가락을 마주 대고 힘을 준 상태에서 무지구를 눌러서 근육의 약화 정도를 확인할 수 있다. 이 때 정상적인 무지구 근육은 강하게 수축되어 탁구공을 누르는 듯한 느낌을 얻을 수 있지만, 손목굴증후군 환자의 경우 근육이 제대로 수축할 수 없어서 물렁거리게 된다. 무지구 근육의 위축이 심하다면 이 부위가 두툼하지 않고 움푹 들어가게 되는데 이는 정중신경의 압박이 상당히 진행된 상태를 의미하며 수술 후에도 완전한 회복이 어려움을 나타내는 지표가 될 수 있다.

(7) 정중신경 압박 검사(Durkan's median nerve compression test)

손목굴 부위의 정중신경을 30초 동안 검사자의 무지로 직접 압박했을 때 한 개 이상의 요측 손가락에 무디거나 저린 증상을 호소할 때 양성으로 볼 수 있다. 높은 민감도(89%)와 특이도(96%)를 나타낸다.[113)]

(8) 전기진단검사

근전도 검사 및 신경전도 검사는 확진 또는 감별 진단을 위하여 시행할 수 있으며, 치료 전후를 비교하기 위한 기본 자료로 사용될 수 있다. 다른 진단 방법들에 비해 가장 높은 민감도(56~85%)와 특이도(94~99%)를 가진다. 특히 수술을 결정함에 있어 진단의 확진에 사용되고, 전기 진단 검사 결과가 나쁠수록 수술 후 완치되는 비율이 적어 예후를 평가하는데 정보를 제공한다. 하지만 임상적으로 손목굴증후군으로 진단한 환자 중 16~34%에서 근전도 검사가 정상으로 나올 수 있기 때문에 근전도 검사 결과가 정상이라고 하여 손목굴증후군을 배제할 수 없으며, 증상 및 이학적 검사가 합당하면 손목굴증후군을 진단할 수 있다.[114)115)116)]

113) Taleisnik, J., The palmar cutaneous branch of the median nerve and the approach to the carpal tunnel. An anatomical study. J Bone Joint Surg Am, 1973. 55(6): p. 1212-7.

114) 대한수부외과학회, 수부외과학. 2014.

115) Graham, B., The value added by electrodiagnostic testing in the diagnosis of carpal tunnel syndrome. J Bone Joint Surg Am, 2008. 90(12): p. 2587-93.

116) Lee, S.-H. and S.J. Lee, Carpal Tunnel Syndrome. J Korean Orthop Assoc, 2014. 49(5): p. 331-339.

손목굴증후군을 진단하기 위해 권고되는 신경전도검사의 절차는 다음과 같다.[117]

① 정중신경 운동 검사
팔 오금과 손목 자극을 자극하여 단무지외전근의 신호를 기록

② 척골신경 운동 검사
손목, 척골신경골의 위, 아래를 자극하여 새끼벌림근의 신호를 기록

③ 정중신경과 척골신경의 F반응

④ 정중신경 감각 검사
손목을 자극하여 두번째 또는 세번째 손가락의 신호를 기록

⑤ 척골신경 감각 검사
손목을 자극하여 새끼손가락의 신호를 기록

위 검사결과 정중신경에서 손목을 지나며 신경전도 속도가 저하되고 F-파 잠복기가 늘어나며, 척골신경 검사가 정상인 경우 손목굴증후군의 가능성이 높으며, 2차적으로 신경세포 축삭 손실이나 탈수초화 현상이 발생한 경우에는 정중신경 복합근육활동전위와 감각신경활동전위의 진폭이 감소될 수 있다. 위의 검사에서 이상소견을 보이지 않는 경우에는 정중신경과 척골신경의 비교검사(median versus ulnar comparisons), 그리고 정중신경의 다중 식별 검사(median inching across the wrist)를 시행해 볼 수 있다.

(9) 영상의학적 검사

손목굴증후군을 진단할 때 초음파가 유용하게 사용되고 있다. 손목굴 근위부에서 초음파로 측정한 정중신경의 단면적이 9 mm^2 이상이거나, 손목굴과 전완부 중간 부위에서 정중신경의 단면적 비가 1.4 이상일 때 손목굴증후군으로 진단할 수 있으며 이 밖에도 손목굴 내에서 정중신경의 운동성 정도와 정중신경 내 혈류 정도도 손목굴증후군을 진단하는 기준

117) Hobson-Webb, L.D., et al., The ultrasonographic wrist-to-forearm median nerve area ratio in carpal tunnel syndrome. Clin Neurophysiol, 2008. 119(6): p. 1353-7.

으로 사용될 수도 있다. 그러나 고해상도 초음파 검사 단독으로 손목굴증후군을 확진하기에는 무리가 있을 것으로 생각되며 고해상도 초음파 검사는 손목굴 내에 종물이 있는지, 건활액막염이 어느 정도인지, 또 정중신경 또는 근육의 변이가 있는지를 확인하고 다른 임상증상을 고려하여 손목굴증후군을 진단하는 데 도움을 줄 수 있는 검사이다.

(10) 혈액검사

진단에 필수적이지는 않지만 손목굴증후군을 유발한다고 알려진 전신질환들을 알아보기 위하여 갑상선기능이상, 당뇨 검사를 시행할 수 있고 신경병증을 유발할 수 있는 비타민 B12, 엽산 결핍을 혈액검사를 통해 확인할 수 있다.

(11) 기타

Graham은 손목굴증후군에서 발생하는 임상증상 및 신체검사들 중 진단기준을 찾기 위한 연구를 하였고 다음과 같은 6가지 임상 기준을 제시하였다.[118]

① 정중신경 분포 부위의 저림 및 따끔거림
② 야간 저림 증상
③ 무지구 근육의 약화 또는 위축
④ 신경타진검사 양성
⑤ 손목굴곡검사 양성
⑥ 2점 식별 능력 상실

6) NIOSH의 직업성 손목굴증후군 진단기준

손목굴증후군에 대한 인정기준은 국립산업안전보건연구원(NIOSH)의 진단기준은 다음 [표 4-7]과 같다.[119]

이 진단기준에 의하면 작업 관련성으로 해당 손과 손목에서 동일하거나 비슷한 동작을 자주, 그리고 반복적으로 사용한 경우, 당해 손으로 과도한 힘을 써서 업무를 수행하였을

118) Graham, B., et al., Development and validation of diagnostic criteria for carpal tunnel syndrome. J Hand Surg Am, 2006. 31(6): p. 919-24.
119) 서울아산병원. 결절종. 질환백과 http://www.amc.seoul.kr/asan/healthinfo/disease/diseaseDetail.do?contentId=31863

때, 당해 손을 사용할 때 부자연스런 자세로 정규작업이나 지속적인 업무를 수행하였을 때, 정기적으로 손에 진동공구를 쥐고 업무를 수행하였을 때, 당해 부위의 손바닥이나 손목 위로 자주 또는 지속적으로 압력을 가했을 때 등이 예시되어 있다.

[표 4-7] 직업성 손목굴증후군의 진단기준(NIOSH)

작업관련성 손목굴증후군으로 진단하려면 진단기준 A, B, C를 모두 만족해야 한다.

A. 손목굴증후군과 관련된 것임을 제시하는 다음 중 하나 또는 그 이상의 증상이 존재할 것
- 손에 정중신경이 지배영역 일부분에서 감각이상(paraesthesias), 감각둔화(hypoesthesia), 통증이나 무감각증 등이 존재

B. 해당 손과 팔목에서 손목굴증후군에 맞는 객관적인 결과로서 다음 중 하나;
1. 신체검사결과–틴넬(Tinel)사인이 있거나 팔렌(Phalen) 검사에서 양성, 또는 손의 정중신경이 있는 곳에서 감각이 없거나 약해질 때. 또는,
2. 신경전도 검사에서 손목굴에 걸쳐 정중신경이 제 기능을 하지 못하는 것으로 판명

C. 작업관련성– 증상이 발현되기 전에 다음 작업 중 하나 또는 그 이상의 행동에 종사한 경우
1. 해당 손과 손목에서 동일하거나 비슷한 동작을 자주, 그리고 반복적으로 사용한 경우
2. 당해 손으로 과도한 힘을 발휘하여 업무를 수행하였을 때
3. 당해 손을 사용할 때 부자연스런 자세로 규칙적인 작업이나 지속적인 업무를 수행하였을 때
4. 규칙적으로 손에 진동공구를 쥐고 업무를 수행할 때
5. 손바닥이나 손목 위로 자주 또는 지속적으로 압력을 가했을 때

또 NIOSH에서는 손과 손목의 부담작업으로 무게가 0.9 kg 이상인 물체를 손으로 집는 작업, 무게가 4.5 kg 이상인 이동물체를 손으로 잡는 작업, 손목을 구부린다거나 비트는 작업, 손을 이용하는 10회 이상의 햄머 작업, 보통 수준(2.5 m/s^2) 이상의 진동기계를 시용하는 작업, 하루 30분 이상 높은 진동(10 m/s^2)의 진동기계 · 기구를 사용하는 작업 등으로 예시해 놓고 있다. 즉, 시간, 횟수, 무게, 자세 및 직무 등을 상세히 열거해 줌으로써 정확한 인정이 될 수 있도록 하였다.

7) 덴마크의 손목굴증후군의 업무관련성 평가

덴마크에서는 손목굴증후군을 유발하는 직업적 노출인자와 그에 대한 상세한 기준을 제시하고 있다.[120)]

120) 김규상. 직업성 근골격계질환 사례와 관리. 한국산업안전보건공단. 보건분야-교육자료 미디어개발 2009-401-1177. 2009년 10월

(1) 노출인자

① 일정기간 이상 심한 진동이 발생되는 도구를 사용한 작업수행

② 일정기간 이상 빠르게 반복되는 힘이 가해지는 작업 and/or 바람직하지 못한 자세에서 손목에 부하가 가해지는 작업수행

③ 일정기간 이상 정중신경에 지속적이고 직접적인 압력을 가하는 도구를 사용한 작업수행

④ 손목의 신전면에서 발생한 건염과 동반된 경우는 해당 질환으로 인하여 생긴 합병증으로 봄

(2) 노출인자 상세기준

① 진동도구 사용

㉠ 진동도구를 통하여 손이나 팔을 통해 전달되는 진동을 의미함

㉡ **진동의 강도** : 진동가속도가 ≧2.5 m/s^2 이상인 진동

㉢ **노출기간** : 일반적으로 최소 1-2년의 노출기간 필요

② ㉠ 빠르게 반복되며 ㉡ 힘이 가해지는 작업 and/or ㉢ 바람직하지 못한 자세에서 손목에 부하가 가해지는 작업의 세 가지 항목 중 적어도 두 가지 이상에 해당해야 함

㉠ **빠르게 반복되는 작업** : 작업시간 중 상당 시간 이상, 분당 수 회 이상 수행하는 작업 : 해당 작업은 바람직하지 못한 작업자세 등 동반될 수 있는 요인들과 복합적으로 고려하도록 함

㉡ **힘이 가해지는 작업**

- 작업과 관련해서 힘을 사용해야 하는 경우
- 사용하는 도구로부터 저항이 있는 경우
- 손목의 회전, 뒤틀림, 신전, 굴곡 등이 동반된 경우

㉢ **바람직하지 못한 자세** : 손목이 중립적 위치에서 벗어난 경우(손목을 회전하거나 뒤틀거나 신전하거나 굴곡한 채로 작업해야 하는 경우)

③ 정중신경에 지속적이고 직접적인 압력을 가하는 도구를 사용한 작업

④ 손목의 신전면에서 발생한 건염과 동반된 경우는 해당 질환으로 인하여 생긴 합병증

으로 봄

⑤ 상기 1)–3) 과 관련된 일반적인 사항

㉠ 일반적으로 약 2년 동안의 노출이 필요함(노출 강도에 따라서 감소할 수 있음)

㉡ 노출과 질병 사이에 시간적 상관관계가 성립해야 하며 첫 노출로부터 최소 1–2년 이후에 발생함

㉢ 노출이 예외적으로 큰 경우 보다 짧은 기간 뒤에도 질병이 발생할 수 있으나 그것이 기존의 만성적 질환으로 인한 결과여서는 안 됨

㉣ 문제가 되는 작업은 일일 작업시간 중 평균적으로 50% 이상 수행했어야 함

㉤ 부하를 평가할 때 개인의 신체능력 차이 등을 반영하도록 함

사례 : 착암공에게 발병한 양측 손목굴증후군

60세 남성으로 46년간 석재공장 현장에서 착암공으로 근무하였다. 착암기를 들고 작업하는 것은 손목 및 전신에 진동이 오는 작업이다. 근로자는 약 30 ㎏ 가량의 대형착암기를 양손으로 들고 서서(또는 앞으로 상체를 숙인 자세로) 석산에 구멍을 뚫는 작업으로 구멍 하나를 뚫는데 약 30분 정도 소요되며, 1일 15~20개 정도를 뚫는 작업을 하였다. 그리고 서서 약 25 ㎏의 소형착암기 및 약 8 ㎏의 슬러지 해머, 망치를 이용하여 돌을 다듬는 작업으로 돌에 구멍을 뚫는데 약 10~20분 정도 소요되고 망치나 슬러지해머를 사용하여 구멍을 뚫고 다듬는 작업을 하였다.

근로자는 이러한 작업으로 고용노동부의 근골격계 부담작업의 고시에 정한 다음의 신체부담작업을 한 것으로 평가할 수 있다.

2. 하루에 총 2시간 이상 목, 어깨, 팔꿈치, 손목 또는 손을 사용하여 같은 동작을 반복하는 작업
7. 하루에 총 2시간 이상 지지되지 않은 상태에서 4.5㎏ 이상의 물건을 한 손으로 들거나 동일한 힘으로 쥐는 작업
11. 하루에 총 2시간 이상 시간당 10회 이상 손 또는 무릎을 사용하여 반복적으로 충격을 가하는 작업근로자는 과거 동일부위에 대한 손목굴증후군에 대한 치료를 받은 적이 있었으며, 진폐장해 13급을 받았다.

현 소속 직장 근무기간은 1년 3개월 가량으로 사업주는 재해자가 이미 6~7년 전 손목 부위 상병을 진단 받았고, 오랜 기간 석산에서 근무하였던 상황으로 해당 사업장에서 발생한 상병이 아니라고 주장하면서 날인을 거부하였다. 이러한 경우 날인 거부 또는 날인 미비 사유를 첨부하여 제출하면 된다. 사업주와 재해자의 주장이 다른 경우 각각의 주장 내용을 확인하기 위한 조사 및 자료 제출 요구 등을 하게 되며, 질판위 판정시 구술심리 등을 통해 재해자가 재해경위, 사업주 진술과의 차이, 작업내용 등에 대해 구체적으로 진술할 수 있다.

재해자는 40년 이상 진동공구를 이용하여 작업을 하면서 진동과 힘이 손바닥과 손목에 작용하였을 것으로 보인다. 이러한 작업을 수행하였던 상황에서 손목굴증후군이 발병한 것으로 업무와 상병 사이 관련성이 높다.
재해자가 장기간 진동공구를 사용하여 발생한 업무상 재해라는 점에서 현 직장 근무기간이 짧지만 업무상 재해로 인정받았다.

7. 방아쇠 손가락증

1) 정의

방아쇠 손가락은 협착성 건초염의 일종으로 건 주변의 건초 및 활차가 두꺼워지거나 결절 등의 원인으로 건이 지나는 통로가 좁아져서 생기는 질환으로 손가락이 구부러져 있는 상태인 것을 말한다.

방아쇠 손가락증은 손가락이 잘 안 펴지고, 억지로 펴면 잘 굽혀지지가 않는다. 과도한 손의 사용으로 인해 손가락 굴곡건(digital flexor tendon)에 염증이 생기면 건과 건초의 비후와 결절을 초래한다. 손가락의 건이 결절(매듭)을 형성하거나 싸고 있는 막이 붓게 되면, 손가락을 펼 때 방아쇠를 당기는 듯한 저항감이 느껴지기 때문에 방아쇠 손가락증이라고 불린다. 손가락의 굴곡은 장애를 받지 않으나 신전을 하려 할 때 두꺼워진 건이 염증이 있는 건초를 통과하려 하면서 잠금현상(locking)이 발생하고 딱 소리가 나게 된다.

검사자는 촉지를 통해 두꺼워진 압통성 건을 느낄 수 있다. 류마티스 관절염이나, 드물게는 감염이나 종양이 있을 수도 있으므로 이를 염두에 두어야 한다.

2) 원인

방아쇠 손가락증은 손가락을 구부리는 부분인 손에 있는 활차와 건을 침범하게 되는 데, 이 건은 손가락의 뼈와 전완부의 근육을 연결하는 긴 밧줄과 같은 역할을 한다. 손가락에서 활차는 낚시 줄이 반드시 통과하는 낚싯대 가이드처럼 건이 미끄러질 수 있도록 터널을 형성하는 긴 고리와 같은 역할을 한다. 이 활차들은 뼈에 접하여 건을 잡아준다. 방아쇠 손가락증은 손가락의 바닥에 있는 활차가 건 주위에서 매우 두꺼워 지거나 수축하여 건이 자유롭게 활차에서 움직이지 못할 때 일어나게 된다. 손가락 굴건을 싸고 있는 막에 지속적인 마찰로 인해 비후되면, 건 주변의 건초 및 활차가 두꺼워지거나 결절 등이 생긴다. 때로는 그 건은 결절을 형성하거나 건주위가 부풀려지기도 한다. 활차를 지나가는 건의 마찰이 증가하기 때문에 고통을 느끼거나 후드득 거리거나 손가락이 잡아당겨지는 느낌이 난다.

방아쇠 손가락증의 정확한 원인은 밝혀지지 않았다. 유전적이라고는 말할 수 없지만 가족력이나 염색체 이상 등으로 생길 수 있다. 방아쇠 손가락증은 누구에게나 생길 수 있지만, 50, 60대 당뇨병을 가진 여성에서 더 자주 생긴다.[121)]

손가락을 반복적으로 움직이는 것과 손가락의 손상 등이 원인일 가능성이 있다.[122)123)124)] 이러한 스트레스와 힘의 작용으로 주로 사용하는 손에 발생이 증가한다.[125)126)] 힘을 주어서 잡는 동작과 손을 굴곡시킨 자세가 필요한 직업에서 방아쇠 손가락이 증가한다. 가위나 손으로 도구를 이용하는 작업과 관련이 있다.[127)128)129)] 그러나 이러한 관련성에 대해서는 방아쇠 손가락증과 작업장과의 연관성 연구에서는 확인되지 않고 있다.[130)131)]

실제로 방아쇠 손가락증은 개인에게 있어서는 다양한 복합적인 원인으로 발생한다. 일부 경우에서, 질병은 반복적이고 힘을 주어 도구를 잡는 작업과 연관된다. 직업적으로는 오랜 시간 동안 긴장 상태로 손가락을 구부린 채로 일하는 사람들, 즉 부엌칼을 자주 사용하는 주방장이나 주부 및 요리사나 손잡이가 달린 기구나 운전대 등을 장시간 손에 쥐는 직업, 또는 드릴처럼 반복적으로 진동하는 기계를 만지는 직업을 가진 사람들에게 많이 발생한다. 골프 및 테니스 애호가 등에게 발생한다. 스프레이건이나 드릴 같이 손가락으로 장시간 쥐어야 하는 연장을 반복적으로 사용하면 힘줄이나 힘줄을 둘러싼 건막에 염증이 발생하기 때문이

121) Al Hasan Makkouk, Matthew E, Oetgen, Carrie R, Swigart, Seth D. Dodds. Trigger finger: etiology, evaluation, and treatment. Curr Rev Musculoskelet Med (2008) 1:92–96.
122) Ametewee K. Trigger thumb in adults after hyperextension injury. Hand 1983;15:103–5.
123) Bonnici AV, Spencer JD. A survey of 'trigger finger' in adults. J Hand Surg [Br] 1988;13:202–3.
124) Verdon ME. Overuse syndromes of the hand and wrist. Prim Care Clin Office Pract 1996;23:305–19.
125) Sampson SP, Badalamente MA, Hurst LC et al. Pathobiology of the human A1 pulley in trigger finger. J Hand Surg [Am] 1991;16:714–21.
126) Patel MR, Bassini L. Trigger fingers and thumb: when to splint, inject, or operate. J Hand Surg [Am] 1992;17:110–13.
127) Bonnici AV, Spencer JD. A survey of 'trigger finger' in adults. J Hand Surg [Br] 1988;13:202–3.
128) Fahey JJ, Bollinger JA. Trigger–finger in adults and children. J Bone Joint Surg Am 1954;36:1200–18.
129) Gorsche R, Wiley JP, Renger R et al. Prevalence and incidence of stenosing flexor tenosynovitis (trigger finger) in a meat–packing plant. J Occup Environ Med 1998;40:556–60.
130) Anderson B, Kaye S. Treatment of flexor tenosynovitis of the hand ('trigger finger') with corticosteroids. A prospective study of the response to local injection. Arch Intern Med 1991;151:153–6.
131) Trezies AJ, Lyons AR, Fielding K et al. Is occupation an aetiological factor in the development of trigger finger? J Hand Surg[Br] 1998;23:539–40.

다. 이와 같이 장시간 수지굴곡 상태로 작업을 하는 경우에 방아쇠 손가락증에 걸리기 쉽다.

또한 활막 증식 및 섬유화에 기인하여 류마티스성 관절염, 통풍, 당뇨병, 신장(콩팥) 장애와 같은 질환과 연관된다.[132)]

3) 증상

손가락을 꼭 쥘 때 통증이 있고, 움직이는 것이 힘들어진다. 증상이 계속 심해지면 힘줄의 중간이 두껍게 되어 힘줄이 지나가는 통로에 걸려 마치 방아쇠를 당기는 것처럼 걸렸다가 갑자기 펴지는 증상이 발생하게 된다.

손바닥과 손가락이 연결되는 관절 부위에 통증이 있으며, 그 부위가 부을 수 있다. 방아쇠 손가락증은 손가락이나 무지의 기저부에 불편감으로 시작되기도 한다. 힘줄에 염증이 진행되면 손가락을 펴거나 구부리려고 할 때 힘줄이 지나는 통로에 걸리는 느낌이 있으며 권총의 방아쇠를 당기듯, 손가락이 튕기듯 펴진다. 증상이 심해지면 손가락이 구부러진 상태로 고정된다. 보통 아침에 증상이 있다가 어느 정도 시간이 지나면 좋아진다.

손가락을 굽힐 때 처음에는 마찰로 동작이 안 되지만, 이후 갑자기 동작이 되어 마치 방아쇠를 당길 때의 느낌과 비슷하게 된다. 간혹 손가락을 움직일 때 탄발음이 들린다. 건이 걸렸다가 풀리는 순간에 탄발음(snapping sound or crepitus)을 느끼거나 들을 수 있고, 동통이 동반되기도 한다.

주로 3,4 지에서 관찰된다. 방아쇠 손가락증은 손가락이나 무지의 기저부에 불편감으로 시작되기도 한다. 이 부위에 종창이나 종물이 촉지되기도 한다. 손가락 건에 덩어리가 생기거나 붓고 손가락 뼈의 전방에 있는 건막이 두꺼워져서 건이 건막을 힘겹게 통과하기 때문에 발생하는 현상이다. 아침에 자고 일어나면 구부러져 있는 상태가 될 때가 있다. 어느 정도 쓰면 나아지나 심해지면 아무 때나 이완된 손가락을 움직이기 어려워진다.

4) 진단

방아쇠 손가락증의 진단은 환자의 병력과 전문의의 진찰로 인해 쉽게 진단할 수가 있다.

방아쇠 손가락의 증상이 뚜렷한 경우에는 촉진만으로도 진단이 가능하다. 손가락 밑부분

132) The Medical Disability Advisor. .Trigger Finger or Thumb. Reed Group MDGuidelines®(powered by MDGuidelines and ACOEM) http://www.mdguidelines.com/trigger-finger-or-thumb

에 통증이 있으며, 손가락을 펴고 쥘 때 힘줄이 미세하게 걸리는 느낌이 있기 때문에 촉진으로 진단할 수 있다. 필요에 따라 초음파검사를 통해 힘줄이 부어 있거나 주위에 염증이 있는지 확인할 수 있다.

8. 결절종(Ganglion)

1) 정의

우리 몸에서 생기는 종양 중 제일 흔한 것의 하나로 손목의 손바닥 쪽이나 손등 쪽, 혹은 손가락, 발목에도 발생하는 물혹의 일종이다. 피부 밑의 덩어리처럼 만져지나 관절을 싸고 있는 막에서 발생하여 부풀어 오른 것으로 내부는 관절액으로 차 있다. 마치 물주머니와 같은 모양으로 크기는 콩알만한 것부터 작은 알밤만한 것까지 여러 가지 크기가 있다.

손목과 손에 나타나는데 마치 물주머니와 같은 모양으로 크기는 콩알만한 것에부터 작은 알밤만한 것까지 여러 가지 크기가 있다. 관절 부위의 얇은 막이나 건초부분의 낭종(cystic tumor)이나 활액(synovial fluid)을 채우고 있는 건초가 부풀어 오르는 현상을 말한다.

2) 원인

결절종의 확실한 발생 원인은 아직 밝혀지지 않고 있지만 힘줄을 싸고 있는 막이나 관절을 싸고 있는 막과 같은 세포들이 퇴행변화를 일으켜 점액을 생성하고 이것이 모여 혹이 되는 것으로 알려져 있다. 즉, 관절의 활막(synovium)이나 건막(tendon sheath) 등에 관절액이나 건막의 활액이 새어 나와 고여서 덩어리를 형성한 것이다.또한, 연부 조직의 변성(유점액 변성, mucoid degeneration)으로 발생된다고 한다. 손을 자주 사용하게 되면 커지기도 하고 쉬면 가라앉기도 하며, 남자보다 여자에게 3배 정도 많고 10대에서 30대 사이가 많이 발생한다.[133)]

비직업적인 위험요인으로는 류마티스 관절염이 결절종과 연관성이 있다. 직업적인 위험요인으로는 손과 손목 및 손가락 관절의 과도한 사용이나 반복적인 동작이 필요한 직업에서 결절종이 발생한다. 중량물을 인력으로 들어 올리는 작업자나, 운동선수, 웨이터 및 음

133) 대한정형외과학회. 방아쇠 수지. 정형외과건강정보. 2016 https://www.koa.or.kr/info/index_15_4.php

악가(특히 더블베이스 연주자가 독일식 활을 사용한 후) 등에서 잘 생긴다.[134] 일부 결절종은 비직업적 및 직업적으로 손상을 받은 후에 발생한다.[135] 정육점에서 고기를 절단하는 작업과 같이 손에 힘을 주는 경우에 발생할 수 있다. 결절종이 잘 생기는 집단은 다음과 같다.[136]

- 여성
- 20대에서 40대 사이의 연령군
- 관절과 인대의 손상을 받은 경험이 있는 사람들
- 이미 결절종이 생긴 환자
- 손에 힘을 주고 반복적으로 손을 움직이는 운동선수나 작업자

3) 증상

남자보다 여자에게 많고 10대에서 30대 사이가 많다. 결절종의 증상으로는 혹이 만져진다는 것 이외에 특별한 증상은 없는 경우가 대부분이다. 주로 손목 등쪽으로 피부 바로 밑에서 피부를 불룩 튀어 나오게 하는 덩어리가 딱딱하게 또는 약간 물렁하게 만져지기도 한다. 시간이 갈수록 그 크기가 커질 수 있다. 손목의 윗부분이나 요골부위에 잘 생긴다. 통증이나 압통은 없는 것이 특징이다. 크기가 어느 정도 커지면 관절의 움직임에 따라 주위 조직이 눌리는 듯한 불편함을 느낄 수 있다.

손목 배측에 발생하는 경우 손목의 신전이 제한되고, 손가락 중수지 관절 장측에 발생하는 경우 물건을 잡을 때 통증이 나타날 수 있다. 손등에 혹이 있을 때 손목을 손바닥 쪽으로 굽히면 혹이 더욱 튀어나오면서 단단해지고 이때 압박감을 느낄 수 있다. 손가락 관절에 발생하는 경우 물건을 잡을 때 통증이 나타날 수 있다.

드물게는 혹의 위치와 크기에 따라 특별한 증세를 나타내는데 혈관 주위에 있으면 맥이 뛰는 것이 크게 느껴지며 약간의 통증을 나타내기도 한다. 또한, 수지 신경을 종괴가 누르면 통증이나 감각 둔마, 근력 약화 등이 일어날 수 있다.

혹의 위치가 혈관 주위에 있으면 맥이 뛰는 것이 느껴진다. 시간이 갈수록 그 크기가 커질 수 있다.

---

134) 대한정형외과학회. 방아쇠 수지. 정형외과건강정보. 2016 https://www.koa.or.kr/info/index_15_4.php

135) Canadian Centre for Occupational Health & Safety. Ganglion Cyst. OSH Answers Fact Sheets 2016-03-11 https://www.ccohs.ca/oshanswers/diseases/ganglion.html

136) http://www.nyboneandjoint.com/articles/ganglion-cyst-of-the-hand-wrist/

4) 진단

종양의 위치, 운동성, 촉진 시의 감촉 등으로 진단한다. 때로는 매우 딱딱하게 만져지므로 다른 종양과의 감별 진단이 필요하다. X-ray 촬영을 하여 뼈의 이상이나 인접 관절에 이상이 있는지 없는지를 확인한다. 초음파검사를 시행하면 쉽게 진단이 가능하다.

작은 후레쉬로 비쳐보면 덩어리 안이 밝게 빛나는 것으로써 내용물이 액체인 것을 확인할 수 있다. 주사바늘로 흡인하여 수액(끈적끈적하고 맑고 투명한 젤리와 유사함)을 확인하는 것은 진단에 도움이 된다. 주사기로 뽑으면 없어지지만 1~2일이 지나면 다시 커지기 때문에 치료목적으로 사용하지는 않는다. 다른 원인으로 인한 결절종이 있을 수 있으므로 방사선 사진이나 필요한 경우 초음파나 MRI를 촬영하게 된다.

5) 작업능력(직장복귀)

손에 생기는 결절종의 경우에 일부에서 작업에 제한이 생길 수 있다. 반복적인 동작을 줄이기 위해서 업무의 조정이 필요할 수도 있다. 수술이 필요한 경우에는 일정기간 업무를 중단할 필요도 있다. 진통제를 사용할 경우에는 회상의 안전보건방침에 적합한지를 확인하기 위해 검토해야 한다.

재발의 위험이 있고, 증상이 있는 결절종 제거 수술을 받은 작업자는 적절한 치료를 할 수 있도록 임시 작업 제한을 요구할 수 있다. 결절종이 관절 운동 제한, 손으로 잡는 동작에 영향을 미치는 경우를 제외하고 일반적으로 작업능력에 영향을 주지는 않는다. 반복적인 작업동작에 의해 악화될 수 있다.[137]

6) 방아쇠 손가락과 결절종의 업무관련성평가

작업관련성 근골격계질환의 발생과 관련이 있는 위험요인은 1997년 미국 국립산업안전보건연구원(National institute of occupational safety and health, NIOSH)에서 그 동안의 문헌을 이용하여 정리하였다. 이후 위험요인을 추가하거나 변경하는데 활용할 만한 과학적 문헌이 거의 없었다.[138] 여기에서는 그 동안 발표된 문헌에서 제시하고 있는 손과 손

137) ACOEM's Practice Guidelines. Synovial Cyst. http://www.mdguidelines.com/synovial-cyst
138) 김인아, 김용규, 정병용, 박재희. 근골격계 질병 재해조사시트 검증 연구. 근로복지공단. 2014

목 및 손가락 부위에 대해서 건초염 위주로 주요한 인간공학적 위험요인을 연관성의 강도에 따라 분류하였다. 손과 손목의 건초염은 힘, 자세, 반복성의 조합이 역학적 근거가 있는 위험요인이라 할 수 있다.

덴마크의 업무상 질병의 판단지침(Arbejdsskadestyrelsen, 2010)은 2010년에 개정된 것으로 근골격계질환과 관련하여 부위별로 국제질병분류기준(International Classification of Disease, ICD)에 따른 해당 상병명과 관용적 진단명을 제시하고 있다. 이 지침서에서는 해당 질병과 관련 있는 주요 노출 요인과 요인별 상세기준을 제시하고 있다(표 4-8).[139] 이 지침서에서 특정 질병에 대하여 주요한 부담 작업으로 제시하고 있는 요인들은 국내에서 업무관련성평가를 할 때에 활용할 수 있을 것이다. 즉, 손과 손목 및 손가락의 업무상 근골격계 질환과 관련이 있는 손 및 아래팔 관련해서 지침서에서 제시하고 있는 노출인자별로 상세기준을 제시하고 있어서 이를 업무관련성 판단에 적용할 수 있다. 건염, 건초염, 활액막염과 관련한 부담작업으로는 반복적으로 손에 힘이 가해지는 작업, 손의 자세, 바람직하지 못한 자세 및 복합적인 부하의 평가에 대한 평가가 필요한 작업이 제시되어 있었다(표 4-8).

[표 4-8] 덴마크의 손과 아래팔 질병의 업무관련성 평가 사항

질병명 : 활액막염, 건염, 건을 둘러싼 조직의 퇴행과 염증	
노출인자	노출인자 상세기준
힘이 가해지는 작업	① 손과 손목에서 사용되는 힘의 정도 ② 그립력이 필요한 작업인지 여부 ③ 힘을 가할 때 도구로부터의 저항이 있는지의 여부 ④ 손과 손목의 회전이나 뒤틀림의 동반 여부 ⑤ 손과 손목 이외의 부적절한 작업 자세
반복적인 작업	① 작업 시간 중 상당시간 동안 분당 수회 이상의 반복적인 작업을 수행하는 것을 의미한다. ② 정확한 횟수에 대한 기준은 정해진 바가 없다.
바람직하지 못한 자세	① 중립적인 자세를 벗어난 모든 자세를 바람직하지 못한 자세라고 정하며, 각도가 클수록 그 정도는 커진다.
복합적인 부하의 평가	① 힘이 가해지는 작업이나 반복적인 작업이 단독으로 존재하는 경우는 부담 작업으로 생각하지 않으며 하루 중 다양한 종류의 작업을 수행하는 경우 대략의 평균을 토대로 사용 정도를 추정하도록 한다. ② 부하를 평가할 때 개인의 신체능력 차이 등을 반영하도록 한다. ③ 노출과 질병 사이에 시간적인 상관관계가 존재해야 한다.

139) 김인아, 김용규, 정병용, 박재희. 근골격계 질병 재해조사시트 검증 연구. 근로복지공단. 2014

사례 : 음식조리원에게 발병한 무지 방아쇠 손가락증

40대 여성으로 조리원으로 근무한 기간 8년 3개월이었다. 근무시간은 10:00~23:00이다.
재해자는 오리 전문점에서 근무하면서 무거운 통을 자주 들어 좌측 무지부위 통증이 심해져 병원에 내원한 결과 좌측 무지 방아쇠수지증 진단받고 요양신청하였다.
재해자가 수행한 조리업무(오리탕, 팥죽 끓이기)는 1일 6시간 정도였다. 재해자는 가스렌지 위에 큰솥을 놓고 오리를 넣고 물을 담은 후 기름제거를 하였다. 1차 작업 후 큰솥을 내려(2명) 오리고기의 기름기를 씻어낸 후 고기를 건져 고기살과 뼈를 분리하였다. 주문이 들어오면 고기를 뚝배기에 세팅한 후 뚝배기를 왼손으로 잡고 국자를 이용하여 국물을 뚝배기에 넣어 다시 끓이고 왼손 또는 오른손으로 집게를 이용하여 뚝배기를 잡아 배식하였다. 팥죽 끓일 때는 30분 이상 소요되었으며 계속 저어주었다(1일 1회).
오리 소분작업을 1일 3시간 정도 하였다. 발골되어 납품된 오리를 칼로 4등분하여 소분기계에 넣어 1차 작업 후 연육기계에 넣어 2차 작업하였다.
추가로 야채썰기를 쪼그려 앉아 왼손에 채칼을 잡고, 오른손에 양배추를 잡고 썰기(1일 5통)를 하였다. 작업대에 서서 칼을 이용하여 감자, 당근, 호박 등 야채 썰기를 하였다. 사용한 도구는 칼과 집게이었다.
구체적인 신체부담요인은 다음과 같다.

- 채칼을 왼손으로 꽉 쥐고 힘을 주며 채칼과 접촉하면서 작업함
- 오리살을 바를 때 왼손으로 오리뼈를 쥐고 작업하는 등 왼손을 반복적으로 사용하여 작업함

노동부 고시, 근골격계 부담작업의 범위에는 다음 항목이 해당된다.
2. 하루에 총 2시간 이상 목, 어깨, 팔꿈치, 손목 또는 손을 사용하여 같은 동작을 반복하는 작업
6. 하루에 총 2시간 이상 지지되지 않은 상태에서 1㎏ 이상의 물건을 한손의 손가락으로 집어 옮기거나, 2㎏ 이상에 상응하는 힘을 가하여 한손의 손가락으로 물건을 쥐는 작업
7. 하루에 총 2시간 이상 지지되지 않은 상태에서 4.5㎏ 이상의 물건을 한손으로 들거나 동일한 힘으로 쥐는 작업

특이사항은 다음과 같았다.

- 과거 유사업무 근무기간 : 2007년~2015년까지 근무하였음. 중간에 사업주가 변경되었으나 재해자는 계속 근무하였다.
- 과거 동일부위 치료내역 : 2013~2014년 외측 상과염, 윤활낭염(아래팔) 치료를 받았다.

질판위에서는 다음과 같이 판단하였다.

- 8년 이상 근무, 1일 10:00~23:00 근무시간과 작업내용 등을 고려할 때 단일 기간에 발생한 재해라기보다는 반복적인 작업으로 인해 손가락(엄지) 부위에 부담으로 인해 발병한 질병이라고 판단하였다.

직업환경의 의학적 평가는 오리고기 전문점 주방에서 8년 이상 근무하였고, 오른손잡이로 채칼로 야채를 썰 때 왼손으로 채칼을 꽉 쥐고 작업을 하고, 야채를 썰 때에도 왼손으로 야채를 누른 채 썰었다. 오리를 뜰채로 건지거나 팥죽을 저을 때 양손을 이용하고, 오리살을 바를 때 왼손으로 오리뼈를 쥐거나 왼손으로 집게를 사용하여 그릇으로 옮기는 등 작업을 반복하였다. 업무 내용상 왼손 엄지에 많은 부담이 되는 것이 확인되었다. 업무관련성이 높다고 평가하였다.
재해자의 경우 재해발생 2년전 외측 상과염으로 치료받은 이력이 있음. 신청 상병과 같은 부위는 아니지만 작업내용을 고려할 때, 외측 상과염 또한 업무상 재해에 해당될 가능성이 높다. 그러나 재해자는 무지 방아쇠수지만 요양신청하였다. 재해발생일로부터 5년이 경과하지 않은 상황이라면 외측상과염에 대한 요양신청도 고려해 볼 수 있다.

9. 업무상 손목 삼각섬유연골 복합체파열(TFCC injury)

1) 정의

삼각섬유연골 복합체(TFCC, Triangular Fibrocartilage Complex)는 손목에서 새끼손가락 방향으로 손목을 이루는 큰 뼈인 요골과 척골 그리고 작은 뼈인 수근골들 사이에 있는 삼각형 모양의 구조물로 연골과 인대를 총칭하는 명칭이다. 부드러운 관절면을 유지해 손과 손목 사이의 충격을 완화하는 역할도 하고 있다.

TFCC는 수근관절의 회내전, 회외전 시 안정성을 부여하고 척측 축방향의 20% 이상을 지지하는 등 원위요척관절과 수근관절의 기능에 중요하다. 손목을 돌리거나 뒤로 젖힐 때 손목관절의 완충작용을 하여 손목의 안정성을 유지하고 압박을 지탱하는 중요한 역할을 한다.

이러한 삼각섬유연골(TFC)이 외상이나 반복적인 미세 손상, 퇴행성 변화에 의해 파열되는 것을 '삼각섬유연골 손상', '삼각섬유성연골 복합체파열(TFCC injury)'이라고 한다. '손목디스크' 또는 '손목충돌증후군'이라고도 한다.

손목을 많이 쓰는 운동선수나 게이머, 미용사, 가정주부 등에게 잘 생기며 손목을 구부리거나 비틀 때 통증이 심하여 일상생활에 많은 지장을 준다.

X-ray만으로는 진단이 잘 안되어 MRI를 촬영한다. 심할 경우 수술이 필요하기 때문에 조기에 병원을 찾거나 손목 스트레칭을 평소에 자주 하는 것이 좋다. 이러한 TFCC의 외상

성 혹은 퇴행성 병변은 손상된 TFCC 조직으로 인해 수근관절의 염증을 야기하여 수근관절의 만성동통의 원인이 되며, 특히 척측의 종축 부하 시 동통의 악화를 야기하게 된다.[140)]

2) 해부학적 구조와 기능

손목에서 TFCC는 수근관절의 척골측에 위치해 있는 연골과 몇 가지 인재를 통칭해서 부르는 말이다. 관절원판(Articular disc), 원위요척인대(Distal radioular Lig.), 원위척측측부인대(Distal Ulnar Collateral Lig.), 장측척수근인대(Palmar Ulnocarpal Lig.)로 구성되어 있고,[141)] 부차적으로 월상골, 삼각골, 유구골 및 다섯 번째 중수골의 기저부도 TFCC에 해당한다.

TFCC는 충격 흡수재, 손목뼈의 안정화 및 손목관절의 부드러운 움직임을 가능하게 한다. TFCC는 원위요척관절을 안정시키는 기능을 가지고 있으며 척골과 척골 두(ulnar carpus) 사이의 하중 전달에 관여한다.

(1) 관절원판

이것은 삼각형 모양이며 양면이 오목하고, 가장자리가 중심보다 두껍다. 중앙 부분은 얇고 섬유연골로 만들어져 있다. 중심부분은 종종 너무 얇아서 반투명하며 어떤 사람에게는 없는 경우도 있다. 이러한 정상적인 변화는 부상 후 MRI검사를 할 때 혼란을 줄 수 있다. 따라서 "양성" MRI가 반드시 외상에 의한 이차적인 찢김을 의미하는 것은 아니다. TFC의 주변부는 혈관이 잘 형성되는 반면, 중앙부는 혈액 공급이 제한적이다. 이러한 점은 TFC 찢김의 치료효과에 차이를 보이게 된다.

관절원판은 TFCC의 가장 중요한 구조로 원위부의 척골관절면과 근위부의 수근골, 특히 삼각골 사이에서 완충작용을 한다. 무릎관절의 반월판과 매우 유사하게 중심부는 혈액 공급이 빈약한 반변, 주변부 15-20% 정도는 손상 후 치유에 필요한 동맥의 유입이 있다. 그러므로 중심부 결손이나 파열 등의 증상은 치유가 어렵고 주변부 손상이 더 높은 비율로 치유되는 경향을 보인다.[142)]

140) Palmer AK, Werner FW. Biomechanics of the distal radioulnar joint. Clin Orthop Relat Res. 1984 Jul-Aug;(187):26-35.

141) Morrissy R T, Nalebuff E A. Dislocation of the distal radioulnar joint: anatomy and clues to prompt diagnosis. Clin Orthop Relat Res. 1979;(144):154-158. Morrissy, 1979

142) Geissler WB, Fernandez DL, Lamey DM. Distal radioulnar joint injuries associated with fractures of the distal radius. Clin Orthop Relat Res. 1996;327:135-46.

(2) 원위요척인대

회내/외 운동을 하는 동안 장력을 형성하고, 원위요척관절에 일차적인 안정성을 제공한다.

(3) 원위척측측부인대

척골 경상돌기에서 기시하여 삼각골과 5번째 중수골에 정지하는 인대로 요측편위 시 신장되어 안정성을 제공한다.

(4) 장측척수근인대

관절원판의 전연부에서 시작하는 두꺼운 띠의 결합조직으로 손목의 과신전상태에서 척측편위 시 신장되어 안정성을 제공한다.

3) 손상원인

TFCC를 구성하는 연골과 인대는 퇴화되고 찢어지기 쉬운 경향이 있다. 그들은 좋은 혈액 공급이 없기 때문에 부상은 잘 치료되지 않는다. TFC 손상은 주로 외상성 파열과 퇴행성 마모로 나누어 분류하며[143] 근본적으로 서로 다른 질환이다.

외상성 파열은 외상으로 인해 삼각섬유연골의 중앙부 또는 변연부가 파열되는 것이고, 퇴행성 손상은 척골두와 월상골 사이의 반복적인 충돌로 인해 삼각섬유연골 중앙부의 마모가 생기고, 진행하면 월상골의 연골연화와 월상-삼각골간 인대의 손상을 동반하는 질환으로 척수근 충돌 증후군과 같은 의미이다.[144]

(1) 외상성 손상

외상성으로 인해 삼각섬유연골의 중앙부나 변연부가 파열된 것을 말한다. TFCC 손상은 손으로 땅을 짚는 등의 외부 충격으로 발생한다. 흔히 회내전 된 상태로 넘어지거나 손목부위의 과신전 또는 손목관절의 외측이 당겨지는 견인손상에 의해 발생되고,[145] 야구배트나 테니스 라켓 등을 잘못 휘두를 때 손상이 나타날 수 있다.[146] 힘을 주면서 비틀고 당기는 움직임은

143) Palmer AK and Werner FW: The triangular fibrocartilage complex of wrist. Anatomy and function. J Hand Surg. 6A: 153-162, 1981.

144) Friedman SL, Palmer AK. The ulnar impaction syndrome. Hand Clin 1991; 7:295-310.

145) Palmer AK and Werner FW: The triangular fibrocartilage complex of wrist. Anatomy and function. J Hand Surg. 6A: 153-162, 1981.

146) Hermansdorfer JD, Kleinman WB. Management of chronic peripheral tears of the triangular fibrocartilage complex. J Hand Surg [Am] 1991; 16:340-346.

TFCC를 손상시킬 수 있다. 이것은 야구 방망이(bat)를 스윙하거나 체조, 하키, 골프, 볼링, 농구, 권투, 장대높이뛰기를 할 때, 테니스나 탁구의 라켓으로 볼을 치는 것과 같은 스포츠에서 발생할 수 있다. 이러한 동작은 공구나 장비를 사용하여 작업할 때에도 발생할 수 있다. 파열된 삼각연골의 불안정한 판이 주위를 자극하여 이차적으로 염증이 발생하기도 한다.

파열에는 여러 가지 원인이 있겠지만 다양한 이유로 손목을 삔 후 통증이 지속된다면 대부분 TFCC의 손상이라고 봐도 무방할 정도로 그 발생빈도가 높다.

환자는 흔히 터지는 소리 또는 클릭하는 소리와 함께 발생하는 척골 쪽 손목 통증을 호소한다. 부상의 메커니즘은 반복적으로 힘이 가해지거나 당기는 움직임 또는 추락/외상 사건 경험으로 발생한다. 원위요골 골절 환자 중 45~57%가 부상 당시 TFCC 파열이 동반되었다.[147)148)]

(2) 퇴행성 손상

삼각섬유연골 복합체의 퇴행성 병변은 파열이 일어나는 외상성과 달리 척골두와 월상골의 척측 부위의 충돌이 계속해서 일어남으로써 섬유 연골이 얇아지고 더 진행되면 천공이 생기는 일종의 마모 현상으로, 임상적으로 척골 수근골 충돌 증후군(ulnocarpal impingement syndrome)에 속하는 질환으로 생각할 수 있다.

척골과 월상골사이의 반복적인 충돌로 삼각섬유연골의 중앙부가 마모된 것으로 가장 흔한 원인은 척골의 길이가 요골보다 긴 척골양성변위(ulna positive variance)인 경우이다.[149)] 선천적으로 척골이 요골에 비해 길 때 손목뼈 간의 충돌현상이 진행되면서 파열이 발생하기도 한다.[150)] 일부는 척골양성변위가 없이 척골감압증후군이 발생되는데 척골의 양성변위가 없으나 주먹을 쥘 때 척골이 상대적으로 요골보다 길어지는 현상이 반복되어 나타나는 이차성 척골감압증후군 등으로 나눌 수 있다.[151)] 또한, 작업을 할 때 TFCC에 반복적으로 하중이 부여될 때 퇴행성 변화가 생긴다. 직업상 손목을 반복적으로 활용하는 프로게이머, 헤어디자이너, 목수, 가정주부, 피아니스트 등처럼 손목을 많이 쓰는 직업군에서

147) Bombaci, H. A. "The Value of Plain X-Rays in Predicting TFCC Injury after Distal Radial Fractures (Abstract)." Journal of Hand Surgery - British and European Volume 33 3 (2009): 322-326.

148) Hohendorff, B. M., et al. "Palmar Wrist Arthroscopy for Evaluation of Concomitant Carpal Lesions in Operative Treatment of Distal Intraarticular Radius Fractures (Abstract)." Handchir Mikrochir Plast Chir 41 5 (2009): 295-299.

149) Palmer AK, Glisson RR, Werner FW. Relationship between ulnar variance and triangular fibro-cartilage complex thickness. J Hand Surg Am 1984; 9:681-682.

150) Markolf, K., Lamey, D., Yang, S., Meals, R., & Hotchkiss, R. (1998). Radioulnar Load-Sharing in the Forearm. The Journal of Bone and Joint Surgery, 879-888.

151) Tomaino, 1998

종종 발생한다. 이는 손목에 반복적으로 작용하는 높은 힘이 종종 신전이나 척골 편위, 또는 두 가지 모두에 기인하기 때문이다.[152] 원위요골 골절의 부정유합은 또한 TFCC의 퇴행성 변화를 초래할 수 있다. TFCC의 손상이 생기는 메커니즘의 예는 다음과 같다.

- 위에 열거된 스포츠에 공통되는 손목 관련 활동을 할 때
- 회내와 신전된 손목으로 낙상할 때
- 강하게 비트는 힘이 손목이나 팔뚝에 가해졌을 때
- 손목을 회전한 상태에서 파워 드릴로 작업을 할 때(Power-drill injuries)
- 원위요골 골절

Mikic[153]은 TFCC에서 연령과 관련된 변화를 조사했다. 그는 태아와 94세 사이의 100명의 사체에서 180개의 손목 관절을 해부했다. 그의 연구결과는 TFCC가 연령과 손목 사용과 관련된 퇴행변화를 보였으며, 이러한 변화가 항상 중앙에서 발생했으므로 치유가 잘 안 된다는 것을 시사하였다. 그의 연구는 또한 50년 동안 '정상적인 형태'를 유지한 TFCC가 없었다고 하였으며, 60세 이상 인구의 50% 이상이 디스크 천공으로 퇴행성을 앓았음을 보여주었다. 다음 [표 4-9]는 연령에 따른 디스크 천공의 백분율과 정상 형태를 유지하는 비율을 보여주고 있다.

[표 4-9] 연령에 따른 섬유연골 디스크 천공의 백분율과 정상적인 형태의 구성비

연령	섬유연골 디스크의 퇴행성 변화(%)	정상형태(%)
0-10	0	100
11-20	0	100
21-30	7.6	61.5
31-40	18.1	54.5
41-50	40.0	0
51-60	42.8	0
61세 이상	53.1	0

152) Parmelee-Peters, K., & Eathorne, S. (2005). The Wrist: Common Injuries and Management. Primary Care: Clinics in Office Practice, 35-70.
153) Mikic, Z. D. (1978, June). Age changes in the triangular fibrocartilage of the wrist joint. Journal of Anatomy, II(126), 367-384.

(3) 역학적 연구의 근거

삼각섬유연골복합체파열(척골충돌증후군)		위험요인	
		연구의 축적 정도	통계적 관련성의 크기
직업적 요인	복합적 위험요인(힘, 자세, 반복)	±	+ (힘의작용+손목회전)
	진동	±	
	집중적인 반복작업	±	
	강한 힘의 작용	±	
	불편한 자세	±	
	키보드 작업	±	
	한냉노출 작업	±	
	정신적 스트레스	±	
	근무기간	±	
비직업적 요인	연령	+++	++
	성별	±	
	비만도	±	
	당뇨	±	
	우세 손	±	
	흡연	±	
	급성 외상	±	+ (원위부요/척골골절)
	해부학적 구조이상*	+++	++ (TFC결손/척골변이)

4) 증상

새끼손가락 쪽에 통증이 발생하고 손목이 시큰거린다. 삼각섬유연골파열이 발병하면 문고리를 돌릴 때, 자동차 핸들을 돌릴 때, 가스레인지를 켤 때, 수건의 물기를 짤 때, 물건을 들어 올릴 때 등 손목을 구부리거나 회전할 때 통증을 호소한다. 팔을 돌리거나 손목을 바깥쪽으로 틀 때 혹은 손목뼈를 손으로 눌렀을 때 통증이 심하다면 삼각섬유연골파열을 의심해 볼 수 있다. 손목을 움직이거나 돌릴 때마다 소리가 나기도 한다. 손을 땅에 짚고 일어날 때 심한 통증이 느껴지고, 손목 부위 중 주로 새끼손가락 부위로 시큰거리거나 뼈 주변이 아픈 느낌이 있다. 파악력(grasp strength) 감소, 작업 또는 스포츠 활동의 제한을 호소하고, 증상을 방치하면 관절 운동에 제한이 생기고, 손목관절염으로까지 악화될 수 있다.

휴식을 취하면 금세 사라지는 것이 특징이다. 이 같은 증상을 보이면 가까운 정형외과를 방문해 검사를 진행하게 되는데, X-레이와 같은 단순 방사선 검사로는 정확한 진단을 내리기 힘들기 때문에 MRI 검사를 통해 정확한 진단을 내리게 된다.

5) 진단

TFCC 손상에 대해서는 문진과 이학적 검사, 단순 방사선 촬영 등의 고식적인 방법으로 진단이 어려운 경우 관절경 검사를 통해 병변의 소견을 확대하여 직접 보면서 정확한 진단을 내리고 관절경적 치료를 동시에 할 수 있어 매우 유용한 방법으로 알려져 있다.[154)155)156)]

(1) 병력

손목을 움직일 때 고통스러운 클릭음 또는 잠김(clicking or snapping)과 함께 손목의 척골 쪽에 통증이 있다. 통증은 회내/회내전(손바닥 위로 그리고 손바닥 아래로)운동을 할 때 증가한다. 손잡이를 잡을 때나 문손잡이나 열쇠를 돌리는 것과 같은 회전 동작을 할 때 통증이 심해진다. 외상성의 TFCC 파열이 있으면 최근의 손목 외상이나 손을 신전시킨 상태에서 넘어지는 병력이 있을 수 있다. 퇴행성 TFCC 손상인 경우에는 과거에 손목 부상 경험을 보고 할 수 있다.

(2) 이학적 검사

최근의 외상 경험이 있으면 부종, 멍 또는 찰과상의 증거가 있을 수 있다. 척골 표면에서

154) Deitch MA and Stern PJ: Ulnocarpal abutment. Treatment option. Hand Clin, 14: 251-263, 1998.

155) Pederzini L, Luchetti R, Soragni O, Alfarano M and Cerofolini E: Evaluation of the triangular fibrocartilage complex tear by arthroscopy,arthrography and magnetic resonance imaging. Arthroscopy, 8(2): 191-197, 1992.

156) Terrill BQ: Use of arthroscopy in the evaluation and treatment of chronic wrist pain. Hand Clin, 10(4): 593-603, 1994.

손목의 부드러운 촉진에 대한 반응으로 압통을 호소할 수 있다. TFCC를 촉지하기에 가장 좋은 곳은 척골의 경상돌기와 두상골(pisiform)의 근위부 사이에서 척측수근신전근(extensor carpi ulnaris, ECU)과 척측수근굴근(flexor carpi ulnaris, FCU) 사이이다. 이 부위의 압통은 TFCC 병변과 일치할 수 있다.

동작 범위는 제한될 수도 있고 제한되지 않을 수도 있지만, 진찰은 관절의 수동적이거나 능동적인 움직임으로 손목에서 딸깍하는 소리를 확인할 수도 있다. 안정된 팔뚝에서 손을 작은 손가락(척골 편향)쪽으로 움직여 TFCC를 완만하게 압축하면 통증이 발생할 수 있다.

(3) 영상의학적 검사

영상의학적 검사는 연관된 골절 또는 전위를 배제하기 위한 일반 X-선 검사를 시행할 수 있다. 그러나 자기공명영상(MRI)은 대부분의 파열에 대해 90%의 정확도로 확인하는 가장 확실한 검사로 간주되고 있다.[157)]

6) 작업복귀

일할 수 있는 능력은 부상의 정도와 업무의 특성에 달려 있다. 외상성 TFCC 파열 후 얼음팩이 필요할 수 있다. 손목은 치료하는 의사가 지시하는 대로 잠시 동안 고정하고 있을 필요가 있다. 우세 손의 손목이 손상되었다면 일시적으로 업무를 재배치하여야 할 것이다. 손목의 운동범위가 줄어들 수 있고, 들어올리기 또는 물건 옮기기 등은 일시적으로 금지할 수 있다. 회복 기간 동안 재활 치료를 받기 위해서 근무시간 중에 외출을 할 수도 있다.

수술이 필요한 TFCC 파열이 우세 손에 있는 경우에는 개인의 상황에 따라 더 긴 기간의 작업 제한이 필요할 수 있다. 진통제가 필요한 경우 약물 사용에 대한 회사 방침을 검토하여 약물 사용이 직업 안전 및 기능과 양립하는지 확인해야 한다. 최대한 의학적으로 회복(maximum medical improvement)되는 데 걸리는 기간은 수술 후 60일 내지 90일 정도 소요된다.

---

157) Topper, Steven M. "Section C: Wrist Arthroscopy." DeLee and Drez's Orthopaedic Sports Medicine. Eds. Jesse C. DeLee, David Drez, and Mark D. Miller. 3rd ed. Saunders Elsevier, 2009.

사례 : 환경미화원에게 발생한 수근관절 삼각섬유인대 파열(인정)

재해자는 30대 중반의 남성으로 환경미화원으로 근무한 기간이 4년 8개월이었다. 하루 근무시간은 07:30~18:00이었다.

재해자는 환경미화원으로 근무하였으며, 나무를 자르던 중 손목을 삐끗한 후 손목 부위 통증이 발병하였다. 이후 업무를 지속적으로 수행하던 중 손목 부위 통증이 심해져 TFCC 상병명을 진단 받았다.

재해자의 주작업은 다음과 같다.

- 재활용쓰레기 수거, 생활폐기물 수거, 음식물쓰레기 수거: 5톤 탑차를 이용하여 쓰레기를 수거하며 차량 밑에서 물건을 올려주면 차량 위에서 물건을 받아 적재하는 작업을 하며, 작업자가 돌아가면서 작업을 한다.
  그외에도 도로주변 청소, 불법폐기물 신고 및 수거 업무로 자연보호활동(매주 월, 수, 금), 쓰레기 봉투 및 집게, 대빗자루를 들고 이동하면서 도로주변 청소작업 수행, 불법폐기물 신고 및 수거 업무를 하였다. 장갑을 낀 상태에서 양손으로 쓰레기를 상차하는 작업, 집게, 대빗자루를 이용하여 도로주변 청소를 하였다.

신체부담요인은 다음과 같다.

- 손, 손목, 어깨 부위를 이용하여 중량물(쓰레기 등)을 상차하는 작업: 4년 8개월 동안 환경미화원으로 근무하였다.
- 손목을 삐끗하는 사고 발생: 2011년 여름경 거리에 가로수를 톱으로 잘라내던 중 오른손 손목을 삐끗하였다. 이후 2011년 가을경 창고정리 중 손목이 꺾이는 사고가 발생하였다.

노동부 고시, 근골격계 부담작업의 범위는 다음사항이 해당되었다.

2. 하루에 총 2시간 이상 목, 어깨, 팔꿈치, 손목 또는 손을 사용하여 같은 동작을 반복하는 작업
7. 하루에 총 2시간 이상 지지되지 않은 상태에서 4.5㎏ 이상의 물건을 한 손으로 들거나 동일한 힘으로 쥐는 작업

특이사항은 다음과 같았다.

- 과거 동일부위 치료내역 : 2011년 가을 이후 손, 손목 부위의 염좌 및 긴장 등 치료 받았다.
- 신체부담 작업은 인정되었으나, 상병명이 확인되지 않아 질판위에서 불인정된 반면, 재심사 결정 시 인정되었다.
- 나무를 자르다가 손목이 삐끗하는 사고성 재해와 질병이 관련된 사건이다.

질판위의 판단은 다음과 같았다.

- 자문의 소견: 환경미화원 업무를 수행하면서 주로 중량물을 차량에 적재하는 업무를 수행하므로 중량물 취급 및 반복성, 부정확한 자세의 측면에서 손가락 및 손목 부위의 부하가 주어지는 것으로 보인다.

- 근무기간 및 재활용 쓰레기 및 생활폐기물 수거 등의 업무수행시 손바닥이나 손등 방향으로 손을 꺾어서 적재하는 작업 자세 등을 고려하여 볼 때, 손목 부담 작업을 수행한 것으로 판단되나, 진료기록, 영상자료, 주치의 소견, 자문의사 소견 등을 검토한 결과 2011년 MRI상 신청 상병이 저명하게 확인되지 않아 상병명이 확인되지 아니하므로 업무와 상병간의 상당인과관계가 인정되지 않는다(불인정).

재심사시 결정사항은 다음과 같다.

- 재심사 결정 시 청구인의 영상자료상 신청상병 '우측 수근관절 삼각 섬유인대 파열'이 관찰되고, 작업력 조사 및 제출 자료로 볼 때, 중량물 취급 및 지속적으로 손목을 사용하는 작업 등 전체적으로 손목 부담 작업이 높은 것으로 판단된다.

재해자는 2011년 여름과 2011년 가을경 손목을 삐끗하는 사고가 발생하였다고 주장하였으나, 이에 대한 구체적인 확인이 자료상으로는 어려웠다. 만약 사고가 발생한 후 신체부위 통증이 심해진 경우라면 (1) 사고 경위, 목격자 등을 상세하게 주장할 필요가 있으며, (2) 사고 이후 업무를 지속적으로 수행한 것과 반복 작업에 따른 누적 신체부담 정도에 대하여 함께 업무관련성 여부를 주장할 필요가 있다.

자문의는 '업무관련성을 인정'하는 소견이었다. 질판위 심의 과정에서 손목 부위 신체부담 작업은 인정되나 '상병명이 확인되지 않는다'는 이유로 불인정 되었음. 이후 재심사 결정 시 상병명이 확인된다는 이유로 인정하였다.

사고성 재해와 신체부위 누적 손상에 따른 상병을 주장하는 경우 상병명이 사고에 의한 것인지? 신체부담 누적 손상에 의한 것인지? 주의를 기울여 주장할 필요가 있다. 상병명에 대하여 주치의와 자문의 소견이 일치하는데, 질판위에서 '상병명이 확인되지 않는다'는 등 상병명을 다르게 보는 경우 특진 등 상병명을 구체적으로 확인하는 제도를 마련할 필요가 있다.

10. 손(수부)의 퇴행성 관절염

1) 정의

손과 손목의 관절염은 손가락과 손목에 생기는 골관절염(퇴행성 관절염)과 류머티즘 관절염이 대부분이다. 종종 손이나 손가락의 변형을 야기하고 손의 기능 장애를 발생시킬 수 있다.

골관절염은 원위지골간(DIP) 및 근위지골간(PIP) 관절에서 주로 발생한다. 환자들의 대부분은 손가락의 강직이나 손가락 운동의 어려움을 호소하고 대개 종창, 통증, 운동 제한을 야기한다.

손가락 및 손목의 뼈와 뼈 접합 부분인 관절의 연골이 마모되거나 손상되어 통증과 염증이 수반되는 질병이다. 수지 끝마디에 호발하며, 저녁시간이나 잠자기 전에 통증을 호소한다.

퇴행성 관절염(degenerative joint arthritis)은 골관절염(osteoarthritis)이라고도 하며, 관절에 영향을 미치는 질환이다.[158] 연골의 손상 또는 퇴행성 변화로 인해 관절을 이루는 뼈와 인대 등에 손상이 일어나고 염증과 통증이 생기는 질환이다.

관절에서 뼈 표면에는 연골이라고 불리는 조직이 늘어서 있다. 연골은 관절이 움직임일 때 부드러운 표면을 제공한다. 이와 같이 관절을 보호하는 매끄러운 연골이 움푹 패고 닳아 없어지면서 관절의 통증과 변형이 생기는 것을 퇴행성 관절염이라고 한다. 이 연골은 정상적인 관절의 기능을 유지하는데 가장 중요한 조직으로 매끄러우면서도 질기며 동시에 탄력성을 지니고 있다. 이 연골은 스폰지와 같은 역할을 하는데, 관절이 압박 받고 있지 않을 때는 관절액을 끌어들였다가 보행이나 운동 때와 같이 압력이 가해지면 관절액이 빠져 나가 충격을 흡수하는 작용을 하게 된다. 이런 중요한 연골조직이 파괴되어 정상적인 연골의 완충작용이 저하되어 결국 관절염이 발생하게 된다.

연골의 변형뿐만 아니라 뼈가 자라난 부분(bony outgrowths)이 관절의 움직임을 방해하여 고통스럽게 되기도 한다. 이 질환이 지속되면 통증과 관절의 기형이 유발된다. 결국 오랜 시간이 지나면서 근육이나 뼈들이 제 기능을 하지 못하게 되는 노화와 관계가 깊은 질환이다.

빈도가 비교적 높은 편이어서 하나 이상의 관절에서 관절염을 보이는 빈도는 15~44세에는 5% 미만, 45세~64세에서는 25~30%, 65세 이상에서는 60% 이상(일부 인구에서는 90%)이다.[159]

2) 원인

연골은 내성이 강한 조직으로 삶의 과정에서 반복되는 스트레스를 견뎌 낼 수 있다. 따라서 체중 부하 관절의 연골은 체중의 4~6배에 해당하는 하중에 견딜 수 있다[2]. 이러한 놀라운 내성은 반복적인 기계적 스트레스 및/또는 연골의 약화(대사 또는 해부학적 이상)가 있을 때 약화될 수 있다.

158) 국가건강정보포털 의학정보. 골관절염(osteoarthritis). 국가건강정보포털 http://terms.naver.com/entry.nhn?docId=2119951&cid=51004&categoryId=51004

159) 국가건강정보포털 의학정보. 골관절염(osteoarthritis). 국가건강정보포털 http://terms.naver.com/entry.nhn?docId=2119951&cid=51004&categoryId=51004

예전에는 골관절염을 노화 현상의 일부로 생각하였으나, 최근에는 단순 노화 현상과는 다른 관절 연골의 변화를 보이는 질환으로 생각하고 있다. 대부분 고령에서 질환이 발생하고, 노화와 연관된 변화가 퇴행성 관절염의 발생 위험을 증가시키기는 하나 다른 능동적 요소가 있는 만큼 노화 자체가 원인은 아니다. 노화에 따른 결과뿐만 아니라, 관절의 구조, 유전, 물리적 힘, 세포내 변화, 생화학적 요인 등이 관여하는 질환으로 보고 있다.

퇴행성 관절염이 발생하는 실제 과정은 오히려 연령에 따라 분명히 증가하는 미세 외상의 축적이라고 생각한다. 이러한 이유로 특정 사람들이 다양한 특정 미세 외상에 대해 다른 사람들보다 더 노출되어 있으면 관절염이 아주 일찍 발생한다.

작업장에서보다 쉽게 접하게 되는 미세 외상에는 다음이 포함된다.[160)]

- 특정 공작 기계 및 물체에 의해 전달되는 기계적 진동 및 충격
- 특정 운동과 자세로 인한 부담

그러나 이 두 요소가 관절에 손상을 일으키는 방식은 과학적으로 입증되지 않았다. 다음과 같은 특정 작업에서 퇴행성 관절염을 일으킬 위험이 증가한다.[161)]

- 공압드릴을 사용하는 근로자의 팔꿈치, 손목 및 어깨 관절염 발병률이 높다.
- 손가락의 퇴행성 관절염은 재봉사, 피아니스트 또는 공압드릴 또는 압축공기 동력공구로 작업하는 근로자에서 많이 발병한다.
- 말단부위의 관절염은 면화 작업자와 다이아몬드 절단기로 작업하는 근로자들에게서 높은 발생률을 보인다.

이와 같이 퇴행성 관절염은 직업에 의해 유발되거나 더 악화될 수 있다. 이러한 유형은 부상을 당한 경우처럼 특별한 사건을 경험하지 않은 경우이다. 반면에 시간이 지남에 따라 업무가 신체의 일부분에 미세손상을 유발하여 축적된 경우도 있다. 퇴행성 관절염에서 기계적 현상의 해로운 영향은 압박 부위의 연골 손상 부위와 특정 직업 활동에서의 퇴행성 관절염의 존재에 의해 증명된다.

---

160) arthrolink.com. The osteoarthritis.com. Osteoarthritis and work http://www.arthrolink.com/en/osteoarthritis-folders/all-folders/osteoarthritis-and-work

161) arthrolink.com. The osteoarthritis.com. Osteoarthritis and work http://www.arthrolink.com/en/osteoarthritis-folders/all-folders/osteoarthritis-and-work

3) 증상

골관절염에서 가장 흔하고 초기에 호소하는 증상은 관절염이 발생한 관절 부위의 국소적인 통증이다. 통증은 춥거나 습기가 많은 날 악화된다. 대개 전신적인 증상은 없는 것이 류마티스 관절염과의 차이점 중 하나이다. 통증은 초기에는 해당 관절을 움직일 때 심해지는 양상을 보이다가 병이 진행되면 움직임 여부에 관계없이 지속적으로 나타나기도 한다.

관절 운동 범위의 감소, 종창(부종, 부기), 관절 주위를 눌렀을 때 통증이 발생하는 압통이 나타난다. 관절 연골의 소실과 변성에 의해 관절면이 불규칙해지면 관절 운동 시 마찰음이 느껴질 수도 있다. 이와 같은 증상들은 일반적으로 서서히 진행되며 간혹 증상이 좋아졌다가 나빠지는 간헐적인 경과를 보이기도 한다.[162]

관절염이 생긴 부위에 따라 특징적인 증상을 보이기도 한다. 무릎관절에 발생한 경우 관절 모양의 변형과 함께 걸음걸이의 이상을 보일 수 있다. 엉덩이 관절에 발생한 경우는 자세 이상을 관찰할 수 있다. 손의 관절염의 경우 손가락 끝 마디에 골극(가시같은 모양으로 덧 자라난 뼈)이 형성되기도 한다.[163]

관절염의 증상 중 가장 대표적인 것이 바로, '관절통'이다. '관절통' 발생에도 단계가 있으며, 초기에 인식하고 대처하는 것이 필요하다.

- 초기 : 처음에 움직이기 시작할 때 통증이 심하다가 휴식을 취하면 사라진다.
- 중기 : 활동을 하면 통증이 시작된다.
- 말기 : 휴식 시에도 통증이 계속되며 밤에도 통증이 심해 수면장애를 유발한다.

손가락 관절염의 경우 손가락 끝 마디에 헤버딘 결절(Heberden's node)이라 불리는 골극(가시 같은 모양으로 덧 자라난 뼈)이 형성되기도 한다. 부위에 따른 증세는 다음과 같다.[164]

① **손가락** : 손가락 마디가 결절처럼 튀어 나오고, 손가락 끝이 뭉툭하게 되며, 통증도 나타난다.

162) 국가건강정보포털 의학정보. 골관절염(osteoarthritis). 국가건강정보포털 http://terms.naver.com/entry.nhn?docId=2119951&cid=51004&categoryId=51004
163) 국가건강정보포털 의학정보. 골관절염(osteoarthritis). 국가건강정보포털 http://terms.naver.com/entry.nhn?docId=2119951&cid=51004&categoryId=51004
164) 국가건강정보포털 의학정보. 골관절염(osteoarthritis). 국가건강정보포털 http://terms.naver.com/entry.nhn?docId=2119951&cid=51004&categoryId=51004

증상은 다음과 같다.

① 손가락 양 끝 마디가 아프다.

② 손을 많이 쓸수록 더 아프다.

③ 심할 때는 손가락이 붓고 움직이기가 힘들다.

[표 4-10] 골관절염과 류머티즘 관절염의 비교

구분	류마티스 관절염	골관절염
빈도	0	10% ~ 15%
연령	소아이상(여성 75%)	50대 이후(여성에서 약 2배)
침범 부위	활액막	연골
부위	손, 작은 관절(대칭성)	체중부하가 많은 관절, 무릎, 고관절(비대칭성)
병리	활액막 염증	연골변성
지리적 분포	주로 온대기후	기후와 무관
면역학적 검사	류머티즘 인자가 검출	정상
증상 시기	주로 오전에 심화	주로 오후에 심화
관절 외 증상	있음	없음
진행	빠르다	느리다
피하 결절	15% ~ 20%에서 보임	없음

4) 진단

우리 몸에는 약 100여종의 관절염이 발행할 수 있기 때문에 총체적인 평가가 퇴행성 관절염의 진단을 위해 필요하다. 따라서 정확한 진단과 적절한 치료를 위해서는 정기적인 추적 관찰이 필요하다.

환자의 자세한 병력을 분석하고, 이학적 검사 및 방사선 소견에서 보이는 관절의 여러 가지 변화와 퇴행성 관절염의 특징적인 소견을 종합함으로써 진단이 가능하다. 그러나 나이가 많은 사람은 모두 어느 정도의 퇴행성 변화를 보이므로 다른 모든 질환을 제외시킴으로써 퇴행성 관절염의 추정 진단이 가능할 뿐이다. 확진은 이후 관절경이나 수술 등을 통하여

퇴행성 변화를 직접 확인함으로써 가능해진다.[165)]

단순 방사선 사진이 가장 유용하다. 초기에는 정상 소견을 보일 수 있으나 점진적으로 관절 간격의 감소가 나타나며 연골 아래 뼈의 음영이 짙어지는 경화 소견을 볼 수 있다. 더욱 진행되면 관절면의 가장 자리에 뼈가 웃자란 듯한 골극이 형성되고 관절면이 불규칙해진다.

이차성 관절염의 경우 원인이 되는 과거 외상이나 질환의 흔적 혹은 변형 등이 관찰되기도 한다. 다만 방사선학적 변화가 증상 및 활동력의 심한 정도를 그대로 반영하는 것은 아니어서 40세 이상에서 90% 정도는 방사선학적으로 퇴행성 변화를 보이지만 이 중 30% 정도만이 증상을 보이게 된다.[166)]

동위원소 검사는 관절염이 있는 부위에 혈류가 증가하고 골 형성이 활성화되어 검사상 짙은 음영을 관찰할 수 있다. 단순 방사선 사진에서 이상이 나타나기 이전인 가벼운 관절염도 진단이 가능하다는 특징이 있다.

자기공명영상(MRI)은 동반된 연부조직(내부 장기와 딱딱한 뼈 등을 제외한 우리 신체의 연한 조직. 근육, 인대, 지방, 섬유조직, 활막조직, 신경혈관 등)의 이상이나 관절 연골의 상태를 보는데 유용하고, 진단적으로 관절경을 시행하면 골 병변이 나타나기 이전에 연골의 변화와 상태를 관찰할 수 있다.[167)]

(1) 병력

퇴행성 관절염은 통증이나 관절의 뻣뻣한 증상의 양상 등이 비교적 특징적이기 때문에 때로는 경험이 많은 의사가 환자의 병력을 잘 들어보는 것만으로도 진단을 할 수 있다.

(2) 이학적 검사

이상이 있는 관절이 어느 곳인지 판단하고 어느 정도의 기능상의 문제가 있는지 알아보는 것이 매우 중요하며 이들이 다른 형태의 관절염 특히 류마티스 관절염과 감별을 할 수 있도록 해준다.

165) 서울대학교병원 의학정보. 퇴행성 관절염(degenerative arthritis). 서울대학교병원. http://terms.naver.com/entry.nhn?docId=926771&mobile&cid=51007&categoryId=51007

166) 서울대학교병원 의학정보. 퇴행성 관절염(degenerative arthritis). 서울대학교병원. http://terms.naver.com/entry.nhn?docId=926771&mobile&cid=51007&categoryId=51007

167) 서울대학교병원 의학정보. 퇴행성 관절염(degenerative arthritis). 서울대학교병원. http://terms.naver.com/entry.nhn?docId=926771&mobile&cid=51007&categoryId=51007

(3) 혈액검사

퇴행성 관절염과 류마티스 관절염이나 통풍 등과 같은 기타 관절 질환들과 감별을 위해 혈액검사가 필수적이다. 또한 현재 관절염의 활동도 등을 알아보기 위해 혈액검사를 시행한다.

(4) 관절액 흡입검사

물이 차있는 관절에서 관절액을 뽑아서 그 성분을 검사한다. 정상 관절액은 투명하고 연한 노란색을 띄는데 반해 관절염이 있는 관절액은 혼탁하고 관절액 양도 많다. 류마티스 관절염에서는 백혈구가 많이 함유되어 있어서 뿌옇게 혼탁되어 있는 경우가 많다. 또한 혈액등이 균에 감염되어 있는지도 확인해 볼 수 있다.

(5) 영상의학적 검사

X-ray를 사용하여 관절구조의 변화를 관찰한다. 퇴행성 관절염 환자에서는 관절간격이 좁아지며, 다양한 정도의 골극 형성을 관찰할 수 있다. 또한 류마티스 관절염과의 감별도 가능하게 된다.

이차성 관절염의 경우 원인이 되는 과거 외상이나 질환의 흔적 혹은 변형 등이 관찰되기도 한다. 다만 영상의학적 변화가 증상 및 활동력의 심한 정도를 그대로 반영하는 것은 아니어서 40세 이상에서 90% 정도는 방사선학적으로 퇴행성 변화를 보이지만 이 중 30% 정도만이 증상을 보이게 된다.[168]

(6) 골주사 검사

관절염을 앓게 되면 염증 부위에 혈류가 증가하게 된다. 이 때문에 방사선 동위원소가 그 부위로 많이 쌓여 염증 부위가 진하게 보인다. 이처럼 골주사 검사는 사진의 음영을 관찰하여 초기 진단에 이용한다.

단순 방사선 사진에서 이상이 나타나기 이전인 가벼운 관절염도 진단이 가능하다는 특징이 있다.

168) 국가건강정보포털 의학정보. 골관절염(osteoarthritis). 국가건강정보포털 http://terms.naver.com/entry.nhn?docId=2119951&cid=51004&categoryId=51004

(7) 자기공명영상(MRI)

자기공명영상 검사를 통해 퇴행성 관절염을 진단할 수 있다. 소견상 연골마모로 인해 관절면이 거칠어진다. 자기공명영상(MRI)은 동반된 연부조직(내부 장기와 딱딱한 뼈 등을 제외한 우리 신체의 연한 조직, 근육, 인대, 지방, 섬유조직, 활막조직, 신경혈관 등)의 이상이나 관절 연골의 상태를 보는데 유용하다.

(8) 관절 내시경 검사

관절 내시경 수술을 통해서 화면으로 관절을 직접 보는 방법이다. 이를 통해 퇴행성 변화를 관찰하여 진단을 내릴 수 있다. 검사 시 마취를 하면 수술적 치료까지 겸할 수 있다.

5) 사업장의 조치

퇴행성 관절염을 예방하기 위해서 사업장에서 다음과 같이 할 수 있다.[169)]

적절한 신체 역학은 일과를 포함하여 모든 일상활동에 사용되어 관절 스트레스를 줄이고 가능한 한 고통을 줄여야 한다. 다음과 같은 인체 공학적 원리가 도움이 될 수 있다.

- 손가락이 구부러지지 않도록 손가락이나 손바닥으로 책이나 파일을 집기
- 한쪽으로 치우치지 않고 바로 전면에서 직접 작업을 할 수 있도록 한다. 그래서 몸을 작업의 중심에 주어서 작업 중에 몸을 비틀어 움직이는 것을 피한다.
- 활동에 사용할 수 있는 가장 강한 관절을 사용한다(예 : 물건을 들어 올릴 때 등의 근육이 아닌 다리 근육으로 들어올리기).
- 물건을 들기보다는 물건을 굴리거나 트롤리(trolley)를 사용한다.
- 부품이나 재료를 줍는 것과 같이 손의 엄지 쪽으로 단단히 잡고 압력을 가하는 작업을 피한다.
- 근육 경직, 통증 및 피로를 최소화하기 위해 장기간 서 있거나 앉은 자세를 피한다.

다음과 같은 근로자들이 수용할 수 있는 도구나 시설을 제공한다.

- 손잡이가 내장된 도구(예 : 가위 및 도구)를 사용하여 근력을 줄이고 힘을 줄인다.
- 앉았다가 일어서는 것을 쉽게 할 수 있는 장치를 설치한다.

169) Canadian Centre for Occupational Health & Safety. Osteoarthritis. OSH Answers Fact Sheets,Document last updated on August 17, 2010 https://www.ccohs.ca/oshanswers/diseases/osteoart.html

- 몸 위치를 바꿔 줄 수 있도록 대체 작업이나 휴식을 제공한다.
- 관절염에 따른 기능 변화를 계획할 수 있도록 고용주와 유연한 근무 일정 및 작업 옵션을 논의한다.

6) 업무관련성 평가

퇴행성 관절염과 작업과의 관계는 명확하지 않다. 다양한 업무 외의 요소가 관련된다. 예를 들어 나이, 성별, 유전 요소, 비만, 선천성 또는 발달(뼈가 자라는 동안 발생) 등의 뼈 및 관절 질환이 있다. 대체로 관절의 변성은 유전적, 체질적 및 환경적 요인의 복합적 요인에 기인한다.

작업 관련이 될 수도 있고 그렇지 않을 수도 있는 다른 위험 요소는 이전의 염증성 관절 질환 및 관절 상해이다.

무거운 짐을 인력으로 운반하는 것은 관절의 퇴행성 변화를 일으킬 수 있다. 비정상적인 자세, 극심한 움직임 및 상해는 이미 퇴행성 관절염이 있는 근로자에서 증상을 나타내거나 기존 증상을 악화시킬 수 있다.

원인이 무엇이든 시간이 중요한 요소일 수 있다. 40세 미만의 사람들에게는 흔한 질병이 아니다. 반면에 75세 이상의 사람들의 약 80%는 퇴행성 관절염이 있다. 40-50세 사이의 연령 그룹은 퇴행성 관절염에 대한 진단율이 가장 높은 인구이다.

산재보험법 시행령에서는 근골격계의 퇴행성 변화와 관련하여 신체부담업무로 인하여 기존질병이 악화되었음이 의학적으로 인정되면 업무상 질병으로 본다. 신체부담업무로 인하여 연령 증가에 따른 자연경과적 변화가 더욱 빠르게 진행된 것이 의학적으로 인정되면 업무상 질병으로 본다고 규정하고 있다. 이에 따라서 근골격계질환의 업무관련성의 판단에서 퇴행성 변화가 동반된 경우 어떻게 평가할 것인가가 중요한 문제가 되고 있다.

퇴행성 관절염이 있는 경우에는 급격한 외력의 작용 등 사고성 근골격계질환을 제외하고는 업무상 질병 여부 판단 시 다음 사항에 유의한다.

- 근골격계질환은 퇴행성 변화를 수반하는 경우가 많으므로 퇴행성 질병이란 이유만으로 불승인 판단을 해서는 안 되며 반드시 업무관련성에 대한 판단을 하여 업무상 질병 여부를 판정한다.
- 퇴행성 근골격계질환에 대해 불승인 또는 승인 판단을 하는 경우에는 그에 따른 의학적 근거 내지는 업무관련성에 대한 판단 등을 제시한다.

근로자에게 발생한 퇴행성 관절염은 사업장에서 발생 가능성이 높은 업무에 종사하느라 상병의 악화 · 발현의 가능성을 가지는 것이, 퇴근 후 집에서 쉬는 동안 악화요인을 가지는 경우보다 더 일반적이라는 관점이 필요하다.

일반적으로 업무관련성을 판단할 때 신체부담정도, 직업력, 간헐적 작업 유무, 비고정작업 유무, 종사기간, 질병의 상태 등을 종합적으로 고려하여 판단한다. 신체부담정도는 재해조사 내용을 토대로 인간공학 전문가, 산업위생 전문가, 직업환경의학 전문의 등 관련 전문가의 의견을 들어 평가하되, 필요한 경우 관련 전문가와 함께 재해조사를 하여 판단한다.

- 재해조사시트의 신체부담 요인 조사 점수는 해당 부위의 전반적인 부담 수준을 의미하는 것으로 질병 발생과의 직접적인 관련성과는 다른 의미임을 고려한다.
- 기존질병이나 연령의 증가에 따른 퇴행성 변화가 있는 경우라도 신체부담업무로 악화되었는지 여부를 고려하여 판단한다.
- 업무수행 전후 검사소견 비교와 신체부담업무 수행 정도를 고려하여 신체부담업무로 인해 기존질병이 악화되었는지 여부를 판단한다.
- 일반적 진행경과에 비해 해당 근로자의 신체부담업무로 인한 퇴행성 변화가 더욱 빨라진 경우에 해당하는지 여부를 판단한다.

특정 작업은 퇴행성 관절염 발생 가능성을 높힌다. 반복적인 작업동작을 하거나 높은 부담을 주는 작업활동을 견디거나 오랫동안 앉아있는 상태로 있어야 하는 직업을 갖고 있다면 퇴행성 관절염에 걸리거나 기존의 질환을 악화시키는 경향이 더 크다. 그러한 직업의 예로는 타이핑, 조립 라인 작업, 건설 작업 및 반복적으로 무거운 물건을 들고, 비틀고 돌리는 수작업 등이 있으며 이러한 일은 퇴행성 관절염을 악화시킬 가능성이 더 크다.

11. 손과 손목관절부의 건(초)염 · 윤활막염

1) 정의

건염은 건(힘줄, 인대)의 염증이고, 건초염은 건막에 염증이 생긴 질환으로, 건염과 건초염을 정확히 구분하기는 어렵다. 건염은 류마티스 관절염(rheumatoid arthritis)과 같이 1차적인 염증성 변조인 경우도 있고 기계적 부상으로 2차적으로 생기기도 한다.

2) 증상

건초염의 증상은 손상 부위가 붓거나 누르면 통증이 있고 힘을 쓸 수 없게 되며, 운동 시에 관절에 통증이 생기는 경우가 대부분이다. 통증과 누르면 아픈 압통이 있으며 심할 때는 붓기도 한다. 건초염은 우리 몸의 여러 곳에서 생길 수 있다. 화농성 건초염의 경우 심하게 부으며 증상의 진행이 빠르며 결핵성의 경우에는 화농성과 다르게 증세가 서서히 악화되는 양상을 보인다.

류마토이드 건초염의 경우에는 두 군데 이상에도 동시에 발생하고 좌우에 대칭적으로 나타나는 특징을 보인다.

3) 원인

건초염은 힘줄에 과도하거나 반복적인 압력이 가해질 때 생긴다. 일하는 동안에 힘줄이 계속 잡아당겨지고, 늘어나고 쥐어 짜여서 힘줄끼리 엉켜지면 건초, 또는 주위조직에 염증을 일으킬 수 있다. 신체 어느 부위나 반복적으로 사용하면 탈이 난다. 그중 건초염은 힘줄을 무리하게 사용할 때 생기는 질환이다.

컴퓨터 마우스를 자주 사용하는 사람도 손목이나 손가락에 건초염이 생길 수 있다. 류머티즘, 통풍, 화농성, 결핵성 등, 각종의 급성 및 만성염증이 있는데, 가장 흔히 일어나는 것은 만성의 기계적 자극에 의한 비특이성 염증이다. 건초염은 주로 여름에 많다. 겨울보다 상대적으로 활동량이 많기 때문이다. 덥고 습한 날씨도 증상을 악화시키는 요인이다.

(1) 외상성 건초염(Tramatic tenosynovitis)

① 근육의 지나친 과로로 인해 생긴다.
② 좌상이나 염좌 혹은 탈구에서와 같은 건의 무리한 신장이 원인이 된다.
③ 피부나 근막 혹은 근육 등과 같은 주위조직으로 부터의 염증이 생긴다.

(2) 결핵성, 화농성, 류마토이드 건초염(Bacterial tenosynovitis)과 같이 염증이 원인이 되는 경우도 있다.

(3) 가족력이 있는 경우가 있고 남자에서 여자보다 흔하다.

(4) 천공원이나 피아니스트처럼 건초에 마찰이 심한 일을 하는 사람에게 잘 걸린다.

[표 4-11] 손목의 건염/건초염의 발생가능성이 높은 작업 및 위험요인

작업 종류	직업적 위험요인
코어제작	반복적인 손목운동
포장작업	손목의 반복동작, 과도한 힘
음악가	손목의 반복동작 □ 손바닥 압력
작은 부품조립 (철사감기, 밴드싸기)	지속적인 부적절한 자세, 꺾인 손목자세와 엄지손가락의 압력, 반복적인 손목운동, 강력한 손목의 젖힘과 내전
벨트 콘베이어 조립	손목의 반복동작
프레스작업	손목의 반복동작 □ Pushing control을 위한 손목꺾임

4) 진단

환자의 작업 정도와 운동의 과거력을 확인하고, 염증이 생긴 부위의 과다 사용 경험 및 과다 부하 여부를 확인한다. 힘줄 부위를 누룰 때 통증을 느끼고 힘줄 주위 관절을 움직일 때 통증과 운동 범위의 제한을 호소할 수 있다.

혈액학적 검사로 백혈구 수, 적혈구 침강계수, 보체 반응 단백질, 류마티스 인자 검사 등을 시행해 볼 수 있으나 류마티스 건막염을 제외하고는 정상 소견으로 나온다.

연부 조직(내부 장기와 딱딱한 뼈 등을 제외한 우리 신체의 연한 조직. 임파선, 근육, 뇌막 등)을 잘 영상화 시킬 수 있는 자기공명영상(MRI) 촬영 등을 시행해 볼 수 있는데, 이는 건막염의 존재 유무, 건막염이 생긴 건을 정확하게 확인하여 오진을 막을 수 있고 임상적 특징이 불분명한 경우 환자의 평가에 도움이 된다. 이와 같이 혈액검사, 자기공명영상(MRI) 촬영 등을 시행해 볼 수 있지만, 대부분 전문의의 진찰에 의해 평가된다.

자기공명영상 촬영 소견은 건막의 비후(비대해짐)와 근육을 둘러싸고 있는 주위 조직의 고밀도 영상이다. 그러나 자기공명영상 촬영 검사도 건막염의 원인을 진단할 수 없다. 따라서 3개월 이상 충분한 보존적 치료에도 반응하지 않는 류마티스성 건막염을 제외한 경우, 치료 방향 결정을 위하여 조직 생검을 통한 원인 규명과 병리적 진단을 얻는 것이 필요할 수 있다.

사례 : 마사지사에게 발생한 근막통증증후군, 손가락의 신전근 및 힘줄의 손상(인정)

20대 여성으로 마사지사로 근무한 기간이 5개월이었다. 근무시간은 09:00~21:00이었다.
재해자는 마사지사(지압식)로 5개월 동안 근무하였는데 근무하던 중 양측 손가락, 손목 부위에 극심한 통증을 느껴 내원하여 검사한 결과 상병명 진단을 받았다.
주작업은 마사지(지압식 관리)로 시아추관리('손가락으로 압력을 가하다'는 뜻으로 일본의 전통적인 치료기술이라고 한다. 오일을 바르지 않고 손가락, 손바닥, 팔꿈치 등을 이용하여 지압을 하거나 스트레칭을 해주는 마시지 기법), 하체, 팔, 얼굴 등 근육을 풀어주는 케어로 '쓰다듬기' 작업시 손목이 90도 꺾이고 포인트 압을 주어야 할 때는 무지(엄지손가락)를 사용하여 마사지를 하고, 넓은 면적에 강한 압을 줄 때는 지과(주먹동작)를 사용한다.
스톤, 괄사 등 도구를 이용한 마사지도 한다. 무게 1kg 미만의 스톤, 괄사 같은 도구를 이용하여 지속적으로 반복해서 마사지를 한다. 도구를 사용할 경우 계속 쥐고 있어야 하기 때문에 저리고 심한 경우 찌릿함이 느껴진다.
신체부담요인으로는 손, 손가락에 반복적으로 무리한 힘이 가해지는 것이다.
노동부 고시, 근골격계 부담작업의 범위는 다음이 해당된다.

2. 하루에 총 2시간 이상 목, 어깨, 팔꿈치, 손목 또는 손을 사용하여 같은 동작을 반복하는 작업
7. 하루에 총 2시간 이상 지지되지 않은 상태에서 4.5kg 이상의 물건을 한 손으로 들거나 동일한 힘으로 쥐는 작업

특이사항은 다음과 같다.

- 과거 유사업무 근무기간 : 현 직장 근무 전 1년 1월 동안 피부관리샵 근무
- 과거 동일부위 치료내역 : 동일상병 치료 내역 없음
- 재해자는 1일 12시간 가량 주6일 근무를 하였고, 1일 10명 이상 케어를 하였고, 오픈 준비시 청소를 할 때 수건을 짜야 하는 경우가 있어 손목에 무리가 갔으며, 마사지 테크닉 중 전완으로 근육을 늘리거나 지압하는 테크닉의 경우 아래팔에 무리가 심하게 간다고 주장하였다.

질판위는 다음과 같이 판단하였다.

- 재해자는 손목, 손가락 부위에 힘이 가해지는 반복적인 작업을 수행한 점은 인정됨. 의무기록 및 초음파 소견상 상병명이 확인되었다.
- 재해자는 20대 초반의 여성으로 현 직장 근무기간은 5개월에 불과하고 직전 근무기간 1년 1개월을 합하여도 동일 업무에 종사한 기간은 1년 6개월에 불과하고, 업무량을 고려할 때, 반복적 작업에 의해 손목, 손가락 부위에 무리가 갔다고 보기에는 어렵다는 의견도 있었다.
- 재해자의 X-Ray를 검토해보면 요골과 엄지손가락 사이 간격이 일반인에 비해 상당히 많이 떨어져 있는 것이 확인되었다. 재해자의 경우 일반인에 비해 손목, 손가락 부위에 부담을 많이 느끼는 신체적 조건을 가졌던 상황에서 지압식 마사지 업무를 수행하였기 때문에 개인의 신체적 특성을 고려할 때, 손목, 손가락 부위 신체부담을 악화시키는데 영향을 끼쳤을 것으로 판단하였다.

재해자는 20대 초반의 여성으로 5개월 근무기간(전 직장 포함 1년 6개월)이라는 점에서 신체부담 작업을 반복적, 지속적으로 수행하였다고 보기에 어려운 상황이었으나, 요골과 손가락 부위 간격이 일반인에 비해 상당히 많이 떨어져 있다는 개인의 신체적 특성이 고려되어 신체부담 작업을 수행한 기간이 짧은 상황임에도 불구하고 업무상 재해로 인정되었다..
근골격계질환의 발병에 개인의 신체적 특성이 영향을 끼친 경우 개인의 신체적 특성과 업무특성을 고려하여 업무와의 관련성 여부를 주장할 필요가 있다.

사례 : 마트의 주방보조(설거지)원에게 발생한 좌측 손목 건초염(인정)

재해자는 50대 여성으로 근무기간은 1년 1개월이었고, 하루 작업시간은 7시간이었다.
재해자는 동료 3명과 주방 뒤편 워셔에 고정으로 배치되어 접시닦기, 테이블 닦기, 홀바닥 청소(150평 정도, 4인테이블 30 여개), 큰 쓰레기통 비우기, 토핑대 채우기, 스텐집기 닦기 등 매일 500~600개 정도 접시를 닦아 세척기에 넣고, 빼고, 포크와 나이프, 수저 등 200개 정도를 하루에 수십 번씩 문질러 세척기에 돌려 골라내고 작업하면서 손목에 무리가 갔다.
주작업은 주방설거지로 홀에서 접시와 포트 등을 카트를 이용해 수거하여 주방에서 선자세로 고무 장갑을 끼고 왼손으로 접시나 그릇을 잡고, 오른손에 수세미를 들고 설거지를 하였다. 매일 접시를 500~600개, 수저나 포크를 200개 정도 하루에 수십 번씩 문질러서 세척기에 돌려서 작업을 했다고 한다.
신체부담요인으로는 작업자세, 반복성에서 미끄러운 장갑을 끼고 접시를 잡고 세척을 할 때 손목의 위아래 꺾임이 15도 미만이고, 세척하여 세척기통에 접시를 하나씩 나란히 꽂을 때 손목의 옆꺾임이 15도 미만으로 있었다. 분당 4회 이상 반복동작 및 정적자세가 있었다. 손가락으로 쥐기, 잡기, 손가락에 강한 힘, 접촉 압박, 미끄러운 장갑착용이 있었다.
노동부 고시, 근골격계 부담작업의 범위는 다음이 해당되었다.
2. 하루에 총 2시간 이상 목, 어깨, 팔꿈치, 손목 또는 손을 사용하여 같은 동작을 반복하는 작업
7. 하루에 총 2시간 이상 지지되지 않은 상태에서 4.5kg 이상의 물건을 한 손으로 들거나 동일한 힘으로 쥐는 작업

특이사항은 다음과 같다.
- 과거 유사업무 근무기간 : 학교급식 7개월 근무
- 재해발생 6개월 전 1명이 퇴사하여 6개월 동안 3명이 수행하던 업무를 2명이 수행하였음(업무강도가 강해졌음을 주장함)
- 사업주는 재해자의 주의와 노력이 부족하여 동일 업무를 수행하는 동료에게 발생하지 않는 질병이 발병한 것은 개인적인 상황이라고 주장함

질판위는 다음과 같이 판단하였다.

- 재해자의 작업자세를 볼 때, 손목 부위에 부담이 가는 작업이며 재해발생 전 6개월 동안 1명이 결원된 상태에서 근무하였던 점을 고려할 때 업무량이 많았다는 점에서 업무상 재해로 인정된다.

직업환경의 전문의 평가는 재해자는 재해 전 1년 1개월 동안 마트의 푸드코트에서 설거지와 홀 청소 업무를 수행하였음. 재해자는 오른손으로 수도꼭지를 잡고, 왼손으로는 수세미질을 한 후 접시를 왼손으로 집어서 옆에 있는 세척기에 올려놓는 동작을 반복하였다. 세척기에서 세척이 완료되면 왼손으로 접시를 잡고 오른손의 수건으로 물기를 닦아낸다. 접시 뿐만 아니라 쟁반, 나이프, 수저, 포크 등도 유사하게 설거지를 하였다. 재해자는 오른손잡이로 보이나 왼손의 엄지손가락과 다른 손가락을 이용하여 쟁반과 접시를 집어 올리는 동작을 빈번하게 반복하였고, 이로 인해 왼손의 손목 건초염이 발병한 것으로 보여 업무관련성이 높다.

원처분기관 조사 과정에서 발병일 이전 4개월 동안 상품별 매출량을 확인하여 상품 1개당 1개의 접시가 나온다는 것을 가정하여 월별 매출량을 영업일 28일로 나누어 1일 접시 설거지량을 산정하였다(접시를 사용하여 매장에서 취식하는 매출량을 기준으로 산정하고, 포장이 많은 상품은 제외하였음). 1일 7시간 근무시간 중 1일 접시 설거지량을 비교할 수 있다는 점에서 작업의 반복성을 확인할 수 있다.

신체부담 요인으로 3명이 담당하였던 업무를 재해발병 전 6개월 동안 2명이 수행하였던 사정을 감안하여 신체부담 요인으로 판단하였다.

작업 동영상에서 실제 사용한 작업도구, 식자재(접시의 크기, 무게, 수저·포크·나이프의 사진과 무게를 확인한 자료) 등 실제 업무량과 작업자세를 고려하여 판단할 수 있도록 자료를 제출하는 것이 필요하다.

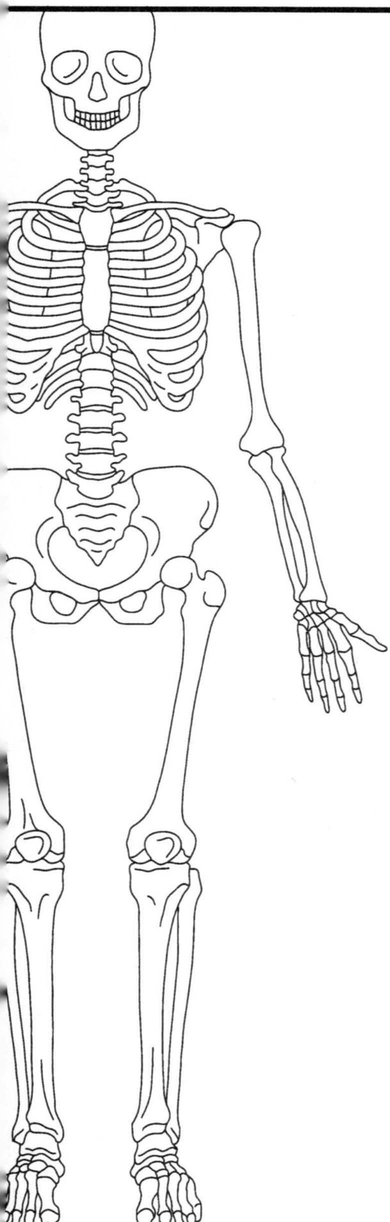

5

업무상 팔과 팔꿈치 질환

1. 서론
2. 팔꿈치 터널 증후군(척골신경포착 신경병증)
3. 주두 점액낭염
4. 진단
5. 요골신경포착 신경병증
6. 팔꿈치 관절의 퇴행성 관절염
7. 회내근 증후군
8. 직업성 상과염

제5장

업무상 팔과 팔꿈치 질환

1. 서론

팔꿈치 관절(elbow joint)은 위팔뼈의 먼쪽 부분과 노뼈(요골)와 자뼈(척골)의 윗부분 등의 3개의 뼈가 모여서 이루어지는 부위로 굽힘 운동과 폄 운동을 담당한다. 팔꿈치 관절은 관절의 안정성을 유지하는 위팔자관절, 탈구를 방지하는 위팔노관절, 아래팔의 안쪽돌림과 바깥돌림에 관여하는 몸쪽 노자관절로 이루어진다(그림 5-1, 5-2).

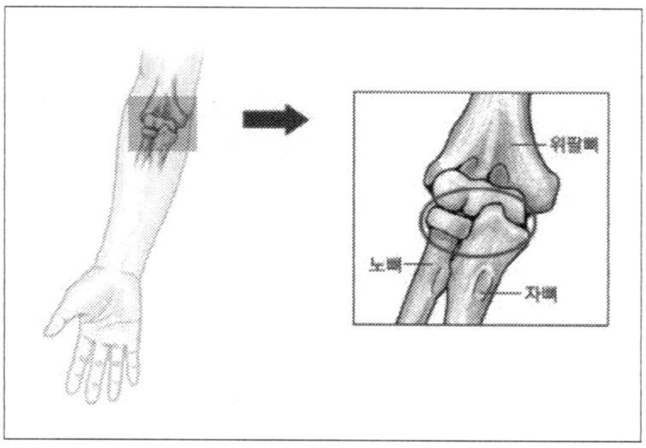

[그림 5-1] 팔꿈치 관절[1) [1]

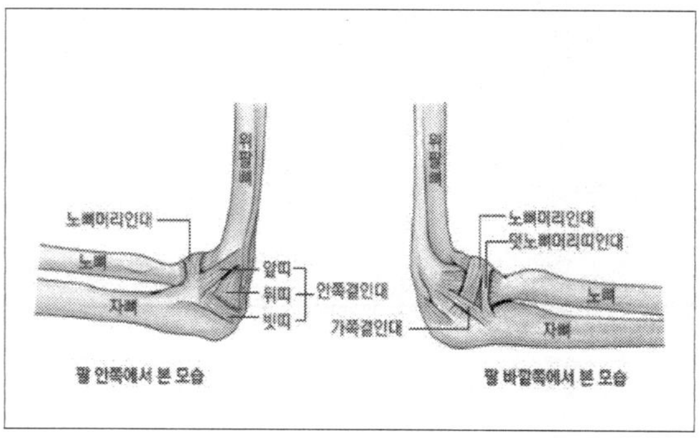

[그림 5-2] 팔꿈치 관절의 인대[2) [1]

출처 : 서울대학교병원, 팔꿉관절, 서울대학교병원 신체기관정보 http://terms.naver.com/entry.nhn?docId=938771&mobile&cid=51006&categoryId=51006

---

1) 서울대학교병원, 팔꿉관절, 서울대학교병원 신체기관정보. Available at: http://terms.naver.com/entry.nhn?docId=938771&mobile&cid=51006&categoryId=51006

2) 서울대학교병원, 팔꿉관절, 서울대학교병원 신체기관정보. Available at: http://terms.naver.com/entry.nhn?docId=938771&mobile&cid=51006&categoryId=51006

팔꿈치 관절의 정상 운동 범위는 0~140도 정도이다. 일상생활을 하는데 필요한 기능적인 운동 범위는 30~130도이다.

팔꿈치 부위와 관련된 근골격계질환의 종류는 다음의 [표 5-1]에서 알 수 있다. 상과염 외에도 요골관 증후군, 척골관 증후군, 주두 점액낭염이 있다. 그 외에 팔꿈치 관절 관절염(osteoarthrosis), 원회내근 증후군(Pronator teres syndrome), 전완부 근육의 근막통 증후군, 팔꿈치 관절 전완부위의 건염 건초염(Biceps and Triceps Tendinoses) 등이 있다.

[표 5-1] 팔꿈치 부위 직업성 근골격계질환

질환	증상	원인
외상과염 (테니스 엘보)	손목을 굽힐 때, 손을 꽉 쥘 때 팔꿈치 바깥쪽 통증	반복적인 손목작업, 급성외상(가능)
내상과염 (골퍼스 엘보)	손목을 손등쪽으로 젖힐 때, 손을 꽉 쥘 때 팔꿈치 내측 통증	반복적인 손목작업, 급성외상(가능)
주두 점액낭염	작업대에 닿는 팔꿈치 부위의 통증, 부종	팔꿈치를 작업대에 반복적으로 기댈 때, 반복적인 손목작업
척골신경포착 신경병증 (팔꿈치 터널 증후군)	손바닥 안쪽 및 새끼손가락 통증 및 감각이상	반복적인 손목 사용 및 팔꿈치로 작업대에 기대는 경우
요골신경포착 척골관 증후군	외측 팔꿈치에서 아래부위의 팔 통증 및 이상감각	손목의 반복적 사용
원회내근 증후군	팔뚝에서 원엎친근(pronator teres)과 표재수지굴근(flexor digitorum superficialis) 아래를 지나는 정중신경이 눌려서 나타나는 증상	흙을 부수는 동작, 자전거를 탈 때 손목이 손등쪽으로 과하게 신전, 쪼그려 앉아서 잡초를 뽑고 호미질, 팔을 반쯤 비틀어 굽히는 동작 등의 반복(망치질, 드라이버질, 라켓을 사용하는 스포츠 등)

2. 팔꿈치 터널 증후군(척골신경포착 신경병증)

1) 정의

팔꿈치 터널 증후군은 팔꿈치의 내측상과(medial epicondyle)의 아래 구(groove), 원위부에 두 개의 척측 수근 굴근의 머리(flexor carpi ularis head)를 연결하는 섬유띠에서 신경이 포획(entrapment)되어서 나타나는 증후군이다. 일종의 포착성 신경장애(entrapment neuropathy)이다. 척골신경 압박 증후군, 팔꿈치 터널 증후군, 휴대전화 엘보(cellphone elbow) 등으로도 불리며 손목 터널 증후군에 이어 두 번째로 발생률이 높은 질환이다.[3)]

2) 원인

팔꿈치 터널 증후군은 항상 증상을 호소하는 것은 아니기 때문에 발생률을 조사하기 쉽지 않지만, 한 연구에서 일반 인구의 16.2 %에서 발생하는 것으로 보고하였다.[4)]

일반적으로 팔꿈치 관절의 신체부담요인(피로유발자세)으로는 상완과 전완부 사이가 80도 이하 각도로 굴곡된 자세와 상완과 전완부 사이가 120도 이상 각도로 신전된 자세 등이다. 척골신경은 그 주행경로를 따라 다양한 부위에서 압박을 받을 수 있으나 가장 압박받기 쉬운 부위는 팔꿈치 관절 주위이다.

팔꿈치 척골신경의 압박은 여러 가지 방법으로 발생 할 수 있다. 신경은 골의 바로 옆에 위치해 있고 그 위에 연부조직이 거의 없어 이 부위의 압력은 신경에 압력을 준다. 예를 들어 팔꿈치 안쪽으로 탁자에 팔을 기대면 팔은 느려지거나 척골신경의 압박으로 통증을 유발할 수 있다. 만일이 이것이 반복된다면 신경은 염증을 일으키게 되며 저림과 통증이 좀 더 지속될 것이다.

팔꿈치 터널(cubital tunnel)이 좁아지는 원인으로 관절염에 의한 골극(arthritic spur), 외상에 의한 골편, 섬유화, 유착, 드물게는 결절종(ganglion)에 의해서 생길 수 있고 더러는 내측 상과염(medial epicondylitis)에 의한다. 팔꿈치의 기형에 의한 척골신경의 포획도 대표적인 원인이며 외반주(cubitus valgus)[5)]가 대부분이나 내반주(cubitus varus)[6)]도 원인이 될 수 있다.

때때로 신경의 결합조직이 두꺼워 지거나 신경에 압력을 야기한 팔꿈치의 신경 위 근육

3) Verheyden J, Palmer A. Cubital tunnel syndrome. Emedicine Medscape article. In: Medscape References. Available at: http://emedicine.medscape.com/article/1231663-overview.

4) Verheyden J, Palmer A. Cubital tunnel syndrome. Emedicine Medscape article. In: Medscape References. Available at: http://emedicine.medscape.com/article/1231663-overview.

5) 외반주(外反肘, cubitus valgus) : 상완축과 전완축이 바깥쪽(요골측)에 여는 각도를 이루는 경우를 말한다. 사람의 팔꿈치는 생리적으로 외반하고 있으며 남자 8.5도, 여자 12.5도 라고 한다. 생리적 범위이상의 외반을 지닌 것은 병적으로 간주하는데 대부분 후천성이고 구루병이나 염증으로도 생기지만 압도적 다수는 외상 후에 생기고 있다. 소아기의 상완골과부(顆部) 골절 때문에 성장장애를 일으키거나 위관절이 되거나 하는 예이고 척골신경마비를 수반하는 것도 있다.

6) 내반주(cubitus varus) : 팔꿈치 관절의 내반 변형을 말하는 것으로, 어린이들이 팔꿈치를 다친 후 팔의 변형이 생기는 경우 팔을 완전히 폈을 때 손 어깨와 더불어 팔꿈치가 일직선상에 있거나 약간 안쪽에 위치해야 하는 데 손과 어깨에 비하여 팔꿈치가 밖에 있는 경우를 발한다. 내번주(內飜肘), 내반팔굽, 내반주. 관절의 측방각형성(側方角形成)에 의한 팔꿈치의 기형. 팔을 뻗었을 때 신체의 중앙선을 향하여 전완(前腕)이 편위(偏位)한다.

구조에 변형이 일어날 수 있다.

팔꿈치를 많이 구부리는 작업을 하는 사람으로 가정주부나 요리사, 사무직, 투수, 목수 등에게서 많이 생긴다고 알려져 있다. 요즘은 휴대전화의 사용률이 높아지며 팔꿈치 터널 증후군의 발생 연령층이 낮아지고 발생률 또한 높아지고 있다.

또한, 생활습관에 의해서도 발생할 수 있는데 팔꿈치를 구부리고 턱을 괴는 습관이 있는 사람, PC나 책상에서 작업할 때 관절을 굽힌 채 오랫동안 일하는 사람, 스스로 팔베개를 하고 자는 습관을 지닌 사람의 경우에 이 질병이 발생할 확률이 높으며 당뇨병성 신경병증에 의해 발생하기도 한다.

Iba 등[7]은 수술 시 측정한 팔꿈치 터널 압력이 사체 연구에서 알려진 평균 팔꿈치 터널압력(17–65 mmHg)보다 높다고 보고하였으며, Gelberman 등[8]은 발꿈치 관절 굴곡 시 내상과 주위에서의 견인력이 증가하며 이러한 현상이 팔꿈치 터널 증후군을 발생할 수 있다고 설명하였다. 반면 Kato 등[9]은 팔꿈치 터널 증후군 환자 대다수에서 이차적인 결절종(ganglion)이 동반된 팔꿈치 관절 골관절염이 존재하고, 이러한 환자들에게서 팔꿈치 관절의 견인력 증가와 압박이 이런 골관절염에 의한 것이라고 주장하며 팔꿈치 터널 증후군의 주요 원인으로 골관절염으로 설명하였다.

이외에도 팔꿈치 관절 주변 연부조직 이상 또는 외상 등으로 인해서 발생할 수 있다. 연부조직 이상으로는 활액막 증식(hypertrophied synovium), 종양, 활차상 주근(anconeus epitrochlearis) 등이 있다.[10] 삼두근 내두의 탈구가 팔꿈치 터널 증후군을 일으킬 수 있으며 이는 수술 후에도 지속적인 증상을 일으킬 수 있어 수술 전 신체 진찰을 통해서 삼두근 내두의 탈구 여부를 확인해야 한다. 신체 진찰 상 탈구가 의심될 경우 팔꿈치 관절을 굴곡하여 자기공명영상(MRI) 검사를 시행하면 진단에 도움을 줄 수 있다.[11] 내반주에서는 삼두근의 작용선이 내측으로 이동하여 팔꿈치 관절 굴곡 시 삼두근 내두가 전내측으로 탈구되며 이로 인한 척골신경 압박증상이 나타난다.[12] 외반주에서는 주로 팔꿈치 관절 굴곡 시 척

---

7) Iba K, Wada T, Aoki M, Tsuji H, Oda T, Yamashita T. Intraoperative measurement of pressure adjacent to the ulnar nerve in patients with cubital tunnel syndrome. J Hand Surg Am. 2006;31:553–8.

8) Gelberman RH, Yamaguchi K, Hollstien SB, et al. Changes in interstitial pressure and cross–sectional area of the cubital tunnel and of the ulnar nerve with flexion of the elbow. An experimental study in human cadavera. J Bone Joint Surg Am. 1998;80:492–501.

9) Kato H, Hirayama T, Minami A, Iwasaki N, Hirachi K. Cubital tunnel syndrome associated with medial elbow Ganglia and osteoarthritis of the elbow. J Bone Joint Surg Am. 2002;84: 1413–9.

10) Szabo RM, Kwak C. Natural history and conservative management of cubital tunnel syndrome. Hand Clin. 2007;23:311–8.

11) Spinner RJ, O'Driscoll SW, Jupiter JB, Goldner RD. Unrecognized dislocation of the medial portion of the triceps: another cause of failed ulnar nerve transposition. J Neurosurg. 2000;92:52–7.

12) Spinner RJ, O'Driscoll SW, Davids JR, Goldner RD. Cubitus varus associated with dislocation of both the medial

골 신경의 마찰 또는 압박, 견인에 의해서 증상이 나타난다.[13)14)]

특히 환자의 직업 등의 환경적 요인이 큰 영향을 미치는 경우도 있는데, 투수나 테니스 선수 등이 경기 중 팔꿈치 관절에 과도한 압박과 견인이 발생하는 경우와,[15)] 지속적으로 팔꿈치 관절의 굴곡 상태를 유지한 상태로 작업을 해야 하는 목수, 페인트 공 등과 음악가에서도 발생 빈도가 높다. 전화기를 들고 전화를 할 때와 같이 팔꿈치 관절을 구부린 자세로 오랫동안 지속하는 작업을 하는 근로자들에게서 더 잘 걸린다. 수공구를 오래 잡고 팔꿈치 관절의 굴곡과 신전을 반복적으로 하는 동작을 취하면서 작업을 하는 근로자들에게서 팔꿈치 터널 증후군은 증가한다.[16)]

Kakosy[17)]는 진동공구를 사용하는 헝가리인들을 대상으로 한 연구에서 상지의 신경장애가 증가하여 167명 중에서 42.5%의 팔꿈치 터널 증후군이 있었다고 하였다.

3) 증상

척골신경이 팔꿈치 터널에서 압박받아 증상이 나타난다. 척골신경은 주로 4, 5번째 손가락인 약지와 소지에 분포하기 때문에 팔꿈치의 통증과 함께 제 4, 5 수지의 손 저림과 이상감각, 통증을 동반하게 된다. 증상은 보통 신경에 압력이 있을 때, 팔걸이에 팔꿈치를 놓았을 때나 반복적으로 팔을 굽혔다 펼 때 나타나고 종종 증상은 전화기를 들고 있거나 자고 있을 때 등 팔꿈치가 굽혀 있을 때에 나타난다. 어떤 환자는 집는게 약하거나 직업적 서투름, 물건을 떨어뜨림을 호소할지도 모르며 여러 경우에 감각을 상실하거나 손의 근육이 두께와 힘을 잃을 수 있다.

제 4, 5 수지가 굽혀져 잘 펴지지 않고, 엄지손가락과 다른 손가락으로 물건을 쥘 때 힘이 약해진다. 증상이 진행되면 손가락을 쫙 벌리기 어렵게 되고, 손가락을 편 상태에서 손가락이 중간으로 잘 모아지지 않는 증상들이 생긴다. 그리고 척골신경이 지배하는 근육의

portion of the triceps and the ulnar nerve. J Hand Surg Am. 1999;24:718-26.

13) Vanderpool DW, Chalmers J, Lamb DW, Whiston TB. Peripheral compression lesions of the ulnar nerve. J Bone Joint Surg Br. 1968;50:792-803.

14) Gelberman RH, Yamaguchi K, Hollstien SB, et al. Changes in interstitial pressure and cross-sectional area of the cubital tunnel and of the ulnar nerve with flexion of the elbow. An experimental study in human cadavera. J Bone Joint Surg Am. 1998;80:492-501.

15) Aoki M, Takasaki H, Muraki T, Uchiyama E, Murakami G, Yamashita T. Strain on the ulnar nerve at the elbow and wrist during throwing motion. J Bone Joint Surg Am. 2005;87:2508-14.

16) Descatha A, Leclerc A, Chastang JF, et al. Incidence of ulnar nerve entrapment at the elbow in repetitive work. Scand J Work Environ Health 2004;30:234-0.

17) Kakosy T. Tunnel syndromes of the upper extremities in workers using handoperated vibrating tools. Med Lav 1994;85:474-0.

기능 저하 및 수부 내재근의 위축을 초래하여 엄지손가락과 두번째 손가락 사이가 푹 꺼지게 된다. 엄지와 집게손가락 사이 근육의 위축과 제 4, 5 수지의 굽혀지는 변형이 초래되어 일상생활에 지장이 있어야 병원에 오게 되어 치료 시기가 보통 늦어지는 경우가 있다.

팔꿈치 터널 증후군은 손가락과 팔 안쪽에 저린 증상이 발생하기 때문에 병원에서 진단받기 전까지는 다른 질환으로 오해하기 쉽다. 또한, 혈액순환이나 몸살 등으로 생각해 치료를 미루다가 일상생활에 지장이 왔을 때 병원을 찾게 되어 치료 시기가 늦어지는 경우가 많으므로 저린 증상 등이 지속된다면 되도록 빨리 검사를 받아보아야 한다. 야간에 새끼손가락의 감각이 저하되는 것을 느낄 수 있다. 신경압박이 심하면 근육 마비가 올 수도 있다.

- 팔의 안쪽과 약지, 소지를 따라 손의 저림 증상이 나타남
- 약지 손가락과 소지 손가락을 펴기 어렵고 갈퀴 모양처럼 구부러짐
- 손가락을 따라 근육의 위축이 발생해 손에 살이 빠진 것처럼 보임
- 손아귀의 힘이 떨어져 손을 사용해야 하는 정밀작업이 어려워짐
- 근육의 수축이 생길 시 손가락이 굽어진 상태가 유지되는 경우도 있음
- 신경압박이 심해지면 근육마비 증상도 나타날 수 있음
- 약지와 새끼손가락이 잘 붙지 않는 경우도 있음

4) 진단

자가진단으로 팔꿈치를 구부렸을 때의 통증, 저린 증상을 확인해 자가진단을 할 수 있다. 팔꿈치 과굴곡 검사(elbow hyperflexion test)는 주먹을 쥔 채로 팔꿈치를 구부려 귀 가까이에 댄 자세를 1분 정도 유지하여 약지와 소지 손가락에 저린 증상, 통증이 있는지 확인하면 된다.

의사는 일차적으로 환자의 병력과 직접 진찰을 하게 되면 척골신경 압박 증후군을 의심하여 진단을 할 수 있다. 의사는 증상의 유형과 분포를 평가하고 근육의 역할, 팔꿈치를 두드리거나 굽혔을 때의 과민성과 감각 변화를 조사한다.

병력청취를 통해서 저린감 및 이상감각 여부 그리고 이러한 증상이 손바닥 및 손등 어느 위치인지, 손 근육의 약화 및 위축 여부, 증상의 지속성 여부, 호전 또는 악화요인, 당뇨 등 신경증상을 유발할 전신 질환 동반여부 등을 확인해야 한다.

병력청취에서 가장 중요한 것은 증상의 지속성 여부이다. 간헐적으로 증상이 나타나는 경우 신경기능은 정상이며 이러한 경우 치료를 시행했을 때 신경기능이 정상으로 회복되기

를 기대할 수 있으나 지속적인 증상이 나타나는 경우는 치료 결과를 예측하기가 어렵다.[18)]

다른 의학적 조건은 갑상선 기능이나 당뇨 등을 평가할 필요가 있을 수 있고 근전도(electromyography, EMG)나 신경전도 검사(nerve conduction study, NCS)는 팔꿈치 터널 증후군의 진단을 확정하거나 그 심각함을 측정할 수 있다. 또한 이 검사는 비슷한 증상을 나타내는 목의 신경이 꽉 낀 경우와 같은 가능성 있는 다른 신경문제도 검사할 수 있다. 즉, 전기생리학적 검사는 다른 질환과의 감별을 할 수 있다. 검사에서 운동 신경 전달 속도가 50 m/s 이하인 경우에 팔꿈치 터널 증후군으로 진단할 수 있다.[19)] 또한, 근전도 검사를 통해서 다른 원인으로 인한 신경병증 및 상위운동신경원병(upper motor neuron disease) 등을 감별할 수 있다.

검사방법은 팔꿈치 관절 틴넬사인(Tinnel sign), 팔꿈치 관절 굽힘검사, 척골신경구 압박검사를 통해 확인할 수 있다. Tinnel sign은 좁아진 신경구, 팔꿈치 터널을 검사용 해머로 '톡톡' 두드릴 때 증상이 악화되는 현상이다.

팔꿈치 굽힘 검사는 굽힘 동작이 팔꿈치 터널을 보다 더 좁아지게 하기 때문에 이로 인해 악화되는지 여부를 확인하게 된다. 팔꿈치 굽힘 검사 자세는 휴대전화를 받는 모습과 같다. 긴 시간 통화할 때면 증상을 경험하게 된다. 가장 진단적 가치가 있는 검사 중 하나이며 팔꿈치를 과굴곡(elbow hyperflexion)한 상태에서 실시하며 1분 이내에 제 4, 5수지에 손저림 증상이 발생되거나 더 심하면 양성으로 판단할 수 있다.

척골신경구 압박검사는 Tinnel sign의 연장선에서 생각하면 된다.

단순방사선 검사는 모든 환자에서 시행해야 하며 이를 통해서 팔꿈치 관절염, 팔꿈치 터널 주변의 골극 여부, 팔꿈치 관절의 불안정성의 징후, 팔꿈치 관절 주위의 이전 골절로 인한 변형 여부 등을 확인할 수 있다. 이외에도 팔꿈치 관절에는 결절종(관절액이 만들어 내는 작은 혹)이나 기타 근육 혹, 신경 혹 등이 생겨 척골신경을 눌러 이런 증상들이 생길 수가 있어 팔꿈치 터널 내 공간점유병변(space occupying lesion) 확인을 위해 초음파나 MRI 검사가 도움이 된다.[20)] 물론 수술 시 제거한 혹은 조직 검사를 해서 확진을 할 수 있다.[21)]

18) Charness M. Unique upper extremity disorders of musicians. In: Millender L, Louis D, Simmons B, ed. Occupational disorders of the upper extremity. New York: Churchill Livingstone; 1992. 227-52.

19) Posner MA. Compressive ulnar neuropathies at the elbow: ii. treatment. J Am Acad Orthop Surg. 1998;6:289-97.

20) Kato H, Hirayama T, Minami A, Iwasaki N, Hirachi K. Cubital tunnel syndrome associated with medial elbow Ganglia and osteoarthritis of the elbow. J Bone Joint Surg Am. 2002;84: 1413-9.

21) 천앤우 수부외과 미세재건수술센터. 척골신경증후군(주관 증후군). 더불유 병원. Available at: http://www.handwoo.com/02_07.php

틴넬징후 양성의 경우 70%의 민감도가 있으며, 60초 동안 팔꿈치 관절 굴곡을 통한 유발 검사는 75%, 직접적으로 압력을 가하는 방법의 경우 89%, 팔꿈치 관절 굴곡과 직접적으로 압력을 가하는 방법을 동시에 사용할 경우 98%의 민감도가 있다.[22] 하지만 티넬징후가 98%로 가장 높은 음성 예상치를 가지고 있다.[23]

손 내재근의 약화 및 위축으로 인한 증상을 호소할 경우 엄지와 다른 손가락을 이용하여 물건을 집는 활동에 대한 병력을 확인하여야 한다. 수근관 증후군보다 팔꿈치 터널 증후군에서 근육의 위축이 4배 흔한 것으로 알려져 있다.[24]

증상이 진행될 경우 충양근(lumbricalis muscle)과 골간근(interosseous muscle)의 근력저하 및 위축으로 인해서 4, 5번째 손가락의 갈퀴손 변형(clawing deformity)이 나타나며, 골간근의 위축은 1, 2번째 손가락 사이 손등 부위에서 가장 저명하게 나타난다. 또한 무지 내전근의 약화로 인한 프로메트(froment) 징후[25]를 보일 수 있으며 손바닥 골간근(palmar interosseous muscle)의 근력저하로 왈텐버그 징후(Wartenberg sign)를 보일 수 있다.

5) 예방

컴퓨터나 책상 작업 시에 팔꿈치 관절을 너무 굽힌 자세를 취하면 팔꿈치 터널 증후군의 발생 빈도가 높아진다. 팔꿈치 터널 증후군을 예방하려면 다음과 같은 사항을 유념할 필요가 있다.

- 팔을 과도하게 돌리거나 구부리는 작업을 피해야 한다.
- 턱을 괴고 일하지 않는다.
- 잘 때 팔꿈치를 접어서 머리에 배고 옆으로 누워서 자지 않는다.
- 벤치프레스와 같이 고중량의 역기를 할 때 팔꿈치를 과도하게 굽히지 않는다.
- 팔꿈치를 과도하게 사용하는 반복 작업을 하지 않는다(예; 낫질, 호미질 등).
- 규칙적인 스트레칭으로 근육을 풀어줘야 한다.

22) Novak CB, Lee GW, Mackinnon SE, Lay L. Provocative testing for cubital tunnel syndrome. J Hand Surg Am. 1994;19:817-20.

23) Cheng CJ, Mackinnon-Patterson B, Beck JL, Mackinnon SE. Scratch collapse test for evaluation of carpal and cubital tunnel syndrome. J Hand Surg Am. 2008;33:1518-24.

24) Mallette P, Zhao M, Zurakowski D, Ring D. Muscle atrophy at diagnosis of carpal and cubital tunnel syndrome. J Hand Surg Am. 2007;32:855-8.

25) 종이 한 장으로 엄지와 검지의 쥐기를 평가

3. 주두 점액낭염(Olecranon Bursitis)

1) 정의

팔꿈치 후방에 자두알처럼 볼록한 물혹이 생기는 경우다. 점액낭[26]이란 관절 주위의 막으로 근육, 뼈, 피부 사이에 점액을 가진 조그마한 주머니의 형태를 하고 있으며 운동으로 인한 마찰을 줄여주고 관절이 보다 원활하게 움직이도록 도와준다. 점액낭염은 이 점액낭의 염증을 말한다.[27] 인체에는 150개가 넘는 점액낭이 있다. 점액낭에 물리적 자극이 가해지면서 염증이 생겨 동통, 부종 등이 생기며, 주로 어깨관절, 팔꿈치, 엉덩이 좌골, 고관절 부위에 잘 생긴다.

2) 원인

주두 점액낭은 급성 또는 반복적인 외상으로 인한 염증을 일으킬 수 있다. 팔꿈치의 후방에 심한 타격을 가하면 점액낭이 과도한 수분을 생성하여 부어오를 수 있다. 스포츠 활동 중 급성 손상은 후부 팔꿈치에 직접적 또는 반복적인 경미한 외상을 유발할 수 있다(예 : 딱딱한 바닥이나 인공 잔디 경기장에서 넘어질 때에 팔꿈치가 바닥에 부딪침).

스포츠 활동과 관련이 없는 주두 점액낭의 염증을 일으키는 일반적 원인으로는 반복적인 미세 외상이나 지속적인 압박으로 생길 수 있다(예 : 글쓰기를 할 때에 팔꿈치가 책상 표면에 반복적으로 마찰을 하게 되는 경우). 탁상과 같은 단단한 표면에서 팔꿈치 후방을 오랫동안 압박을 하고 있으면 점액낭이 부어오를 수 있다. 전형적으로 이러한 유형의 점액낭염은 몇 개월에 걸쳐 발병한다. 특정 직종의 사람들은 특히 취약한데 좁은 공간에서 무릎을 꿇고 팔꿈치에 기대어 앉아야 하는 배관공이나 난방 및 공조기 설비유지 기술자들이 그 예이다.

점액낭의 감염으로 생기는 경우는 팔꿈치의 찰과상이나 열상으로 인하여 감염이 되거나

---

26) 18세기 해부학자였던 Albinus는 체액이 찬 주머니를, 라틴어로 가방이나 주머니를 뜻하는 bursa라고 명명하였다. 점액낭은 신체의 마찰이 있는 곳에 대부분 존재한다. 이는 마찰을 감소시키고 관절의 가동성을 촉진하는 역할을 한다. 점액낭에는 해부학적 점액낭(anatomical bursa)과 우발성 점액낭(adventitious bursa)이 있다. 해부학적 점액낭은 항상성 점액낭(constant bursa)이라고도 하는데, 정상 태생기에 형성되고 내피세포를 가지고 있으며, 태어날 때는 대개 보이지 않으나 정상 생활 중의 마찰에 반응하여 나타난다. 이들은 대개 건과 주위조직 사이에 존재하나, 피하, 근막하, 또는 건과 인대 사이에도 존재한다. 또한 이들은 주위 관절과 연결된 경우(장요 점액낭, 슬개골상 점액낭)와 연결이 없는 경우(슬개골전 점액낭, 주두 점액낭)가 있다.

27) Snider RK. Olecranon bursitis. Snider RK, ed. Essentials of Musculoskeletal Care. 2nd ed. Rosemont, Ill: American Academy of Orthopaedic Surgeons; 1997. 156-9.

세균혈증을 통한 혈행 전파로 인하여 발생할 수 있다. 또한, 점액낭의 염증은 전신성 염증 질환(예 : 류마티스성 관절염) 또는 크리스탈 결절이 침착되는 결정체성질환(예 : 통풍, 가성통풍)으로 인해 발생할 수 있다. 연골 석회화증, 황색종, 미만성 색소 융모 결절성 활액막염, 수산화 인회석 크리스탈 침착 등에 의해서도 생길 수 있다. 당뇨병, 요독증, 정맥 약물 남용, 알코올 중독 또는 스테로이드의 장기 사용 이력이 있는 환자도 주두 점액낭염 발병 위험이 증가한다.[28)29)30)31)32)33)]

장기간의 혈액 투석 치료를 받는 환자의 경우, 요독증이나 기계적 부담(혈액 투석 치료 중 후부 팔꿈치를 올리는 것)은 점액낭염을 유발할 수 있다고 여겨진다[9]. 점액낭의 염증은 신장세포암 환자를 치료하는 데 사용되는 약물(sunitinib)의 부작용으로 생기며,[34)] 표재성 방광암에 대한 BCG 치료의 결과로 전파된 BCG 감염으로 발병하는 Calmette-Guérin(BCG) 주두 점액낭염이 보고되기도 하였다.[35)]

팔꿈치를 책상에 대고 자주 문질러 미세손상이 생기는 학생들에게도 자주 생기는데 student's elbow라고 하는 것에서 유추할 수 있다. 대개는 직업적으로 팔꿈치의 후방에 대한 반복적인 마찰, 과사용, 충격, 외상 등에 의해 생긴다.

주두 점액낭염의 직업적 위험은 배관공(plumbers)이나 공조설비 기술자(air conditioning technicians)와 같이 팔꿈치로 자주 지탱해야 하는 사람들에게 볼 수 있다. 직업과 관련된 다른 부위의 점액낭염으로는 운전이나 사무직 등 주로 오랫동안 앉아서 일하는 경우,[36)] 오랜

---

28) Wasserman AR, Melville LD, Birkhahn RH. Septic bursitis: a case report and primer for the emergency clinician. J Emerg Med. 2009 Oct. 37(3):269-72.

29) Lass-Flörl C, Mayr A. Human protothecosis. Clin Microbiol Rev. 2007 Apr. 20(2):230-42.

30) Wagner C, Iking-Konert C, Hug F, et al. Cellular inflammatory response to persistent localized Staphylococcus aureus infection: phenotypical and functional characterization of polymorphonuclear neutrophils (PMN). Clin Exp Immunol. 2006 Jan. 143(1):70-7.

31) Wessolossky M, Haran JP, Bagchi K. Paecilomyces lilacinus olecranon bursitis in an immunocompromised host: case report and review. Diagn Microbiol Infect Dis. 2008 Jul. 61(3):354-7.

32) Turan H, Serefhanoglu K, Karadeli E, Timurkaynak F, Arslan H. A case of brucellosis with abscess of the iliacus muscle, olecranon bursitis, and sacroiliitis. Int J Infect Dis. 2009 Nov. 13(6):e485-7.

33) Malkin J, Shrimpton A, Wiselka M, Barer MR, Duddridge M, Perera N. Olecranon bursitis secondary to Mycobacterium kansasii infection in a patient receiving infliximab for Behcet's disease. J Med Microbiol. 2009 Mar. 58:371-3.

34) Gregory T, Mir O, Medioni J, Augereau B, Oudard S. Olecranon bursitis in patients treated with sunitinib for renal cell carcinoma. Med Oncol. 2010 Jun. 27(2):446-8.

35) Larsen BT, Smith ML, Grys TE, Vikram HR, Colby TV. Histopathology of Disseminated Mycobacterium bovis Infection Complicating Intravesical BCG Immunotherapy for Urothelial Carcinoma. Int J Surg Pathol. 2015 May. 23 (3):189-95.

36) 좌둔 점액낭염 : 좌골 조면(앉을 때 바닥에 닿는 골반부의 튀어나온 부위)과 대둔근 사이의 점액낭에 염증이 생기는 것으로 오랜 시간 앉아서 일하는 사람에게 자주 발생하며, 앉을 때 닿는 부위에 자주 생긴다. 의자에 두툼한 방석을 놓아 마찰이 잦은 부위의 압력을 줄여 주면 치료 효과가 있고, 재발을 방지할 수도 있다.

시간 서 있거나 척추 만곡증이 있는 경우에는 엉덩이 부위에 점액낭염이 잘생길 수 있다.[37] 좁고 높은 구두를 자주 신는 사람이나 무지외반증이 있는 경우에는 발이나 아킬레스건 주위에 잘 생길 수 있다. 어깨, 팔 등을 지속적으로 자극하는 운동선수나 헬스트레이너 등, 오랜 시간 공부하는 경우 어깨나 팔꿈치에 자주 생기기도 한다.

주두 점액낭염이 얼마나 많이 발생하는 지는 알려지지 않았다. 약 20-25%의 점액낭염은 감염성이다. 투석중인 환자의 약 5-10%에서 발생한다.[38]

3) 증상

주두 점액낭염의 특징은 팔꿈치 뒤에 물이 찬 것처럼 울렁거리면서 혹처럼 튀어 나와 있는 것이다. 팔꿈치 뒤쪽의 피부가 느슨하기 때문에 약간의 팽창이 있는 경우에는 즉시 감지되지 않을 수도 있다. 팔꿈치 바로 뒷부분이 부종으로 붓고 말랑말랑하며, 팔꿈치를 90도 이상 구부리면 통증이 심해진다.

감염성으로 생긴 점액낭염은 통증이 심한 편이고, 외상성으로 생긴 경우는 초기에 통증이 있으나 그리 심하지 않다. 외견상으로 물이 심하게 차지 않으면서, 팔꿈치 특정 부분이 단단한 물체에 닿으면 통증이 생기는 경우도 있다. 급성기를 지나 만성적으로, 혹은 재발하는 경우는 대개 압통은 없다.

점액낭염이 생기면 잘 움직이지 못하게 되고, 통증이 있고, 종창이 관찰돼 관절염과 오인하기도 하지만 관절염과 달리 점액낭염은 관절 운동이 심하게 제약을 받지 않으며 관절이 변형되는 등의 장애까지 이어지지는 않는다.

4. 진단

주두 점액낭염을 진단하는 데 있어서 방사선 검사에서는 특별한 이상 소견이 없고 이학적 검사로 대개 진단하게 된다.

37) 대전자 점액낭염 : 넓적다리뼈인 대퇴골의 바깥쪽에 존재하는 대전자 바로 위쪽 점액낭염으로 주로 엉덩이 바깥부위 통증을 호소한다. 류마티스 관절염, 과도한 운동, 척추만곡증, 오래 서 있는 경우 등에 흔하며 고관절 외전근을 스트레칭하고 근력을 강화해야 한다.

38) SJ Fischer, OrthoInfo, http://orthoinfo.aaos.org/topic.cfm?topic=a00028

1) 이학적 검사

팔꿈치 끝부분에 최대 직경 6cm 정도의 부종을 발견할 수 있다. 외상이 있었을 경우에는 피부에 상처가 있다. 급성일 경우 팔꿈치가 빨갛게 붓고 주로 국소 발열이 나타난다. 이는 감염되었음을 뜻한다. 감염성이나 외상으로 인해 발생한 주두 점액낭염의 경우 누르면 통증이 심하다. 만성의 재발성 주두 점액낭염의 경우 눌렀을 때 통증은 급성 때보다는 덜한 편이다. 주두 점액낭염이라면 붓기의 정도를 주기적으로 측정할 필요가 있다.

수동적 관절 운동은 대개 정상이며, 능동적 관절 운동은 동통에 의해 제한받을 수 있다. 감염성 점액낭염의 경우에는 특히 발적과 뜨거움이 있을 수 있으며 불용성 위축과 쇠약은 만성 점액낭염을 의미할 수 있다.

관절의 움직임을 보고 방사선 촬영을 시행한다. 점액낭염을 유발한 원인이 통풍이나 감염이면 점액낭 내의 액체를 검사하기도 한다.

2) 진단 검사

붓기가 심하고 증상이 있으면 천자를 하는 것이 진단 및 치료에 좋다. 급성 손상이 있었을 경우 혈성 천자액이 보일 수 있다. 급성 점액낭염 환자의 약 20%가 일차성이거나 패혈성으로 나타나므로 항상 감염이 되었는지 유의해서 살펴야 한다. 외상성인 경우에는 척골 주두돌기 골절 감별을 위해 X-ray 검사를 시행한다.

골절이나 통풍, 팔꿈치 관절의 낭종과의 감별을 위해 일반 X-ray검사와 초음파검사를 시행한다. 정확한 진단이 이루어졌다면 진단적, 치료적 목적으로 흡인술을 시행할 수 있다. 흡인술을 시행하여 감염이 의심되는 경우, 배양검사를 시행할 수 있다. 감염이 없는 것으로 판단되는 경우, 점액낭 내에 스테로이드액을 주사하여 흡인술을 마치게 된다.

3) 감별 진단

척골 주두돌기 골절은 X-ray 검사에서 이상소견을 볼 수 있다. 통풍성 결절이나 류머티즘성 결절은 염증성에 비해 시간이 갈수록 크기가 점차 줄어들고 결절과 피부의 경계가 뚜렷해진다. 팔꿈치 주변의 통증이 없는 종괴와 감별 진단이 필요하다. 주두 점액낭염의 특징은 다음과 같다.

- 팔꿈치 끝에 큰 종괴를 볼 수 있다.
- 피부에 찰과상이나 열상이 동반될 수 있다.
- 급성 : 발적과 열감
- 심한 압통 : 감염이나 상해성 점액낭염
- 압통이 없음 : 만성 또는 재발적 종창

4) 예방

팔꿈치에서 압박을 가하는 동작을 하는 직업(예 : 카펫 설치 및 정원사)을 가진 경우에는 팔꿈치 패드를 제공하여 사용하도록 하는 것이 필요하다.

일반적으로 투석과 면역 결핍상태에서는 감염성 점액낭염이 생길 수 있으므로 환자의 감염을 조기에 발견할 수 있도록 해야 한다.

5. 요골신경포착 신경병증

1) 정의

요골관 증후군(Radial Tunnel Syndrome)이라고도 한다. 요골신경포착 신경병증은 요골두(radial head)에서 회외근(supinator)까지 사이에서 발생하는 요골신경의 압박 신경병변을 말한다. 요골신경이 전박부에서 압박되어 전박의 신전근 부위에 통증이 나타나는 질환으로 외상과염과 감별진단이 필요하다. 요골신경포착 신경병증은 확진을 위한 검사법이 없어서 진단이 어렵다.

요골신경포착 신경병증은 팔꿈치 외측을 지나는데 경로 중에 상완골 외상과, 요골두 주변의 단요측 수근 신근건, 회외근에 의해서 압박을 받아 발생한다. 그 중에서도 앞팔을 밖으로 돌리는 회외근에 의해 압박을 받는 경우가 많은데, 그 부위를 후로세 아케이드(arcade of frohse)라고 부른다. 요골신경은 팔꿈치 주변에서 깊은 신경[deep branch, 운동신경인 후골간신경(posterior interosseous nerve)]과 얕은 신경(superficial branch, 감각신경인 표재요골신경)으로 나누어지기 때문에 둘 중에 어떤 신경이 압박을 받는 지에 따라서 증상이 다르다.

2) 원인

요골신경포착 증후군이 자주 발생하는 원인으로 종양이나 염증에 의한 요골관 압박, 반복해서 손목을 굽혔다 폈다하는 경우, 손목이나 팔을 자주 돌리는 작업을 하는 경우(나사못 조립작업)에 발생한다. 정맥 관류와 만성 부종을 유발하는 장기간의 육체 활동이 요골관을 압박하는 원인으로 지적되고 있다.[39)]

후골간 신경이 회외근 입구 부분인 후로세 아케이드(arcade of Frohse)를 통과하여 회외근의 양두 사이로 들어간다. 이때 후로세 아케이드 부분이 섬유성 비후로 신경을 압박하여 마비증상을 유발하는 것이 가장 흔히 관찰되는 요골신경포착 증후군이다.

때때로 결절종(ganglion)이나 지방종 등의 종양, 주관절의 반복적인 과신전 운동, 골절, 류마티스 관절염에 의한 주위 활액막염 등의 원인으로 요골신경의 압박을 유발할 수 있다.

요골신경의 손상 원인은 상완골 골절, 토요일 밤 마비,[40)] 허니문 마비(팔배개를 한 자세로 오래있을 경우 생기는 마비), 근육주사, 지방종 등이 있다. 증상으로는 손목 하수, 손등, 아래팔 감각의 소실 등이 있다. 자연 회복되는 경우가 많다.

반복적으로 전완을 회내, 회외 시키거나 손목을 구부리고 펴는 작업으로 요골신경이 자극된다. 때로는 직접적인 좌상에 의한 종창으로 신경이 눌릴 수 있다. 스크루 드라이버 사용, 펜으로 장기간 쓰기, 타자기 사용[41)]으로 증상이 보고되었다. 상완골 골절의 2~18%는 요골신경 병증을 유발한다.[42)]

원인을 정리하면 다음과 같다.

- 과음한 이후 팔을 괴거나 비틀고 잤을 때
- 주관절의 반복적인 과신전, 회전운동
- 결절종(Ganglion)
- 류마티스 관절염(RA)
- 활액막염

39) SJ Fischer, OrthoInfo, http://orthoinfo.aaos.org/topic.cfm?topic=a00028

40) 요골신경이 마비되는 흔한 사례는 Saturday night palsy로 팔배개를 해주거나 자신이 팔배개를 하여 잠을 잔 경우 요골신경이 오랜 시간 동안 압박되어 손목 아래로 힘이 안들어 가거나 마비가 돌 수 있다.

41) Dellon, A. L., and S. E. Mackinnon. "Radial Sensory Nerve Entrapment in the Forearm." Journal of Hand Surgery 11 (1986): 199-205.

42) Bodner, G., et al. "Sonographic Detection of Radial Nerve Entrapment within a Humerus Fracture." Journal of Ultrasound in Medicine 18 10 (1999): 703-706.

3) 증상

요골신경은 상완신경총에서 갈라져 나와 삼두근 사이를 주행하게 된다. 삼두근을 휘감듯 주행하여 주관절을 지나게 되는 요골신경은 회외근 사이를 지나 엄지와 검지부위를 향하여 지나가게 되는데, 그 중 요골관은 위의 그림에서와 같이 요골신경이 삼두근 사이를 빠져나와 팔꿈치 관절을 지나면서 회외근 사이를 지나가고 이 회외근이 하나의 터널처럼 요골신경을 감싸게 되는데, 이 부위를 요골관이라고 한다. 이 요골신경에 문제가 생긴 경우에 보는 것과 같은 영역에 감각이상이나 통증이 나타나게 된다. 이 부위가 과도하게 긴장되어 있어 신경이 눌리게 되는 병변을 요골신경포착 증후군이라고 한다.

얕은 신경이 압박을 받을 경우 주로 1-3번째 손가락의 감각에 이상이 나타난다. 저린 느낌, 마비감, 벌레가 기어가는 느낌 등의 증상이 나타난다. 요골신경의 분포부위는 손등 쪽이기 때문에 손등 감각의 마비가 생긴다. 전완 근위부에 통증과 압통이 유발된다.

깊은 신경은 앞 팔의 거의 모든 신전근의 운동을 지배하기 때문에 압박을 받을 경우 근력이 저하되어 손목을 펴기 힘들고 1-3지 쪽으로 근력이 저하되어 손의 하수(wrist drop)가 나타난다. 요골신경은 손목을 뒤로 제치는 근육들을 지배하기 때문에 손목을 뒤로 제치려고 할 때 잘 되지 않고 자꾸 손목이 떨어지는 양상을 보이게 된다.

요골신경포착 증후군과 비슷한 양상을 보이는 질환으로 흉곽출구 증후군의 일종인 사각근 증후군도 같은 부위에서 통증이 나타나게 되는데 감별점은 사각근 증후군의 경우, 자다가 깨거나 아침에 일어날 때 저림감이나 부종감을 동반하기도 한다는 것이다.

4) 진단

손목을 사용하면 악화되는 전박 배부의 통증이 주증상이다. 환자는 손목에 힘을 주어 신전했을 때 전형적으로 만성 손목 등쪽의 통증을 호소한다. 외상과염의 통증과 증상이 유사하여 감별진단이 어렵다. 외상과염 시에는 압통이 외상과 주위에 나타나는데 요골신경포착 증후군에서는 외상과로부터 약 2인치 말단부에 나타나므로 감별진단이 가능하다. 근전도 검사 상 이상소견이 나타나면 확진이 되는데, 근전도 검사에서 이상소견이 나타나지 않는 경우도 드물지 않다.

틴넬(Tinel) 징후와 저항을 주고 검사자가 전완부를 회외전하면 통증이 유발되며, 3 수지

신전 검사는 정상인 경우가 대부분이다. 근전도는 크게 도움이 되지 못한다.[43)]

손목을 회외전시키고 이에 저항하는 검사로 요골신경포착 증후군을 검사할 수 있다.

6. 팔꿈치 관절의 퇴행성 관절염

1) 정의

퇴행성 관절염은 관절을 보호하고 있는 연골의 손상이나 퇴행성 변화로 인해 관절을 이루는 뼈와 인대 등에 손상이 생겨 염증과 통증이 발생하는 질환이다. 팔꿈치 관절에 생기는 관절염은 류마토이드 관절염, 퇴행성 관절염, 혈우병성관절염, 통풍 혹은 가성 통풍성관절염, 손상 후 관절염, 패혈성관절염, 연골 석화증, 신경병성관절 등으로 다양하다.

퇴행성 관절염은 팔꿈치를 이루고 있는 상완골, 요골 및 척골의 관절면에서 발생한다. 특히 상완골과 척골이 만나서 이루는 관절에서 연골이 닳고 골극이 생겨난다.

2) 발생원인

팔꿈치 관절에도 무릎 관절염과 같이 퇴행성 관절염이 발생한다. 그러나 팔꿈치 관절은 체중부하가 되는 관절이 아니므로 퇴행성 관절염이 흔하지 않다. 대개 팔을 과도하게 장기간 사용하면 반복적인 작은 외상이 관절에 가해져서 관절연골의 퇴행성 변화, 골극의 형성이나 관절의 변형으로 점진적인 운동장해와 관절의 강직을 보이게 된다.

퇴행성 관절염은 관절 연골이 약화된 결과로 생긴다. 연골과 같은 내성이 강한 조직은 반복되는 스트레스를 견뎌 낼 수 있다. 따라서 체중 부하 관절의 연골은 체중의 4-6 배에 해당하는 하중에 견딜 수 있다. 이러한 놀라운 내성도 반복적인 기계적 스트레스 및 연골의 약화(대사 또는 해부학적 이상)가 있을 때 악화될 수 있다.[44)45)46)]

퇴행성 관절염은 노화와 동반된 퇴행성 변화로 이해한다. 나이가 들면서 증가하는 미세 외

43) Szabo RM, Bottle MJ, Posner MA and Beasley RW: Compression Neuropathy In: Slutsky DJ and Hentz VR, Periperal nerve surgery, Churchil livinstone, Elsevier: 219-275, 2006.

44) SF KANE, JH Lynch, JC Taylor. Evaluation of Elbow Pain in Adults. Am Fam Physician. 2014; 89 (8) : 649-657.

45) Snider RK. Olecranon bursitis. Snider RK, ed. Essentials of Musculoskeletal Care. 2nd ed. Rosemont, Ill: American Academy of Orthopaedic Surgeons; 1997. 156-9.

46) Wasserman AR, Melville LD, Birkhahn RH. Septic bursitis: a case report and primer for the emergency clinician. J Emerg Med. 2009 Oct. 37(3):269-72.

상(microtrauma)의 축적 때문에 발생한다고 생각한다. 따라서 특정 사람이 다양한 특정 미세 외상에 대해 다른 사람들보다 더 노출되어 있으면 퇴행성 관절염은 아주 일찍 발생한다.

작업장에서 보다 쉽게 접하게 되는 미세 외상에는 다음과 같은 것들이 있다.

- 특정 공작 기계 및 물체에 의해 전달되는 기계적 진동 및 충격
- 특정 동작과 자세로 인한 만성적인 부담

그러나 이 두 요소가 관절에 손상을 일으키는 방식은 아직까지 과학적으로 확립되지 않았다.

팔꿈치 관절염은 목수나 기계 작업, 정비 작업 등 손을 많이 사용하는 경우의 우세 쪽에서 호발하며 양쪽 팔꿈치가 같이 발생하기도 한다.

오랜 역학연구에서 공기압 드릴(pneumatic drills)을 사용하는 근로자는 팔꿈치의 퇴행성관절염이 일반인보다 높은 비율로 발생하는 것으로 알려져 있다.[47][48][49] 이와 같이 퇴행성관절염에서 기계적 현상의 해로운 역할은 압박 부위의 연골 손상 부위와 특정 직업 활동에서의 퇴행성 관절염의 존재에 의해 증명된다.

무릎 관절염이 고령의 여자환자에게서 많이 발생하는 것에 비해 팔꿈치 관절염은 50대 이후 남자에게 호발한다. 다음과 같은 사례를 포함하여 특정 직업과 관련하여 퇴행성관절염을 일으킬 위험이 증가한다. 앞에서 언급한 공기압 드릴을 사용하는 근로자 외에 땅을 파는 작업자(digger), 대장장이(blacksmith), 석공(stonemason) 및 금속 근로자(metal-worker)와 광부(miner)들에서 팔꿈치 관절염 발생률이 높다.

팔꿈치 관절염은 다음과 같은 동력 공구 사용자에게서 많이 발생한다.[50]

(1) 휴대용 전동 공구

① 공기압 드릴(40Hz 이하의 진동), 정(chisel, 금속 부품에서 그루터기(burr) 제거용), 부샤드 해머(Bouchard hammer, 석공이 사용하는 해머) 및 래머(rammer, 50 ~ 300Hz 사이의 진동 공구)와 같은 충격식 기계

② 해머드릴, 착암기(percussion drill) 및 임팩트 렌치와 같은 로토 충격기(Roto-

47) Lass-Flörl C, Mayr A. Human protothecosis. Clin Microbiol Rev. 2007 Apr. 20(2):230-42.

48) Wagner C, Iking-Konert C, Hug F, et al. Cellular inflammatory response to persistent localized Staphylococcus aureus infection: phenotypical and functional characterization of polymorphonuclear neutrophils (PMN). Clin Exp Immunol. 2006 Jan. 143(1):70-7.

49) Wessolossky M, Haran JP, Bagchi K. Paecilomyces lilacinus olecranon bursitis in an immunocompromised host: case report and review. Diagn Microbiol Infect Dis. 2008 Jul. 61(3):354-7.

50) SF KANE, JH Lynch, JC Taylor. Evaluation of Elbow Pain in Adults. Am Fam Physician. 2014; 89 (8) : 649-657.

percussion machines)

③ 연마기(polisher), 그라인더, 체인 톱, 파워 톱(300 Hz 이상의 주파수)과 같은 로터리 기계(Rotary machine)

(2) (1)에 언급된 기계 중 일부와 관련된 수공구, 특히 치즐링 작업(chiselling work)

(3) 제조 중 손에 잡은 물체, 특히 연삭 및 폴리싱 기계 작업 및 스웨이징 기계(햄머링으로 튜브의 직경을 줄이기 위한 기계)작업

(4) 수동 타격 도구를 사용하여 발생하는 충격에 주로 노출되는 작업

① 대장장이의 작업, 판금 작업, 보일러 제작 및 가죽 작업과 같은 망치질 작업

② 토공 및 철거 작업

③ 실러 건(sealer gun)을 이용하는 작업

④ 네일 건(nail gun)과 리벳 건을 사용하는 작업

3) 증상

일반적으로 퇴행성 관절염은 열, 따뜻함, 부종, 통증, 압통을 포함한 팔꿈치 관절의 염증과 운동 범위 감소가 나타난다. 팔꿈치 관절은 체중부하가 되는 관절이 아니므로 관절염으로 인한 통증은 무릎관절에 비하면 심하지 않다. 하지만 진행된 관절염일 경우 팔꿈치를 최대로 폈을 때나 구부릴 때 통증이 심해진다. 또한 팔이 완전히 펴지지 않거나 구부러지지 않는 등의 관절운동범위가 감소된다. 일부 환자에서는 관절염 주위로 지나가는 척골신경의 압박이 동반되어 4, 5번째 손가락의 저림 증상이 나타나고 심할 경우 손가락 근육의 약화로 젓가락을 쥐는 힘이 떨어지는 것을 호소하기도 한다. 손등, 엄지손가락 근육이 위축되어 힘이 떨어지기도 한다.

관절 내 유리체가 생기면 걸림 혹은 잠김 현상이 나타난다.

4) 진단

정확한 관절 상태 파악, 유리체, 골극 형성의 위치 및 정도, 관절염의 발생원인 등을 확인

하기 위하여 X-ray, CT, MRI 등의 검사가 필요할 수 있다.

팔꿈치의 관절운동을 관찰하면서 동통을 유발하는 검사를 시행해 볼 수 있다. 팔을 갑자기 폈을 때 팔꿈치 뒤쪽에서 특징적인 통증이 나타난다. 엑스레이 사진이나 CT 사진을 보면 관절 간격이 줄어들고 관절의 앞과 뒤쪽으로 골극들이 생기고 유리체 뼈 조각이 보이기도 한다. 관절염 환자와 정상인의 CT 사진을 보면 관절염 환자에서는 골극들이 생겨나서 서로 부딪히게 된다.[51)]

(1) 이학적 검사

삼출액은 대개 생기지 않는다. 관절선에서 압통을 확인하며 관절운동범위를 측정해야 한다(굴곡 시 손가락이 어깨에 닿아야 한다). 관절을 부드럽게 굴곡, 신전운동을 시킬 때 앞/뒤쪽 골극이 있으면 충돌성 통증이 유발된다.

(2) 영상검사

팔꿈치 관절의 전후면(AP), 측면촬영(lateral view)만으로 충분히 진단이 이루어진다. 골극, 관절간격 좁아짐이 나타난다. 팔꿈치 관절의 앞쪽 및 뒤쪽에 다발성 유리체가 보일 수 있다.

5) 예방

예방은 어렵다. 의사가 줄 수 있는 조언의 종류는 다음과 같다.

- 관절주위 근육을 발달시키는 것이 필요하다.
- 작업장에서의 자세와 행동의 좋은 습관에 익숙해져야 한다.

6) 업무관련성 평가

직업환경의학 전문의는 만일 팔꿈치 관절에 골극이 형성된 영상의학 소견이 있다면 퇴행성관절염과 어떤 직업과의 연관성을 밝혀주어야 한다. 이러한 퇴행성 관절염을 일으키는 경우는 다양한 공구를 사용하는 것과 관련이 있다. 따라서 공구의 종류와 무게 및 진동에 대하여 조사를 해야 한다. 작업자세에 대해서는 다음 사항을 체크하도록 한다.

---

51) Turan H, Serefhanoglu K, Karadeli E, Timurkaynak F, Arslan H. A case of brucellosis with abscess of the iliacus muscle, olecranon bursitis, and sacroiliitis. Int J Infect Dis. 2009 Nov. 13(6):e485-7.

- 취급하는 물체의 무게
- 정적자세/반복동작
- 공구의 무게/공구의 진동
- 손목의 굴곡/신전
- 팔꿈치 압박 또는 접촉
- 손으로 밀기/당기기
- 손을 망치처럼 사용

덴마크에서는 진동공구사용으로 인한 팔꿈치와 손목의 퇴행성 관절염 인정요건으로 다음과 같은 것을 제시하고 있다.[52)53)]

- 팔꿈치와 손목 관절에 특히 심하고 긴 시간의 진동을 노출하는 도구를 사용하는 경우
- 최소 10 m/s^2 이상의 진동에 매일 수 시간 동안 20년 이상 노출된 경우

7. 회내근 증후군(pronator syndrome)

1) 정의

회내근 증후군은 원형 회내근(ptonator teres muscle)에 의한 정중신경(median nerve)이 눌리거나 만성자극에 의해서 발생하는 신경장애이고 일반적으로는 비교적 드문 것이다.

증상의 발생은 장작패기, 겉노질, 어항청소와 같이 반복적으로 팔꿈치를 사용한 후에 나타난다.

회내근 증후군 환자는 전완에 국한된 만성적인 쑤시는 감각을 호소하고 전완의 작은 활동에도 피곤하고 무거운 감각과 어색함을 호소한다. 같은 정중신경장애인 수근관 증후군과 달리 야간증상을 호소하는 경우가 드물다. 이러한 증상은 사소하게 여기고 지나쳐서 오랜 기간 방치하는 경우가 많다. 대부분은 혈액순환이 안 되어 나타나는 것으로 오해를 하는 경우가 많지만 신경의 압박에 의한 것을 의심하고 진단을 하여야 한다.

---

52) Malkin J, Shrimpton A, Wiselka M, Barer MR, Duddridge M, Perera N. Olecranon bursitis secondary to Mycobacterium kansasii infection in a patient receiving infliximab for Behcet's disease. J Med Microbiol. 2009 Mar. 58:371-3.

53) Senécal L, Leblanc M. Olecranon bursitis in chronic haemodialysis patients. Nephrol Dial Transplant. 2001 Sep. 16(9):1956-7.

임상적으로 매우 드물고 수근관 증후군과 구분이 어려워 진단이 지연되거나 치료가 잘못되는 경우가 많다.[54] 또한 double crush syndrome이라 하여 정중신경이 동측 수근부와 주관절 부위에서 동시에 압박을 받아 증상을 일으키는 경우도 드물지 않다. 이것은 전완 회내근과 수지굴곡근의 반복적인 사용으로 인하여 발생할 수 있다. 정중신경 중 운동만을 담당하는 기지인 전골간신경(anterior interosseous nerve, 앞뼈 사이 신경)의 압박은 전골간신경 증후군을 유발한다.

정중신경의 압박은 상지에서 그 주행 경로를 따라 다양한 위치에서 일어날 수가 있으나 그 대부분은 수근관 증후군을 일으키는 손목 부위에서의 압박이다.

상지에서 정중신경이 압박될 수 있는 부위로는 이두박근의 섬유성 건막, 회내근, 천(수)지 굴근의 섬유성 근막 등이 비교적 잘 알려져 있다. 그러나 실제로 초창기에는 수근관 이외의 부위에서 정중신경이 압박되는 증례는 매우 드물게 보고되었으며, 다소 모호한 임상양상으로 인해 그 실체도 명확하지 않았다.[55]

회내근의 기시는 상완골의 내측상과와 척골의 구상돌기(coronoid process) 안쪽이고 정지는 요골(radius)의 중간 외측부위이다. 회내근의 작용으로 아래팔의 회내와 주관절의 굴곡운동이 이루어진다.

2) 발병원인

회내근 증후군 증상에 대한 위험 증가는 반복적인 팔꿈치, 손목 및 손의 움직임으로 나무 자르기(chopping wood), 장작패기, 라켓 운동(racquet sports), 노 젓기(rowing), 어항 청소와 같은 반복적인 팔꿈치 운동 후에 나타나고 가끔 점진적이고 이전의 분명한 외상이 없는 경우가 많다. 역기 들기(weight lifting) 또는 던지기(throwing)와 같은 움직임과 관련 될 수 있다.[56] 그러나 회내근 증후군은 남성보다 여성에 영향을 줄 가능성이 4배 더 높으며, 해부학적 변이(구조적 변이)가 주요 위험 요소임을 시사한다. 즉 회내근 근육의 두 머리 사이를 통과하는 정중신경을 압축할 수 있다고 느껴진다. 그러나 전완에서의 회내근 근육의 증가된 근육 부피(근육 비대)는 증후군의 원인으로 입증되지 않았다. 또한, 회내근

54) Larsen BT, Smith ML, Grys TE, Vikram HR, Colby TV. Histopathology of Disseminated Mycobacterium bovis Infection Complicating Intravesical BCG Immunotherapy for Urothelial Carcinoma. Int J Surg Pathol. 2015 May. 23 (3):189-95.

55) SJ Fischer, OrthoInfo, http://orthoinfo.aaos.org/topic.cfm?topic=a00028

56) Harrop, James, et al. "Nerve Entrapment Syndromes." eMedicine. Eds. Michael G. Nosko, et al. 7 Dec. 2007. Medscape. 2 Mar. 2009 http://emedicine.medscape.com/article/249784-overview.

증후군이 우세 손 쪽에서 더 일반적이라는 것을 보여주는 연구는 없다. 회내근 증후군은 40-50세 사이의 사람들에게서 가장 흔하게 진단된다.[57]

3) 회내근 증후군(pronator syndrome)의 증상

정중신경이 회내근에서 압박을 받는다면, 전완 전면에 쑤시는 듯한 통증이 발생한다. 무감각이나 감각이상 증상이 손바닥을 포함한 정중신경 분포부위에 나타난다. 전골간신경 증후군의 경우 감각이상의 호소는 나타나지 않고, 근력약화가 급성적으로 발생할 수 있다. 통증은 운동과 함께 증가되고 휴식과 함께 감소된다.

반복적인 전완의 회내는 회내근의 과사용을 초래한다. 회내근이 뻣뻣해진 상태로 주관절 신전, 회외 동작과 같이 회내근을 신장시키는 동작을 할 경우 저림이 유발될 수 있다. 수지굴곡근과 상완이두근 또한 단축되어 있을 수 있다.

- 아래팔의 불편감과 간헐적인 몸쪽 팔쪽으로의 방사통이 나타난다.
- 반복적인 무리한 동작(웨이트 트레이닝, 운전 등)이 종종 증상을 악화시킨다.
- 정중신경 분포 부위에 전부 혹은 감각장애가 발생할 수 있다.

4) 진단

회내근에 의해서 전골간신경이 압박을 받으면(전골간신경 증후군이라고도 한다), 첫째와 둘째 손가락으로 작은 물체를 집어올리기가 힘들어진다. 셔츠의 단추를 잠근다든가 소매를 걷어 올리는 등의 일상생활, 타이핑, 글씨쓰기, 요리하는 일이 지장 받을 수 있다.

(1) 과거력

장기간의 활동 후에는 팔뚝에 불편함과 통증을 느낄 수 있다. 통증은 종종 손목쪽으로 팔뚝 아래로 퍼진다. 때로는 증상이 팔꿈치에서 어깨 쪽으로 움직일 수 있다. 엄지손가락과 검지에는 감각 이상을 느낄 수 있으며, 손의 정교한 운동을 할 수 없다고 호소할 수도 있다. 증상은 일반적으로 활동, 특히 힘을 주면서 집는 동작 또는 비틀림 동작과 함께 더 심해진다. 증상은 일반적으로 휴식과 함께 회복된다. 손목 터널에서 정중신경 압박과 달리 야

57) Larsen BT, Smith ML, Grys TE, Vikram HR, Colby TV. Histopathology of Disseminated Mycobacterium bovis Infection Complicating Intravesical BCG Immunotherapy for Urothelial Carcinoma. Int J Surg Pathol. 2015 May. 23 (3):189-95.

간 증상은 흔하지 않다.

(2) 진찰(이학적 검사)

회내근 증후군에서의 이학적 검사는 회내근 부위의 전완에서 압통을 포함한다. 회내근의 편측 비대가 발견되기도 한다. 증상은 팔뚝의 저항성 회내로 인해 종종 증가한다(그림 5-3).[58)]

손목터널증후군(CTS)과 마찬가지로 회내근 증후군에서 정중신경을 압박하면 엄지 관절의 근육에 통증이나 이상이 생길 수 있다.[59)] 정중신경이 팔꿈치 근처의 회내근 근육에 들어가는 지점을 촉지하면 반응으로 팔뚝의 굴곡 표면에 압통이 있을 수 있다. 회내근 압박 검사는 중요한 임상 특징이다.[60)] 전골간신경 증후군의 경우 엄지와 검지로 원을 만들 수 없는 원만들기에 양성 반응이 나타날 수 있다. 즉, 오케이 신호를 이쁘게 못 만든다(그림 5-4).

근육 검사는 정중신경이 분포하는 팔뚝과 손의 근육(예 : 팔뚝 회내근, 손목 굴근 및 손가락 굴근)의 위축을 확인할 수 있다.

(3) 검사

실험실 혈액 검사(CBC, 요산, 적혈구 침강 속도[ESR] 및 항핵 항체 검사)는 일반적으로 이 질환의 진단을 확정하기 위하여 필요한 것은 아니다.

정중 신경 포착의 다른 위치(예 : 수근관증후군, 경추부 신경근증, 흉곽출구 증후군)를 배제하기 위해 근전도 검사(EMG) 및 신경전도 속도검사(NCV)를 수행할 수 있다. 그러나 NCV 검사가 항상 진단에 도움이 되는 것은 아니다.[61)62)]

신경 압박을 하는 뼈 또는 연조직 원인을 배제하기 위해 X-선 및 자기공명영상(MRI)을 수행할 수도 있다.

---

58) Gregory T, Mir O, Medioni J, Augereau B, Oudard S. Olecranon bursitis in patients treated with sunitinib for renal cell carcinoma. Med Oncol. 2010 Jun. 27(2):446-8.

59) Dellon, A. L., and S. E. Mackinnon. "Radial Sensory Nerve Entrapment in the Forearm." Journal of Hand Surgery 11 (1986): 199-205.

60) Bodner, G., et al. "Sonographic Detection of Radial Nerve Entrapment within a Humerus Fracture." Journal of Ultrasound in Medicine 18 10 (1999): 703-706.

61) Gregory T, Mir O, Medioni J, Augereau B, Oudard S. Olecranon bursitis in patients treated with sunitinib for renal cell carcinoma. Med Oncol. 2010 Jun. 27(2):446-8.

62) Szabo RM, Bottle MJ, Posner MA and Beasley RW: Compression Neuropathy In: Slutsky DJ and Hentz VR, Periperal nerve surgery, Churchil livinstone, Elsevier: 219-275, 2006.

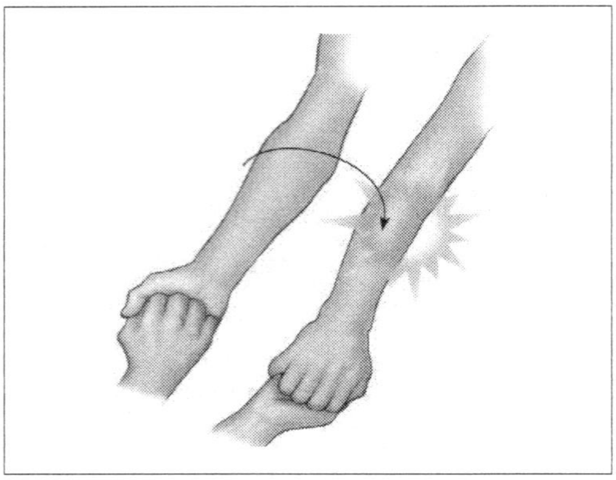

[그림 5-3] 회내근 증후군의 저항 테스트

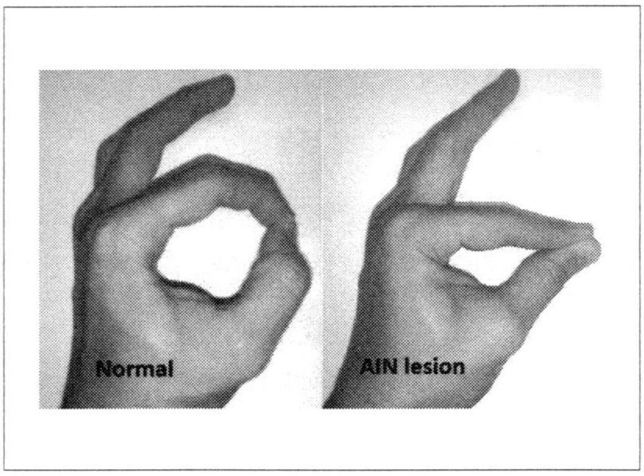

[그림 5-4] 오케이 사인

(4) 감별진단

같은 정중신경포착 신경병증인 회내근 증후군과 수근관 증후군의 감별 점은 정중신경의 수장부 피부 분지에 의해 지배받는 무지구 부위의 피부에 감각 이상을 호소하는 경우가 많다는 점이다. 또한 야간에 동통을 호소하는 경우는 수근관 증후군에서만 흔하고 수근부에서의 동통이 손과 근위 전완부로 방사되는 경우도 많으나 회내근 증후군의 경우에는 주로 주관절 부위에 압통이 있거나 틴넬사인(tinel sign)이 양성으로 나온다는 것이다.[63] 회내근 증후군의 경우에 팔렌(phalen) 검사상 음성으로 나오는 경우도 많지만 보고에 따라 50% 이상에서 양성으로 나올 수도 있어 수근관 증후군과 감별하는데 신뢰성이 떨어진다.[64]

5) 업무관련성 평가

팔꿈치 관절염의 대부분은 무리하게 관절을 써서 뼈와 뼈 사이에 연골이 닳아 나타난다. 연골이 닳을 경우 관절이 파괴될 수 있는데, 통증과 함께 관절 운동이 매끄럽지 못하게 되어 관절염이 나타날 수 있다. 이러한 팔꿈치 관절염은 남성보다 여성에게 많이 나타난다.

회내근 증후군은 수근관 증후군 다음으로 흔한 정중신경 압박이 원인이다.[65] 회내근 증

63) Latinovic, R., and M. C. Guilliford. "Incidence of Common Compressive Neuropathies in Primary Care." Journal of Neurology, Neurosurgery & Psychiatry 77 (2006): 263-265.

64) Latinovic, R., and M. C. Guilliford. "Incidence of Common Compressive Neuropathies in Primary Care." Journal of Neurology, Neurosurgery & Psychiatry 77 (2006): 263-265.

65) Larsen BT, Smith ML, Grys TE, Vikram HR, Colby TV. Histopathology of Disseminated Mycobacterium bovis Infection Complicating Intravesical BCG Immunotherapy for Urothelial Carcinoma. Int J Surg Pathol. 2015 May. 23 (3):189-95.

후군은 모든 정중신경 포착장애의 1% 미만을 차지한다.[66] 직장에서의 반복적인 움직임의 결과로 회내근 증후군이 발병할 수 있다.

회내근 증후군은 팔꿈치 굴곡 주름(cubital fossa 또는 elbow pit)에서 팔꿈치 굴곡 주름의 바로 아래(원위)에서 정중신경이 압박되어 통증과 감각 이상을 유발하는 상태이다.

근로자들에게 발생한 관절염과 신경압박증후군에 대해서는 업무관련성을 평가할 수 있어야 한다. 그러나 역학 연구결과들은 아직까지 얼마동안 어느 정도의 강도로 해당부위에 신체적 부담을 받았을 때에 발병하는 지에 대한 근거를 구체적으로 제시하지 못하고 있다. 다만, 체중부담을 받지 않는 관절의 관절염은 20년 이상의 근무기간을 필요로 하는 것으로 보는 것이 덴마크의 인정기준이었다.

8. 직업성 상과염

1) 정의

상과염(Epicondylitis)은 수근 관절 신전(폄)근(wrist extensor) 혹은 굴곡(굽힘)근(Wrist flexor)의 기시부에서 발생되는 건증(tendinosis)이다. 최근의 체계적인 문헌 고찰에서 직업적으로 반복적인 손의 움직임과 힘의 작용이 결합한 경우에는 상과염과의 연관성이 인정되고 있다.[67][68]

상과염으로 불리어지나 엄밀하게는 상과자체 보다는 상과의 원위부에 병변이 있으며 병리학적으로도 염증보다는 섬유모세포와 미세혈관의 과대증식(fibroblast and microvascular hyperplasia)으로 규정되는 퇴행성 변화가 주된 병변이므로 "상과염"은 잘못된 명칭이고 내측/외측 건증 혹은 신전/굴곡(혹은 회내전) 건증 등의 용어를 사용해야 한다는 주장이 많으나 여전히 상과염이 가장 많이 사용된다.[69]

외측 상과염이란? 흔히 "테니스 엘보우"라고 부르며 손목 신전근에 생기는 퇴행성 변화와 염증을 일컫는다. 내측 상과염이란? 흔히 "골프 엘보우"라고 부르며 손목 굴곡근의 주

66) Mercier, Lonnie R. "Pronator Syndrome." Ferri's Clinical Advisor 2010. Ed. Fred Ferri. Mosby Elsevier. 2010.

67) Palmer KT, Harris EC, Coggon D. Compensating occupationally related tenosynovitis and epicondylitis: a literature review. Occup Med Lond 2007;57:67-74.

68) Van Rijn RM, Huisstede BM, Koes BW, et al. Associations between work-related factors and specific disorders at the elbow: a systematic literature review. Rheumatology (Oxford) 2009;48:528-36.

69) 정선근. 상과염. 대한견주관절학회지. 2005: 8(2); 81-87.

기시점인 팔꿈치 내측에 생기는 퇴행성 변화와 염증을 일컫는다.

유병률 및 발생률은 어떤 모집단을 택하는가에 따라 다르게 보고되는데 9,696명의 무작위 추출된 일반 성인에서의 통계에 의하면 남자에서 1.3%, 여자에서 1.1%의 외측 상과염 유병률이 보고되었고[70] 상지에 반복적 사용과 관계없는 직업을 가진 35세 이상의 성인들을 대상으로 한 보고[71]에서는 749명의 남녀에서 각각 0.3%, 0.2%로 낮은 유병률을 관찰하였다. 상지에 반복적 동작을 무리하게 하는 1,757명의 근로자들에서 내측 상과염의 발생에 대한 조사[72]에서는 4~5%의 유병률과 1.5%의 연간 발생률이 보고되며 이들의 경우 반복적 동작이 예후를 나쁘게 하는 요인으로 조사되었다. 테니스 엘보우라는 별칭에 걸맞게 테니스 선수에서는 10~50%의 유병률을 보이기도 한다.[73]

2) 발병원인

원인으로는 수근 관절 신전근과 굴곡근에 과도한 부하가 걸리거나 약한 부하일지라도 반복적으로 오래 작용하는 경우 특히, 근육에 편심성 수축에 의한 부하가 많이 걸리는 상황에서 건에 현미경적 파열이 일어나고 이의 치유과정에서 반복적인 부하에 노출됨으로써 불완전하게 치유되는 것으로 보고 있다. 불완전한 치유과정에서 섬유원세포와 미세혈관의 증식이 일어나고 이 육아조직(granulation tisssue)에 비교적 많은 통각 수용체가 분포함으로써 통증을 유발하게 된다.[74] 외측 상과염은 테니스, 배드민턴 등 라켓 운동의 백핸드(Back-hand) 동작과 밀접한 관련이 있다. 반복적 부하에 의한 외적 요인과 더불어 부적절한 동작을 하는 교정 가능한 내적 요인도 중요하게 여겨져 초보와 상급 테니스 선수들의 백핸드 동작 중 단요측 수근신근(extensor carpi radialis brevis, 이하 ECRB라 함)의 움직임을 모델링하여 초보 선수의 경우 상급 선수에 비해 공이 라켓에 충돌하는 순간 근육에서 발생되는 근력은 약한데 비해 편심성 수축의 정도는 더 크게 나타나 부정확한 동작이 건 손상의 가능성을 높인다는 보고도 있다.[75] 외측 상과염의 수술과정에서 관찰되는 육안소견에서는 주로

70) Walker-Bone K, Palmer KT, Reading I, Coggon, D, Cooper C. Prevalence and impact of musculoskeletal disorders of the upper limb in the general population. Arthritis Rheum, 2004: 51(4); 642-651.

71) Battevi N, Menoni O, Vimercati C. The occurrence of musculoskeletal alterations in worker populations not exposed to repetitive tasks of the upper limbs. Ergonomics, 1998: 41(9); 1340-1346.

72) Descatha A, Leclerc A, Chastang JF, Roquelaure Y. Medial epicondylitis in occupational settings: prevalence, incidence and associated risk factors. J Occup Environ Med, 2003: 45(9): 993-1001.

73) Brotzman, S. B.; and Wilk, K. E.: Clinical Orthopaedic Rehabilitation. Edited, Philadelphia, C.V. Mosby, 2003.

74) 정선근. 상과염, 대한견주관절학회지, 2005: 8(2); 81-87.

75) Riek S, Chapman AE, Milner T. A simulation of muscle force and internal kinematics of extensor carpi radialis brevis during backhand tennis stroke: implications for injury. Clinical Biomechanics, 1999: 14(7); 477-483.

ECRB의 건이 부종으로 두터워지고 약화된 양상으로 보고되며 육안적 파열이 있는 경우도 흔한 것으로 알려져 있다.[76] 현미경적으로는 염증 소견은 볼 수 없고 콜라겐 다발이 끊어져 있고 섬유원세포와 혈관의 증식이 보이며 국소적인 유리질 변성, 점액다당류(mucopoly-saccharide) 침윤 등의 손상 후 재생과정이 관찰된다.[77] 외측 상과염의 일차적 병변은 ECRB의 건이 상과에 부착된 지점으로부터 1~2 cm 원위부에 있는 것으로 알려져 있으나 총수지신전근(Extensor digitorum communis, EDC) 등의 다른 건에서도 병변이 발견되며 통상 공통건(common tendon)에 병변이 있는 것으로 간주된다. 95%의 외측 상과염이 테니스와는 상관없는 활동을 통해 생기는 것으로 알려져 있다.[78] 이러한 이유로 영어로는 plasterer's elbow, mechanic's elbow, painter's elbow 등 다양한 이름을 갖고 있다.

외측 상과염의 주요 위험요인은 손목을 뒤로 굽히거나 비튼 상태에서 반복적/강력한 전완부 회전 작업을 할 때이다.

내측 상과염은 골프, 하키, 아이스하키의 스트로크(Stroke) 또는 야구 피칭이나 창던지기 등 팔꿈치를 구부린 상태로 어깨를 벌리는 코킹(Cocking) 동작과 밀접한 관련이 있다. 내측 상과염의 위험요인은 손목을 굽히거나 비튼 상태에서 반복적/강력한 전완부 회전 작업, 강력한 손가락집기 작업, 사고병력 등이다. 내외측 상과염에서 공통건 뿐만 아니라 주변부의 통증 및 압통과 동반되는 경우를 많이 볼 수 있는데 사체 건의 골부착부(enthesis)에 대한 연구에서는 고령(평균 84세)의 내외측 공통건의 골부착부에서 이를 구성하는 섬유연골(fibrocartilage)에 심한 현미경적 손상을 보임을 관찰하였다.[79] 이들은 또한 공통건의 골부착부가 상과에 부착됨과 동시에 내외측 측부인대 그리고 관절낭에도 융합되어 있어 상과염은 공통건에 대한 건증에만 국한되지 않고 측부인대의 만성적 손상이나 관절 내 반응성 활액막염을 동반할 가능성을 주장하며 많은 상과염에서 공통건만 치료해서는 잘 해결되지 않는 임상 양상을 설명할 수 있는 근거로 제시하였다.

많이 쓰는 팔에 잘 생기며, 테니스와 골프 이외의 다른 운동으로도 많이 발생하고, 주부, 정육점 직원, 목수, 요리사 등 팔을 많이 사용하는 직업군에서도 호발한다. 외측 상과염이 내측 상과염보다 더 흔한데, 외측 상과염은 일반 성인 중 1% 정도의 유병률을 보이며, 내측 상과염은 0.1% 정도의 유병률을 보인다.

---

76) 정선근. 상과염. 대한견주관절학회지. 2005: 8(2): 81-87.

77) 정선근. 상과염. 대한견주관절학회지. 2005: 8(2): 81-87.

78) Baskurt F. Ozcan A. Algun, C. Comparison of effects of phonophoresis and iontophoresis of naproxen in the treatment of lateral epicondylitis. Clin Rehabil. 2003: 17(1): 96-100.

79) Milz S, Tischer T, Buettner A, Schieker M, Maier M, Redman S, Emery P, McGonagle D, Benjamin M. Molecular composition and pathology of entheses on the medial and lateral epicondyles of the humerus: a structural basis for epicondylitis. Ann Rheum Dis. 2004: 63(9): 1015-1021.

20개 이상의 역학 연구에서 물리적 작업장 요인과 상과염과의 관계를 조사하였다. 대부분의 연구는 작업 요소의 일부 조합에 노출된 연구 집단을 포함했지만, 이 연구 중에는 특정 작업 요소를 평가한 연구도 포함되었다. 조사된 각 연구(부정적, 긍정적 또는 모호한 결과가 있는 연구)는 업무 관련성의 강도에 대해 결정을 내리기 위한 전체 데이터 풀에 기여하였다. 이러한 연구를 조사하기 위해 역학 기준을 사용하여, 교란변수, 바이어스, 연구의 강점과 한계에 대한 문제를 고려하여 다음과 같은 결론을 내릴 수 있다.

현재 사용 가능한 역학 데이터를 기반으로 반복 작업과 팔꿈치 근골격계 장애(MSDs) 간의 연관성을 뒷받침하는 증거가 충분하지 않다. 우세 노출 인자로 반복 작업을 하는 연구는 4 가지 역학 기준을 충족하지 못하였다.

강력한 작업(forceful work) 및 상과염과의 연관성에 대한 증거가 있다. 정량적 또는 반정량적 데이터에 기초한 노출 평가에 대한 연구는 상과염과 힘에 대해 더 강한 관계를 보여주는 경향이 있다. 적어도 하나의 기준을 충족하는 8 건의 연구는 통계적으로 유의한 관계를 보여주었다.

현재 자세 요인 단독과 상과염의 관계에 대한 결론을 내리기에는 충분한 증거가 없다.

위험 요소(예 : 힘과 반복, 힘과 자세)의 조합에 대한 노출과 상과염 사이의 관계에 대한 강력한 증거가 있다. 위에서 검토한 역학 연구, 특히 위험 요인을 정량적으로 평가한 연구를 기반으로, 특히 높은 노출 수준에서 상과염의 위험도를 높인다는 증거가 분명하다(예 : 육류 포장 또는 건설업에서 볼 수 있음). 노출 인자를 조합한 전향적 연구는 특히 높은 발병률(IR = 6.7)을 보였으며 신체적 노출 인자와 상과염 사이의 시간적 관계를 보여주었다.

여러 요인의 조합에 대한 강력한 증거는 스포츠 및 생체 역학 문헌에서 발견된 증거와 일치한다. 역학 분야 외부의 연구에서도 팔꿈치 굴곡근 또는 신근의 강력하고 반복적인 수축(손목의 굴곡 및 신전으로 인해 발생할 수 있음)이 상과염의 위험을 증가시킨다고 제안하고 있다.

역학 감시 데이터에 따르면 역학, 정육점, 건설 노동자 및 보일러 제조업자와 같은 동적 환경에서 수동 집약적이고 높은 작업 요구가 필요한 직업 및 작업에서 가장 높은 상과염 발병률이 일관되게 보고되고 있다.

상과 압통은 또한 더 높은 수준의 힘 있는 운동, 반복 및 팔꿈치의 극단적인 자세의 조합과 관련이 있는 것으로 밝혀졌다. 일부 데이터에 따르면 심한 팔꿈치 통증이 있는 개인의 높은 비율이 업무를 수행할 수 없으며 다른 상지장애에 비해 병가율이 더 높은 것으로 보인다.

상과염의 운동역학적 기전[80]으로 반복적인 운동 동작, 특히 하중을 받는 동안 근육-건 단

80) Uptodate, Elbow tendinopathy (tennis and golf elbow)

위가 늘어나는 편심 운동을 포함하는 빠르고 강하게 수행되는 운동은 부상에 대한 민감성을 증가시킬 수 있다. 이것은 스포츠 중에 부적절한 기술이나 장비로 인해 발생할 수 있거나 각 운동선수의 부적절한 힘, 지구력 또는 이동성으로 인해 발생할 수 있다. 한 가지 예는 야구 투구로, 높은 에너지의 반복적인 외반 힘이 늦은 코킹 및 조기 가속 중에 팔뚝의 굴곡-내전근 질량에 가해지게 된다. 한번 힘줄 손상이 발생하면, 퇴행성 또는 비조직화된 조직으로 더 격렬하거나 과장된 움직임을 수행하게 되고 이로 인해 추가 부상 위험이 증가한다.

팔꿈치 건병증(tendinopathy)과 관련된 직업적 부상은 손목이 자주 중립 위치에서 벗어나는 (즉, 똑바로 유지되지 않는) 반복적인 동작에 의해 발생할 수 있다. 여러 연구에서도 손목의 굴곡 및 신전으로 인해 발생할 수 있는 팔꿈치 굴곡근 또는 신근의 강력하고 반복적인 수축이 상과염의 위험을 증가시킨다고 보고 있다. 20kg 이상의 하중을 규칙적으로 취급하는 것과 팔꿈치 건병증의 발생 사이에는 용량-의존 관계(dose-dependent relationship)가 성립한다. 진동 도구(예 : 착암기)와 팔꿈치건 병증과 관련된 작업 간의 유의한 관계는 아직 입증되지 않았다. 반복적인 동작, 강력한 작업 및 진동을 제한하기 위해 활동을 수정 및 제한하면 부상 위험을 줄일 수 있을 것으로 보인다.

3) 증상 및 진단

상과염은 40-60대에서 가장 흔한 상지의 근골격계질환 중 하나이며,[81] 남성보다는 여성에서 더 많이 발생한다.[82][83][84] 상과염의 진단은 자각증상과 이학적 검사를 통해서 가능하다.[85] 팔꿈치의 내측과 외측의 통증과 압통이 주요 증상이다. 이러한 증상은 팔꿈치의 움직임과 연관되어 통증을 느끼게 된다. 내측 혹은 외측 상과부위에서 시작되는 통증이 전완부로 뻗쳐가는 양상을 보이며 대부분 서서히 진행하여 정확한 발병시점을 모르는 경우가 많으나 급성으로 시작하여 비교적 정확한 손상의 병력을 동반하는 경우도 있다. 내측 상과염은 통증이 팔꿈치 내측에 발생하는 점 이외에는 외측 상과염과 동일하다. 손목을 구부리

81) Descatha A, Leclerc A, Chastang JF, Roquelaure Y. Medial epicondylitis in occupational settings: prevalence, incidence and associated risk factors. Journal of Occupational and Environmental Medicine/American College of Occupational and Environmental Medicine 2003 Sep;45(9):993-1001.

82) Feleus A, Bierma-Zeinstra SM, Miedema HS, Bernsen RM, Verhaar JA, Koes BW. Incidence of non-traumatic complaints of arm, neck and shoulder in general practice. Manual Therapy 2008 Oct;13(5):426-33.

83) Shiri R, Viikari-Juntura E, Varonen H, Heliovaara M. Prevalence and determinants of lateral and medial epicondylitis: a population study. American Journal of Epidemiology 2006 Dec 1;164(11):1065-74.

84) Nordander C, Ohlsson K, Akesson I, Arvidsson I, Balogh I, Hansson GA, et al. Risk of musculoskeletal disorders among females and males in repetitive/constrained work. Ergonomics 2009 Oct;52(10):1226-39.

85) Goguin JP, Rush F. Lateral epicondylitis. What is it really? Current Orthopaedics 2003;17:386-9.

는 동작이나 어떤 물체를 강하게 쥐는 경우 통증이 더 발생한다. 통증의 정도는 약간 신경 쓰이는 정도로 약할 수도 있고 때로는 밤에 잠을 못잘 정도로 심한 상태가 되기도 한다.

이학적 소견상으로는 상과의 1~2cm 하방에 압통점이 있고 환자가 수근관절을 신전 혹은 굴곡할 때 검사자가 강하게 저항하면 통증을 유발하게 되는 전형적인 양상(Mill's test)을 보인다. 전완부의 신전근과 굴곡근의 능동적이고 저항적인 움직임으로 상과에 통증이 유발되는 것을 확인할 수 있다.[86] 외측 상과염의 경우 손가락을 모두 펴게 하고 가운데 손가락에 대해 저항을 가하면 심한 통증이 보이는 경우가 많다(Maudsley's test). 이를 EDC 중 가운데 손가락으로 작용하는 건의 손상의 증후로 생각하며 ECRB뿐만 아니라 EDC도 외측 상과염의 중요한 구조물이라고 보기도 한다.[87]

상과염의 진단을 위해서 영상의학적인 검사는 대부분 불필요하다. 조직의 손상정도를 파악하기 위해서나 팔꿈치 통증의 다른 원인을 감별하기 위해서 영상의학적인 검사가 활용될 수 있다. 단순 엑스선검사는 팔꿈치의 골관절염과 이단성 골연골증(osteochondrosis dissecans) 및 뼈의 병리적 현상들과 감별하는 데 유용하다. 박리성 골연골염, 골절, 골관절염, 석회화 변성 등을 배제하기 위해 주관절 전후상과 측면상을 얻는 것이 좋다[88]. 단순 방사선에서 상과부에 뼈겉질이 굳어 있거나 석회화된 소견이 보일 수 있다. 초음파 검사와 핵자기공명 검사(MRI)는 상과염을 진단하는 데 유용하다. 초음파 검사에서 상과염은 건이 두껍거나 얇아진 것을 볼 수 있다. MRI에서도 상과염은 건이 두꺼워 진 것을 볼 수 있다. 초음파 검사는 비용-효과적이지만 MRI 보다는 민감한 검사는 아니다. 초음파 검사나 MRI 검사 모두 특이도가 높지 않다. MRI는 오랜 기간의 보존적 치료에도 증세가 나아지지 않는 경우, 힘줄이 손상된 정도를 확인하고 다른 원인이 있는지 알아보기 위해 필요한 검사이다.

상과염의 진단기준에 대해서는 거의 제시된 것이 없다. 1977년에 영국의 HSE에서 전문가들의 워크샵을 구성하여 역학연구에서 사용할 수 있는 진단기준을 제시하였다(표 5-2).

이 진단기준에서는 상과의 통증 외에도 상과의 압통과 유발성 통증을 진단기준으로 요구하고 있으며, 이 경우에 민감도는 증가하였고 특이도는 단지 조금만 감소하였다.

상과염에 의해 관절 가동역이 감소되는 경우는 많지 않으나, 심한 통증을 유발하며 치료가 잘 안되고 오래가는 상과염의 경우 약간의 굴곡구축을 유발하기도 한다. 신경근 병변과

86) Harrington JM, Carter JT, Birrell L, Gompertz D. Surveillance case definitions for work related upper limb pain syndromes. Occupational and Environmental Medicine 1998 Apr;55(4):264-71.

87) 정선근. 상과염, 대한견주관절학회지, 2005: 8(2); 81-87.

88) 정선근. 상과염, 대한견주관절학회지, 2005: 8(2); 81-87.

[표 5-2] 상과염의 진단기준

참고 자료원	외측 상과염	내측 상과염
Harrington 등, 1998	1) 외측 상과의 통증 및 2) 외측 상과의 압통 및 3) 팔꿈치를 신전한 상태에서 손목을 신전시킬 때에 저항을 주면 통증이 악화됨	1) 내측 상과의 통증 및 2) 외측 상과의 압통 및 3) 팔꿈치를 신전한 상태에서 손목을 굴곡시킬 때에 저항을 주면 통증이 악화됨
Sluiter 등., 2001	1) 최소한 7일 중 4일 이상 외측 상과 주위의 간헐적, 움직임 관련 통증 및 2) 손목을 신전시킬 때에 저항을 주면 통증 유발 및 악화	1) 최소한 7일 중 4일 이상 내측 상과 주위의 간헐적, 움직임 관련 통증 및 2) 손목을 굴곡시킬 때에 저항을 주면 통증 유발 및 악화

의 감별을 위해 경추부 관절 가동역, 스펄링 테스트(Spurling's test) 등이 필요하고 각 신경근에 해당하는 감각, 운동, 심부건 반사 등의 신경학적 검사도 필요하다. 외측 상과염의 경우 요골신경이 포착되는 후골간신경증후군, 경추 혹은 상부 흉추에서 시작하는 신경근 병변 등과 내측 상과염은 척골신경 압박에 의한 통증과 유사한 양상을 보일 수 있다. 이러한 신경인성 통증은 보통 여러 개의 작은 바늘로 쑤시거나 저린 양상을 동반하므로 병력상 감별점이 되기도 하나 때로는 환자가 정확히 기술하기 힘들어 혼란이 초래되기 쉽다. 후방골간신경이나 척골신경의 경우 포착과 압박이 되는 부위가 상과염의 최대 압통부위와는 다르며 티넬사인(Tinel sign)이 나오게 되면 비교적 확실히 구분할 수 있게 된다. 이학적 검사로 감별이 되지 않는 경우 근전도 검사로 정확한 진단이 가능하므로 상과염이 잘 치료되지 않으며 신경인성 통증의 양상이 보이면 근전도 검사를 해 볼 필요가 있다.

신경인성 통증 외에 내외측 측부인대의 손상, 상과의 골절, 요상완골 관절의 활막염, 건초염, 근막통 증후군 등도 상과염과 유사한 증상을 보여 감별을 요한다. 잊지 않아야 할 것은 상기 문제들 중 몇 개가 동시에 존재하여 주관절 통증을 일으키는 경우도 많으므로 각각의 문제에 대해 정확히 파악하는 것이 중요하다.

4) 관리방법

외측 상과염은 가만히 방치하면 저절로 좋아지기는 어렵다. 하지만 초기에 적절한 관리만 하면 금방 호전이 된다. 첫째로 사용량을 줄어야 하며, 운동이나 직업적으로 불가피하게 사용한 경우에는 즉시 얼음이나 냉각 스프레이 등을 이용하여 차갑게 해 주어야 한다. 이후

부드럽게 스트레칭을 해 준 후 유연성을 증진시켜줘야 한다. 내측 상과염의 기본적인 관리법은 외측 상과염과 동일하며 통증이 좀 가라앉은 이후에는 손가락 구부리는 연습을 많이 해줘야 한다.

상과염은 근육과 관절을 과하게 사용하여 힘줄에 반복적으로 큰 부하가 주어지면서 손상된 부분이 정상적으로 치유되지 못할 때 생기는 것이다. 심한 경우에는 힘줄의 부분 또는 전층이 찢어져 터질(파열) 수 있다. 휴식, 물리치료, 운동치료 등의 보존적 요법으로 90% 이상 회복되지만, 6개월 이상 충분한 휴식을 가지고 보존적 치료를 하였는데도 듣지 않는다면 수술적 치료를 고려해야 한다. 수술적 치료를 하면 90% 이상에서 만족스러운 결과를 볼 수 있다.

5) 업무관련성 평가

직업적인 위험요인들로는 부적절한 작업자세 또는 반복적인 작업동작과 건이 기시하는 팔꿈치 부위에 힘이 강하게 작용하는 복합적인 요인과 부적절한 작업자세와 상과염이 연관성이 있는 것으로 보고되었다. 여러 연구에서 정신사회적인 요인이 연관성이 있다고 보고하였으나 일관성을 보이지는 않았다.

상과염의 업무관련성을 평가하기 위하여 팔꿈치 부위의 부담요인으로 공구의 명칭, 무게와 진동발생 여부, 취급하는 물체의 무게, 접촉 압박(팔꿈치 압박 또는 접촉), 손으로 밀기/당기기, 손을 망치처럼 사용하는 지 등을 조사하고 자세에 대해서는 다음 사항을 조사한다. 특히, 회내전과 회외전은 힘을 주어 손목을 비트는 동작으로 팔꿈치 충격 및 긴장도를 유발하므로 이에 대해 확인한다.

- 회내전(손바닥을 아래로)
- 회외전(손바닥을 위로)
- 회내전/회외전 시 강한 힘(중량물) 작용
- 손목의 굴곡/신전
- 정적자세/반복동작

팔꿈치의 운동범위는 다음 [표 5-3]과 같다.

[표 5-3] 팔꿈치의 운동 범위

운동	굴곡	신전	회외전	회내전
범위(각도)	140-150도	0-10도	90도	80-90도

외측 상과염은 손목의 신전 또는 회외전 동작 및 동시에 힘이 작용하는지를 확인하고, 내측 상과염은 손목의 굴곡 또는 회내전 동작 및 동시에 힘이 작용하는 지를 확인한다.

팔꿈치 부위 근골격계질환의 위험요인으로 역학적 근거가 있는 것은 힘과 복합요인(힘, 자세, 반복성)이고, 역학적 근거는 불충분하나 고려해야 하는 것으로는 자세, 반복성, 국소진동 등이다. 힘은 단독으로 존재하는 경우 과도한 힘을 주어야 하는 작업만이 팔꿈치의 근골격계질환과 연관성이 있다. 복합요인(힘, 자세, 반복성)은 팔꿈치를 과도하게 굽히거나 편 자세로 힘을 주는 작업을 반복하는 경우 연관성이 높다. 특히 손과 손목, 전완부의 회전 및 비틈 작업은 관련이 있다. 자세, 반복성, 국소진동은 다른 위험요인(힘)과 함께 존재할 경우 팔꿈치의 근골격계질환과 연관성이 있을 수 있다. 역학적 연구의 근거는 다음 [표 5-4]와 같다.

[표 5-4] 팔꿈치 부위의 발병 위험요인에 대한 역학적 근거

위험요인	연구의 축적 정도	통계적 관련성의 크기
복합적 위험요인(힘, 자세, 반복)	++	+
진동	±	+
집중적인 반복작업	±	±
강한 힘의 작용	+	+
불편한 자세	+	+
키보드 작업	±	
한냉 노출 작업	±	+
정신적 스트레스	±	+
근무기간	±	

직종은 작업부담 요인을 파악하는 데 있어서 지표로서는 제한적인 정보만을 제공한다. 즉 직업성 상과염의 발병에 대하여 직종의 역할은 명확한 지표가 되지는 못한 다는 것이다. 그러나 일부 연구에서 힘이 드는 작업과 수동으로 노동강도가 큰 작업을 가진 직종과 상과염과의 연관성을 보고하고 있다. 이들 연구에서 제시하는 직종은 고기 자르는 작업과 소세지를 만드는 작업을 들고 있다. 한편, 다른 연구에서는 이러한 결과를 지지하지 못하고 있다.

인간공학적인 스트레스부담에 노출되는 경우에 상과염의 발생은 더 일반적이다. 힘을 쓰는 활동, 힘의 작용이 큰 작업과 결합된 높은 반복성 또는 부적절한 자세는 상과염과 연관성이 있다. 부적절한 자세만으로는 외상과염과 연관성이 보고된 것은 거의 없다. 상과염에 반복적인 동작의 역할에 대한 연구는 일관성을 보이지 않고 있다.

정신 사회적 요인으로 낮은 사회적 지지나 낮은 직무 조절은 외측 상과염과의 연관성을 보여주는 연구는 거의 없다. 낮은 사회적 지지는 남성에서 보다 여성에서 연관성이 있다고 하였다. 외측 상과염을 가진 경우에는 그렇지 않은 경우에 비하여 직무에 대한 만족도가 낮았고, 우울한 편이였다. 육체적으로 높은 부담을 받고 낮은 사회적 지지를 받고 있는 여성에서 외측 상과염의 발병 위험도가 증가하였다.

연구의 대부분은 조사대상자의 자기보고식 노출평가를 이용하였으며, 이러한 자가 노출평가의 정확성은 비디오 촬영을 한 경우에 비하여 정확성이 떨어졌다. 증상을 가진 경우에는 그렇지 않은 경우에 비하여 신체부담정도를 보고하는 것이 높았다. 상과염의 원인을 규명하기 위한 종적 연구는 거의 없었다. 대부분은 단면연구에서 얻은 것들이며, 이 경우에는 인과관계를 추론하는 데 제한이 있다. 그러나 상과염의 경우에 원인과 결과의 순서가 뒤바뀔 가능성은 없다. 상과염을 경험한 경우에는 더 수월한 직무로 전환하여 단면연구에서 과소평가될 가능성이 있다.

덴마크에서 적용하고 있는 상과염의 업무관련성 평가 사항은 다음과 같다.

1. 노출인자

(1) 힘이 가해지는 반복 작업
(2) 불편한(awkward) 자세에서 시행되는 힘이 가해지는 작업
(3) 힘이 가해지는 고정된 자세의 작업

2. 노출인자 상세기준

(1) 팔꿈치에 힘이 가해지는 작업에서 고려사항

① 회전(twisting)하거나 돌리는(turning) 작업 자세에서 반복된 힘의 노출
② 저항에 반하는 방향으로의 반복된 힘의 노출
③ 힘을 사용하는 물체의 정적으로 고정된 자세
④ 불편한 자세와 팔꿈치에 압박이 가해지는 작업이 합쳐진 상태에서의 강한 힘의 노출

(2) 힘이 가해지는 작업

① 손목이나 팔꿈치의 일반적인 돌림과 굽힘, 뻗음 등의 움직임에 과도한 힘이 가해지는 경우

② 질병의 위험성이 증가하는 경우

- 힘이 가해지는 작업과 마지막 자세에서 팔꿈치 관절이 연관된 경우
- 폄 근육에 힘이 가해지는 경우(tennis elbow), 굽힘 근육에 힘이 가해지는 경우(golfer's elbow)
- 불편한 자세의 작업
- 일정 작업 안에서 반복된 움직임 또는 힘을 가해 물체를 고정할 때 정적인 부하가 근육전체에 가해지는 경우

(3) 반복된 작업

① 작업 중 팔꿈치 관절에 빈도와 강도의 반복이 있는 경우

② 분당 수회 이상의 반복

(4) 불편한 자세

① 각도와 과도한 굽힘과 폄, 돌림을 고려해야 함

② 작업을 위해 일반적으로 취하는 자세와 다른 것을 불편한 자세라고 하고 그 차이가 클수록 더 불편한 자세임

(5) 부하(load)와의 관련성

① 개인의 신체적 조건을 고려하고 노출시점과 발병시점의 연관관계가 타당할 때

② 다양한 작업이 혼합된 경우에는 각각의 부하에 지속시간을 반영하여 종합적으로 판단

프랑스의 경우 각 근골격계질환에 있어서 질환, 유효기간, 원인의 세 가지로 나누어 구체적인 인정기준을 제시하고 있으며, 제시된 조건에 해당하는 경우 별도의 심의 절차 없이 업무상 질병으로 인정하고 있다. 질환의 경우 진단명을 포함하여 진단법, 병리적 소견 등의 의학적 소견을 구체적으로 포함하며, 유효기간은 노출 중지 이후 질병 발생까지의 시간을 의미한다.

팔꿈치 질환 중 외상과염의 경우 업무를 중지하고 14일 이내에 진단이 내려진 질환임이

의학적으로 확인되며 해당 근로자가 "손으로 잡기, 손목 신전, 회외전을 포함하는 반복작업"을 수행하였던 것이 재해조사 결과 확인되는 경우 업무상 질병으로 인정이 가능하다. 내상과염의 경우 마찬가지로 14일 이내 진단이 내려진 질환임이 의학적으로 확인되고 해당 근로자가 "손목 굴곡, 내전, 회내전, 손의 회외전을 포함하는 반복작업"을 수행하였던 것이 재해조사상 확인되는 경우 업무상 질병으로 인정이 가능하다.

일본 후생성에서는 "상지 부담업무"에 대한 규정으로 "상지의 반복성이 높은 작업", "상지 거상이 동반되는 작업", "목과 어깨가 경직된 채로 자세가 제한되는 작업", "상지 등 특정부위의 하중이 가해지는 작업"을 예로 들면서 각각에 해당하는 직종의 예시를 제시하였다. 이 중 상과염과 관련이 있을 것으로 생각되는 것은 "상지의 반복성이 높은 작업"과 "상지 등 특정 부위의 하중이 가해지는 작업"이며, 이에 해당하는 직종으로는 PC 등의 키보드 입력작업, 냉동생선의 운송, 적재 및 하역, 절단 및 해체, 제조장비 등의 조립 및 마감작업, 요리, 제과작업, 밀링, 바느질작업을 제시하였다. "상지 등 특정부위의 하중이 가해지는 작업"에 대해서는 "간호 및 요양보조업"을 제시하였다.

근골격계질환의 직업적 원인을 확인하고 결정하는 것은 어렵고 자주 문제가 되고 있다. 진단된 근골격계질환과 작업조건(working conditions)간의 인과관계에 대한 의사결정을 용이하게 할 수 있는 지침이 필요하다. 상과염에 대한 직업적 위험요인, 작업부담의 정의 및 분류, 반복적인 작업동작, 불편한 작업 자세 및 작용하는 힘에 대한 기존의 연구결과를 근거로 살펴보았다. 대부분이 단면연구로 이루어졌으며, 손을 단순하게 반복하는 동작은 상과염과의 연관성이 인정되지 않고 있다. 작용하는 힘과 반복적인 동작이 결합하거나 부적절한 자세와 힘이 결합하는 경우에 상과염과 연관성이 보고되고 있다. 따라서 직업성 상과염을 진단하기 위해서는 상과에 연결된 건에 과부담을 주는 힘, 작업동작의 반복정도, 자세의 부적절성 및 작업지속시간에 대한 분석이 필요하다.

상과염이 업무관련성이 있으려면 작업을 수행한 사람에 대한 위험도가 증가하는 특징적인 발병 유발 특성을 확인하는 것이 필요하다. 왜냐 하면 상과염은 비직업적이면서 팔꿈치에 특정 부담을 확인하지 못한 경우에도 발병하는 특발성(idiopathic) 발병이 되는 경우가 있기 때문이다. 정육점이나 도축장에서 육류 처리작업, 벌목작업 및 건설현장의 각종 작업이나 이와 유사한 작업들에 대해서는 업무관련성이 인정되는 사례들이 높으나 단순하게 컴퓨터를 이용한 키보드 작업은 반복성은 인정되지만 작용하는 힘이 인정되지 않아서 업무상 질병으로 받아들여지기 어렵다. 또한 단일 이벤트성의 부담으로 인한 건의 병증은 병리현상을 설명하기 어렵기 때문에 이러한 경우와 관련된 상과염은 업무상 질병으로 인정하기 어렵다.

대부분의 상과염은 저절로 혹은 간단한 보존적 치료로 해결이 되지만 약 20% 정도의 불응성 사례들이 임상적인 해결 과제가 된다. 이러한 불응성 사례들에서는 상과염이 아닌 다른 문제인지 감별하는 것과 상과염이 있으면서 다른 문제가 병발한 가능성도 반드시 고려하여 보다 정밀한 검사를 시행하고 검사 결과를 임상 소견과 정확히 연관지어 해석하는 단계가 필수적일 것이다. 힘줄에 무리가 가지 않도록 과도한 사용을 자제해야 하며, 초기 증상 발생 시 충분한 휴식을 하여 손상된 힘줄이 정상적으로 나을 수 있게 한다. 상과염이 있다면 근육이 충분히 쉴 수 있도록, 지나친 사용과 부하, 반복적인 사용을 금한다.

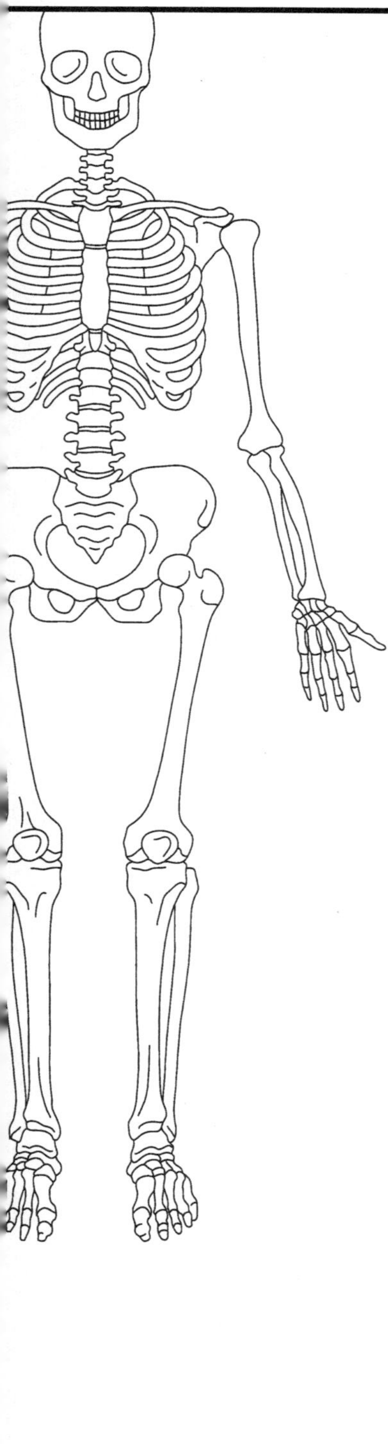

6

업무상 경추부위 질환

제6장

업무상 경추부위 질환

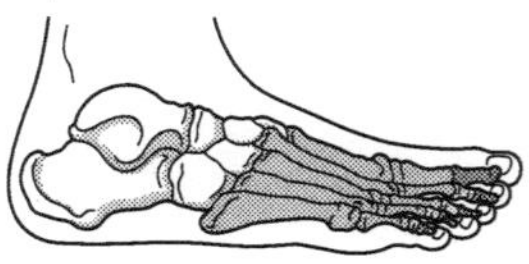

1. 서론

목 부위는 굴곡과 신전, 측방굴곡, 회전 운동이 가능한 척추뼈(경추)가 7개 있으며 그 사이에서 완충역할을 하는 디스크(추간판, 수핵)가 있다. 이러한 디스크의 후방에는 척수 신경이 지나가고 있으며 이들 척수 신경에서 신경근이 나와 상지로 뻗어나가서 팔과 손으로 분포하여 팔과 손의 운동(근력)과 감각을 담당하고 있다.

목 부위에서 발생하는 업무상 근골격계질환으로는 목의 통증(경부통), 경부 긴장/염좌(cervical strain/sprain)(M54.2, S13.4), 목(경부)의 관절증(M19.08), 목뼈 원판 장애(경부 추간판장애)(M50.0-9, M54.12), 목(경부) 근육의 근육통(근막통증 증후군)[부위: 척추옆근(경추 주위근), 등세모근(승모근)](M72.9, M79.1) 등이 있다(표 6-1).

[표 6-1] 경추부위의 근골격계질환

- 목의 통증(경부통), (경부 긴장/염좌 Cervical strain/sprain) 【M54.2, S13.4】
- 목(경부)의 관절증 【M19.08】
- 목뼈 원판 장애(경부 추간판장애) 【M50.0-9, M54.12】
- 목(경부) 근육의 근육통(근막통증 증후군)(부위: 척추옆근 (경추 주위근), 등세모근(승모근)) 【M72.9, M79.1】

경추 추간판 질환은 하나의 질환 개념이 아닌 경추에 발생되는 모든 퇴행성 변화에 따른 증상을 언급하는 매우 광범위한 개념이다. 흔히 발생되는 퇴행성 변화로는 나이에 따른 추간판 변성 즉 추간판 조직의 생화학적인 변화와 형태학적인 변화로 추간판 탈출증, 골극의 형성, 황색인대의 비후 등이 있고 임상적으로는 경추부 동통, 신경근증, 척수증 등의 증상

을 일으키게 된다.[1)]

경추 추간판 탈출증은 흔히 우리가 목 디스크라고 알고 있는 질환으로 수핵의 팽윤이나 탈출로 인하여 신경근이나 척수가 압박되는 연성 추간판 탈출증과 골관절증에 의하여 형성되는 골극으로 인하여 척수나 신경근이 압박되는 경성 추간판 탈출증이 있다. 나이가 들어감에 따라 수핵의 수분함량 감소로 탄력성이 떨어지고 나쁜 자세나 사고 등 외부적인 자극이 가해져 디스크가 밀려나 주위 신경근을 자극하여 통증을 일으킨다.

2. 경추의 퇴행성 질환

경추 퇴행성 질환의 업무관련성은 신청상병의 존재여부를 확인하고 각 신청상병의 특성을 파악하고, 경추에 퇴행성 변화를 촉진할 수 있는 신체적 부담을 조사하여 평가한다.

경추의 퇴행성 질환은 퇴행성 변화가 일어난 위치와 정도에 따라 경추 척추증(cervical spondylosis), 경추 신경근병증(cervical radiculopathy) 및 경추 척수병증(cervical myelopathy)으로 정리할 수 있다.

1) 경추 척추증(cervical spondylosis)

경추 척추증은 경추나 인대가 퇴행성 변화를 하면서 웃자라 주변의 혈관과 신경을 압박해 여러 증상을 일으키는 병이다.

퇴행성 변화가 진행되어 추간공(intervertebral foramina)이나 척추관(spinal canal)이 좁아지면 신경근병증(cervical radiculopathy)이나 척수병증(cervical myelopathy)이 된다.

추간판의 퇴행이 진행되어 탈출을 하게 되면 경추 추간판 탈출증(cervical herniated intervertebral disc, HIVD)이 된다.

따라서 척추증은 신경근병증이나 척수증 및 추간판 탈출증으로 진행할 수 있는 징검다리에 해당하는 척추의 퇴행성 질환이다.

1) 전택수, 장한, 최병완. 경추 디스크 질환의 수술적 최신 지견. J Korean Med Assoc 2011 September; 54(9): 941-950.

2) 경추 신경근병증(cervical radiculopathy)

경추 신경근병증(혹은 경추 신경뿌리병증)은 경추(목뼈) 주변의 신경근이 자극되거나 압박되면서 신경 기능의 손상이 생기는 질환이다.

말초신경 줄기들이 척수에서 시작하는 부위를 신경근이라고 하며, 경추 주변에는 상지로 분지하는 말초신경들이 기시(origin)하게 된다. 신경근은 추간공(intervertebral foramina 또는 neural foramina)을 지날 때 흔히 손상을 받는다.

손상된 신경근의 위치에 따라 팔과 손으로의 신경 경로를 따라 통증과 감각 상실을 유발할 수 있다. 가장 흔한 증상은 신경근 지배영역의 피부절(dermatome)을 따른 방사통이며, 각 신경근의 지배를 갖는 해당 근육의 근력 약화 및 근 위축이 발생하며 해당 신경근의 심부 건반사의 이상을 초래하게 된다. 이 때 관찰되는 손발저림은 피부절에 따른 저림증이다. 어깨뿐만 아니라 팔과 손 등 다양한 위치의 통증이 발생하며 근육의 약화나 감각이상, 저림증 등이 나타날 수 있다. 다른 증상으로는 특히 손의 조정 결함(loss of coordination)이 포함될 수 있다.

3) 경추 척수병증(cervical myelopathy)

많은 질환들이 척수를 침범하여 운동신경, 감각신경 및 자율신경 장애로 구성되는 다양한 임상 양상을 보이는데, 이를 통칭하여 척수병증(myelopathy)이라고 부른다. 이것은 경추의 변성 변화에 의한 신경압박으로 일어나는 경추부 척수의 기능 장해이다. 이러한 질병은 추간판의 변성으로 추간판 간격이 감소되고 후관절낭 및 인대의 이완으로 불안정성이 생기고 이에 대한 조직 반응으로 추간판 변연부의 골극형성과 황색인대의 비후 등이 경추부 척수를 압박하여 증상이 나타나게 된다.

경추 척수병증은 상지의 근력약화, 보행장해, 반사이상항진(hypereflexia) 등 척수압박 증상이 있고 이들 임상증상이 방사선검사 및 자기공명영상소견(MRI)과 일치하는 경우에만 진단을 내릴 수 있다.

경추 척추관 협착증(cervical spinal canal stenosis)은 여러 원인에 의해 척수가 지나가는 중심관이 좁아져서 증상이 나타나는 질환으로 추간판 변성과 탈출, 추간관절의 마모 및 협착, 인대비후 등을 포함하는 척추 관절의 퇴행성 변화에 의해 주로 나타난다.

3. 증상

경추 추간판 탈출로 경부 통증, 신경근병증, 척수증의 증상이 나타날 수 있다. 경추 추간판 탈출증의 증상은 '목이 불편하다'거나 눌리는 신경에 따라서 '어깨가 아프다', '팔이 아프다, 저리다', '손가락이 저리다', '팔에 힘이 없다'는 등과 같이 다양하다. 주로 운동신경에 문제가 있지만 손의 감각 저하와 목과 목덜미의 통증이 있는 경우도 많다. 증상은 다음과 같다.

- 목의 통증
- 어깨, 팔, 손바닥, 손가락의 통증
- 감각 이상 : 만지면 전기가 오듯 저린 느낌, 둔한 느낌
- 마비 증상 : 쥐는 힘이 떨어져 물건을 놓친다. 팔을 들어올리기가 힘들다.
- 경추 추간판 탈출증의 경우에는 눌리는 신경의 위치에 따라 통증의 위치도 변한다.

신경증상은 목 디스크 발생 부위에 따라 압박된 신경근이 내려가는 팔의 어느 특정부위에 감각 이상, 운동력 약화, 건반사의 변화 등을 나타내나 통증은 한 신경근만 눌려도 비교적 넓게 나타날 수도 있다. 신경근 압박에 의한 통증은 비교적 예리하고 목 운동에 따라 변화되며 팔을 머리 위로 들면 신경근의 긴장이 완화되어 증상이 소실될 수 있다. 디스크 발생 부위에 따라 4번째 5번째 경추 사이의 디스크 탈출인 경우에는 대부분 제5경추 신경근이 압박되며 상박의 외측 및 팔꿈치 외측의 감각 이상, 삼각근 및 상완 이두근의 근력 약화가 나타나고, 제5~6 경추간일 경우에는 제6경추 신경근이 압박되어 전박외측, 엄지손가락, 둘째손가락에 감각 이상, 상완 이두근 및 완관절 신전근의 근력 약화가 나타난다. 제6~7경추간일 경우에는 제7경추 신경근이 압박되며 가운데 손가락의 감각 이상과 삼두박근과 손목 및 손가락을 구부리는 힘이 약해진다. 제7경추와 제1흉추간일 경우에는 제8경추 신경근이 압박되며 넷째 및 다섯째 손가락의 감각 이상과 손가락 힘이 약해진다.

그 밖의 디스크(추간판)가 중앙으로 심하게 탈출되어 척수를 압박하면 사지의 근력 약화, 보행 장해, 대소변 장해 등 마치 중풍과 흡사한 증상을 일으키고 심하면 사지 마비를 나타내기도 한다.

4. 진단

경추부 추간판 탈출증의 진단은 앞에서 제시한 증상과 함께 팔이나 손의 근력 약화, 감각 저하 또는 저린감이 있으면 의심할 수 있다. 이학적 검사는 신경근병증 환자의 증상을 유발하는 것으로 목을 신전 및 환측으로 회전시켜 신경공의 직경을 감소시킴으로써 상지 방사통을 유발시키는 Spurling's sign이 가장 흔히 사용된다.

검사 방법으로는 일반 X-ray, CT 등이 도움이 되나 가장 정확한 검사 방법은 MRI(자기공명영상 검사)이다. 그 외에도 보조적인 검사방법으로 근전도 검사가 도움이 된다.

일반 X-ray 검사에서는 병변이 잘 안 나타나는 경우가 많으며, 특수검사 즉 컴퓨터 촬영이나 MRI 검사, 근전도 검사로 확진할 수 있다. 확진된 경우에는 침상 안정은 물론 물리치료, 약물치료 등의 신속한 치료가 필요하며, 심한 경우에는 수술도 고려해야 한다. MRI 촬영을 하면 눌려 있는 척수 신경이 관찰된다. 진단 방법은 다음과 같다.

- **단순 방사선 검사** : 경추부의 전반적 구조를 볼 수 있다.
- **전산화 단층 촬영(CT)** : 디스크의 경화 상태, 인대의 석회화, 경추 뼈의 구조를 볼 수 있다.
- **자기공명촬영(MRI)** : 디스크의 상태 및 척수·신경 압박 정도, 인대, 근육 같은 연부 조직들을 볼 수 있다.

경추부 추간판 탈출증과 감별해야 할 질환으로는 흔히 어깨 관절의 이상으로 인한 통증과 감별을 하여야 하며 말초 신경이 압박을 받는 수근관 증후군, 흉곽 탈출 증후군, 상완신경총 손상 등과도 감별이 필요하다. 또한 척추 종양 및 척추 이외의 갑상선, 상부 식도, 후두, 폐첨부의 종양(pancoast tumor) 등이 상완신경총과 쇄골하 동맥을 침범하여 경추 신경근증과 비슷한 증상을 일으키기도 한다.

5. 경추부 근골격계질환의 위험요인

1) 일반적 원인

경추 추간판의 퇴행은 경추 중간부에 많으며 퇴행이 일어나는 경우에도 증상이 없이 지낼 수 있다.

경추 추간판 탈출증의 원인은 일종의 퇴행성 변화로 인하여 시작된다. 추간판 변성의 초기에는 척추 분절이 불안정해지고 과도하고 비정상적인 운동을 일으키며 인대와 근육의 긴장으로 경부 동통과 어깨, 견갑부, 전흉부에 연관통을 유발할 수 있다. 시간이 지나면서 반복적인 미세 외상과 긴장이 가해지면 섬유륜은 약해지고 단열되어 수핵 탈출의 가능성이 증가된다. 그리고 점차 추체 종판(vertebral end plate)은 비정상적 부하에 대한 반응으로서 경화와 변연부에 비후성 골극 형성을 일으킨다.

추간판 변성과정 도중 언제라도 섬유륜의 파열로 수핵이 후방으로 탈출되는 연성 수핵 탈출증(soft disc herniation)이 발생될 수 있다. 보통 20세 이후에는 디스크의 퇴행성 변화가 오기 시작하면서 디스크내의 수분 함량이 감소하여 탄력성이 감소되어 외상이나 장시간의 좋지 않은 자세에 의하여 디스크가 후방으로 돌출되어 신경을 압박하게 되면 발병하게 된다.

나이가 들어 경추에 퇴행성 변화에 의해 뼈가 자라나고, 디스크 간격이 좁아지고, 인대 등이 두꺼워지면서 신경이 지나가는 길이 좁아지게 된다. 이때 척수 신경이 눌리게 되고 변성이 되면 손이 둔해져서 단추 끼우기나 젓가락질하기가 어려워진다.

일상생활상의 잘못된 습관이나 사고 등으로 목에 직접적인 충격이 가해졌을 때 나타나기 쉽다. 예를 들어 장시간 앉아 있으면서 머리와 목을 앞으로 내미는 습관, 눈이 나빠 눈을 찡그리며 목을 빼고 앞으로 보는 습관, 사고 등 직접적인 충격으로 목뼈나 관절에 손상이 생긴 경우, 높은 베개를 사용할 때에 발생할 수 있다.

2) 목 부위의 부담요인

역학적 연구들은 (1) 목에 발생하는 증상들에 의해(대개 특정 기간, 빈도, 강도를 고려한), 또는 (2) 증상들과 이학적 검사 소견 모두를 사용하는, 두 가지 방법 중 하나로 목 부위 근골격계질환을 정의했다. 목 부위 근골격계질환과 업무관련성(work–relateness)에 대해 연구한 역학적 연구들을 살펴보면 작업장에서 ① 반복성(repetition), ② 힘(force), ③ 자세(posture), ④ 진동(vibration) 등 4가지 잠재적 위험요인들이 관련성이 있다고 설명하고 있다.

그럼에도 불구하고 경추 추간판 탈출증과 경추부의 통증을 유발하는 질환에 대한 역학적 연구는 여전히 논란이 많다. 목의 자세와 지속시간의 연관성은 어느 정도 수용된다. 목부위 근골격계질환의 업무관련성에 관한 40여편의 역학적 연구를 검토한 NIOSH 연구[2)]에서는 위에서 언급한 위험요인들과 목부위 근골격계질환의 관련성에 대해 '자세'가 업무관련성의 강력한 증거(Strong evidence of work-relatedness, +++)가 있고, '반복성'과 '힘'은 업무관련성의 증거(Evidence of work-relatedness, ++)가 있으며, '진동'에 대해서는 불충분한 증거(Insufficient evidence of work-relatedness, +/0)가 있다고 제시하고 있다(표 6-2). 유럽연합에서도 여러 역학적 연구를 분석하여 특히 부적절한 자세로 인해 위험성이 훨씬 커지게 된다고 보고하였다.[3)]

[표 6-2] 목부위 근골격계질환과 물리적 작업 요인들 간의 원인적 연관성의 증거

Risk factor	Strong evidence (+++)	Evidence (++)	Insufficient evidence (+/0)	Evidence of no effect (–)
Repetition		○		
Force		○		
Posture	○			
Vibration			○	

(1) 반복성

반복성은 일반적으로 ① 반복적인 목 움직임(예를 들면, 한 주기 동안 다른 머리 위치의 빈도), 혹은 ② 목, 어깨 부위(예를 들면, 승모근)에 부하가 발생하는 반복적인 팔 또는 어깨 동작과 관련된 주기적인 작업 활동에 초점을 두고 연구가 되었다. 목의 반복동작이 목부위 근골격계질환과 상당한 연관성이 있으며 빈도가 높을수록 통증의 위험도가 크다.

목에 대한 잠재적인 위험요인으로 반복성 혹은 반복 작업을 조사한 연구들의 대부분은 조사한 여러 물리적 작업 요인들과 동시에 혹은 상호작용하고 있고, 따라서 반복 작업은 필수적인 일차적인 노출 인자로 고려되지 않았지만, 다른 작업요인들과 같이 고려되었다.

---

2) Bernard BP, editor. Musculoskelectal disorders and workplace factors: a critical review of epidemiologic evidence for work-related musculoskelectal disorders of neck, upper extremity, and low back. Cincinnati(OH): National Institute for Occupational Safety and Health(NIOSH), US Department of Health and Human Services, 1997

3) Sluiter, J. K., Rest, K. M. and Frings-Dresen, M. H. W., Criteria document for evaluating the work-relatedness of upper-extremity musculoskeletal disorders. Scandinavian Journal of Work, Environment & Health, 27(1), 1-102, 2001.

(2) 힘

힘은 일반적으로 ① 신체에 작용하는 내부 혹은 외부적인 부하로 ② 신경근 전도검사(EMG)로 측정되는 개인의 근력(뉴톤 혹은 파운드로 표현되는 힘의 크기)으로 정의된다. 대부분의 연구들에서 힘은 여러 물리적 작업부하 요인들과 상호작용하고 있는 것으로 나타났다.

(3) 자세

자세는 목이나 머리 위치, 과도한 머리 혹은 목의 자세, 또는 머리와 목의 정적 자세 등이 위험요인이며, 이에 대해 언급한 연구들이 포함되었다. 여러 연구들에서 높은 수준의 정적 수축, 장시간 정적 부하, 혹은 과도한 작업자세로 일하는 그룹은 목 부위 근골격계질환의 위험이 높은 것으로 나타났다. 20도 이상의 목 굽히기 자세로 일할 때와 목을 젖히는 자세로 일할 때 목 부위 근골격계질환과 연관성이 있다. 1시간에 수회 이상의 비틀기/옆 굽히기 동작은 목 부위 근골격계질환의 가장 강력한 위험요인이다. 목의 비트는 정도가 증가함에 따라 목의 방사통이 증가한다.

① 목에 좋은 자세

잘 때에는 가능하면 낮고 말랑말랑한 베개를 사용하는 것이 좋고 책을 읽을 때에는 책상 위에 책 받침대를 사용하여 눈높이에 책이 위치하는 것이 좋다. TV나 모니터 앞에 너무 오래 앉아 있거나 한 곳을 응시하는 것은 좋지 않으며 30분에서 1시간 마다 가볍게 목을 뒤로 젖히는 운동을 하는 것이 좋다.

② 목에 나쁜 자세

무거운 짐을 머리 위에 이는 것, 머리를 바닥에 대고 물구나무 서는 것, 원산폭격자세 등은 좋지 않다. 또한 목을 옆으로 세게 회전시키면 목에서 우두둑 소리가 나는 경우가 있는데 우두둑 소리가 나고 나면 시원하다고 하여 이를 반복하는 것은 좋지 않다. 이는 목의 관절이 일부 어긋나면서 뼈가 마찰되어 나는 소리로 자꾸 반복하는 경우 관절에서 뼈가 웃자라나서 신경을 압박하게 된다.

(4) 진동

진동은 전신진동에 대한 노출과 목 부위 근골격계질환 사이의 관련성에 대한 연구들이 있었으나, 증거들이 충분하지 못한 것으로 나타났다.

5. 업무관련성 평가

1) 진단명의 확인

업무관련성 평가를 위해서 먼저 진단명을 확인하고 목의 자세평가를 중심으로 한 목 부담요인을 파악하여야 한다. 경추 추간판 탈출증의 경우에는 목의 굴곡/신전 상태에서 좌우 회전/꺾임이 동시에 작용하는지 또는 어깨에 중량물을 올려 운반하는 작업을 확인하고 무게 및 빈도 등의 구체적 상황을 확인하도록 한다.

경추염좌의 경우에는 증상발현 시점에서 재해자가 기억하는 수준의 충격이 있었는지 등 구체적 상황을 확인하도록 한다.

2) 목 부위의 부담평가

목 부위의 주요 위험요인은 자세, 힘, 반복성으로 앞으로 숙이기, 뒤로 젖히기, 좌우 회전 및 꺾임, 중량물 또는 힘의 작용, 정적자세/반복동작, 어깨 위 손을 올린 자세, 허리 굽히고 팔을 뻗는 자세, 움직임이 제한된 좁은 공간, 어깨로 운반하는 작업 등에 대해 조사 후 신체부담여부를 판단하게 된다.

경추간판탈출증의 경우 목의 굴곡/신전 상태에서 좌우 회전/꺾임이 동시에 작용하는지 또는 어깨에 중량물을 올려 운반하는 작업을 확인하고 무게 및 빈도 등의 구체적인 상황을 확인하도록 한다.

(1) 목의 자세 평가

어깨 위로 손 올린 자세(특히, 머리 위로 손이 올라간 경우) 또는 허리를 굽히고 팔을 뻗은 자세(깊이가 있는 보관함에 담기, 물건을 꺼내기 위한 동작 등)에서는 목 부위의 전방 굴곡 또는 신전 자세를 확인한다.

움직임이 제한된 좁은 공간(좁은 공간에서 용접 작업, 차량 내 작업 등)에서는 목 부위의 과도한 전방 또는 측방 굴곡을 확인한다.

어깨로 운반하는 작업은 중량물을 어깨에 올려 운반하는 작업(예, 크기가 큰 택배 물건을 어깨로 옮기는 경우)의 경우, 물건의 크기 또는 중량물의 무게에 따라 목 부위의 측방 굴곡 또는 충격 발생 여부를 확인한다.

상당한 무게의 잠수용 헬맷 또는 안면보호구 등의 착용 여부를 확인한다.

목의 신전 부담을 감소시키는 목 지지대 또는 목 받침이 있는 의자를 사용하는지 확인한다.

경추의 척추질환에 대한 인정기준 연구[4]에서 목 부위의 자세와 지속성 및 반복성 요인에 의한 인정지침에서 [표 6-3]과 같이 제시하였다.

[표 6-3] 목 자세와 지속성 및 반복성 요인에 의한 인정지침(안)

자세	각도	자세지속성	동작반복성	근무기간
굴곡 (Flexion)	20	4시간 이상	4시간 이상	5년 이상
			분당 4회 이상	
	45	2시간 이상	2시간 이상	
			분당 4회 이상	
신전 (Extension)	5	4시간 이상	4시간 이상	
			분당 4회 이상	
	20	2시간 이상	2시간 이상	
			분당 4회 이상	
비틀림과 측면굴곡 (Twist and bending)	5	4시간 이상	4시간 이상	
			분당 4회 이상	

출처 : 임상혁 등(2008). 근골격계질환 신체부담작업의 업무관련성 정도에 관한 연구[5]

(2) 목 부위의 힘

중량물을 머리와 어깨 위에 얹어 나르는 작업으로 목 부위에 부담이 작용한다. 비록 많은 연구가 이루어지지 않았지만 경추 질환의 원인이 될 수 있거나 또는 질환을 악화시킬 수 있

4) 임상혁, 이수진, 권영준, 김용규, 이윤근, 윤간우. 근골격계질환 신체부담작업의 업무관련성 정도에 관한 연구. 노동부. 정책연구보고서. 2008.11

5) 임상혁, 이수진, 권영준, 김용규, 이윤근, 윤간우. 근골격계질환 신체부담작업의 업무관련성 정도에 관한 연구. 노동부. 정책연구보고서. 2008.11

는 직업적 요인으로서 장기간 지속적으로 중량물을 어깨 위에 얹고 운반하는 작업을 고려하여야 한다. 이는 경추 부위에 정적인 부하를 주고 경추의 부적절한 자세를 초래하는 작업 형태이다. 이에 대해서는 경추의 척추질환에 대한 인정기준 연구[6)]에서 목 부위의 자세와 지속성 및 반복성 요인에 의한 인정지침에서 [표 6-4]와 같이 제시하였다.

[표 6-4] 중량물을 머리와 어깨 위에 얹어 나르는 작업에 대한 인정지침(안)

힘(무게)(단위: kg)	반복성(지속성) 혹은 빈도 (일작업시간중)	근무기간
50	1/2시간 혹은 10회 이상	5년 이상
25	1시간 혹은 20회 이상	

출처 : 임상혁 등(2008). 근골격계질환 신체부담작업의 업무관련성 정도에 관한 연구[7)]

목 부위의 근골격계질환의 예방 및 관리를 위한 기준으로는 여러 인간공학적 평가도구와 지침에서 주로 작업자세를 기준으로 하고 있으며, 이에 따른 시간적 지속성을 제시하고 있다. 대개 굴곡의 경우는 20~40° 이상, 신전의 경우에는 5~20° 이상, 측면 방향 굴곡이나 비틀림에서는 5° 이상을 위험 수준으로, 반복성에 있어서는 분당 4회 이상을 위험 수준으로 제시하고 있다(표 6-5). 한편, 머리를 앞과 옆으로 지나치게 숙인 자세와 목 근육들의 극도의 긴장은 경추의 과전만증(Hyperlordosis) 또는 비틀림을 유발한다.

[표 6-5] 목 부위의 근골격계질환 위험요인(자세) 요약

작업자세	반복성
• 굴곡/신전: ≥20° [5, 6] • 굴곡: ≥30°, 신전: ≥45° [7] • 굴곡: ≥20°, 신전: ≥45° [8] • 굴곡: ≥20°, 신전: ≥5° [9]	• ≥4회/분 [5,6]

6) 임상혁, 이수진, 권영준, 김용규, 이윤근, 윤간우. 근골격계질환 신체부담작업의 업무관련성 정도에 관한 연구. 노동부. 정책연구보고서. 2008.11

7) 임상혁, 이수진, 권영준, 김용규, 이윤근, 윤간우. 근골격계질환 신체부담작업의 업무관련성 정도에 관한 연구. 노동부. 정책연구보고서. 2008.11

6. 주요 국가의 목부위 근골격계질환의 업무상 질병 인정기준

1) 덴마크

덴마크에서 만성적인 목과 어깨의 통증의 업무관련성 평가 사항으로 다음과 같이 제시하고 있다.

(1) 노출인자

① Time requirements : 해당 작업을 8-10년 이상 수행했을 것

② 어깨와 상완의 빠른 움직임 : ≥15회/min

③ 목의 굽힘 : 빠른 움직임에 더하여 상당시간 이상 목을 굽힌 채로 자세를 유지하는 경우

④ 목과 어깨의 정적인 부하 : 빠른 움직임에 더하여 목과 어깨가 상당시간 이상 고정된 채로 있는 경우

⑤ 어깨와 상완의 힘이 가해지는 움직임 : 빠른 움직임에 더하여 근육 자체의 움직임보다 큰 부하가 가해지는 작업

⑥ 병리학적인 특성과 시간적 상관관계 : 개인 차이를 반영하여야 하며, 노출 뒤 질병이 발생해야 한다.

(2) 노출인자 상세기준

① Time requirements

㉠ 해당 작업을 8-10년 이상 수행했을 것, 단 아래와 같은 경우 기준을 단축할 수 있다.

- 어깨와 상완의 매우 빠른 움직임: >25-30회/min
- 장시간 목을 굽히는 동작: 업무 시간 중 스트레칭 등의 쉬는 시간 없이 목을 굽히고 있어야 할 때
- 장시간 지속되는 목과 어깨의 정적인 부하: 업무 시간 중 상당 시간 이상 해당 근육을 고정된 상태로 유지
- 단, 위와 같은 경우에도 최소 6년 이상의 기간 기준은 만족해야 한다.

② 어깨와 상완의 빠른 움직임

㉠ 어깨와 상완의 빠른 움직임은 필수 인자이며 적어도 15회/min 이상의 기준은 만족시켜야 하며, 특수상황의 경우에는 이 기준을 낮출 수 있으나 최소 10회의 기준은 만족시켜야 한다.

㉡ 특수상황

- 목의 굽힘
- 목과 어깨의 정적인 부하
- 목과 어깨의 부하가 매우 큰 작업
- 매우 긴 일일 작업시간 (>8시간/day)
- 매우 긴 노출 기간 (≧15년)

㉢ 어깨와 상완의 빠른 움직임이 꼭 양측이어야 할 필요는 없다.

㉣ 어깨와 상완의 빠른 움직임이라는 범주 내에는 단순한 손이나 전완, 팔꿈치 등의 반복적인 작업이나 단독적으로 목과 어깨에 가해지는 정적인 부하는 포함되지 않는다.

2) 프랑스

프랑스는 다른 나라에 비해 업무상 질병에 대해 대체로 구체적인 기준을 가지고 있고 우리나라와 유사하게 재해조사관의 전문적인 조사를 통해 진단명과 시간적 요인, 관련 요인에의 노출이 확인되는 경우 업무상 질병으로 인정하고 있다.

근골격계질환에 대해서는 크게 어깨, 팔꿈치, 손목/손/손가락, 무릎, 발목/발, 요추의 만성 질환에 대한 기준을 제시하고 있으며 경추상병에 대한 기준은 확인되지 않는다.

3) 독일

독일은 직업적 원인으로 인해 발생한 질환에 대하여 열거하고 있으며, 경추관련 질환은 2109호, 수년간 어깨로 중량물을 운반하는 작업으로 인해 발생, 악화된 추간판 관련 경추질환으로 질환에 의해 움직임에 제한이 있는 경우를 명시하고 있다.

4) 한국

2018년 근골격계질환 인정기준 및 재해조사 개선 방안에 관한 연구(목 · 다리 · 손목 · 팔 근골격계질환 중심)를 토대로 6대 근골격계 상병 업무관련성 추정의 원칙 적용기준을 근로복지공단의 지침으로 활용하고 있다.

경추간판탈출증의 경우 용접원, 건설배관공, 형틀목공, 취부원 업무를 10년 이상 수행하고, 작업을 중단한 후 12개월 이내에 진단받은 경우 해당 조건을 충족하는 것으로 본다.

7. 결론

경추 추간판 탈출증은 경추의 퇴행성 척추 질환의 하나이다. 이는 시간의 변화에 따른 경추의 구조적 변화과정에서 발생할 수 있는 추간판 탈출증(disc herniation), 추간판 내장증(internal disc disruption), 퇴행성 척추증(spondylosis), 척추증성 척수증(spondylotic myelopathy) 등과 같은 다양한 종류의 질환을 말한다. 이들 질환들은 퇴행성 변화라고 하는 하나의 흐름이 진행하는 과정에서 파생된다고 할 수 있다. 여기에는 각 개체의 유전적 요인이나 역학적 요인, 환경적 요인과 같은 다양한 조건들이 영향을 미치게 된다.

근로자가 목 부위에 부담을 주는 작업을 할 경우에는 퇴행성 변화가 촉진된다는 것을 부인할 수 없다. 그러나 어느 정도의, 어떤 종류의 목 부위에 대한 부담이 자연 경과 이상으로 퇴행성 변화를 가져오는 지에 대해서는 논란이 많으며 관련 연구도 많지 않다.

현재까지의 연구결과들을 정리하면 목에 나쁜 자세로 고정되어 오랫동안 작업을 하는 경우가 목 부위의 근골격계질환에 가장 나쁜 영향을 주는 것으로 알려져 있다.[8)] 그리고 자세에 따라서 다르지만 최소한 하루 중 2시간 이상 지속적으로 나쁜 자세로 작업하는 경우로 최소한 5년 이상 종사하는 것을 목 부위의 부담 작업으로 제시하고 있다.

경추에서 가장 바람직한 자세는 귀와 어깨선이 일직선이 된 자세이다. 목이 너무 앞으로 나와서 거북목모양(forehead position)의 자세인 경우, 목뿐만 아니라 흉곽에도 영향을 끼쳐 흉추전만이 되기 쉽다. 이런 자세를 오래 취하면 주로 후경부나 양측 위 승모근에 통증을 호소한다. 그러므로 두부와 경부의 적절한 자세가 중요하며, 적절한 자세는 근육, 관절,

8) Kasumovic M, Gorcevic E, Gorcevic S, Osmanovic J. Cervical Syndrome – the Effectiveness of Physical Therapy Interventions. Med Arh; 2013; 67(6): 414-417.

인대의 긴장을 완화시키고 통증을 감소시키고 관절의 퇴행을 감소시킨다. 바른 자세는 어깨를 바로 펴고, 턱을 뒤로 당겨 머리의 무게 중심이 몸통 위로 두게 하는 것이다.

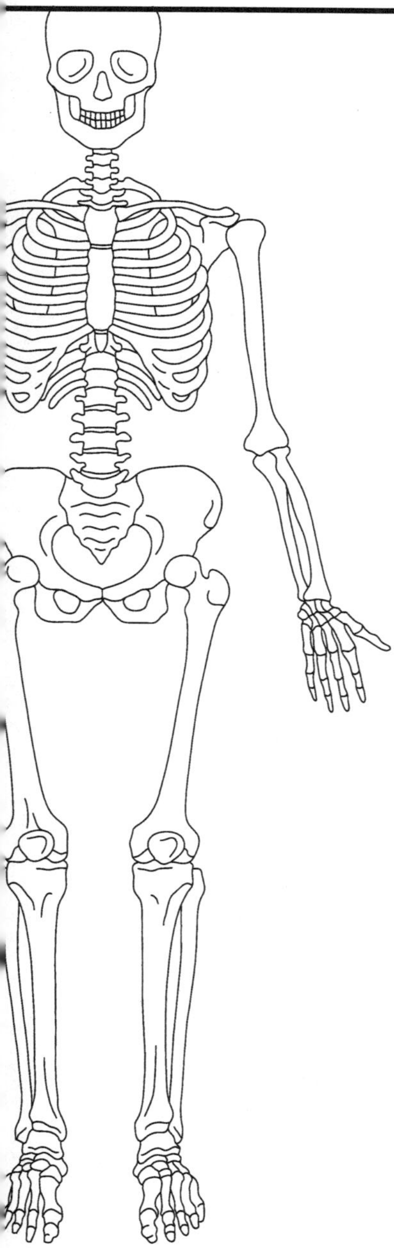

7

업무상 어깨관절 부위 질환

제7장

업무상 어깨관절부위 질환

1. 어깨(견갑골) 부위의 근골격계질환

- 봉우리빗장관절(견쇄관절) 부위의 관절증【M19.01】
- 근육둘레띠 증후군(회전근개건염)(충돌 증후군, 가시위증후군, 가시위 파열 등을 포함, Rotator Cuff Tendinitis)【M75.1(4)】
- 동결어깨(유착성 관절낭염, Adhesive Capsulitis)【M75.0】
- 흉곽하구증후군(가슴아래문증후군, Thoracic Outlet Syndrome), 목갈비뼈(경늑골) 증후군, 전사각근 증후군, 갈비빗장(늑쇄)증후군 및 과벌림(과외전)증후군 등을 포함)【G54.0】
- 어깨(어깨 세모근(삼각근)하, 부리돌기밑(오구돌기하), 봉우리밑(견봉하), 견갑하 등)의 윤활낭염(점액낭염)【M75.5】
- 기타 어깨관절 부위의 건(초)염 · 윤활막염【M65.8】
- 어깨(견갑부) 근육의 근육통(근막통증 증후군) 〔부위: 가시위근(극상근), 가시아래근(극하근), 작은원근(소원근), 넓은 등근(광배근), 마름근(능형근)〕【M72.9, M79.1】

2. 회전근개 질환

1) 서론

어깨관절의 통증은 요통 다음으로 자주 접하며 1,000명당 6.6~25명의 빈도를 보인다.[1)2)] 응급실 환자의 3.9%가 어깨관절 통증을 호소한다.[3)] 이러한 어깨관절 통증을 일으

1) Bjelle A. Epidemiology of shoulder problems. Baillieres Clin Rheumatol 1989;3:437-51.
2) van der Windt DA, Koes BW, de Jong BA, Bouter LM. Shoulder disorders in general practice: incidence, patient characteristics, and management. Ann Rheum Dis 1995; 54:959-64.
3) Watters DA, Brooks S, Elton RA, Little K. Sports injuries in an accident and emergency department. Arch

키는 질환은 매우 다양하다. 이 중에서 가장 흔한 것으로 회전근개 파열과 충돌 증후군을 포함하는 회전근개 질환을 들 수 있다.[4)]

어깨관절을 지탱하고 움직이게 하는 것은 바로 어깨뼈에 부착되어 있는 회전근개라고 부르는 어깨 힘줄들이다. 이 힘줄에 이상이 발생하면, 아픈 어깨 쪽으로 누워 잠자기가 불편하며, 쉬거나 잠잘 때 또는 머리를 빗거나 어깨 위로 물건을 드는 동작 등의 일상생활의 가벼운 동작에서도 심한 통증을 느끼게 된다.

노년 인구가 증가하면서 회전근개 질환의 발생률이 날로 높아지고 있으며 중년기 이후 만성 어깨관절 동통의 주요 원인으로 꼽히고 있다. 최근에는 장기간 컴퓨터에 집중하거나 오랜 시간 부자연스런 자세 및 어깨를 과사용하여 장시간 작업하는 근로자들에서 회전근개 질환이 점차 증가하고 있다.

어깨관절은 상완골, 견갑골, 쇄골의 뼈로 구성되며 4개 근육의 건으로 이루어지는 회전근개는 어깨관절의 움직임과 안정성에 매우 중요하다. 견갑골의 일부인 견봉은 어깨의 지붕의 한 부분으로써 견봉과 회전근개 사이에 점액낭이 있어서 어깨관절의 운동시 견봉과 회전근개 사이의 마찰을 최소화하여 관절 운동을 부드럽게 하고 견봉과 회전근개를 보호하는 역할을 한다. 그런데 여러 가지 원인에 의해 팔을 올리고 내회전 시킬 때 견봉과 상완골의 대결절부(회전근개 중 3개의 건이 부착되는 부위) 사이가 좁아져 서로 마찰되고 부딪치게 되며 이로 인해 사이에 위치한 회전근개가 끼이게 되고 차츰 병변이 진행하여 회전근개의 파열이 생기게 된다.

어깨관절의 통증은 관절 자체 내의 관절막, 건, 인대, 골 구조가 원인이 되는 경우 뿐만 아니라 어깨관절 이외의 경추부 질환, 주변 근육, 근막통증 및 신경인성 통증, 그 밖의 심장질환, 폐질환 및 횡격막 자극 등에 의한 전이 통까지 원인이 될 수 있다. 회전근개 손상은 단지 견봉하 아래에서의 충돌(충돌 증후군)에 의한 외부 압박에 의하여 발병하는 것이 아니라 회전근개 자체의 내부 변성(intrinsic degeneration)이나 염증 반응의 영향 등 여러 요인이 복합적으로 작용하는 것으로 알려지고 있다.[5)] 이에 어깨관절 질환 중 주위에서 흔히 접할 수 있는 회전근개 질환의 업무관련성에 대해서 알아보는 것은 매우 중요하다.

Emerg Med 1984;1:105-11.

4) Mitchell C, Adebajo A, Hay E, Carr A. Shoulder pain: diagnosis and management in primary care. BMJ 2005;331:1124-8.

5) 김양수, 옥지훈. 흔히 접하는 어깨질환. 대한류마티스학회지 2011;18(1):3-10.

2) 회전근개란

우리 몸에서 360도 회전이 가능한 유일한 관절은 어깨관절로, 가장 넓은 운동범위를 가지고 있다. 이는 4가지의 힘줄(견갑하건, 극상건, 극하건, 소원건)에 의해 가능하며 이 힘줄을 통틀어 회전근개라고 한다. 또한, 우리 몸에서 유일하게 다른 두 개의 뼈 사이를 바짝 붙어서 지나가므로 여유 공간이 1mm 이하로 좁다. 이렇게 여유 공간이 좁기 때문에 공간에 문제가 발생하면 통증이 발생하기 쉬운데, 두 뼈 사이가 반복적으로 좁아지는 상태가 지속되면 점차 국소적인 압력이 증가하게 된다. 이런 상태가 진행되어 정도가 지나치게 되면 통증을 유발하는데 경우에 따라서는 관절 운동이 제한되기도 하며 더욱 지속되면 회전근개의 부분 파열을 지나서 완전 파열에 이를 수 있다.

3) 회전근개 질환

회전근개 질환이란 어깨관절 충돌(감입)증후군이라고도 하며 오구견봉궁과 상완골두 사이의 연부조직에 마찰을 일으켜 회전근개 및 주위 점액낭에 부종, 염증, 파열로 통증이 유발된 상태를 말한다(그림 7-1).

Meyer가 1932년 처음으로 견봉 하에서의 회전근개 손상에 대하여 기술하였고, 본격적인 치료는 1972년 Neer가 충돌 증후군과 회전근개 손상에 대하여 기술하면서부터이다.[6)]

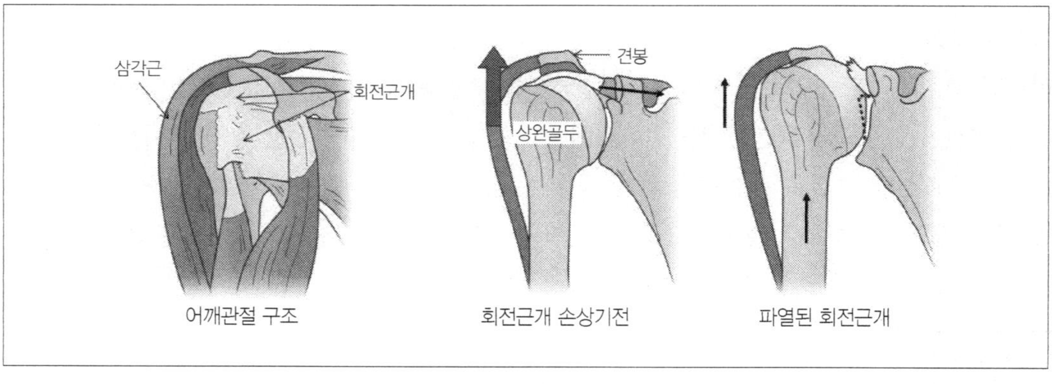

[그림 7-1] 회전근개 질환

출처 : 서울아산병원. 회전근개 증후군(Rotator cuff syndrome). 질환백과 http://www.amc.seoul.kr/asan/healthinfo/disease/diseaseDetail.do?contentId=31569

6) 김양수, 옥지훈. 흔히 접하는 어깨질환. 대한류마티스학회지 2011;18(1):3-10.

회전근개 질환이 있음에도 불구하고 증상이 없는 경우가 13~90%에 이른다는 보고들이 있으나 환자들의 일부에서만 증상이 나타나느냐에 대한 질문에 대한 해답은 지금까지 발표된 교과서나 연구 자료에서는 찾기 힘들다. 이러한 사실들은 건 결손 자체보다 더욱 중요한 요인이 증상 발현에 기여함을 추측하게 한다.[7] Itoi 등은 후향적으로 회전근개 파열이나 건염이 있는 149환자(160개 어깨관절)를 대상으로 동통의 위치와 회전근개 파열의 위치를 비교 분석하였다. 결과는 동통 부위는 회전근개 파열 위치를 알아내는데 유용한 방법은 아니었다.[8] Sakai 등은 회전근개 질환 환자의 견봉하 점액낭 조직에서 IL-1 beta, TNF (tumor necrosis factor) alpha, TGF(transforming growth factor) beta 등의 염증 반응매개물질이 발현됨을 밝혔다.[9] Fukuda 등은 회전근개 부분파열의 표본 연구를 통해 견봉하 점액낭의 염증 반응이 환자들의 증상을 유발한다고 주장하였다. 그들은 염증의 정도가 환자들의 증상 정도와 상관관계가 있다고 보고하였다.[10] 그 외에도 많은 다른 연구자들이 활액막염이나 관절 내 병변, 생역학적 요소 등이 어깨 통증의 원인이 될 수 있다고 제안하였다. 정상인과 회전근개 질환의 견봉하 점액낭에서 염증 반응에 관여하는 여러 가지 사이토카인의 발현 양상을 비교한 결과, 회전근개 환자의 견봉하 점액낭에서 정상인에 비해 유의한 수준으로 많은 양의 염증 사이토카인이 발현됨을 보고하였다. 또한 SDF-1(stromal cell derived factor-1)이라는 매우 강력한 화학쏠림인자(chemotactic factor)가 회전근개 환자의 견봉하 점액낭에서 보다 많이 발현되는 사실과 스테로이드나 COX-2 억제제로 그 발현 양상이 조절됨을 밝혀냄으로써 회전근개 환자에서 견봉하 점액낭의 염증이 증상 발현과 깊은 연관성이 있음을 보고한 바 있다. 또한 여러 저자들에 의해서 견봉하 점액낭에 많은 양의 신경섬유와 substance P와 같은 통증 정보를 담당하는 수용체(receptor)가 존재함이 밝혀졌다. 이러한 신경조직과 신경전달물질, 사이토카인 등이 견봉하 점액낭 조직 안에 존재한다는 사실은 회전근개 질환의 증상이 견봉 하 점액낭과 밀접한 관련이 있음을 강력히 시사한다.[11]

회전근개 건의 파열은 관절면 쪽과 점액낭 쪽, 건 내부 등에서 발생할 수 있다. 주로 파열은 관절 면에서 흔히 발생한다. 그 이유는 건의 관절면이 항상 장력을 받으며, 섬유소 배열의 차이 및 손상 시 복원력이 미비하기 때문이다. Codman은 가장자리 찢어짐(rim rent)

7) 김양수, 옥지훈. 흔히 접하는 어깨질환. 대한류마티스학회지 2011;18(1):3-10.
8) Itoi E, Minagawa H, Yamamoto N, Seki N, Abe H. Are pain location and physical examinations useful in locating a tear site of the rotator cuff? Am J Sports Med 2006;34:256-64.
9) Sakai H, Fujita K, Sakai Y, Mizuno K. Immunolocalization of cytokines and growth factors in subacromial bursa of rotator cuff tear patients. Kobe J Med Sci 2001;47:25-34.
10) Fukuda H, Hamada K, Nakajima T, Tomonaga A. Pathology and pathogenesis of the intratendinous tearing of the rotator cuff viewed from en bloc histologic sections. Clin Orthop Relat Res 1994;(304):60-7.
11) 김양수, 옥지훈. 흔히 접하는 어깨질환. 대한류마티스학회지 2011;18(1):3-10.

개념을 기술하면서 회전근개 파열은 관절 면에서 시작하여 점액낭 면까지 진행하여 결국 전층 파열이 발생한다고 하였다. 파열된 회전근개는 자연 치유가 안 되는 것으로 알려져 있는데, 그 이유는 아직 파열되지 않은 인접 회전근개 건까지 장력이 전달되어 점차로 건 결손 부위를 벌어지게 하며(zipper phenomenon), 파열 부위로 혈액공급이 원활히 이루어지지 못하여 부분적 허혈 현상으로 건의 자연 치유를 지연시킨다. 또한 회전근개 건의 파열 부위는 항상 관절액에 노출이 되어 있어서 이 관절액에 포함된 효소에 의하여 건의 치유에 필요한 섬유 혈전의 형성을 차단하기 때문에 회전근개 파열 후 장시간이 경과한 후에도 건의 치유는 기대하기 어렵다.[12)]

4) 회전근개 질환의 원인

하루 종일 컴퓨터 앞에 앉아있던 직장인 박 모씨, 매일 쉴 새 없이 집안일을 하던 주부 이 모씨, 그리고 평소 골프와 헬스 등의 운동을 즐기던 중년 남성 최 모씨, 이들은 전부 같은 증상으로 내원했다. 3명 모두 어깨통증이 심해서 팔을 들어올리기가 힘들고, 밤에 제대로 잠도 잘 수 없다는 이유에서였다. 이들이 공통적으로 앓고 있는 질환은 바로 '회전근개 질환'이며, 그밖에 어깨를 움직이려 하면 힘이 빠진다거나 시간이 지나면 통증이 점점 사라지는 등의 증상도 있다.

회전근개 파열의 원인은 매우 다양하다. 회전근개 질환은 퇴화로 인해 힘줄이 약해지면서 주로 40대 이후에 많이 발생한다. 하지만 젊은 사람일지라도 평소 팔을 많이 사용한다거나 반복적으로 무리한 운동을 하는 경우에는 회전근개에 지속적인 자극을 주게 되어 회전근개 질환이 발생할 수 있다.

대체적으로 회전근개 자체의 문제에 기인하는 내부적 원인과 주변의 상황을 고려한 외부적 원인으로 나눌 수 있는데, 내부적 원인에는 회전근개로 가는 혈액공급이 원활하지 않거나, 힘줄을 구성하는 섬유의 변화 등이 있으며, 외부적 원인으로는 힘줄을 둘러싼 뼈의 모양이 이상하거나 반복적으로 사용하여 파열되는 경우 등이 있다. 직접적으로 어깨를 부딪히거나 팔을 잘못 짚고 넘어지면서 파열이 될 수 있으나 대부분은 다친 경험이 없어 발견된다. 팔을 머리 위로 올리는 동작(공 던지기, 천장에 페인트 칠하기 등)과 같은 만성적인 과다 사용 때문에 파열이 생기는데, 만성 회전근개 파열이 90%를 차지한다.

12) 김양수, 옥지훈. 흔히 접하는 어깨질환. 대한류마티스학회지 2011;18(1):3-10.

회전근개 질환의 원인으로는 다음과 같이 여러 가지가 있다.[13)]

- 운동에 의해 근육이나 힘줄의 과도한 사용이나 힘을 가했을 때 생기는 염증으로 발생할 수 있다.
- 어깨관절과 회전근개 힘줄 사이의 활막의 자극이나 염증으로 인해 손상될 수 있다.
- 치료를 하지 않고 방치하면 염증을 악화시키고 만성적으로 근육이 퇴행하거나 파열이 일어날 수 있다.
- 40세 이상 나이가 증가하면 회전근개의 근육이나 힘줄의 퇴행성 변화로 파열될 수 있다.
- 좋지 않은 자세를 취하거나 팔을 딛고 넘어졌을 때, 무거운 물건을 들었을 때, 머리 위쪽으로 팔을 많이 올리면 회전근개 근육이나 힘줄에 스트레스를 주어 염증과 파열이 일어날 수 있다. 특히 야구투수나 수영선수, 테니스선수나 목수 등에서 많이 발생할 수 있다.

5) 회전근개 질환의 진단

회전근개 질환의 가장 흔한 증상은 어깨 통증이며 팔을 들거나 손을 등 뒤로 했을 때 통증이 심해진다. 흔히 팔을 들어 올릴 때와 누운 자세에서 잘 때 통증이 심해진다. 팔은 완전히 올리면 통증이 감소하는 경우가 있다. 60~120도 팔을 벌린 위치에서 통증이 심해진다. 운동의 범위가 감소하고 팔을 움직이면 어깨에서 마찰음 같은 소리가 날 수 있다. 어깨 주위의 근육이 약화될 수 있고, 밤에 통증이 더 많이 발생할 수 있다. 일반적으로 머리를 빗거나 높은 선반위의 물건을 집을 때와 같이 손을 머리위로 올리는 동작과 뒷 주머니에 지갑을 꺼내거나 브레지어 끈을 풀 때와 같이 손을 허리 뒤로 내회전하는 동작을 취할 때 유발된다. 심한 경우에는 운동이나 자세를 불문하고 지속적인 통증이 나타나기도 한다. 흔히 통증은 어깨의 앞이나 옆 부분에 나타나고 방사되어 팔꿈치, 손가락까지 내려가는 경우도 드물지 않고, 목을 지나 머리까지도 통증이 가는 경우가 있다. 어깨관절의 운동범위가 제한되기도 하는데 초기에 내회전이 제한되어 열중쉬어 자세를 못하는 경우가 많다. 파열된 힘줄로 인하여 어깨를 회전시킬 때 소리가 나기도 하며 팔을 들어 올릴 때 힘이 줄어든 것을 느끼다가 완전히 파열된 경우 팔을 아예 들어 올리지 못하는 경우도 있다.

근로자들은 어깨 위로 팔을 들어 올려서 일을 할 때 악화되는 어깨통증이 생긴다. 처음에

13) 서울아산병원, 회전근개 증후군(Rotator cuff syndrome), 질환백과 http://www.amc.seoul.kr/asan/healthinfo/disease/diseaseDetail.do?contentId=31569

는 일할 때만 아프다가 점차적으로 하루 종일 통증이 있다. 통증이 있는 팔을 아래로 하고 잠을 잘 수 없어서 잠을 설친다. 손이 등 뒤로 잘 돌아가지 않고, 옷을 입기 힘들며, 목욕 시 등 씻기도 힘들어진다. 차츰 팔을 움직일 때 어깨 속에서 걸리는 듯한 느낌이나 소리도 날 수 있다. 물건 들기가 힘들 정도로 어깨 근육이 약해진 경우는 적으나, 통증으로 무거운 물건을 들기가 힘든 경우가 많다.

환자의 증상과 통증에 관한 상담을 통해 진단을 내릴 수 있으며 다양한 임상검사와 관절조영술, 초음파검사, MRI 등으로 진단할 수 있다. 어깨관절은 뼈 구조보다는 연부조직의 이상에 의해 통증이 발생하는 경우가 대부분이므로 단순 방사선사진만으로는 통증의 정확한 원인을 감별하기 어려운 경우가 많다. 따라서 자기공명영상을 비롯한 연부조직의 상태를 평가할 수 있는 다양한 영상진단법들이 사용되고 있고 최근에는 초음파에 대한 관심이 높아지고 있다.

회전근개 질환의 정확한 진단을 위해서는 철저한 병력 청취와 신체검사가 필수이다. 먼저 앞에서 언급한 어깨관절 부위 통증의 양상을 잘 파악해야 한다. 이러한 동통의 양상은 경추 추간판 탈출증이나 관절염 등에서 흔히 관찰되는 방사통과는 구별되며 신경 검사 등 여러 가지 신체검사를 통하여 확실히 감별하여야 한다.[14)]

신체검사로는 먼저 어깨관절의 전체적인 자세와 근 위축, 익상 견갑골[15)] 등이 있는지 시진을 먼저 시행한다. 그 다음으로 어깨관절의 운동범위를 체크하는데, 견갑골 전방 거상과 외회전, 내회전 정도를 기록한다. 이 때 양측 어깨관절의 수동적 관절 운동 범위뿐 만 아니라 능동적 관절 운동 범위를 측정하여 비교하는 것이 중요하다. 견봉하 충돌 증후군을 알아내기 위한 특별 검사법에는 Neer 충돌 징후, Hawkins 충돌 징후, 동통성 궁 징후(painful arc sign) 등이 사용되고 있다. 특히 견봉하에 10 mL Lidocaine을 주사한 후에 Neer 충돌 징후 검사를 재실시하면 동통의 원인 및 수술 후 예후를 알아낼 수 있다. 견봉하 충돌 증후군 환자의 경우 어깨관절 부위에 상당한 통증이 있지만 일반적으로 정상 관절 운동 범위와 근력을 유지한다. 반면 회전근개의 파열이 의심될 때에는 근력 검사를 실시하여 회전근개의 파열 유무와 위치를 파악하여야 한다. 극상근 근력과 건 파열 여부를 검사하는 방법으로 Empty can 검사, Full can 검사 및 낙하 상완 징후(drop arm sign) 등이 흔히 사용된다.[16)]

단순 방사선 검사에는 견갑골 평면(scapular plan)에서의 어깨관절 전후방 사진 및 측면 사진, supraspinatus outlet view, 액와면 사진 등을 꼭 포함시켜야 한다. 증상이 계속되

14) 김양수, 옥지훈. 흔히 접하는 어깨질환. 대한류마티스학회지 2011;18(1):3-10.
15) 견갑골이 새의 날개와 같은 모양이 되면서 통증을 동반하는 증상. 주로 능형근의 손상으로 발생한다.
16) 김양수, 옥지훈. 흔히 접하는 어깨질환. 대한류마티스학회지 2011;18(1):3-10.

거나 심각한 회전근개 손상이 의심될 때에는 초음파나 자기공명영상(MRI), 자기공명영상 관절조영술(MRA) 등을 추가로 실시하면 보다 정확한 진단을 내릴 수 있다. 초음파 검사는 적은 검사 비용과 쉽게 활용할 수 있는 장점으로 최근 급속히 늘어나는 추세이다. 그러나 회전근개 파열 진단의 정확도 면에서는 MRA가 가장 높다고 알려져 있다.[17]

6) 회전근개 질환의 업무관련성 평가

최근 5년 동안 어깨관절 질환으로 산재요양신청을 한 경우는 총 5,254건이었고 회전근개건 질환은 회전근개 파열과 회전근개 건염 및 충돌이 각각 2,755건과 1,697건으로 4,452건이었다.

어깨의 경우 머리위로 들기가 통증을 유발하는 동작이었다. 따라서 해당 동작은 질병의 위험요인으로 해석할 수 있다. 어깨관절 염좌를 제외하고 승인율은 40%를 초과하였다(표 7-1).[18]

[표 7-1] 최근 5년간의 어깨부위 주요 근골격계 신청 상병

주요상병	빈도		승인
회전근개 파열(S460-8)	2,755	52.4%	42.4%
회전근개 건염 및 충돌(M751-9)	1,697	32.3%	40.4%
관절와순 파열(SLAP, M758/S468)	437	8.3%	
견관절 염좌(S434-7)	365	6.9%	29.6%
합계	5,254	100.0%	-

어깨의 부담요인은 자세, 힘, 반복성, 공구의 무게와 진동 등이 있다. 피로를 유발하는 대표적인 작업자세는 어깨를 머리위로 올리는 자세, 팔꿈치가 150도 이상 몸통으로부터 떨어진 상태에서 굴곡 또는 외전된 자세, 몸통 뒤로 팔이 신전된 자세이다(그림 7-2).

어깨부위의 반복동작에 대한 기준은 300회/1일,[19] 또는 분당 2.5회[20]로 정의하고 있다.

17) 김양수, 옥지훈. 흔히 접하는 어깨질환. 대한류마티스학회지 2011;18(1):3-10.
18) 김인아, 김용규, 정병용, 박재희. 근골격계 질병 재해조사시트 검증 연구. 근로복지공단. 2014
19) Auburn Engineers. Ergonomics Design Guidelines. Auburn Engineers, Inc. 1997.
20) Kilbom Å. Assessment of physical exposure in relation to work-related musculoskeletal disorders—what information can be obtained from systematic observations? Scand J Work Environ Health 1994; 20(special issue):30-45.

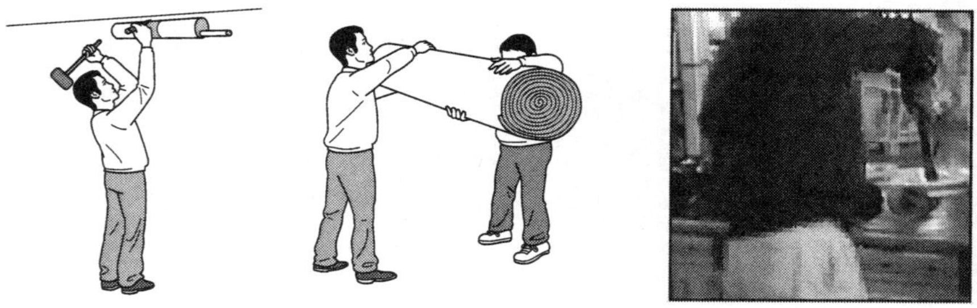

[그림 7-2] 어깨에 피로를 유발하는 자세

미국 국립산업안전보건연구원(NIOSH, 1997)의 보고에 따르면 어깨부위 위험요인에 대해서는 자세와 반복동작이 연관성이 있었다(표 7-2).

Foster 등[21]은 어깨의 반복동작을 수행하는 근로자에서 회전근개의 힘줄염 위험이 높았고, 과도한 힘이 동반된 경우 위험이 더욱 증가하였다고 보고하였다. 또한 Miranda 등[22]은 반복동작과 진동이 어깨의 근골격계질환과 관련된 위험요인이라고 보고하였으며, 교차비(위험도로 사용할 수 있음)는 각각 2.3(95% CI 1.3-4.1)과 2.5(95% CI 1.2-5.2)이었다. Seidler 등[23]은 극상근 힘줄 파열과 관련된 위험요인을 환자대조군 연구를 통해 확인하였는데, 16년 이상 국소진동에 노출된 경우의 교차비는 3.2(95% CI 1.7-5.9)이었으나 용량-반응관계는 확실치 않았다고 보고하였다.

[표 7-2] 어깨부위 질환의 작업장 위험요인과 역학적 근거의 강도

어깨부위 위험요인	역학적 근거의 강도			
	강함(+++)	보통(++)	부족(+/0)	없음(-)
자세		○		
힘			○	
반복		○		
진동			○	

21) Frost P, Bonde JP, Mikkelsen S, Andersen JH, Fallentin N, Kaergaard A, Thomsen JF. Risk of shoulder tendinitis in relation to shoulder loads in monotonous repetitive work. Am J Ind Med. 2002 Jan;41(1):11-8.

22) Miranda H, Punnett L, Viikari-Juntura E, Heliövaara M, Knekt P. Physical work and chronic shoulder disorder. Results of a prospective population-based study. Ann Rheum Dis. 2008 Feb;67(2):218-23.

23) Seidler A, Bolm-Audorff U, Petereit-Haack G, Ball E, Klupp M, Krauss N, Elsner G. Work-related lesions of the supraspinatus tendon: a case-control study. Int Arch Occup Environ Health. 2011 Apr;84(4):425-33.

(1) 위험요인에 대한 역학적 근거

어깨질환의 원인을 정확히 파악하기는 어렵지만, 크게 직업적 위험요인과 비직업적 위험요인으로 나눠서 설명할 수 있다. 여러 회전근개 파열 및 충돌증후군과 관련한 역학적 연구결과를 근거로 하였을 때, 직업적 요인 중에서는 위험요인의 조합, 단독적인 빠른 반복작업 및 불편한 자세가 일부 근거와 스트레스 등의 정신사회적 요인이 강력한 근거가 있는 것으로 확인되었다(표 7-3).

[표 7-3] 충돌증후군 및 회전근개건 파열의 직업적 및 비직업적 요인의 강도

(가) 직업적 위험요인

- 위험요인의 조합(예, 힘과 반복성, 힘과 자세) : 일부 근거
- 진동 : 불충분한 근거
- 다른 요인과 결합되거나 단독적인 높은 반복작업 : 일부 근거
- 힘이 가해지는 작업 : 불충분한 근거
- 불편한 자세 : 일부 근거 ; 60° 이상의 견관절 굴곡 또는 외전자세 지속
- 키보드 작업 : 불충분한 근거
- 한랭 환경 : 불충분한 근거

- 노동기간 : 불충분한 근거
- 주도적인 손의 방향 : 불충분한 근거
- 정신사회적인 요인 : 강력한 근거

(나) 비직업적 위험요인

- 연령 : 강력한 근거
- 비만도(BMI) : 강력한 근거; BMI가 높을수록 위험도 증가
- 성 : 불충분한 근거
- 당뇨 : 불충분한 근거

1977-1980년 국가 감시체계 데이터와 2000-2001년 데이터에 포함된 883명을 대상으로 핀란드에서 시행된 연구에서는 회전근개 건염, 이두건염, 동결견, 염증성 관절염, 외상후 상태 등 어깨질환을 대상으로 직업적 요인의 영향을 분석하였다. 분석 결과 중량물 취급과 어깨질환에서는 교차비는 2.0(95% CI 1.2-3.4)이었으며, 반복적인 움직임과 어깨질환의 경우 교차비는 2.3(95% CI 1.3-4.1), 진동과 어깨질환의 교차비 2.5(95% CI 1.2-5.2)이었다. 1-2개의 요인이 병합될 경우 어깨질환과의 교차비는 3.6(95% CI 1.9-6.8)으로 증가하였으며, 2-3개의 요인이 함께 작용하는 경우 질환의 교차비는 3.9(95% CI 1.8-8.5)이었다. 또한 같은 물리적 요인이라 하더라도 연령에 따라 교차비가 다르게 나타났는데, 특

히 중량물 취급의 경우에 45세 미만은 교차비는 1.1(95% CI 0.5–2.5) 이었으나, 45세 이상인 경우 교차비는 3.1(95% CI 1.5–6.5)로 큰 차이를 보였고, 직업적 부하가 중등도인 경우 45세 미만은 교차비 2.4(95% CI 1.1–5.6), 45세 이상은 교차비가 6.8(95% CI 2.2–20.6)로 크게 증가하고 격렬한 부하인 경우에 45세 미만은 교차비가 2.5(95% CI 0.9–7.3) 이었으나 45세 이상은 7.2(95% CI 2.0–25.3)로 높게 나타났다.[24)]

2017년 발표된 직업관련성 위험요인과 특정 어깨질환 간의 연관성을 연구한 메타분석에서는 덴마크, 핀란드, 프랑스, 독일, 폴란드 노동자들 16,300명이 연구에 포함되었고, 2009년 이전에는 체계적 문헌고찰 논문을, 2009년부터 2016년까지는 코호트연구와 환자대조군 연구를 포함하여 수행되었다. 연구결과 회전근개 파열, 이두건염, 석회성 건염, 충돌증후군 등을 포함하는 SAPS(Subacromial pain syndrome)에서 중등도의 근거를 가지는 요인은 상지 거상과 중량물 취급이었으며, 그보다 낮은 근거를 가지는 요인으로 상지–수지 진동, 일용근무, 수부 힘 작용 등이 있었다. 중등도의 근거를 가졌던 상지 거상의 경우 교차비는 1.91(95% CI 1.47–2.47)로 나타났고, 어깨에 가해지는 중량물 취급은 교차비가 2.0(95% CI 1.9–2.1)이었다.[25)]

2020년 시행된 물리적 부하와 어깨질환의 관계에 대한 메타분석 연구에서는 2017년 발표된 메타분석의 후속 연구로 진행되었으며 신체적인 업무부담과 어깨질환 간의 양–반응 관계를 도출하였다. 팔을 90도 이상 거상한 상태로 작업을 하루에 30분 이상 1년 동안 하였을 경우를 1 arm elevation year로 계산하였을 때, 작업시간이 길수록 상대적인 위험도가 증가하였다. 단 남녀 간의 어깨질환 발생비율의 유의미한 차이는 없었다. 또한 상지와 견관절을 반복적으로 사용하여 작업한 사람들의 상대위험도를 구하여 분석하였을 때 하루에 4시간씩의 반복작업을 1년 동안 수행한 것을 1 repetition year로 보았을 때 10년 이상 반복작업을 할 경우 교차비가 2배가량 상승하는 것을 확인하였다.[26)]

한편 비직업적 요인 중에서는 연령과 비만도가 강력한 근거가 있는 것으로 확인되고 있다.[27)]

회전근개 질환의 작업관련성에 대한 역학연구를 리뷰한 논문[28)]에서는 첫째로, 직업과 어깨질환 사이의 관련성, 둘째로, 건과 관련된 어깨질환에 비특이적으로 중점을 둔 연구들,

24) 장은철 등. 근골격계질환의 산재인정 및 조기치료 실태분석을 통한 요양관리 개선방안 연구. 고용노동부. 2020
25) 장은철 등. 근골격계질환의 산재인정 및 조기치료 실태분석을 통한 요양관리 개선방안 연구. 고용노동부. 2020
26) 장은철 등. 근골격계질환의 산재인정 및 조기치료 실태분석을 통한 요양관리 개선방안 연구. 고용노동부. 2020
27) 장은철 등. 근골격계질환의 산재인정 및 조기치료 실태분석을 통한 요양관리 개선방안 연구. 고용노동부. 2020
28) Aetiology of work–related disorders of the rotator cuff tendons: Research and theory, C. M. Sommerich, R. E. Hughes, Theoretical Issues in Ergonomics Science, Vol. 7, No. 1, January–February 2006, 19–38.

셋째, 건과 관련한 어깨질환에 특이적으로 중점을 둔 연구로 살펴보았다.

첫째로, 직업과 어깨질환 사이의 관련성에 대한 연구를 살펴본 논문들에서는[Sommerich et al. (1993), Hagberg et al. (1995) and Bernard (1997)] 작업 노출에 의한 어깨 건염(shoulder tendinitis(ST))의 충분한 증거(sufficient evidence)를 가지는 것으로 반복적 작업 및 머리 위 작업을 들었고, 어깨를 올리는 작업의 경우 다른 노출들(힘 force, 반복성 repetition, 진동 vibration)과 함께 겸하여 있을 때 어깨 건염의 위험인자가 될 수 있다고 하였다.

90도 이상의 어깨의 굴곡(shoulder flexion) 또는 외전(abduction)이 그렇지 않은 군에 비해 어깨질환의 발생률과 연관성을 나타냈으며 환자의 약 1/3에서 이학적 검사를 실시할 경우 극상근의 건염(supraspinatus tendinitis)을 보인다. 게다가, 심한 어깨의 굴곡 또는 외전을 한 일이 전체 근로기간의 10% 이상인 직업군에서 그렇지 않은 군보다 환자가 될 위험이 증가하였다.

둘째로, 건과 관련된 비특이적 어깨질환에 중점을 두어 시행된 연구를 살펴보면, 생선 다루는 일을 하는 근로자와 다른 직장의 다양한 일을 하는 근로자와의 비교 연구에서 생선다루는 일을 하는 여자가 남자에 비해 극상근, 극하근 건염의 발생률이 4-5배로 나타났고, 다양한 일을 하는 여자군과 비교했을 때도 3-4배의 높은 건염의 발생을 보였다.

치과 의사, 치위생사, 보조자(female dental personnel)군과 간호사군을 대조군으로 하여 근무한 지 5년 동안 추적비교를 실시하였다. 비록 이 연구에서 노출에 대하여 평가된 자료가 없었기 때문에 그에 관한 연관성 평가는 어렵지만, 근무한지 5년이 된 후 이학적 검사를 시행하였을 때, 3명의 극상근 건염 환자와 1명의 극하근 건염이 5년째에 치과 근무자 군에서 나타났고, 간호사군에는 한 명도 없었다.

반복적인 일을 하는 작업 군과 사무실 작업군의 물리적 작업량과 목과 상지 질환에 대한 영향을 조사하기 위해 단면연구를 실시하였을 때, 회전근개 증후군은 사무실 작업군에서는 나타나지 않았지만, 반복적인 작업을 하는 사람 중 3-8%의 유병률을 보고하였다. 이 연구가 비록 부위별 질환(어깨, 목, 팔꿈치 및 손목과 손부위 등, 어깨의 경우는 흉곽 출구 증후군, 견봉 쇄골 증후군, 이두근 건염 및 회전근개 증후군 등을 포함)에 기초하여 노출군 유병률의 교차비를 구하였기 때문에 회전근개에 특정적인 질환에 대한 통계는 내릴 수 없다. 또한, 다른 상지 질환은 대부분의 참가자에서 신체의 한쪽 부분에 제한되었지만, 회전근개와 관련된 진단은 좌우 어깨에서 고르게 나타났다는 점이 흥미로운 결과라고 할 것이다.

셋째로, 건과 관련된 비특이적 어깨질환에 중점을 두어 시행된 연구를 살펴보면 도축업에 종사하는 사람과 화학공장 근로자를 비교한 단면연구에서 도축업 또는 고기 다루는 직업이 단순하고, 손으로 작업해야 하고, 근로시간의 반 이상 적어도 30도 이상 팔을 올려야 하는 작업으로 알려져 있기 때문에 이들에 대한 충돌 증후군을 비교 하였을 때, 현재 일하거나 또는 예전에 도축업에 종사한 사람들에서 5-8배 더 높은 충돌 증후군의 유병률을 보였다. 또한 연령을 보정한 후에도, 도축업에 종사한 6년 이내와 28년 이후에 유병률이 증가하였다.

여러 가지 요인 중 상대적 중요성을 결정하고 문제가 되는 노출 수준을 결정하기 위한 신체 노출평가에 대한 필요를 입증하기 위하여 Frost 등(2002)이 빈도, 힘 요구량, 잠깐의 휴식(micro-pause)에 따른 어깨 부하(load)와 관련된 어깨 건염의 종적 연구(longitudinal study)의 일환으로 초기의 단면연구를 실시하였다. 반복적인 일을 하는 근로자군과 다양한 작업을 하는 근로자군을 비교 하였으며, 반복적인 작업을 하는 사람들이 어깨 건염 유병률에 대하여 3.1배의 위험도를 나타냈다.

많은 힘을 요하는 군(high force 군, force exceeding 10% of MVC)은 1보다 높은 의미 있는 교차비를 보였고, 많은 힘과 다빈도(high force & high frequency)군과 많은 힘과 작업 사이클의 80% 이상 짧은 휴식을 갖지 못하는 군(high force & no micropauses during more than 80% of the work cycle)도 그러하였다.

그러나 이 분석은 반복적인 작업을 하는 사람에서만 분석이 이뤄졌기 때문에 특정 노출 요인으로 부터의 효과는 찾지 못하였다. 이 연구의 중요한 제한점은 대조군을 위한 자세 효과(posture effect)를 산출하거나 물리적 작업 부하(physical work load)의 특성을 기술하지 못하였다는 점, 단면연구 자체의 문제점들 등이다.

그러나 이와 같은 여섯 개의 논문은 그 전 연구보다 약간 진단에 대한 방법을 개선하기는 했지만, 총체적인 모습만 보았을 뿐, 좀 더 특성화된 연구-노출과 질환과의 관계를 평가하고, 더 나아가 연구자들이 용량-반응 정보를 제공할 수 있는 영역까지 확대하여야 한다는 제한점을 가지고 있다.

전향적인 코호트 연구를 통해 CTS(수근관증후군) 병력이 위험을 증가시킨다는 것을 확인했다. 또한 단면연구에서는 이전에 목이나 견관절을 손상 받은 병력이 있는 경우 위험이 증가된다는 것(PR, 2.6; CI, 1.6-4.1)을 발견했고, 또한 통증역치가 낮은 경우에도 위험이 증가하는 것(PR, 1.6; CI, 1.1-2.3)을 확인하였다.

건강관련 삶의 질(Health-related Quality of Life)의 저하가 목부위와 견관절의 주관적인 통증과 임상적인 징후와 관련되었다. 역학적인 추적연구에서는 제조업 및 서비스업 노동자를 대상으로 한 단면연구의 대상자 중 50%가 견관절 건염 발생 후 10개월(95% CI, 6-14개월) 이내에 회복되는 것을 확인하였다. 이러한 추정치는 아마도 너무 높은 수치 쪽으로 비뚤여 있다. 회복은 증가된 연령에 의해 강력하게 저하된다.

진단 이전의 기간 동안의 육체적 노출과 심리적으로 인지된 업무 특성은 중요하지 않은 예후인 듯하다. 후향적 연구를 통해 760건의 회전근개복원술례를 분석하고 직업 및 업무부하와의 관련성을 확인하였다. 회전근개복원술은 외상의 증거가 없는 472명의 남성에게 시행되었다. 통계적인 분석($P<0.001$)후, 유의하게 많은 환자들이 일반 인구집단보다 농업, 임업, 건설업 등에서 일하고 있었다. 저자는 직업적인 노출이 회전근개 파열의 위험을 증가시키거나 임상적인 발현을 야기할 것이라고 결론짓고 있다. 개인의 육체적 노출에 대한 면밀한 분석은 없었지만, 통계적인 결과는 회전근개 파열은 인간공학적인 노출의 결과로써 고려되어져야만 한다는 것을 지시하고 있다.

501명의 현직 노동자를 평균적으로 5.4년간 추적한 전향적인 코호트 연구에서 발생 예(incident cases)를 연구시작단계에서 증상이 없었고 견관절 건염의 병력이 없는 노동자로 하였다. 이 코호트에서 누적발생률은 24.3%였고, 매년 4.5%이었다. 가까운 미래에 견관절 건염이 발생할 가능성이 가장 높은 사람을 예측하는 요인은 40세 이상의 연령, 30 이상의 BMI, 기초조사 당시 견관절 또는 목부위의 통증호소, CTS의 병력 및 견관절 자세 점수가 높은 업무 등이었다. 위험요인은 인간공학적인 것과 개인적인 건강요인을 모두 포함하고 있으며, 두 요인들은 예방 전략을 수립하는 데에도 고려되어야 한다.

후향적 연구에서는 힘을 가해 드는 동작(power lifting)이 보디빌딩(bodybuilding)을 하는 사람에서 견관절 건염으로 인한 손상률을 두 배 높이는 것으로 확인되었다. 미국미식축구리그(NFL)의 쿼터백에 대한 후향적 연구에서 견관절 손상의 대부분인 82.3%가 직접적인 외상(direct trauma)의 결과로 발생했고 15% 미만은 던지는 동작(actual throwing)에 의한 과사용에 의한 것으로 나타났다. 특이적인 근골격계질환의 결정인자는 임상적인 소견이 없는 주관적인 증상호소의 요인과는 다르다. 그와 같은 증상호소는 기저에 깔린 병적인 상황보다는 좋지 않은 심리적이거나 정신사회적인 요인의 지표일 가능성이 있다.

근로복지공단 심사자료 분석 결과보고에서 회전근개건 파열 또는 충돌증후군으로 요양신청한 전체 119건의 자료를 검토한 결과 107건(89.9%)이 승인되었다. 여성에서 91.7%가 인정되었고 남성에서는 84.2%가 승인되었다.[29)]

(2) 위험요인 평가 시 고려사항

1997년 NIOSH에서 어깨부위 질환의 위험요인으로 자세, 힘, 반복성, 진동과 같은 물리

29) 임상혁 등. 근골격계질환 신체부담작업의 업무관련성 정도에 관한 연구. 고용노동부 2008.11

적 요인들의 관계에 대하여 강한 관련성(strong evidence)/ 관련성 있음(evidence)/ 불충분한 관련성(insufficient evidence)/관련성 없음으로 구분하였을 때, 자세와 반복성은 관련성 있음(evidence), 힘과 진동은 불충분한 관련성이 있음으로 구분되었다.

승인사유는 “힘+자세“가 15건으로 가장 많았고, “힘+자세+반복성“이 11건으로 다음을 차지하였으며, 다음이 “힘+반복성“이 10건 순이었다. 단일 요인으로 구분하였을 때에는 자세, 힘, 반복성 순으로 나타나 기존의 연구결과에서 확인된 바와 유사한 위험요인의 분포를 보이고 있다.

불승인 사유로는 전체 11건의 불승인 건 중 “업무관련성 미비”가 8건으로 가장 많았으며, 다음이 “부정확한 진단명”이 4건 순이었다.

회전근개건 파열로 신청된 주요 업종은 자동차제조업과 조선업이었으며, 직종은 조립공, 용접공, 도장공 순으로 많았다. 승인률에 있어서는 유의한 차이를 확인할 수는 없었다.

노출 자세에 대해서는 정밀한 평가자료가 부족하여 정확하게 분석할 수는 없었으나, 주로 견관절의 “거상”, “굴곡”, “불편한 자세” 및 “어깨에 중량물을 메기” 작업인 것으로 나타났다.

신청 및 승인여부에 근무기간이 영향을 미치지 않는 것으로 확인되었고, 5년 미만의 근무경력이 있는 근로자들도 승인율이 80.1%로 나타나, 다른 근골격계질환과는 다른 특성을 보였다.

(3) 덴마크의 인정기준

덴마크에서는 근골격계질환과 관련하여 부위별로 국제 질병분류기준 (International Classification of Disease, ICD) 에 따른 해당 상병명과 관용적 진단명을 제시하고 있으며 해당 질병과 관련 있는 주요 노출 요인과 요인별 상세기준을 제시하고 있다.

덴마크에서는 어깨의 근골격계질환에 대해 구체적인 인정기준을 제시하고 있다. 적용되는 질환은 회전근개 증후군/충돌 증후군, 이두근 힘줄염이며, 위험요인은 어깨에 반복적이고 힘이 가해지는 작업, 위팔을 지속적으로 들어 올린 작업으로 구분하고 있다.

어깨의 반복적이고 힘이 가해지는 작업은 1분에 수회 이상 위팔을 앞에서 위로(굴곡), 뒤에서 위로(신전), 바깥쪽 위로(외전), 혹은 회전하는 동작(외회전과 내회전)을 하면서 어깨관절에 힘이 가해지는 작업이다. 이러한 작업을 매일 3-4시간, 수개월 이상 수행한 경우에 해당한다. 부적절한 자세가 동반된 경우 위험이 더욱 상승하고, 위팔을 들어 올린 각도가 증가할수록 위험은 더욱 증가한다.

위팔을 지속적으로 들어 올린 작업은 위팔을 60도 이상 들어 올린 정적인 작업이며, 매일 수시간, 수개월 동안 수행한 경우에 해당한다. 반복적으로 위팔을 들거나 내리는 작업은 이 기준에 해당하지 않고 "어깨의 반복되고 힘이 가해지는 작업"의 기준으로 평가한다. 다만, 60도 이상의 범위에서 위팔을 들거나 내리는 경우에는 이 기준으로 평가한다.

어깨의 반복적이고 힘이 가해지는 작업은 1분에 수회 이상 위팔을 앞에서 위로(굴곡), 뒤에서 위로(신전), 바깥쪽 위로(외전), 혹은 회전하는 동작(외회전과 내회전)을 하면서 어깨관절에 힘이 가해지는 작업이다. 이러한 작업을 매일 3-4시간, 수개월 이상 수행한 경우에 해당한다. 부적절한 자세가 동반된 경우 위험이 더욱 상승하고, 위팔을 들어 올린 각도가 증가할수록 위험은 더욱 증가한다.

위팔을 지속적으로 들어 올린 작업은 위팔을 60도 이상 들어 올린 정적인 작업이며, 매일 수시간, 수개월 동안 수행한 경우에 해당한다. 반복적으로 위팔을 들거나 내리는 작업은 이 기준에 해당하지 않고 "어깨의 반복되고 힘이 가해지는 작업"의 기준으로 평가한다. 다만, 60도 이상의 범위에서 위팔을 들거나 내리는 경우에는 이 기준으로 평가한다.

덴마크에서는 어깨 부위의 부담 작업을 8-10년 이상 수행했을 것을 요건으로 하고 있다. 어깨와 상완의 반복동작은 분당 15회 이상, 빠른 움직임에 더하여 어깨가 상당시간 이상 고정된 채로 있는 경우, 빠른 움직임에 더하여 힘을 써서 밀거나 당기는 동작을 업무관련성 평가의 기준으로 제시하고 있다.[30)]

회전근개 질환의 업무관련성을 평가하기 위하여 다음 사항을 조사하는 것이 도움이 된다.

- 사용하는 공구의 명칭, 진동발생 여부, 공구의 무게 확인
- 접촉 압박은 좁은 공간에서 작업을 하며 어깨가 작업장의 바닥 또는 물체에 닿은 채 체중의 일부가 가해지는 동작이 있는지를 확인
- 팔꿈치의 과도한 신전은 어깨의 거상(전후방 또는 측방) 작업 시 팔꿈치가 적당한 범위로 굴곡을 유지하지 못하고 180도(150도 이상)에 가깝게 신전되어 있는지를 확인
- 양쪽 또는 한쪽의 어깨를 위로 드는 자세('으쓱'하는 자세)로 중량물을 운반하거나 물체를 잡아당기는 동작이 있는 지를 확인
- 어깨 위로 손을 올리는 자세 또는 허리를 굽히고 팔을 뻗는 자세의 경우(예, 어부들이 배에서 그물을 걷는 자세) 목 부위의 자세뿐만 아니라 어깨의 거상 작업을 유발하는 동작에 해당하므로 자세에 대한 각도를 확인
- 누운 자세 또는 엎드린 자세의 경우는 작업 시 어깨의 거상동작에 대한 평가가 필요

30) 근로복지공단. 근골격계질병 업무상 질병조사 및 판정 지침. 2014

하며, 특히 지지하거나 기댈 수 없는 상태에서 동작이 이루어지는지를 확인

- 어깨로 운반하는 작업은 접촉 압박과 유사한 기전으로 어깨관절부위에 압력을 유발하거나 또는 물건을 잡기 위해 팔을 올리는 동작에서 거상 작업이 유발되는지를 확인
- 손을 이용하여 들기/내리기, 운반 또는 밀기/당기기 등의 작업을 확인하고, 물건의 무게와 빈도를 확인

(4) 프랑스의 인정기준

프랑스도 업무상 질병에 대한 매우 구체적인 기준을 정하고 있다. 여기서 정하는 기준을 만족하면 업무상 질병으로 인정이 되는 당연인정기준이다. 유효기간은 질병에 따라 차이가 있어 급성 석회성 힘줄염의 경우 30일 이내이며 회건근개 힘줄염은 6개월, 회전근개 파열은 1년으로 정해져 있다. 이 기준에 의하면, 60도 이상의 어깨 들기 작업을 하루 2시간 이상, 혹은 90도 이상의 어깨 들기 작업을 하루 1시간 이상 하는 작업을 1년 이상 수행한 경우 업무상 질병으로 인정이 된다(표 7-4).

[표 7-4] 프랑스의 어깨 근골격계질환의 인정기준

질환	유효기간	위험요인
급성 석회성 힘줄염	30일	60도 이상의 어깨 들기, 하루 3.5시간 이상
회전근개 힘줄염	6개월 (노출기간 6개월)	60도 이상의 어깨 들기, 하루 3.5시간 이상 90도 이상의 어깨 들기, 하루 1시간 이상
회전근개 파열	1년 (노출기간 1년)	60도 이상의 어깨 들기, 하루 2시간 이상 90도 이상의 어깨 들기, 하루 1시간 이상

프랑스에서는 업무상 질병 목록을 고시하고 있으며 이 목록에는 해당되는 진단명과 기준이 명시되어 이에 해당할 경우 신속하게 승인 여부를 결정할 수 있다. 즉, 프랑스의 경우 업무상 질병에 대한 인정은 사회보장법에서 별표로 제시하고 있는 114개의 업무상 질병 인정기준에 따라 결정이 되며, 이에 명시되지 않거나 부합하지 않는 사례에 대한 보충 체계가 별도로 존재한다.

각 질환별 인정기준은 첫째, 진단명, 증상, 병의 경과, 필요한 검사 등을 포함하는 질병의 특성, 둘째, 노출 중단이후 질병발생까지의 기간 또는 위험요인에의 총 노출기간과 관련한 유효기간, 셋째, 해당 질병과 관련한 위험요인, 위험요인에 노출될 수 있는 직업적 활동과

직무 내용들을 정의한 직업적 요인의 세 부분으로 크게 나눌 수 있다. 2014년 발간된 외국의 업무상재해 인정기준 및 판정절차 연구 보고서에서는 이를 [표 7-5]로 제시하였다.

[표 7-5] 프랑스 업무상 질병 인정기준 목록의 구조

제목: 질병 또는 장애명 (제.개정 관련 주요 날짜)		
업무상 질병의 확인	유효기간 (잠복기)	질병을 유발할 수 있는 특정한 업무 목록
• 진단명 • 특정 증상 • 질병의 진행관련 사항 • 중증도 기준 • 필요한 검사	질병에 대한 첫 의학적 진단과 마지막 노출 사이 기간의 최대값(총 노출기간)	증명이 되어야 하는 노출 유해요인 또는 작업내용
NB: 노출기간에 따른 위험도(일부 질환의 경우에는 최소한의 시간에만 노출되어도 질병 발생의 위험이 있다.)		

현재 업무상 질병으로 인정되고 있는 질병은 계통별로 분류되어 총 99개의 항목으로 제시되어 있으며, 이 중 근골격계질환과 관련하여 어깨병변이 포함된 항목은 57번 항목으로, 직업적 원인에 의한 근골격계 어깨병변의 진단명과 원인에 대해 기술하고 있다(표 7-6).

[표 7-6] 특정 작업 자세나 동작에 의한 관절주변 질환(RG 57)(1972년 11월 2일 제정, 2017년 5월 5일 개정)

질환	유효기간	원인
회전근개 병변의 유무와 관계없이, 파열되지 않은 급성 석회성 건병증 (Acute unruptured non-calcifying tendinopathy with or without rotator cuff enthesopathy)	30일	• 지지대 없이 60도 이상의 어깨 외전 상태로 하루 3시간 반 이상 어깨를 움직이거나 유지하는 작업
회전근개 병변의 유무와 관계없이, 파열되지 않은 만성 비석회성 건병증 (Non-ruptured, non-calcifying chronic tendinopathy with or without rotator cuff enthesopathy)	6개월 (최소 노출기간 6개월)	• 지지대 없이 하루 누적 2시간 이상 60도 이상의 어깨 외전 (abduction) 상태로 어깨를 움직이거나 유지하는 작업 또는 • 지지대 없이 하루 누적 1시간 이상 90도 이상 외전 상태로 어깨를 움직이거나 유지하는 작업
회전근개의 부분 또는 완전 파열 (partial or transfixing rupture of the rotator cuff)	1년 (최소 노출기간 1년)	• 지지대 없이 하루 누적 2시간 이상 60도 이상의 어깨 외전 상태로 어깨를 움직이거나 유지하는 작업 또는 • 지지대 없이 하루 누적 1시간 이상 90도 이상 외전 상태로 어깨를 움직이거나 유지하는 작업 외전

위의 예에서와 같이 각 호별로 질환의 인정기준은 크게 질환, 유효기간, 원인의 세 가지로 구분이 된다. 질환의 진단은 MRI에서 확인되어야 하며, MRI가 금기인 경우 CT 관절조영술 시행하여 진단명을 확정한다. 유효기간은 노출중지 이후 질병 발생까지의 시간을 의미하는 것으로 근로자가 현재 같은 작업을 수행하고 있지 않은 경우에 판단할 필요가 있다. 일부에서는 최소 노출기간이 별도로 제시되어 있는 경우가 있다. 원인 항목에는 해당 질환과 관련하여 주요한 위험요인과 이의 노출기간, 노출 수준 등이 함께 제시되어 있다.

이러한 근골격계에 작용하는 생체 역학적 위험요인으로 움직임의 높은 반복성, 과도한 힘의 운동 및 관절을 구속하는 자세가 제시되고 있고, 특히 어깨 높이 이상으로 짐을 들어 올리거나 팔을 머리 위로 반복적으로 또는 오랫동안 올리는 동작이 중요한 직업적 노출 요인으로 설명한다. 심리 사회적 위험요인으로 직무 불만족, 업무의 단순반복, 시간적 제한으로 인한 압박, 동료들과 공동체의 사회적 지원 부족 등과 결합되어 다인적으로 영향을 미칠 수 있다고 판단한다.

(5) 미국

① 위험요인의 강도

- 역학적 근거가 있음 : 자세, 반복성
- 역학적 근거는 불충분하나 고려해야 함 : 힘, 국소진동

② 자세

- 어깨관절의 굽힘(Flexion) 각도가 45도 이상인 경우 어깨관절의 근골격계질환과 연관성이 있고, 90도 이상인 경우 강도가 증가함
- 팔을 벌린 자세에서 힘을 주는 작업은 연관성이 있음

③ 반복성

- 어깨관절의 굽힘(Flexion), 폄(Extension), 회전(Rotation) 등의 동작을 1분에 4회 이상 하는 경우 연관성이 있음

④ 힘

- 부적절한 자세나 반복성이 없이 과도한 힘을 주어야 하는 작업은 다른 위험요인(부적

절한 자세, 반복성)과 함께 존재할 경우 어깨관절의 근골격계질환과 연관성이 있을 수 있음

⑤ 국소진동

- 국소진동은 다른 위험요인(부적절한 자세, 반복성)과 함께 존재할 경우 어깨관절의 근골격계질환과 연관성이 있을 수 있음

⑥ 역학적 연구의 근거

[표 7-7] 역학적 연구의 근거

견관절 회전근개건염(병증), 충돌증후군, 파열 등		위험요인	
		연구의 축적 정도	통계적 관련성의 크기
직업적 요인	복합적 위험요인(힘, 자세, 반복)	+	+
	진동	±	+
	집중적인 반복작업	+	+(+다른 요인)
	강한 힘의 작용	±	±
	불편한 자세	++	++(60도 거상)
	키보드 작업	±	−
	한냉노출 작업	±	
	정신적 스트레스(직무만족도)	±	±
	근무기간	±	
비직업적 요인	연령	+++	++
	성별	±	±
	비만도	++	+
	당뇨	+	+
	우세 손	±	
	흡연	+	+
	유전적 요인	±	±
	해부학적 구조이상	±	+

(6) 독일

독일은 산재보험법의 업무상 질병목록에서 근골격계질환이 등재되어 있는데 근골격계질환은 기계적 요인으로 분류하고 있다. 그 중에서 어깨와 관련한 내용을 추려보면 다음과 같다.

[표 7-8] 어깨부위의 업무상 질병

호	질환
2	물리적 요인에 의한 질환
21	기계적 요인(mechanicalefects)에 의한 질환
2101	건초 또는 건 주변부, 근육 부착부위의 질환으로 활동에 일정 정도의 제한을 주는 경우
2105	지속적으로 가해지는 압력에 의해서 발생한 활액낭의 만성 질환

(7) 연세대 산학협력단 근골격계질환 재해조사시트 검증연구

[표 7-9] 충돌증후군과 관련된 직업적 위험요인 및 위험직업

상지소견	위험요인	상세내용	위험직업
충돌 증후군	들기	하중 20kg 초과하는 물체를 하루 10회 초과하여 드는 경우, 손에 4kg 초과의 힘이 가해지는 작업을 하루에 1시간	생선가공 (이두근염) 도축업
	어깨 반복동작	같은 동작을 1분에 2회 초과하며, 하루 4시간 이상 하는 경우	
	어깨 위로 손을 올린 채 작업	하루 2시간 이상 하는 경우	
	진동이 손에 느껴지는 작업	하루 2시간 이상 하는 경우	

2008년 근골격계질환 신체부담작업의 업무관련성 정도에 관한 연구(임상혁 등)에서 어깨관련 질환은 충돌증후군과 회전근개 증후군, 회전근개 손상, 회전근개 염좌이며 이 연구에서 정리한 위험요인과 업무관련성 판단 지침은 다음과 같다.

[표 7-10] 충돌증후군 및 회전근개 파열의 직업적, 비직업적 요인의 강도

직업적 위험요인
• 위험요인의 조합(예, 힘과 반복성, 힘과 자세) : 일부 근거 • 진동 : 불충분한 근거 • 다른 요인과 결합되거나 단독적인 높은 반복작업 : 일부 근거 • 힘이 가해지는 작업 : 불충분한 근거 • 불편한 자세: 일부 근거 ; 60° 이상의 견관절 굴곡 또는 외전자세 지속 • 키보드 작업 : 불충분한 근거 • 한랭 환경 : 불충분한 근거 • 노동기간 : 불충분한 근거 • 주도적인 손의 방향 : 불충분한 근거 • 정신사회적인 요인 : 강력한 근거

비직업적 위험요인

- 연령 : 강력한 근거
- 비만도(BMI) : 강력한 근거; BMI가 높을수록 위험도 증가
- 성 : 불충분한 근거
- 당뇨 : 불충분한 근거

[표 7-11] 충돌증후군 및 회전근개 건염, 파열의 직업적 요인(1)

위험 요인	참고문헌 및 주요 결과
여러 위험 요인들의 결합 (예: 힘과 반복성, 힘과 자세)	고노출 군에서 증상이 증가 전향적 코호트 연구 : 작업장 요인에서(상지 건염의) 위험도 증가 단면연구 : 견관절 부담과 움직임의 빈도에 따라 고노출군에서 견관절 건염의 빈도가 증가(adjusted OR, 3.1 : 95% CI, 1.3–3) 단면연구 : 개인의 특성과 작업장 요인(물리적, 정신사회적)이 목과 어깨에 근육 압통을 동반하는 통증에 미치는 효과를 분석, 과반복성과 관계(prevalence ratio, 1.8; 95% CI, 1.1–2.9), 과도한 힘(prevalence ratio, 2.0; 95% CI, 1.4–4.0) 4년 전향적 연구 : 작업 관련성 물리적, 정신사회적 작업장, 개인 요인과 목 또는 견관절 통증의 시작하는 양상을 파악, 14.1% 참가자들이 목 또는 어깨 통증을 새로이 호소하였으며, 이들 중 82(1.7%)명이 또한 실질적인 근육 압통의 임상적 징후가 나타났음
진동	현재까지 시행된 역학적인 연구들에 기초하여 진동과 견관절 건염간의 양반응 관계가 불충분함
단독적으로 자주 반복되는 작업 또는 다른 요인들과의 결합	1,591명 근로자들의 후향적 코호트에서 단면연구 : 견관절 충돌 증후군의 비율이 현직 근로자에서 95%CI 5.27; 저자들은 "강력한 작업"이 기여인자라고 결론지었다. 단면연구 : 개인의 특성과 작업장 요인이 근육의 압통을 동반한 목 또는 어깨 통증에 미치는 영향을 조사하기 위하여 연구를 실시하였으며, 근육에 압통을 동반한 목 또는 어깨 통증의 유병률은 반복성 작업을 실시하는 참여자 중 7.0%, 대조군에서 3.8%였다. 4년 전향적 코호트 연구, 어깨작업의 잦은 반복성은 향후의 증상과 관계가 있었다.

[표 7-12] 충돌증후군 및 회전근개 건염, 파열의 직업적 요인(2)

위험 요인	참고문헌 및 주요 결과
힘이 가해지는 작업	불충분한 근거 물리적 작업 노출(예: 반복적인 힘을 가한 운동)이 수작업 근로자들의 중요한 위험 요인
불편한 자세	60도를 초과한 견관절 굴곡 또는 외전을 지속적으로 유지하면 증상 유발이 증가 단면연구 : 후추 경작(지속적인 정적 자세와 반복적인 움직임을 포함하는 일)업 근로자들에서 어깨 충돌 증후군이 선별업자(culler)에서(0.45) 선별업자가 아닌 사람들(0.15)에 비하여 유의하게 증가하였음(p=0.011)
키보드 작업	반복적인 컴퓨터 작업을 하는 설문지를 사용한 역학적 연구에서, 중등도 또는 중증의(moderate to severe) 목 또는 어깨의 자가 보고 통증은 각각 4.1%와 3.4%

	증상이 없거나 경도의 증상을 가진 사람 : 1.5%와 1.9% 기초자료에서, 주당 25시간 초과한 마우스를 이용한 작업을 할 경우 목통증은 1.7%의 유병률비(prevalence rate ratio)를 보였고, 우측 어깨의 통증은 주당 15–19시간에서는 1.6(95% CI 1.1–2.4), 주당 30시간 초과 작업에서는 2.5(95% CI, 1.4–4.3)이었고, 키보드 사용으로 인하여 새로이 발생한 목 통증에 대한 상대위험도는 주당 15시간 이상일 경우 1.8(95% CI 0.8–3.9)에서 30시간 이상일 경우 2.4까지 증가(95% CI 0.8–6.8)하였고, 마우스 사용과 관련해 새로이 발생한 우측 어깨 통증은 주당 20시간을 초과한 마우스 작업(RR 1.9, 95% CI 1.0–3.5와 RR 3.3, 95% CI 1.2–8.9)과 주당 15시간을 초과한 키보드 사용(RR 2.2, 95% CI 1.0–4.9)과 관련이 있었다.
추운 환경	불충분한 근거
주로 쓰는 손	불충분한 근거

[표 7–13] 충돌증후군 및 회전근개 건염, 파열의 직업적 요인(3)

위험 요인	참고문헌 및 주요 결과
정신사회적 요인 및 직무스트레스	강한 근거 단면연구 : 가장 강한 작업 관련성 정신 사회적 위험은 직무 요구도(job demand)가 높은 경우였다(prevalence ratio 1.8, 1.2–2.7) 4년 전향적 코호트 연구에서 높은 직무 요구도는 미래의 증상과 관련을 가졌고, 높은 스트레스수준은 향후 목 또는 어깨통증과 관련 어깨 통증이 생역학적, 물리적, 정신 사회적 이슈들과 관련이 있다는 연구들이 있었으며, 전향적인 코호트 연구에서, 이전의 어깨 또는 목의 불편함(discomfort)은 위험도를 증가 작업장 정신 사회적 요인들은 특히, 단조로운 일(monotonous work), 시간 압박(time pressure), 높은 작업량, 동료 지지의 부족, 나쁜 관리자–고용자(supervisor–employee) 관계와 같은 것을 포함 인구집단기반연구에서 견관절 건염의 증상은 탈진(adjusted OR 1.7; 95% CI, 1.4–2.2), 중등도 우울(여성, adjusted OR 1.8; 95% CI, 1.1–2.9), 심한 우울(3.0; 95% CI, 1.6–5.6), 그들의 느낌을 표현할 수 없음(adjusted OR 1.6; 95% CI, 1.1–2.5)과 관계

[표 7–14] 충돌증후군, 회전근개 건염, 파열과 비직업적 요인

위험 요인	참고문헌 및 주요 결과
나이	전향적 코호트 연구 40세 이상의 나이에서 위험 증가
비만도(BMI)	전향적 코호트 연구, BMI > 30인 경우 위험도 증가 환자대조군 연구 : 53–77세의 311명의 환자들은 회전근개 및 어깨의 손상에 대한 관절경시술을 하였다. BMI증가와 어깨 손상 수술과 관계가 있었으며, BMI ≥ 35kg/m일 경우 가장 높은 OR값을 보였는데 남자에서 OR값은 3.13이었고, (95% CI, 1.29–7.61), 여자에서는 3.51(95% CI, 1.80–6.85)
성별	단면연구 : 여성에서 증가, 유병률비 1.8(CI, 1.2–2.8)
당뇨	견관절 건염에 대한 집단기반연구에서, 회전근개 건염과 작업 관련 누적 작업강도(loading), 나이, 1형 당뇨와의 관계가 없음

[표 7-15] 회전근개 파열의 업무상 지침안

	위험 요인을 조합한 인정지침(안)	근무기간
상	① ≥90도의 부적절한 작업자세로 1일 2시간 이상 하는 경우 ② 45도 이상의 부적절한 작업자세로 1일 4시간 이상 하는 경우 ③ 팔을 벌린 자세로 힘을 가해 밀거나 당기는 작업을 1일 2시간 이상 하는 경우	3년 이상
중	① ≥90도 상완을 든 상태에서 1일 1-2시간 하는 경우 ② 45도 이상의 부적절한 작업자세로 1일 2-4시간 이상 하는 경우 ③ 팔을 벌린 자세로 힘을 가해 밀거나 당기는 작업을 1일 1-2시간 하는 경우	
	위험요인의 조합 결과 "중"에 해당하는 경우라도 팔꿈치의 신전상태, 힘이 가해지는 경우(중량물 또는 공구)에는 "상"으로 조정되어 인정	

임상혁 등은 업무관련성 인정지침을 위와 같이 제시하면서 종사기간을 3년 이상으로 하였는데 이것은 고용기간에 따른 승인율을 참조하여 제시한 것으로 파악이 된다.

이상의 내용을 요약하면, 어깨의 근골격계질환과 관련된 위험요인은 어깨의 반복동작과 부적절한 자세이며, 과도한 힘과 국소진동은 반복동작이나 부적절한 자세와 함께 동반될 경우 위험이 더 증가할 수 있다. 그리고 근무기간은 매우 중요하게 고려해야 할 요인이다.

(8) EU의 업무상 어깨 질환목록

유럽, 일본, 미국 등을 중심으로 직업병 목록을 검토한 결과, 견관절 질환에 대해서는 일부 국가에서 직업병 목록에 기술이 되어 있으나 회전근개 파열 또는 충돌증후군을 구체적으로 직업병 목록으로 정하거나 그 인정기준을 구체화하고 있지 않았다.

EU에서 직업병 목록으로 정하고 있는 근골격계질환의 구체적인 상병명은 아래와 같다.

- Shoulder bursitis(견관절점액낭염)
- 506.21 Diseases due to overstraining of the tendon sheaths(건초염)
- 506.22 Diseases due to overstraining of the peritendineum(건주위염)
- 506.23 Diseases due to overstraining of the muscular and tendinous insertions(건염 및 건질환) 회전근개건 파열 또는 충돌증후군은 여기에 해당한다고 할 수 있겠다.

[표 7-16] 각 국가별 직업병 목록에 회전근개질환 포함 여부

국가	상병명
독일	Tendovaginal conditions or conditions of the tendinous tissue as well as tendons or muscular attachments
오스트리아	구체적인 상병상태 기술 없음
벨기에	Diseases due to overstraining of the tendinous sheaths, the peritendinous tissue, and muscular and tendinous insertions in those in the show business
덴마크	Degeneration in the rotator tendons of the shoulder joint(회전근개의 퇴행변화) Shoulder tendinitis
스페인	Insertion tendinitis
핀란드	Repetitive strain injuries – Tendovaginitis, Peritendinitis
프랑스	Tenopathy of the rotator cuff (shoulder)(회전근개의 건질환)
아일랜드	구체적인 상병상태 기술 없음
이태리	구체적인 상병상태 기술 없음
룩셈부르크	Diseases of the synovial sheaths or peritendinous tissues
포르투갈	Tendovaginitis – tendinitis
영국	Tendovaginitis
체코	Injuries of the tendons, tendon capsules or points of attachment of the muscles or joints of the limbs due to an excessive load exerted repeatedly over a long period of time

(9) 작업환경관리를 위한 기준

회전근개건 파열을 예방하기 위한 작업장 관리기준은 구체적으로 규정되어 있지 않다. 주로 어깨부위의 신체부담을 감소시키고 질환발생을 예방하기 위한 관리기준은 외전 및 굴곡자세가 90도 이상인 경우 강력한 위험요인으로, 신전자세는 20도 이상을 위험요인으로 규정하고 있다. 일부에서는 외전 및 굴곡자세가 45도 또는 60도 이상을 위험요인으로 정하고 있다(표 7-17).

위험요인을 힘, 자세, 반복성의 측면에서 평가할 때, 자세가 가장 중요한 위험요인으로 다음이 반복성으로 확인되고 있다(표 7-18). 위의 위험요인들을 종합적으로 평가했을 때, 자세에서는 45도 이상과 90도 이상으로 구분하고, 반복성(또는 지속성)에서는 2시간 이상 또는 4시간 이상을 위험요인으로 정할 수 있으며 이들을 조합하여 평가하는 것이 중요한 판단근거가 될 수 있다.

[표 7-17] 개별적 연구결과와 어깨부위 근골격계질환과 관련된 위험도 기준

연구자	위험도	어깨		
		외전	굴곡	신전
Chaffin (1973)	저	<30		
	중	<60		
	고	<90		
	극단	>90		
Drury (1987)	저	<13	<19	<6
	중	<34	<47	<15
	고	<64	<94	<31
	극단	>67	>94	>31
Genaidy (1995)	저		<15	
	중		<45	
	고		>45	
Joshi (1995)	저	<15	<15	
	고	>15	>15	
	극단	–	–	
Keyserling (1986)	저	<45	<45	
	고	<90	<90	
	극단	>90	>90	
ANSI (1995)	고	>45	>45	
	극단	>90	>90	
McAtamney & Corlet (1993)	저		<20	<20
	중		<45	>20
	고		<90	–
	극단		>90	–
Seth (1999)	저	>30	>20	
	중	>60	>45	
	고	>90	>90	

[표 7-18] 평가기준에 따른 위험도

구분	작업자세	반복성(혹은 지속시간)	힘	기타
NIOSH evidence	++	++	+/0	진동 (+/0)
RULA/REBA	20미만(1) 20-45(2) 45-90(3) >90(4)	분당 4회 이상, 1분 이상 유지시 부가 점수		
WISHA	>90 (손 머리위, 팔꿈치 머리위)	2시간 이상 유지 (caution) 분당 1회 이상 반복 혹은 유지시간이 4시간 이상 (hazard)		
UAW-GM	≥45 (팔꿈치 몸통 중간)	때때로 (moderate) cycle time 의 1/3 이상 (high)		
OSHA screening tool	≥90 (손 머리위, 팔꿈치 어깨 위)	2시간 이상		

위험요인들과 견관절질환의 관련성을 3단계(매우 관련, 관련, 관련성 부족)로 나눌 수 있다.

- **매우 관련(+++)** : 수많은 질이 높은 연구에서 관련성이 입증된 경우
- **관련(++)** : 서로 질이 다른 연구(질이 낮은 연구가 많은 경우)에서 관련성이 입증된 경우
- **관련성 부족(+/0)** : 오직 하나의 연구에서 관련성이 입증되고, 관련성이 일정하지 않은 경우

임상혁 등[31)]의 연구에서 회전근개 질환의 업무관련성 인정기준 제안한 것은 다음과 같다(표 7-19).

31) 임상혁 등. 근골격계질환 신체부담작업의 업무관련성 정도에 관한 연구. 고용노동부 2008.11

[표 7-19] 보편적 기준과 위험도

작업자세	반복성(혹은 지속시간)	고려해야 할 사항
<45(저)	<2hr (저)	수초 미만의 작업주기(VDT 작업 포함) 상완을 flexion 혹은 abduction 상태에서 물건을 드는 작업
>45(중)	≥ 2hr(중)	
>90(고)	≥ 4hr(고)	

자세, 힘, 지속성 등을 평가한 결과를 근거로 ① ≥90도의 부적절한 작업자세로 1일 2시간 이상 하는 경우, ② 45도 이상의 부적절한 작업자세로 1일 4시간 이상 하는 경우, ③ 팔을 벌린 자세로 힘을 가해 밀거나 당기는 작업을 1일 2시간 이상 하는 경우에 해당하는 경우 근무기간이 최소한 3년 이상이라면 원칙적으로 인정해야 한다.

만약 위험요인의 조합 결과 "중"에 해당하는 경우라도 팔꿈치의 신전상태, 힘이 가해지는 경우(중량물 또는 공구)에는 "상"으로 조정되어 인정할 수 있다. 또한 기준에 부족하나 근무기간이 상당히 길거나, 강력한 힘을 요구하는 작업, 밀고 당기는 작업을 반복적으로 수행해야 하는 경우 또는 작업자세가 극단의 자세를 취해야 하는 경우에는 가중치를 부여해야 한다.

[표 7-20] 회전근개건 파열의 업무상 인정 지침

<table>
<tr><th colspan="2">위험요인을 조합한 인정지침(안)</th><th>근무기간</th></tr>
<tr><td>상</td><td>① ≥90도 의 부적절한 작업자세로 1일 2시간 이상 하는 경우
② 45도 이상의 부적절한 작업자세로 1일 4시간 이상 하는 경우
③ 팔을 벌린 자세로 힘을 가해 밀거나 당기는 작업을 1일 2시간 이상 하는 경우</td><td rowspan="3">3년 이상</td></tr>
<tr><td rowspan="2">중</td><td>① ≥90도 상완을 든 상태에서 1일 1–2시간 하는 경우
② 45도 이상의 부적절한 작업자세로 1일 2–4시간 하는 경우
③ 팔을 벌린 자세로 힘을 가해 밀거나 당기는 작업을 1일 1–2시간 하는 경우</td></tr>
<tr><td>위험요인의 조합 결과 "중"에 해당하는 경우라도 팔꿈치의 신전상태, 힘이 가해지는 경우(중량물 또는 공구)에는 "상"으로 조정되어 인정</td></tr>
</table>

어깨관절을 둘러싼 4개 근육이 합쳐져 하나처럼 된 힘줄이 회전근개이다. 회전근개는 팔을 들어 올리거나 회전시키는 운동을 담당하는 힘줄이다. 팔과 어깨가 맞닿아 있는 어깨봉우리(견봉)와 위팔뼈(상완골) 사이의 좁은 공간을 회전근개가 지나면서 운동을 하는데, 회

전근개가 이 공간에 갇혀 나오지 못하는 현상을 '충돌증후군'이라 한다. 이 현상이 반복되면 회전근개가 파열되면서 통증이 생긴다. 이게 '회전근개파열'이다. 아픈 어깨는 조금씩 뻣뻣해지고 심해지면 잠을 청하기조차 힘들다.

회전근개 질환은 최근 증가하고 있는 질환인데, 회전근개를 구성하는 극상건은 퇴화가 빨리 오기 때문에 40대 이후에 운동을 하다가 파열되는 경우가 많다.

회전근개 질환은 어깨에 무리가 가는 활동을 했을 경우, 나이가 들어 어깨힘줄 관절이 약해진 경우, 체질상의 이유 등이 원인이 되어 나타난다. 갑작스럽게 넘어지거나 팔을 많이 사용하는 직업, 또는 같은 자세로 오래 근무하게 될 경우 회전근개에 자극을 주기 때문에 혈액순환 장애로 인한 파열이 발생하기 쉽다.

회전근개 질환이 발병하면 팔을 들어 올릴 때 부자연스럽고, 어깨를 움직이려고 하면 힘이 빠지는 느낌이 든다. 그러다 팔을 움직이는 것이 점점 고통스러워지고, 관절 운동범위가 줄어들며 심할 경우 근육의 위축이 동반된다.

회전근개 질환에 의한 어깨통증은 반복적으로 무거운 물건을 머리위로 들어올리는(예, 도장공, 용접공, 판금공 및 도살장의 근로자 등) 경우에 자주 발생한다. 그러나 이 질환은 재봉기로 작업하는 경우에도 보고되었다. 또한 수영, 테니스, 농구, 역도 등의 스포츠 활동에서도 증가한다. 이 질환은 더 많이 사용하는 손에 더 흔하게 발생한다. 이렇게 근로자에게 발생한 회전근개 질환은 산업재해보상을 받을 수 있다. 어깨를 반복적으로 움직이거나 손을 어깨 높이 또는 그 이상으로 올린 상태로 일을 하거나, 무거운 물건을 어깨 높이 이상으로 자주 들어 올리는 작업한 경우라면 업무기간이나 작업의 부담정도를 따져서 인정여부를 결정하게 된다.

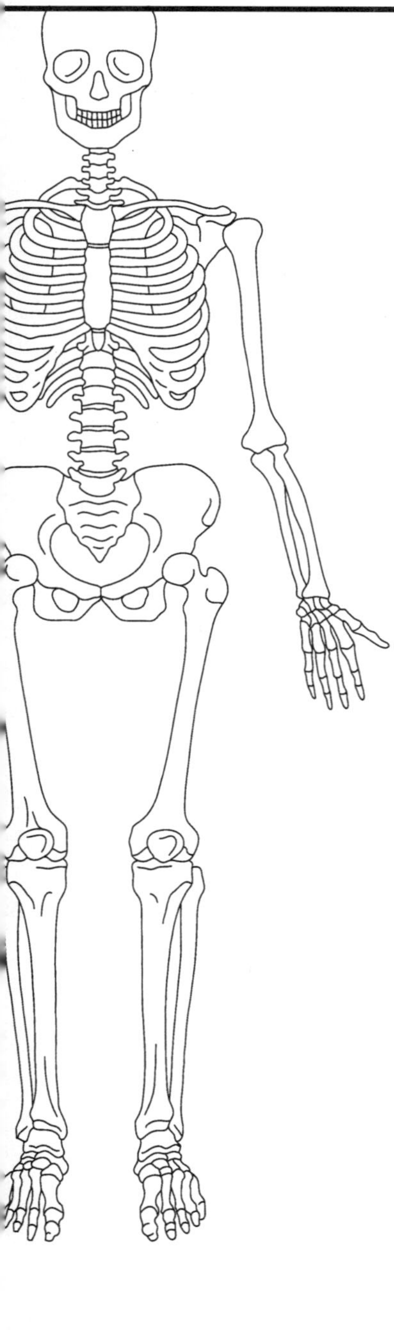

8

요추의 근골격계 질환

1. 허리의 구조
2. 업무상 요추 추간판 탈출증
3. 요추전방전위증과 척추관 협착증

제8장

요추의 근골격계질환

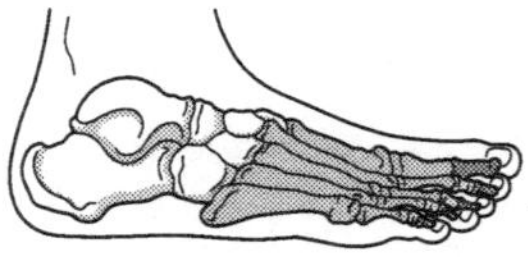

- 아래허리통증(요통), (요부 긴장/염좌, Low Back strain/Sprain)【M54.5, S33.5】
- 퇴행성 척추탈위증(Degenerative Spondylolisthesis)【M43.1】
- 요부(허리) 퇴행성 추간판질환(Lumbar Degenerative Disk Disease)【M51.3】
- 요추간판탈출(전위)(Lumbar Disc Herniation)【M51.2】
- 요추간판탈출(전위)과 척수병증이 있을 때 (Lumbar disc herniation with Myelopathy)【M51.0】
- 요추간판탈출(전위)과 신경근병증이 있을 때 (Lumbar disc herniation with Radiculopathy)【M51.1】
- 외상성 추간판 팽윤, 요추부 염좌【S33.5】
- 외상성 요추부 추간판탈출(파열)【S33.0】

1. 허리의 구조

허리는 상체와 하체를 연결하는 역할을 한다. 허리의 주요 구조물로는 뼈(요추), 디스크(추간판), 근육, 인대 및 신경이 있다.

태어날 때 척추는 블록 모양을 한 33개의 척추뼈로 이루어져 있고, 성인이 되면서 천추 5개와 미골 4개가 각각 하나로 합쳐져 26개가 된다. 아랫부분은 골반의 넓은 부분에 걸쳐져 있고 차곡차곡 쌓여서 윗부분은 두개골로 덮여 있다. 각각의 척추뼈 사이에는 디스크라고 불리는 쿠션이 있어서 척추뼈의 충격을 흡수하고 척추를 유연하게 해주는 역할을 한다.

강한 탄력을 가진 인대가 모든 척추뼈와 디스크를 단단하게 연결하여 열을 맞추고 있다. 근육은 건이라고 하는 고무처럼 탄력 있는 조직에 의해 척추뼈에 붙어 있는데, 수축과 팽창에 의해 상체와 허리의 움직임을 만든다.

또한 척추는 척수(spinal cord)를 보호하는 기능이 있다. 척수란 뇌에서부터 척추뼈 안의 좁은 관을 따라 내려와 있는 중추 신경으로서, 뇌와 말초신경 사이를 연결하고 있으며 자극을 전달하는 역할을 한다.

척추는 5개 부분으로 나누어진다. 골반의 바로 위에 있는 요추(lumbar) 부분이 허리의 가장 유연한 부분이고, 대부분의 사람들이 요통을 호소하는 부위이다. 이유는 등의 가장 아래 부분에 위치하여 상반신의 무게와 수행하고 있는 일의 무게를 견디고 있을 뿐만 아니라 윗부분보다 더 비틀어지고 구부러지기 때문이다.

① **요추** : 다섯 개의 척추 뼈로 구성되어 있으며 한 개의 뼈가 다른 뼈 위에 차곡차곡 쌓여 있는 구조를 가지고 있다.

② **디스크(추간판)** : 요추 뼈 사이에서 충격을 흡수하는 기능과 안정성을 부여하는 역할을 한다.

③ **근육** : 요추의 운동(구부리기, 돌기 등)에 필요한 힘을 제공함으로써 서기, 걷기, 물건 들기 등을 가능하게 한다.

④ **인대** : 요추 뼈들을 서로 연결하여 안정성을 제공한다.

⑤ **신경** : 요추의 중심에 위치한 관(척추관) 내에 위치하며, 뇌와 다리 근육을 연결시키는 전기 케이블에 해당하는 조직이다. 척추 마디마다 좌우 각각 한 개 씩의 신경 가지가 나오는데, 이를 신경근이라고 한다.

2. 업무상 요추 추간판 탈출증

1) 정의

요추는 5개의 척추뼈로 구성되어 있다. 추간판은 척추뼈와 뼈를 연결해주는 강한 연결조직이며, 체중부하시에는 척추뼈 사이의 쿠션역할을 한다. 추간판은 발생한 내층의 수핵(nucleus pulposus)과 외층의 섬유륜(annulus fibrosus)과 연골성 종판으로 구성되며 수핵은 압박력을, 섬유륜은 인장력을 견디게 된다. 추간판은 수분함량이 영아기 때 88%였다가 성인이 되면서 65%로 감소해 수핵이 분절화되어 유연성이 감소되며 충격흡수능력이 감소되고 높이가 낮아진다.

추간판 탈출증은 흔히 허리 디스크라고 하며 척추 뼈와 뼈 사이의 구조물인 디스크가 돌출되어 요통 및 신경 증상을 유발하는 질환이다(그림 8-1).

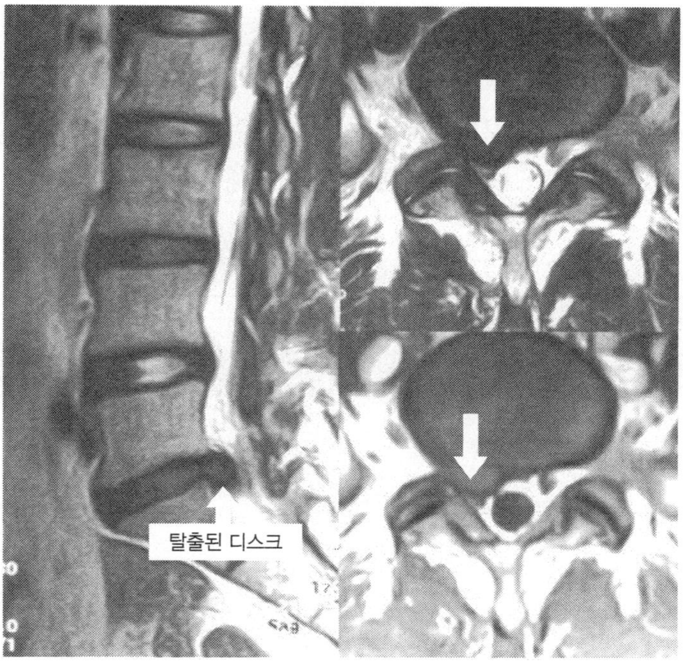

[그림 8-1] 요추부 추간판 탈출증
출처 : 정형외과학회

요추 추간판 탈출증은 주요 산업재해로서 요양자와 장해자의 증가, 장기 요양 및 수술과 치료 후 작업복귀 후 재발로 인한 관리상의 어려움과 요추 추간판 탈출증의 사고성(급성)과 작업부담(만성, 퇴행성)으로 인한 발생 여부의 판단이 어렵다. 그리고 현대인의 활동성 저하와 정적자세로 인한 척추질환의 증가, 고연령에 따른 척추의 퇴행성 변화에 의한 비직업성 척추질환과의 감별이 필요하고, 다른 근골격계질환에 비해 요추 추간판 탈출증은 높은 비율의 발생률, 장기간의 요양, 고비용의 요양급여 비용, 수술적 치료와 기능 장애 및 작업복귀의 어려움이 있다.

2) 증상

요추 추간판 탈출증 환자의 가장 두드러진 증상은 요통과 함께 다리가 아프고 저린 방사통이다. 그러나 요통의 원인은 추간판 탈출증 외에도 매우 다양한 것들이 있으며, 실제로 추간판 탈출증은 요통 환자의 극히 일부에서만 발견된다. 탈출된 추간판이 신경근을 자극하게 되어 신경근이 분포하는 다리에 감각 이상이 초래된다. 제5요추 신경근이 자극되면 안쪽 발등에 감각 이상을 호소하고, 제1천추 신경근이 자극되면 발등의 외측에 감각 이상을 호소한다. 대개 감각 저하나 무감각을 호소하지만 통각 과민으로도 나타난다. 근력 또한 약해져서 제5신경근 이환 때에는 족부 신전근이 쇠약해지고 이 때는 발 뒤꿈치로 걷는 것이 어려워진다(표 8-1).

[표 8-1] 요추 신경근 장해시 나타나는 소견들

신경부위	통증 혹은 감각 이상	근육 약화	반사 소실
L3	등, 넓적다리 앞쪽 및 무릎 안쪽으로 방사	hip flexion and adduction knee extension	
L4	등, 넓적다리 바깥쪽, 다리 앞쪽 및 안쪽, 그리고 발 안쪽으로 방사	hip adduction knee extension ankle inversion	무릎 반사 (knee jerk)
L5	등, 다리 바깥쪽 및 발등 쪽으로 방사	hip abduction foot dorsi flexion	
S1	등, 넓적다리 뒤쪽 그리고 다리 및 발 가장자리 쪽으로 방사	knee flexion foot plantar flexion	발목반사 (ankle jerk)

섬유륜의 전방은 넓고 두터운 전동인대로 쌓여 있어 추간판 탈출증은 잘 일어나지 않으나 후방은 좁고 엷은 후종인대가 중앙부만 싸고 있기 때문에 후측방으로 또는 후중앙으로 탈출되어 인접한 척수와 마미총, 신경근을 압박해 증상을 일으킨다. 측방으로 탈출된 요추 추간판탈출증은 요통과 자극을 받는 신경근에 따라 하지 신경 피부절에 분포하는 하지 방사통이나 감각 이상이 발생하게 되며 기침이나 허리 움직임에 따라 악화되는 특징이 있다. 또한 운동의 제한이나 근육 강직이나 측만증이 동반되기도 한다. 중앙으로 탈출된 요추 추간판 탈출증은 양측 방사통이나 족하수(foot drop)가 발생하며 족관절반사가 소실되며 마미 증후군이 동반되어 배뇨, 배변기능 장애나 회음부 감각저하(saddle anesthesia)가 나타난다.

3) 진단

추간판 탈출증의 진단은 진찰과 방사선 검사를 통해서 할 수 있다. 추간판 탈출증을 진단

하기 위한 대표적인 이학적 검사는 하지 직거상 검사[1]이다.[2]

(1) 직거상 검사(Straight leg raising test, Lasegue's test)

환자가 누워서 무릎을 편 상태에서 하지를 들어 고관절을 굴곡시키면 좌골 신경이 자극되어 하지에 통증을 일으키는 검사방법으로 약 60° 이하에서 방사통이 나타나면 양성으로 판정하며 4~5번 요추 및 5번 요추-1번 천추 추간판 탈출증시 양성으로 나타난다. 통증이 없는 다리를 거상하였을 때 양성으로 나타나면(Peyton's sign) 진단의 신빙성이 매우 높은 것으로 알려져 있다.

(2) 대퇴신경 견인 검사(Reverse leg raising test, femoral stretching test)

환자를 엎드리게 한 후 하지를 뒤로 당겨서 고관절은 신전시키고 슬관절은 굴곡시켜 방사통이 나타나면 양성으로 판정하며 3~4번 요추나 보다 상위의 추간판 탈출증시 양성으로 나타난다.

(3) 근력저하

수핵의 탈출로 침범된 신경근이 지배하는 근육의 근력이 약화된다. 제3~4요추 추간판 탈출증시 제4요추 신경근이 압박되어 무릎 신전운동의 약화가 오고, 제4~5요추 추간판 탈출증시 제5요추 신경근이 압박되어 엄지발가락의 신전운동이 약화되고, 제5요추-제1천추 추간판 탈출증시 제1천추 신경근이 압박되어 족관절의 족저굴곡(Plantar flexion)이 약화된다.

(4) 감각저하

제4요추 신경근이 압박되면 하퇴의 전내측 및 발목의 내측에서 감각저하가 생기며 제5요추 신경근이 압박되면 하퇴의 외측, 발등 내측과 엄지발가락의 감각저하가 오며 제1천추 신경근이 압박되면 종아리 및 발등 외측의 감각저하가 온다.

(5) 심부건반사의 변화

제4요추 신경근이 압박되면 슬관절반사(knee jerk, patellar reflex)가 감소되고 1천추 신경근이 압박되면 족관절반사(ankle jerk, Achilles tendonreflex) 저하가 온다.

---

1) 천장을 보고 똑바로 누운 자세에서 무릎을 펴고 통증이 느껴지는 쪽 다리를 천천히 올려 고관절이 90도 될 때까지 들어올리는 검사

2) 김현집, 서울대학교 의과대학 신경외과학교실. 신경학, 서울대학교출판문화원 2005. 11. 30. http://terms.naver.com/entry.nhn?docId=926770&mobile&cid=51007&categoryId=51007

(6) 방사선 검사

추간판 탈출증의 진단은 진찰과 방사선 검사를 통해서 할 수 있다. 단순 X-ray 검사에서 좁아진 척추 간격 및 요추 만곡의 감소를 관찰할 수 있으며, 척추분리증이나 전방전위증 등의 다른 질환을 감별하기 위해 시행한다. 단순 방사선 검사에서 추간판 탈출증을 진단할 만한 특이 소견은 없다.

자기공명영상(MRI) 검사는 가장 진단적 가치가 높다. 비침습적으로 추간판의 변화와 탈출방향을 다양한 방향에서 볼 수 있어 현재 가장 의미 있는 검사법이다. 그러나 모든 추간판 탈출증 환자가 자기공명영상 검사와 같은 정밀 검사를 반드시 시행해야 하는 것은 아니다. 진찰만으로도 추간판 탈출증 진단이 어느 정도 가능하며, 전체 환자의 80~90% 정도는 약 1~2달 간의 안정 및 보존적 치료만으로 잘 낫기 때문이다. 따라서 추간판 탈출증 증상이 있는 경우 즉시 정밀 검사를 시행하는 것보다 일단 안정과 보존적 치료를 하고, 진단이 확실하지 않을 경우나 수술이 필요할 때 정밀 검사를 시행해도 된다.

Boden[3] 등은 67명의 무증상을 대상으로 MRI 촬영을 실시하여 60세 미만 그룹의 54%, 60세 이상 그룹의 79%가 적어도 한 개 이상의 추간판 팽륜이 있으며 20-30대그룹의 34%, 40-50대 그룹의 59%, 60-80대 그룹의 93%가 한 개 이상의 퇴행성 추간판 소견을 갖는 것을 보고하였다. 추간판 탈출증의 경우 20-30대 그룹의 21%, 40-50대 그룹의 22%, 60-80대 그룹의 36%가 한 개 이상의 탈출된 추간판 소견을 갖고 있었다.

4) 원인

사업장에서 요통 발생 요인에는 ① 허리에 과도한 부담을 주는 동작 요인, ② 허리의 진동과 한랭과 같은 환경요인, ③ 연령, 성, 체격, 근력 등의 차이, 요추 추간판 탈출증, 골다공증 등의 기왕증 또는 기초 질환의 유무 및 정신적인 긴장도 등의 개인적 요인이 있다.

(1) 추간판의 노화

20세를 지났을 무렵부터 연령이 증가함에 따라 추간판이 탄력성을 잃고 섬유륜이 균열을 일으키는 등의 퇴행성 변화로 충격을 흡수하는 작용이 약해지고 허리에 한 번에 큰 부담이 걸리거나 수년 동안 허리에 부하가 축적됨으로써 추간판 섬유륜의 약해진 부분이나 찢어진 부분으로 수핵이 후방으로 밀려 나오면서 증상을 일으키게 된다.

3) Boden SD, Davis DO, Dina TS, Patronas NJ, Wiesel SW. Abnormal magnetic-resonance scans of the lumbar spine in asymptomatic subjects. A prospective investigation. J Bone Joint Surg Am. 1990;72:403-408.

요추 추간판 탈출증은 요추의 제일 아래에 있는 두 개의 추간판에서 일어난다. 가장 유력한 원인은 '변성된 추간판에 과도한 외력이 가해지면서 추간판이 돌출되는 것'으로 생각하고 있다. 척추의 퇴행성 변화는 다른 근골격계와는 달리 10대 후반이나 20대 초반부터 나타난다. 추간(척추 사이의)판이 노화됨에 따라 추간판의 가장자리를 둘러싸고 있는 섬유륜에 원심성의 균열(circumferential fissure)과 방사성 파열(radial tear)이 발생하게 되는데, 특히 무거운 물건을 들어 옆으로 옮겨 놓으려고 하면 과다 굴곡된 상태에서 압박력과 염전력[4]을 받아 추간판 중앙의 수핵은 더 이상 섬유륜에 쌓여있지 못하고 방사성 균열 사이로 비집고 나와 추간판 탈출증을 유발하게 된다.

밀려나오는 형태에 따라 섬유륜이 골고루 팽윤된 bulging(팽윤), 국소적으로 돌출된 protrusion(돌출), 섬유륜이 파열되어 경막외 공간으로 수핵이 밀려 나왔으나 내부와 연결된 형태인 extrusion(탈출), 파열되어 수핵편이 경막외 공간으로 이동하여 내부와 연결이 끊어진 sequestration(격리) 등으로 구분할 수 있다.

(2) 추간판의 외부부담

허리에 부하가 축적됨으로써 추간판 탈출증이 생기는 주요 원인은 잘못된 자세와 생활습관, 노화 등을 들 수 있다. 잘못된 자세로 척추뼈가 비뚤어진 상태로 오랜 시간 지속적인 압박을 받으면 척추 뼈와 뼈 사이에 있는 추간판이 눌려 찌그러지면서 벌어진 쪽으로 밀려 나오게 된다. 척추에 압박을 주는 나쁜 자세와 습관은 아래와 같다.

- 하루의 상당 부분을 의자에서 앉아서 보낼 경우
- 의자에 비스듬히 기대어 앉거나 다리를 꼬고 앉는 자세가 습관이 된 경우
- 무거운 물건을 들 때 허리에 부담이 간 경우
- 등을 굽히고 구부정하게 서거나 군인 같은 차려 자세로 장시간 서 있는 경우
- 옆으로 눕거나 엎드려 자는 습관
- 노화로 인해 낮아진 골밀도와 디스크의 퇴행
- 교통사고, 낙상 등의 외부 충격

추간판이 심하게 밀려 나온 상태에서 지속적으로 자극을 받게 되면 섬유테가 붓고 찢어지거나, 안에 있는 수핵이 섬유테를 찢고 터져서 밖으로 밀려 나오기도 한다. 그럴 경우 우리 몸의 면역 세포들은 터진 수핵을 이물질로 인식하고 공격을 가하는데 이 과정에서 발생

4) 염전력(捻轉力) : 비틀어지게 쓰는 힘. 방향을 뒤틀려 힘을 씀.

하는 여러 가지 물질들이 통증을 일으키는 원인으로 작용하기도 한다.

추간판은 탄력을 가지고 있어 갑자기 튀어나간 상태로 신경을 눌러서 문제를 일으키기보다는 이미 통증 발생을 느끼기 이전부터 서서히 그 퇴행성 변화가 일어난 경우가 많다. 즉 무거운 물건을 든다든가 반복되는 무리한 작업 등 좋지 않은 자세로 인해 이미 외상 이전에 추간판에 이상이 존재했을 가능성이 높다. 이렇게 기존에 이상이 있던 상태에서 물건을 들다가 삐끗하거나 교통사고로 인해 추간판 탈출증이 악화될 수 있다.[5)]

(3) 추간판 탈출증에 걸리기 쉬운 사람

① 20대 ~ 50대 남성

특히 20 ~ 30대에 많다. 이 연령층은 한창 일할 때로 힘든 노동으로 허리에 과도한 부담을 주거나 피로를 유발하기 십상인 것이 요인 중 하나이다. 10대에서는 추간판의 노화가 시작하고, 60대 이상 고령자는 반대로 척추가 굳어지고 수핵이 밖으로 나가지 않기 때문에 발병을 줄일 수 있다.

② 나쁜 자세, 삐딱한 자세가 많고, 장시간 동일한 자세(선 자세나 앉은 자세)

이러한 자세와 동작은 허리에 부담이 커진다. 직업은 PC 등을 이용하는 책상에서 하는 작업이 많은 사무직원, 장거리 운전수, 간호사, 요양보호사, 간병인, 변호사, 공장 등 현장 근로자, 운반 · 배달작업자 등

③ 스포츠 선수와 댄서

야구와 골프 등 허리를 강하게 비트는 스포츠는 특히 손상을 주기 쉽다.

④ 비만하거나 키가 큰 사람

체중이 많으면 허리에 부하가 크고 신장이 큰 경우에는 허리를 굽힐 때에 부하가 크다.

⑤ 흡연자

니코틴의 혈관 수축 작용으로 혈액의 흐름이 나빠지고 추간판에 충분한 영양을 제공하지 못한다.

---

5) 김현집, 서울대학교 의과대학 신경외과학교실, 신경학, 서울대학교출판문화원 2005. 11. 30. http://terms.naver.com/entry.nhn?docId=926770&mobile&cid=51007&categoryId=51007

⑥ 가족력이 있는 사람

추간판 탈출증은 유전적 요인이 있다.

5) 업무관련성 평가

척추질환은 요추부에 부담이 되는 업무를 장시간 수행함으로써 퇴행성 변화가 진행되고 서서히 증상이 나타나는 경우가 있다. 이러한 경우 요추부에 부담이 되는 업무를 어떻게 정량화할 것이냐는 문제가 있을 수 있다. 그리고 업무를 시작하기 전부터 발생하였으나 증상의 발현이 없어 모르고 지냈던 질병이 자연발생적으로나 업무로 인하여 악화된 경우, 업무와 척추질환사이의 관련성을 판단하는 데는 어려움이 있을 수 있다. 특히, 업무를 시작하기 전부터 진행 중이었지만 증상이 발현되지 않은 무증상의 척추질환이 업무로 인하여 악화된 경우 어디까지를 업무상 질병으로 판단할 것인가에 대한 개념도 중요하다.

요추 추간판 탈출증의 업무관련성 평가 기준으로 진단명의 명확 여부와 인간공학적 평가상 허리부담작업인지 여부 파악이 제일 중요하게 작용하고 있었다. 진단영상의학 소견상 추간판 팽륜이 의심되는 경우라도 신경전도/근전도 소견과 신경병증 관련 증상이 일치할 경우 추간판 탈출증을 인정하고 업무관련성 평가를 진행하는 것이 바람직하다고 생각한다.

(1) 역학적 근거

요추부의 근골격계질환 발생에서 작업관련 물리적 위험요인 중에는 인력운반작업, 빈번하게 허리를 구부리거나 비트는 작업, 전신 진동작업 및 육체적으로 힘든 작업이, 작업관련 정신 · 사회적 요인으로는 낮은 직무 만족도, 높은 직무 요구도, 낮은 사회적 지지도, 높은 스트레스 인지도 등이, 개인적인 정신 · 사회적 요인으로는 우울 또는 불안, 정신적 고민, 성격, 통증에 대한 반응 행태 등이 양-반응 관계를 보인다.[6] 요추 근골격계질환의 업무관련성(work-relatedness) 요인에 대한 역학적 연구들에서 다음 5가지 잠재적 위험인자들이 관련성이 있다고 설명하고 있다.[7]

① 힘든 육체적 노동(heavy physical work)

② 중량물 들기와 옮기기(lifting and forceful movements)

---

6) Videman T, Nurminen M, Troup JD. 1990 Volvo Award in clinical sciences. Lumbar spinal pathology in cadaveric material in relation to history of back pain, occupation, and physical loading. Spine (Phila Pa 1976). 1990 Aug;15(8):728-40.

7) 이세훈, 이철호, 이재명, 구정완. 주요 질병의 합리적 심사기준 정립-척추질환. 국가보훈처 보훈심사위원회 연구보고서 2011년 12월 20일

③ 굽히기와 비틀기(bending and twisting) – 불편한 자세들
④ 전신진동
⑤ 정적인 작업자세

① 힘든 육체적 노동(Heavy physical work)

힘든 육체적 노동은 높은 에너지 요구 혹은 체력이 필요한 노동으로 정의된다. 일부 생역학 연구들은 힘든 노동이 척추에 큰 압축력을 부과하는 일로 설명한다. 그러나 여러 연구들에서 이 위험인자에 대한 평가가 주관적이며, 많은 경우에서 "힘든 육체적 노동"에 들기와 부자유스런 자세들에 포함시키는 경우도 있었다.

헬싱키 병원에서 사망한 86명의 남성에서 요추 추간판의 병리학적 변화를 조사한 단면 연구에서 통증 호소와 작업과 관련된 위험요인에 대해서는 가족과 인터뷰를 통해 확인하였다. 그 결과 앉아서 일하는 사람과 육체적으로 힘든 일을 하는 사람은 대칭적 추간판 변성 위험에 대한 교차비(OR)가 각각 24.6(95% CI 1.5–409), 2.8(95% CI 0.3–23.7)로 높았다. 척추 골극 형성의 위험은 힘든 일을 하는 사람들에서 가장 높았다(OR 12.1, 95% CI 1.4–107).[8]

② 중량물 들기와 옮기기(lifting and forceful movement)

들기(lifting)는 낮은 곳에서 높은 곳으로 물건을 옮기거나 가져오는 것으로 정의된다. 중량물 옮기기(forceful movement)는 당기기와 밀기 같은 다른 곳으로 물건을 옮기는 것을 말한다. 232명의 추간판 탈출증 환자들을 대상으로 한 환자–대조군 연구에서 인터뷰를 통해서 상세한 직업력을 조사하였다. 비틀림이 없는 상태에서 들기 작업과의 관련성은 25파운드 이상 물건을 들 때(OR 3.8, 95% CI 0.7–20.1), 들기 작업이 없는 비틀림 자세(OR 3.0, 95% CI 0.9–10.2), 들기 작업과 비틀림 작업이 동반된 경우(OR 3.1, 95% CI 1.3–7.5), 무릎을 펴고, 허리를 비튼 상태에서 들기작업(OR 6.1, 95% CI 1.3–27.9)을 한 경우에 관련성이 있었다.[9] 급성 요추 추간판 탈출증이 있는 267명의 환례와 197명의 대조군에 대한 환자–대조군 연구에서 데이터는 구조화된 개인 인터뷰를 통해 얻었다.

8) Videman T, Nurminen M, Troup JD. 1990 Volvo Award in clinical sciences. Lumbar spinal pathology in cadaveric material in relation to history of back pain, occupation, and physical loading. Spine (Phila Pa 1976). 1990 Aug;15(8):728–40.

9) Kelsey JL, Githens PB, White AA 3rd, Holford TR, Walter SD, O'Connor T, Ostfeld AM, Weil U, Southwick WO, Calogero JA. An epidemiologic study of lifting and twisting on the job and risk for acute prolapsed lumbar intervertebral disc. J Orthop Res. 1984;2(1):61–6.

과도한 굽힘(1500시간 이상)과 요추 추간판 탈출증(OR 4.5, 95% CI 2.2-9.3), 중량물 들기, 옮기는 것에 반복된 노출과 요추 추간판 탈출증(OR 8.5 3.8-19.1, 가장 높은 분류에 대해) 사이에 관련성이 있었다.[10)]

③ 굽힘과 비틀림(불편한 자세)

굽힘(bending)은 전면 또는 측면으로 체부를 굴곡시키는 것으로 정의된다. 비틀림(twisting)은 체부의 회전 또는 꼬임(torsion)이다. 불편한 자세(awkward posture)는 굽힘 및 비틀림과 관련된 체부의 비중립적인 자세를 말한다. 불편한 자세는 또한 무릎 굽힘, 쪼그려 앉기, 웅크림 등의 자세를 포함한다. 척추의 굴신운동은 생체공학적 측면에서 허리를 30° 정도 앞으로 굴곡하면 요추에 가해지는 부하는 2배로 증가한다. 이는 상체를 굴곡한 자세는 요추에서 상체의 중심선까지 거리가 3배나 멀어지므로 배근이 3배의 힘을 내야만 하기 때문이다. 앞에서 살펴본 Kelsey 등[11)]의 연구에서 비틀림이 없는 상태에서 들기 작업과의 관련성은 25파운드 이상 물건을 들 때(OR 3.8, 95% CI 0.7-20.1), 들기 작업이 없는 비틀림 자세(OR 3.0, 95% CI 0.9-10.2), 들기 작업과 비틀림 작업이 동반된 경우(OR 3.1, 95% CI 1.3-7.5), 무릎을 펴고, 허리를 비튼 상태에서 들기작업(OR 6.1, 95% CI 1.3-27.9)이 관련성이 있었다. Seidler 등[12)]의 연구에서 과도한 굽힘(1500시간 이상)과 요추간판탈출증(OR 4.5, 95% CI 2.2-9.3), 중량물 들기, 옮기는 것에 반복된 노출과 요추간판탈출증(OR 8.5 3.8-19.1, 가장 높은 분류에 대해)사이에 관련성이 있었다.

④ 전신진동(Whole body vibration)

전신진동은 신체 전체에 전달되는 기계적인 에너지의 진동이다. 진동과 관련하여 요통, 퇴행성 척주질환, 수핵탈출 등이 발생할 수 있으며, 불량한 자세, 불편한 좌석, 근육피로 등이 척추의 근골격계질환의 발생에서 더 큰 영향을 미친다. 위험 직종으로 트랙터 운전수, 트럭 운전수, 장거리 버스 운전수, 크레인 운전수, 헬기 조종사, 기차 또는 지하

---

10) Seidler A, Bolm-Audorff U, Siol T, Henkel N, Fuchs C, Schug H, Leheta F, Marquardt G, Schmitt E, Ulrich PT, Beck W, Missalla A, Elsner G. Occupational risk factors for symptomatic lumbar disc herniation; a case-control study. Occup Environ Med. 2003;60(11):821-30.

11) Kelsey JL, Githens PB, White AA 3rd, Holford TR, Walter SD, O'Connor T, Ostfeld AM, Weil U, Southwick WO, Calogero JA. An epidemiologic study of lifting and twisting on the job and risk for acute prolapsed lumbar intervertebral disc. J Orthop Res. 1984;2(1):61-6.

12) Seidler A, Bolm-Audorff U, Siol T, Henkel N, Fuchs C, Schug H, Leheta F, Marquardt G, Schmitt E, Ulrich PT, Beck W, Missalla A, Elsner G. Occupational risk factors for symptomatic lumbar disc herniation; a case-control study. Occup Environ Med. 2003;60(11):821-30.

철 운전사, 포크리프트 운전수 등 운전 업무에 종사하는 근로자이다.

⑤ 고정된 작업자세(Static work postures)

고정된 작업자세는 근육에 정적부하를 일으키는 비활동 자세와 매우 적은 움직임이 발생하는 등척성 자세(isometric position)를 포함한다. 검토한 연구들에서 장시간 서서 혹은 앉아서 하는 작업이 고정된 작업자세에 포함되어 있다. 추간판 탈출증 환자와 작업환경 요인에 대한 환자-대조군 연구에서 업무시간의 1/2 이상 앉아서 작업하는 경우 추간판 탈출증과의 관련성은 35세 이상(RR 2.4, p=0.01), 운전시간(RR 2.75, p=0.02)과 관련이 있었다.[13] Videman 등[14]의 연구에서 앉아서 일하는 사람과 육체적으로 힘든 일을 하는 사람은 대칭적 디스크 변성의 위험의 OR값이 각각 24.6(95% CI 1.5-409), 2.8(95% CI 0.3-23.7)로 높았다.

NIOSH 연구[15]에서는 위에서 언급한 위험요인들과 허리질환의 관련성에 대해 '들기와 강한 움직임'과 '전신진동'이 업무관련성의 강력한 증거(Strong evidence of work-relatedness,+++)가 있고, '강한 육체적 노동'과 '부적절한 자세'는 업무관련성의 증거(Evidence of work-relatedness, ++)가 있으며, '정적인 작업자세'에 대해서는 불충분한 증거(Insufficient evidence of work-relatedness, +/0)가 있다고 하였다(표 8-2).

[표 8-2] 허리의 근골격계질환과 위험요인의 원인적 연관성(NIOSH, 1997)

위험요인	강한증거 (+++)	증거 (++)	불충분한 증거(+/0)
들기/힘든 동작(Lifting/forceful movement)	◎		
부적절한 자세(Awkward posture)		◎	
과도한 육체작업(Heavy physical work)		◎	
전신 진동(Whole body vibration)	◎		
정적 작업자세(Static work posture)			◎

13) Kelsey JL. An epidemiological study of the relationship between occupations and acute herniated lumbar intervertebral discs. Int J Epidemiol. 1975 Sep;4(3):197-205.

14) Videman T, Nurminen M, Troup JD. 1990 Volvo Award in clinical sciences. Lumbar spinal pathology in cadaveric material in relation to history of back pain, occupation, and physical loading. Spine (Phila Pa 1976). 1990 Aug;15(8):728-40.

15) Bernard BP, editor. Musculoskelectal disorders and workplace factors: a critical review of epidemiologic evidence for work-related musculoskelectal disorders of neck, upper extremity, and low back. Cincinnati(OH): National Institute for Occupational Safety and Health(NIOSH), US Department of Health and Human Services, 1997

요추 추간판 탈출증의 업무관련성 평가를 위해서는 이상의 역학적 근거를 고려할 때에 허리를 앞으로 굽히기(허리 전방 굴곡), 뒤로 젖히기(신전), 좌우 회전(비틀림)/꺾임(측방굴곡), 취급하는 물체의 무게, 정적자세/반복동작, 중량물의 무게/취급횟수, 전신진동, 어깨 위로 손을 올린 자세(중량물 취급 높이), 무릎 꿇은 자세/쪼그린 자세, 허리 굽히고 팔을 뻗는 자세 등을 사용한 운반 작업 등에 대하여 조사하는 것이 필요하다.

(2) 업무관련성 인정기준

① 덴마크 판단지침

덴마크에서는 2010년에 요추 질환에 대한 업무관련성이 있는 근거로 다음 사항을 제시하고 있다.[16)17)]

㉠ 노출인자

ⓐ Back-loading lifting work: 하루에 수 톤(Tonne) 이상, 수 년 이상의 기간 동안 허리에 부하를 가해 물건을 들어 올리거나 위로 당기는 동작을 수행한 경우

ⓑ Back-loading lifting with extremely heavy lifts: 하루에 수 톤(Tonne) 이상, 수 년 이상의 기간 동안 업무 시간 중 특별히 무거운 중량을 들어 올리거나 한번이라도 바람직하지 못한 자세에서 물건을 들어 올리는 동작

ⓒ Back-loading care work: 수 년 이상의 기간 동안 성인이나 비교적 성숙한 나이대의 장애가 있는 어린이를 다루는 작업을 수행한 경우

ⓓ Back-loading whole-body vibrations: 매일 운송수단 등으로 부터의 전신진동에 노출되는 경우

㉡ 노출인자 상세기준

ⓐ Back-loading lifting work (AND)

- 해당 작업을 8-10년 이상 수행했을 것
  - 들거나 위로 당기는 동작만 해당되며 수평으로 밀거나 당기는 동작은 포함되지 않음
  - 일일 취급 중량이 15톤 이상으로 높을 경우 단축 가능(최소 기준 3-4년)

16) 김인아 등. 근골격계 질병 재해조사시트 검증 연구. 근로복지공단 2014

17) 근로복지공단. 근골격계질병 업무상 질병 조사 및 판정 지침 제2014-41호. 2015.1.1.

- 총 중량 8–10톤/일
  - 매일 해당 중량을 취급할 필요는 없으며 수 주 동안의 평균값으로 계산
  - 손수레를 사용한 작업 등은 일정 부분 포함될 수 있음
  - 8–10톤은 사실상 10톤 정도의 총 중량을 의미하며 총 중량이 8톤 정도하면 해당 작업이 8–10년 이상 지속되었거나, 해당 근로자가 여성, 어린 근로자 또는 특별히 작은 남성이거나, 해당 중량물을 장거리 운반했거나, 각각의 중량물이 15–18kg 이상일 경우에 해당된다.
  - 총 중량 기준은 추가로, 해당 작업을 10년 이상(일반적으로 15년 이상) 수행하였거나, 특수한 상황(예: 비좁은 장소에서의 작업, 어업 등)에서 수행하였거나, 몸을 굽힌 상태에서 수행했을 때는 낮출 수 있으나, 이러한 경우에도 4–6톤 정도의 총 중량은 필요하다.
- 1회 취급된 중량물의 최소무게는 남성 50kg, 여성 35kg 이상일 것
  - 한 개의 중량물을 여러 사람이 나눠서 운반할 경우 각각의 부담을 정확하게 계산할 필요가 있다.
  - 최소 작업량 기준은 다음과 같은 특수상황*에서는 낮출 수 있다: ① 어깨 위로 물건을 올림, ② 1분 이상 물건을 들고 있음, ③ 허리의 뒤틀림을 동반, ④ 몸을 굽힌 상태에서 수행하는 작업, ⑤ 몸에서 상완만큼의 거리를 떨어진 상태로 작업을 수행
  - 위와 같은 특수상황이 있을 때 최소 기준은 개별 상황에 따라서 남성 8kg, 여성 5kg 로 낮출 수 있다.

ⓑ Back-loading lifting work with extremely heavy lifts (AND)

- 최소 8년 이상의 기간 동안 거의 매일 해당 작업을 수행
- 1일 취급 중량의 최소기준은 3톤 이상
- 작업 중 일상적으로 발생하는 매우 무거운 중량물 취급 또는 한 번 이상의 바람직하지 못한 자세의 작업
  - 특수상황* 1개: 남성 75–100kg, 여성 50–75kg
  - 특수상황* 2개: 남성 50–75kg, 여성 35–50kg
  - 특수상황* 3개: 남성 50kg, 여성 35kg
- 해당 작업을 제외한 나머지 작업은 ①의 기준을 만족해야 한다.

ⓒ Back-loading care work (AND)

- 해당 작업을 8–10년 이상 수행했을 것
  - 산술적으로 1년 중 8개월 이상 고용상태를 유지해야 한다(풀타임 8개월 = 2/3 파트타임 12개월).
- 근무시간 중 상당한 시간 동안 성인이나, 성장한 장애가 있는 아이들을 개인적으로 돌보는 작업
  - 일반적으로 침대에 누워있는 상태의 환자, 휠체어 사용이 필수적인 환자 등을 다루는 작업을 포함한다.
  - 환자를 들거나, 옮기거나 하는 작업이 하루 작업 중 상당 부분을 차지해야 한다.
  - 작업 평가 시 환자의 구성(휠체어의 수, 담당 침상의 수, 환자의 상태, 작업환경 등)을 고려해야 한다.
- 매일 20회 이상의 허리 부담 작업 수행(들기, 운송, 다루기 등)
  - 8–10년 이상(일반적으로 15년 이상) 장기간 동안 해당 업무에 종사한 경우 20회 기준을 낮출 수 있다.
  - 단, 최소 10회 이상의 노출기간 기준은 만족해야 한다.

ⓓ Back-loading whole-body vibrations (AND)

- 해당 작업을 8–10년 이상 수행했을 것
  - 진동의 정도가 특별히 심한 경우(>1.0 m/s^2/day = > 0.80 m/s^2/8hrs) 기준을 낮출 수 있다.
  - 의자의 쿠션 상태 등이 좋지 않은 경우에도 단축이 가능하다.
  - 단, 최소 3–4년 이상의 노출기간 기준은 만족해야 한다.
- 노면상태가 고르지 않은 곳에서의 운행
- 산술적으로 진동 노출정도가 작업 중 상당부분 이상에서 0.70–0.80 m/s^2/day (=0.60 m/s^2/8hrs) 이상
  - 최소 0.60 m/s^2/day 의 기준은 만족해야 한다.
  - 장기간(일반적으로 15년 이상) 해당 작업을 수행한 경우에도 일일 작업 시간 중 50% 이상의 시간 동안 노출되어야 한다.
- 의자에 앉은 채로 진동에 노출
  - 서 있는 상태에서 노출되는 것은 해당되지 않는다.

② 공무상 질병 인정기준(안)

이세훈 등은 공무상 추간판 탈출층의 인정기준으로 [표 8-3]과 [표 8-4]를 제시하였다.

[표 8-3] 독립적 요인으로 공무관련성을 인정하는 경우

요추부담의 형태		기간
부자연스러운 자세	① 45도 이상 허리를 숙이거나 옆으로 비튼 작업자세로 1일 2시간 이상 작업하는 경우	5년 이상
	② 30도 이상 허리를 숙이거나 옆으로 비튼 작업자세로 1일 4시간 이상 작업하는 경우	
중량물 작업	① 들기지수(LI)가 2.0을 초과하는 중량물 작업	
	② 20kg 이상의 중량물 작업을 1일 15회 이상 수행하는 작업	
	③ 25kg 이상의 중량물 작업을 1일 10회 이상 수행하는 작업	
	④ 34kg 이상의 중량물 작업을 1일 1회 이상 수행하는 작업	
전신진동	전신진동이 1.15m/sec^2를 초과하는 작업을 1일 8시간 이상 수행하는 작업	

[표 8-4] 복합적 요인을 고려하여 공무관련성을 인정하는 경우

요추 부담의 형태	기간
① 30도 이상 45도 미만 허리를 숙이거나 비트는 작업자세로 1일 2시간 이상 수행하는 작업	5년 이상 노출업무
② 45도 이상 허리를 숙이거나 비트는 작업자세로 1일 30분 이상 수행하는 작업	
③ 10kg 이상 20kg 이하의 중량물 작업을 어깨 높이 혹은 무릎 아래 혹은 팔을 뻗어서 1일 25회 이상 수행하는 업무	
④ 전신진동이 1.15m/sec^2를 초과하는 작업을 1일 4시간 이상 수행하는 작업	
위 요인 중 2개 이상 만족하는 작업의 경우에는 공무관련성을 인정해 주어야 한다.	

6) 결론

요추 추간판 탈출증은 변성된 추간판과 불안정한 요추의 운동분절에 외력을 받았을 때, 퇴행성 변화를 일으킨 수핵이 탄력성을 잃은 섬유륜, 특히 후종인대가 덮혀있지 않은 후외측으로 돌출하여 신경근을 압박하여 발생하는 질환이다. 수핵의 탈출은 척추의 굴신운동, 무거운 물건을 들어올리는 동작, 추락하거나 넘어질 때, 갑작스러운 자세 변동, 퇴행성 변화 등에서 발생하는 것으로 알려져 있다.

요추 추간판 탈출증의 업무관련성 평가 방식 및 인용되는 역학적 근거를 살펴보았다.

3. 요추전방전위증(lumbar spondyolithesis)과 척추관 협착증(spinal stenosis)

요추전방전위증은 선천성 질환이나 개인질병으로 여기는 경향이 높아서 업무상 신체부담업무가 인정되는 경우에도 업무상 질병으로 인정하지 않는 경우들이 많아서 이러한 처분이 불합리한 점을 확인하고자 한다.

현행 산업재해보상보험법 시행령에는 근골격계질환 중에서 업무상 질병의 대상을 특정하지 않고 있다. 다만, 2000년 이전의 근골격계질환 인정기준에서는 "요부에 과도한 부담을 주는 업무에 비교적 단기간(약 3개월 이상) 종사하는 근로자에게 나타난 요통 또는 중량물을 취급하는 업무 또는 요부에 과도한 부담을 주는 작업상태의 업무에 장기간(약 10년 이상)에 걸쳐서 계속하여 종사하는 근로자에게 나타난 만성적인 요통은 이를 업무상 질병으로 본다. 다만, 방사선학적 소견상 변형성 척추증, 골다공증, 척추분리증, 척추체전방전위증 및 추체변연융기 등 일반적으로 연령의 증가에 따른 퇴행성 척추변화의 결과로 발생되는 경우를 제외한다."라고 규정하여 척추전방전위증이 배제되어 있었다. 이에 따라서 당시에는 척추전방전위증 등 소위 퇴행성 척추질환이 산재보험요양 대상으로 인정받기는 어려웠다.[18)19)]

그러나 현재 인정기준에서는 이러한 규정이 삭제되어 있으며 오히려 다음과 같이 기존 질병이 악화된 경우 및 자연경과적 변화보다 빠르게 진행된 경우에는 인정한다고 규정하고 있다(표 8-5).

18) Lee JT, Choi BC : Comparison of methods of point estimation in occupational epidemiologic studies. Yonsei Med J 40(1) : 46-55, 1999

19) Park J, Kim Y, Kim KS : Remodeling of the occupational medical examination program in South Korea. Int Arch Occup Environ Health 72(6) : 411-417, 1999

[표 8-5] 근골격계질환 업무상 질병 인정기준

나. 신체부담업무로 인하여 기존 질병이 악화되었음이 의학적으로 인정되면 업무상 질병으로 본다.
다. 신체부담업무로 인하여 연령 증가에 따른 자연경과적 변화가 더욱 빠르게 진행된 것이 의학적으로 인정되면 업무상 질병으로 본다.

그럼에도 불구하고 현재까지 장기간의 요추부에 대한 신체부담이 인정되는 경우에는 척추전방전위증은 업무관련성이 부정되고 있다. 이러한 현상은 척추관협착증의 경우에도 유사하다.

이에 현행 인정기준에 따르면 신청상병인 ① 척추전방전위증, ② 척추관협착증, ③ 추간공협착증은 신체부담으로 인하여 기존질환이 악화되거나 자연경과적 변화보다 더욱 빠르게 진행하였을 경우에는 업무상 질병으로 인정해야 하는 질환이라는 점을 명백하게 하고자 한다.

1) 요추전방전위증(Lumbar spondylolisthesis)

(1) 정의

요추전방전위증은 하나의 척추가 여기에 인접하는 밑의 척추에 비해 정상적인 정렬을 이루지 못하고 앞으로 빠져 있는 상태를 말한다(그림 8-2).

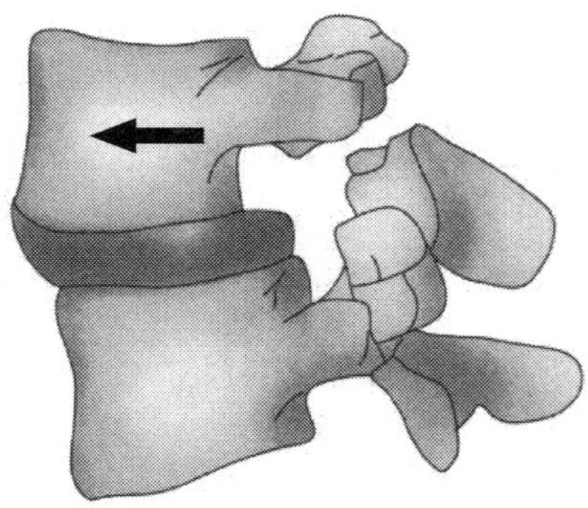

[그림 8-2] 전방전위증

(2) 원인

사람의 무게중심은 허리의 앞에 위치하기 때문에 요추는 전방으로 전이되어 전방으로 굴곡

되려는 경향이 있다. 정상척추의 후방에서 상하 척추의 관절돌기(상위 척추의 하관절돌기와 하위 척추의 상관절돌기)가 후관절(facet joint)을 형성한다. 상위 척추의 하관절 돌기는 하위 척추의 상관절 돌기에 걸려 버팀(buttress) 역할을 하게 되지만 다양한 원인에 의해 이러한 기능을 상실하게 되면 상위 척추가 전방으로 전위되는 척추전방전위증이 발생하게 된다.

Jakab 등[20]은 1989년 직업성 척추분리증과 척추전방전위증을 보고하였다.

요추전방전위증은 요통과 장애의 중요한 원인이다. 그러나 척추측만증의 원인에 대한 우리의 현재 지식의 대부분은 서술적 방사선 촬영과 임상 관찰(descriptive radiographic and clinical observations)에서 기인한다.

예를 들어 천골(sacrum, 엉치뼈) 상부의 이상,[21] L5 신경아치의 이형성(dysplasia of L5 neural arch),[22] 이분형 척추(spina bifida)[23][24] 등에서 척추가 미끄러지기 쉬운 것으로 나타났다. 유전적 민감성(Hereditary susceptibility)[25][26]은 특정 유형의 척추전방전위증에서도 관찰되었는데, 예를 들어 소아와 청소년 사이에 가장 보편적인 척추전방전위증인 허혈 융해성 타입(isthmic lytic type)이다. 이후 척추전방전위증이 발생한 것과 관련해 여성 우위,[27] 척추측만증 빈도의 인종 차이,[28][29] 스포츠 부상[30] 등도 보고되었다. 또한, 시상면 지향적인(후관절, 돌기사이관절, facet joints),[31][32] 척추측면-면각(pedicle-facet angle) 증가,[33] 척추 후궁판의 수평화(horizontalisation of the lamina)[34]와 같은 해부학적인 요소들이 척추전방전위증과 관련이 있었다.

20) Jakab G : Occupational spondylolysis and spondylolisthesis. Baillieres Clin Rheumatol 3(1) : 89-98, 1989
21) Marty C, Boisaubert B, Descamps H, et al. The sagittal anatomy of the sacrum among young adults, infants, and spondylolisthesis patients. Eur Spine J 2002;11:119-25.
22) Taillard WF. Etiology of spondylolisthesis. Clin Orthop 1976;(117):30-9.
23) Fredrickson BE, Baker D, McHolick WJ, et al. The natural history of spondylolysis and spondylolisthesis. J Bone Joint Surg 1984;66:699-707.
24) 척추발생상의 결함으로 척추의 융합이 완전하지 않은 신경관 형성의 선천기형
25) Fredrickson BE, Baker D, McHolick WJ, et al. The natural history of spondylolysis and spondylolisthesis. J Bone Joint Surg 1984;66:699-707.
26) Ryan MD. L4-5 degenerative spondylolisthesis in monozygous twins. Spine 1994;19:985-6.
27) Rosenberg NJ. Degenerative spondylolisthesis. Predisposing factors. J Bone Joint Surg 1975;57:467-74.
28) Rosenberg NJ. Degenerative spondylolisthesis. Predisposing factors. J Bone Joint Surg 1975;57:467-74.
29) Tower SS, Pratt WB. Spondylolysis and associated spondylolisthesis in Eskimo and Athabascan populations. Clin Orthop 1990;(250):171-5.
30) Jakab G. Occupational spondylolysis and spondylolisthesis. Baillieres Clin Rheumatol 1989;3:89-98.
31) Dai LY. Orientation and tropism of lumbar facet joints in degenerative spondylolisthesis. Int Orthop 2001;25:40-2.
32) Grobler LJ, Robertson PA, Novotny JE, et al. Etiology of spondylolisthesis. Assessment of the role played by lumbar facet joint morphology. Spine 1993;18:80-91.
33) Iguchi T, Wakami T, Kurihara A, et al. Lumbar multilevel degenerative spondylolisthesis: radiological evaluation and factors related to anterolisthesis and retrolisthesis. J Spinal Disord 2002;15:93-9.
34) Nagaosa Y, Kikuchi S, Hasue M, et al. Pathoanatomic mechanisms of degenerative spondylolisthesis. A radiographic study. Spine 1998;23:1447-51.

불행히도, 요추전방전위증에 대한 이러한 생물학적 위험인자(putative biological risk factors)는 일반적으로 수정할 수 없다. 더 나은 예방 전략을 개발하기 위해서는 환경적 요인이나 직업적 요인과 같이 잠재적으로 수정 가능한 요인을 조사하도록 고안된 인구 기반 연구가 더 필요하다.

이전의 몇 가지 전문적인 역학 조사 결과는 전문 운전자들 사이에서 척추전방전위증에 대한 우리의 관심을 끌었다. 연구자들을 211명의 젊은(평균 연령 17세) 트랙터 운전자를 대상으로 한 종적 방향 관찰에서 척수의 병리학적 변화가 있는 운전자의 비율이 1966년 57%에서 1971년 80%로 증가했다고 보고하였다.[35)36)]

Fisher 등은 비슷한 연령대의 136대의 헬리콥터와 143명의 제트 조종사의 방사선 사진을 비교했다.[37)] 그들은 헬기 조종사 중 척추의 퇴행성 변화(degenerative changes of spine)가 제트 조종사보다 빈번한 것을 보고하였다.

Froom 등[38)]은 헬리콥터 조종사들 사이에서 특별히 척추전방전위증을 연구했고, 헬리콥터 조종사들이 비교군에 비하여 척추전방전위증의 유병률이 4배나 많다는 것을 발견했다(4.5% v 1%). 그러나 이러한 척추전방전위증 유병률의 차이는 그룹간 비교에 근거한 것으로 연령이나 신체활동과 같은 척추전방전위증과 관련된 다른 요인에 의해 교란될 가능성이 있었다.

현행 역학조사에서는 택시기사의 척추전방전위증과 종사기간 간의 연관성을 조사하는 것을 목표로 했다. 다변량 분석을 사용하여, 전문 택시 운전자의 척추전방전위증과 관련된 개인 특성 및 직업적 요인을 식별하려고 시도한 단면연구에서 택시운전 경력이 증가할 수록 척추전방전위증의 빈도가 증가하였다.[39)]

트랙터 운전자나 헬리콥터 조종사들에 대한 이전의 연구와는 달리, 직업적 종사기간과 척추전방전위증의 유병률 증가 간에 관찰된 연관성은 일일 운전 지속시간, 연령, 신체활동을 포함한 잠재적 교란요인에 대해 조정된 후 통계적으로 유의미하게 유지되었다. 택시 운전과 관련된 몇 가지 물리적 요인들은 요추에 상당한 생체역학적 긴장(biomechanical strains)을 부과할 수 있다. 이러한 생체역학 반응(biomechanical responses)은 시간이 지

35) Christ W, Dupuis H. Untersuchubg der Mo¨glichkeit von gesundlichen Scha¨digungen im Bereich der Wirbelsa¨ule bei Schlepperfahrern. Med Welt 1968;36:1919-20, 67-72.

36) Hulshof C, van Zanten BV. Whole-body vibration and low-back pain. A review of epidemiologic studies. Int Arch Occup Environ Health 1987;59:205-20.

37) Fisher V, Witt AN, Tro¨ger O, et al. Vribrationbedinte Wirbelsa¨ulescha¨den bei Hubschrauberpiloten. Arbeitsmed Sozialmed Pra¨ventivmed 1980;15:161-3.

38) Froom P, Froom J, Van Dyk D, et al. Lytic spondylolisthesis in helicopter pilots. Aviat Space Environ Med 1984;55:556-7.

39) J-C Chen, W P Chan, J N Katz, W P Chang, D C Christiani. Occupational and personal factors associated with acquired lumbar spondylolisthesis of urban taxi drivers. Occup Environ Med 2004;61:992-998.

남에 따라 축적되어 후천성 척추전방전위증(ASL, acquired spondylolisthesis)의 발병 또는 진행에 충분할 수 있다. 첫째로, 실험 연구[40)41)42)]는 전방 전단력(anterior shear force)이 척추전방전위증의 주요 결정 요인 중 하나라는 것을 보여주었다.

일상적인 직업 활동에서 택시 운전사는 요철과 충격(bumps and jolts)을 넘어서 주행할 때 충격 이벤트에 의해 전달되거나 심각한 병진 영향(significant translational impacts)이 있는 충돌 사고로 인해 전달되는 불균형 전단력(imbalanced shearing force)에 노출될 수 있다.[43)44)]

운전자가 휠 뒤쪽의 좁은 공간 내에 앉아 있기 때문에 좌석 등받이와 차량 바닥 사이의 강한 결합[45)]은 등받이와 좌석 팬(seat pan) 사이의 차동 운동(differential motion)을 유발할 수 있으며, 이로 인해 척추 부분에 작용하는 지속적인 전단력(continuing shear force)이 발생할 수 있다.

둘째로, 연구원들은 디스크의 건전성(integrity of the disc)이 전단력에 저항하는 데 중요하다는 것을 발견했다.[46)47)] 동물 연구[48)]에 따르면 진동에 노출되면 수핵(nucleus pulposus)의 단백질글리칸 함량(proteoglycan content)이 감소하고, 결국 매트릭스 무결성의 붕괴(disruption of matrix integrity)를 초래한다고 한다. 헬리콥터 조종사에 대한 이전의 연구에서, 조사자들은 비행 중 집중적인 진동 스트레스(intensive vibration stress)가 관찰된 높은 척추전방전위증의 빈도를 야기할 수 있다고 제안했다.

다만 택시기사들은 대체로 다른 전문운전자에 비해 전신진동이 상대적으로 낮은 수준에 노출돼 있다는 점은 주목할 만하다. 낮은 수준의 전신진동에 장기간 노출되는 것이 디스크 조직의 무결성(integrity of disc tissues)에 지장을 줄 수 있는지는 여전히 불분명하다.

셋째, 자동차 사고 중 허리 부상(back injury)은 외상성 척추전방전위증을 유발할 수 있

---

40) Konz RJ, Goel VK, Grobler LJ, et al. The pathomechanism of spondylolytic spondylolisthesis in immature primate lumbar spines in vitro and finite element assessments. Spine 2001;26:E38-49.
41) Troup JD. Mechanical factors in spondylolisthesis and spondylolysis. Clin Orthop 1976;(117):59-67.
42) Farfan HF, Osteria V, Lamy C. The mechanical etiology of spondylolysis and spondylolisthesis. Clin Orthop Related Res 1976;(117):40-55.
43) Wilder DG. The biomechanics of vibration and low back pain. Am J Ind Med 1993;23:577-88.
44) Pope MH, Kaigle AM, Magnusson M, et al. Intervertebral motion during vibration. Proceedings of the Institution of Mechanical Engineers. Part H. J Eng Med 1991;205:39-44.
45) Johnson DA, Neve M. Analysis of possible lower lumbar strains caused by the structural properties of automobile seats: a review of some recent technical literature. J Manipulative Physiol Ther 2001;24:582-8.
46) Troup JD. Mechanical factors in spondylolisthesis and spondylolysis. Clin Orthop 1976;(117):59-67.
47) Crawford NR, Cagli S, Sonntag VK, et al. Biomechanics of grade I degenerative lumbar spondylolisthesis. Part 1: in vitro model. J Neurosurg 2001;94:45-50.
48) Ishihara H, Tsuji H, Hirano N, et al. Effects of continuous quantitative vibration on rheologic and biological behaviors of the intervertebral disc. Spine 1992;17:S7-12.

는 전문적인 운전과 관련된 또 다른 물리적 위험(physical hazard)이었다. 흥미롭게도, ASL 환자들 중 자동차 사고 동안 허리 부상을 입은 적이 없다고 보고되었다.[49]

이러한 관찰에 대한 가능한 설명은 까다로운 운전 작업 때문에, 자동차와 관련된 허리 부상의 이력이 있는 택시 운전사들이 이 직업을 떠나는 것을 선택했을 수도 있고, 따라서 우리의 단면 연구에서는 관찰되지 않았다.

우리는 전문 드라이버의 후천성 척추전방전위증(acquired spondylolisthesis)에 대한 다른 유병률 데이터를 알지 못한다. 다만 전체 유병률(3.2%; 95% CI 2.4 ~ 4.5)을 과소평가했을 수도 있다고 추정할 수 있는 몇 가지 이유가 있다.

우선 타이베이시의 택시사업에서 요구하는 운전시간(하루 평균 10시간, 월 26일)이 길기 때문에, 선천적이든 후천적이든 요추전방전위증이 있는 사람은 경력 과정에서 선별될 가능성이 높다.

그러한 선택 편향(selection bias)은 또한 교차비(OR) 추정치를 과소평가할 수 있다. 둘째, 퇴행성 척추전방전위증이 남성보다 여성에게서 4배 더 흔하지만,[50] 타이베이시의 택시 운전사들 사이에서 여성 인구가 과소표현(단 3~4%)되고 있다.

셋째로, 척추전방전위증의 15%는 서 있는 측면에서만 볼 수 있기 때문에,[51] 반듯이 누운 일반 방사선 사진(supine plain radiographs)을 사용하는 것은 반듯이 누운 측면도(supine lateral view)에서 달리 볼 수 없는 몇 가지 ASL 사례만을 놓쳤을 것이다.

그러나 흥미롭게도 Farfan[52]은 사체 연구(cadaver study)에서 퇴행성 척추전방전위증의 유병률이 4.1%라는 것을 발견했다.

요통이 적은 45세 이상 택시기사 중 ASL 유병률은 8.9%로 Iguchi 등[53]이 허리 질환이 적고 나이가 비슷한 3,259명의 일본 외래환자의 방사선 촬영검사를 실시한 결과 퇴행성 척추전방전위증 유병률(8.7%)과 비슷했다.

요추 척추전방전위증과 기타 개인적 요인(나이, BMI, 격렬한 운동) 사이의 관찰된 연관성은 이전 연구의 결과와 일치한다.

후관절(facet joints)의 연령에 따른 퇴행성 관절염(degenerative arthritis)은 척추탈구

49) Ishihara H, Tsuji H, Hirano N, et al. Effects of continuous quantitative vibration on rheologic and biological behaviors of the intervertebral disc. Spine 1992;17:S7-12.
50) Rosenberg NJ. Degenerative spondylolisthesis. Predisposing factors. J Bone Joint Surg 1975;57:467-74.
51) Herkowitz HN. Spine update. Degenerative lumbar spondylolisthesis. Spine 1995;20:1084-90.
52) Farfan HF. The pathological anatomy of degenerative spondylolisthesis. A cadaver study. Spine 1980;5:412-18.
53) Iguchi T, Wakami T, Kurihara A, et al. Lumbar multilevel degenerative spondylolisthesis: radiological evaluation and factors related to anterolisthesis and retrolisthesis. J Spinal Disord 2002;15:93-9.

(vertebral subluxation)로 이어질 수 있다.[54] 요추 후관절[55]은 허리운동 부분에 정적 압축력(static compression force)의 3-35%, 축하중(axial load)의 최대 33%를 동적으로 전달하지만 체중이 증가함에 따라 생체역학적으로 압박력과 축하중 모두 증가한다.[56]

많은 연구들은 또한 경쟁적인 스포츠(competitive sports)에 종사하는 사람들 사이에서 척추전방전위증의 높은 유병률을 설명했는데, 주로 트라우마에 기인하는 것이었다.[57][58][59] 척추전방전위증은 남성 택시기사 보다 여성에서 더 흔함(6.1 % v 3.1 %)을 발견했지만, 이 직업에서 여성 성별이 극도로 과소 표현되었으며 여성 운전자에서 확인된 요추전방전위증(3건만 해당)이 적었다. 이전 연구에서 보고된 중요한 성별 영향을 탐지할 통계적 힘을 제공하지 못하였다.

다음과 같은 민감도 분석을 수행하여 직업적 근무기간과 요추전방전위증 유병률 사이의 노출-반응 관계의 강건성을 추가로 조사하였다.

첫째로, 우리의 연구결과가 ASL의 제한된 정의에 민감하게 반응하는지를 검토하기 위해, 이 직업 환경에서 일부 물리적 피폭도 허혈성 척추전방전위증(isthmic spondylolisthesis)의 진행에 기여할 수 있다고 가정하면서, 관여 수준(levels of involvement)에 관계없이 모든 척추전방전위증(용해성 및 비용해성; lytic and non-lytic)의 사례를 포함시켰다.

교란요인을 보정한 후에도 택시 운전 경력이 증가할수록 그렇지 않은 운전원에 비하여 척추전방전위증의 교차비가 3배(OR=3.0; 95% CI 1.1~8.6) 이상 증가하였다.

둘째, 운전자의 생물학적 연령에 의한 잔류 교란(residual confounding) 가능성에 대해서는, 연령 효과에 맞게 조정하기 위한 대체 접근법(alternative approaches)을 취하였다.

연령 영향을 45세 이상만 선형 함수로 지정한 후에도 전문적으로 고령 운전자는 여전히 주니어 운전자(OR=3.0; 95% CI 1.0~9.7)보다 ASL 유병률이 높았고 추세 테스트(trend test)는 통계적으로 유의미했다(p=0.04).

마지막으로 분석을 55세 미만(n=995) 운전자로 제한한 후에도 전문적 운전원 종사기간과 관련된 ASL 유병률의 증분 변화(incremental change)를 일관되게 관찰했으며, 전문적 시니어 운전자의 경우 ASL 병변이 여전히 주니어 운전자보다 더 빈번했다(조정 OR=5.5;

54) Herkowitz HN. Spine update. Degenerative lumbar spondylolisthesis. Spine 1995;20:1084-90.
55) Yang KH, King AI. Mechanism of facet load transmission as a hypothesis for low-back pain. Spine 1984;9:557-65.
56) Farfan HF, Osteria V, Lamy C. The mechanical etiology of spondylolysis and spondylolisthesis. Clin Orthop Related Res 1976;(117):40-55.
57) Jakab G. Occupational spondylolysis and spondylolisthesis. Baillieres Clin Rheumatol 1989;3:89-98.
58) Muschik M, Hahnel H, Robinson PN, et al. Competitive sports and the progression of spondylolisthesis. J Pediatr Orthop 1996;16:364-9.
59) Rossi F. Spondylolysis, spondylolisthesis and sports. J Sports Med Phys Fitness 1978;18:317-40.

95% CI 1.1~26.6).[60]

업무와 관련된 요소에 의해 척추안정요소가 파괴되면 추간에 불안정성이 더욱 악화되므로 척추전방전위증 환자들의 증상은 심해진다.

척추분리증 등 기존 질환이 있는 근로자가 업무 수행 중 또는 업무상 사유에 의하여 자연경과를 지나쳐 악화하여 척추전방전위증으로 발생된 경우는 기존질환 또는 퇴행성 질환일지라도 업무상 질병으로 폭 넓게 인정하여야 할 것이다.

대법원 1994. 11. 8. 선고 93누21927 판결을 보면 퇴행성 질환이라도 업무 수행 중 사고로 인하여 발현되거나 악화된 경우 업무상 질병에 속하는지 여부에 대하여 치료종결 당시 남아 있던 요추간 다발성 수핵 탈출증 및 요추부 협착증이 본래 퇴행성 질환이라 하더라도 업무상 사유로 급속히 악화된 것이라고 인정되면 업무상의 질병에 해당한다고 판결하고 있다.

이러한 질병의 양상과 원인을 고려할 때에 업무상 신체부담에 의하여 퇴행성 요추전방전위증이 발병하거나 악화된 것인지를 검토하여야 한다.

2) 요추 척추관 협착증

(1) 정의

허리뼈 속 신경이 지나가는 신경길인 척추 중앙의 척추관, 신경근관 또는 추간공이 좁아져서 허리의 통증을 유발하거나 다리에 여러 복합적인 신경증세를 일으키는 질환이다.

척추관 협착증이란 어떤 원인으로 척추 중앙의 척추관, 신경근관 또는 추간공이 좁아져서 허리의 통증을 유발하거나 다리에 여러 복합적인 신경증세를 일으키는 질환을 말한다. 척추관이란 척추 가운데 관 모양의 속이 빈 곳으로, 아래위 척추에 의해 추간공이 생기며 가운데 관 속은 뇌로부터 팔다리까지 신경(척수)이 지나가는 통로가 된다. 관 모양은 타원형 또는 삼각형으로 경추 부위(목 쪽)에서 가장 크며 흉추 부위(가슴 쪽)에서 좁아졌다가 요추부(허리 쪽)에서 다시 커진 후 하부로 갈수록 좁아지는 구조를 갖고 있다.

척추관 협착증은 요추부에 주로 많이 발생하는데, 보통 척추관 협착증(척추강 협착증)이라 하는 것은 요추 척추관 협착증(요추관 협착증)이 정확한 표현이다. 이러한 협착증이 경추 부위에 발생하면 경추 척추관 협착증(경추관 협착증)이라고 한다.

60) J-C Chen, W P Chan, J N Katz, W P Chang, D C Christiani. Occupational and personal factors associated with acquired lumbar spondylolisthesis of urban taxi drivers. Occup Environ Med 2004;61:992-998.

(2) 원인

척추 관절과 인대가 변화되고 두꺼워져 척추 신경을 조이면 신경의 혈액순환이 부족하게 되어 발생한다.

① 선천적 원인

선천적으로 요추관의 크기가 정상보다 작게 만들어지는 경우로, 대개는 35세가 넘어 뼈와 인대의 변화가 겹쳐서 증상이 발생되나 20세 전후의 아주 젊은 나이에도 간혹 발견된다.

증상이 없는 정상적인 사람에서도 선천적으로 척추관이 좁은 사람들이 있으며, 이런 경우, 조금만 디스크가 튀어나와도 심한 증상을 호소한다. 이런 사람의 경우, 비교적 이른 나이에 약 30대 초반이나, 20대 후반에도 심한 증상을 호소하며 병원을 방문하기도 하며, 심한 경우 대, 소변 장애가 이미 동반된 상태에서 처음 병원을 방문하는 경우도 있다.

② 퇴행성 원인

대부분의 척추관 협착증 환자로 척추전방전위증(일부 척추가 앞으로 빠지는 질병), 굴곡 신전시 척추 관절의 이동량이 많은 불안정한 척추(Unstable spine), 척추의 심한 퇴행성 관절염 등에서 척추관 협착증이 이차적으로 발생할 수 있다.

대개 이런 환자들은 40대 후반 이후에 심한 하지의 저린 증상으로 병원을 찾는다.

척추관 협착증도 과거 인정기준에서 퇴행성 질환으로 업무상 인정기준에서 배제되었던 질환이다. 그러나 장기간의 신체부담으로 퇴행성 변화가 일어나서 척추관 협착증이 발생하였는지를 검토하여야 한다.

척추의 뼈와 뼈 사이에 있는 탄력적인 추간 조직을 추간판(디스크)이라 하는데, 내부는 부드러운 수핵으로 되어있고 겉은 단단한 섬유륜으로 싸여있다. 보통 30세 이후부터 수핵과 섬유륜에 퇴행성 변화가 시작되어 이로 인해 추간판이 척추에 부착된 부위가 떨어져 골극(가시 같은 모양으로 뼈가 튀어나온 것)이 형성된다.

동시에 척추관을 구성하는 후관절 돌기, 추궁, 황색인대 등에서도 변성이 오면서 두꺼워져서 척추관 전후, 좌우 사방이 좁아지며 여기에 척추가 전방 또는 후방으로 휘어 척수와 신경근을 직접 누르고 혈류장애를 일으켜 증상이 나타나는 것이다. 이런 퇴행성 척추관 협착증은 운동량이 많은 요추와 경추에서 잘 발생되고, 흉추에서는 드물다.

(3) 증상

요추관 협착증의 경우 허리 통증이 빈번하게 나타나며 요추간판 탈출증 때와 달리 엉덩이나 항문 쪽으로 찌르는 듯 또는 쥐어짜는 듯하거나 타는 것 같은 통증과 함께 다리의 감각장애와 근력저하가 동반되는데 이는 찬 기후에 있거나 활동을 하면 악화되고 따뜻하게 해주거나 안정을 취하면 호전되는 것이 일반적이다.

이런 증상이 자주 발생하고 심해지면, 허리를 굽히거나 걸음을 멈추고 쪼그리고 앉아서 쉬면 사라졌다가 다시 보행을 하면 같은 증상이 반복되는데 이와 같은 증상을 신경인성 간헐적 파행증이라 하고, 협착의 정도가 심할수록 보행거리가 짧아진다. 보통 종아리, 발목, 무릎, 허벅지, 엉덩이 및 서혜부를 따라 넓은 범위의 감각소실 및 저린감 같은 감각이상 증상이 생길 수 있으며, 괄약근 장애는 가장 늦게 나타난다.

경추관 협착증의 임상 증상은 주로 신경조직의 손상 정도에 따라 목 부위의 통증, 어깨와 양팔의 통증, 양팔 운동 및 감각이상 소견, 척수병증 등으로 나타난다. 목 및 어깨, 양팔의 신경근을 따라서 나타나는 통증이 가장 흔한 증상인데 50세 이후에 나타나는 경우가 많으며 증상의 완화와 악화가 반복되면서 수개월에서 수년에 걸쳐 서서히 진행되다가 외상을 받으면 급속히 악화된다. 다리의 가벼운 운동부전 마비에 의한 보행장애, 배뇨장애 등의 증상이 나타나기도 한다.

(4) 진단/검사

보통 척추관 협착증(척추강 협착증)이라 하는 것은 요추 척추관 협착증(요추관 협착증)이 정확한 표현이다. 이러한 협착증이 경추 부위에 발생하면 경추 척추관 협착증(경추관 협착증)이라고 한다. 환자가 호소하는 증상 등을 토대로 하여 신경학적 검사와 문진 등으로 척추관 협착증이 의심된다면 방사선학적 검사 상 확진해야 한다. 단순 방사선 검사 상 척추전방전위증(척추의 몸체가 아래 부분보다 앞으로 밀려나가 있는 것) 및 퇴행성 여부는 어느 정도 확인이 가능하나 척추관의 좁아진 정도를 확인하기 위해서는 척추 전산화 단층촬영, 척추 자기공명영상, 척수 조영술 등을 해야 한다.

단순 방사선 검사 및 척추 자기공명영상을 촬영하여 추간판(디스크)의 변성과 척추 압박이 어느 정도인지를 알아보게 되는데, 특히 척추 전산화 단층촬영으로 척추관 옆에 위치하는 외측 함요의 협착 여부를 확인해야 한다. 척수 조영술 상에는 척수 경막강이 전체적 혹은 부분적으로 좁아지거나 양측성으로 좁아져 모래시계 형태를 보이거나 조영제가 완전히 막힌 소견을 볼 수 있으며, 자기공명영상에서는 압박된 부분이 더욱 잘 나타난다. 경추 척추관 협착증의 경우 단순 경추 방사선 검사 상 전후 간격이 12mm 이하인 경우에 의심을 하게 되고, 전산화 단층 척수 조영술이 도움이 되기도 한다.[61]

3) 요추 추간공(신경공) 협착증

(1) 정의

신경공 협착증은 척추의 퇴행성 질환 중 하나로 척추관 협착증이 중요한 척수신경이 지나가는 중심 척추관이 좁아져서 발생한다면 요추 신경공 협착증은 중심 척추관을 빠져 나와 다리로 가는 신경이 지나가는 길인 신경공 부위가 좁아져서 신경이 눌리게 되어 허리와 다리에 통증이 생기는 질환이다.

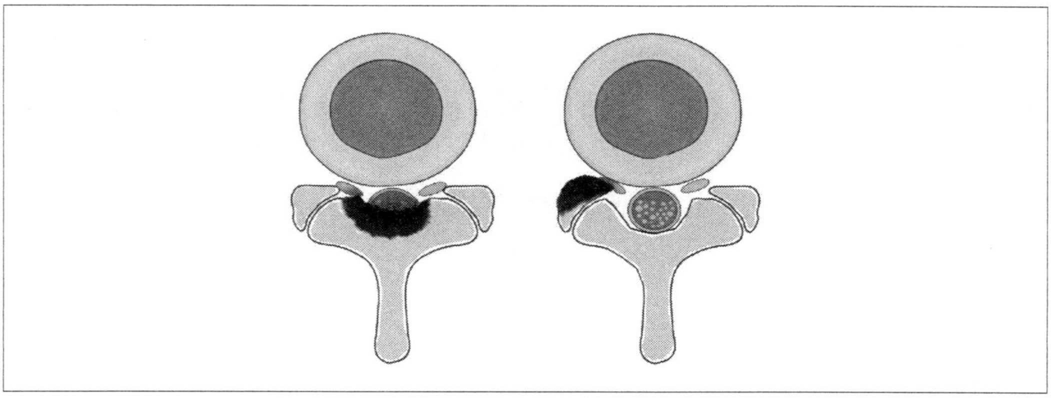

[그림 8-3] 척추관 협착증(왼쪽)과 신경공 협착증(오른쪽)

(2) 원인

오랜 시간에 걸친 척추의 퇴행성 변화가 주요인이며 반복적인 나쁜 자세나 퇴행성 변화에 의해 디스크가 늘어나고 척추가 마모되면서 작은 가시처럼 뼈가 자라나 신경이 빠져나가는 길인 신경공을 좁아지게 하여 신경공을 지나가는 신경이 압박 받게 되어 증상이 발생하게 된다.

추간공(신경공) 협착증도 과거 인정기준에서 퇴행성 질환으로 업무상 인정기준에서 배제되었던 질환이다. 그러나 장기간의 신체부담으로 퇴행성 변화가 일어나서 척추관 협착증이 발생하였는지를 검토하여야 한다.

61) [네이버 지식백과] 척추관 협착증 [spinal stenosis] (서울대학교병원 의학정보, 서울대학교병원) https://terms.naver.com/entry.nhn?docId=926724&cid=51007&categoryId=51007

1980년도 LaDou 등[62]이 축적된 손상이나 질병은 업무상 질병으로 고려되어야 한다고 연구 발표하였는데, 여기서 직업병이란 주어진 업무를 수행하는 중 특수한 어떤 조건에 노출된 것에 기인하여 발생한 질병이고, 업무에 기인한 다른 질환이란 업무를 수행하는 근로자가 일반인보다 훨씬 많이 반드시 겪어야 하는 위험을 안고 있는 사유에 의하여 발생한 질병이다. 예를 들면, 전염병 지역이나 유행성 질환이 있는 곳에서 작업을 수행하여야 한다거나 감염된 물을 마셔야 하는 상황에 있는 경우이다.

척추협착증과 척추전방전위증은 육체적으로 힘든 일과 관련이 있다고 보는 것은 상식적인 것이다. 이러한 상식은 연구결과에서도 확인되고 있다. Mariconda 등[63]은 증상이 있는 120명의 환자에게 MRI를 촬영하였으며, 이들에게 관찰된 척추협착증과 전위증은 육체적으로 힘든 일과 관련이 있다고(P=0.014) 보고하였다.

미국의사협회 가이드라인[64]에서는 근골격계질환의 개별 상병별로 업무관련성에 대한 연구는 차이가 크다는 점을 고려하여 관련성을 판단해야 한다고 하였다. 또한, 직업적 요인에 노출되는 경우 발병이 가능한 대표적인 질병들을 해부학적 조직 형태에 따라 분류하여 제시하였다. 대표적인 상병만을 제시한 것으로 해당 표에 제시되어 있지 않더라도 업무에서 노출된 유해요인에 의해 발생할 수 있는 질병은 매우 다양하다고 하였다.

이러한 제안 중에서 요추의 질병 중에서 직업적 요인으로 발병할 수 있는 대표적인 질병을 [표 8-6]과 같이 제시하였다.

[표 8-6] 직업적 요인에 의하여 발병할 수 있는 요추의 질병

분류	대표 상병	직업적 발생 가능성
추간판장애	추간판탈출증	+
척추관절질환	척추관절증후군	±
추체질환	척추전방전위증	±
척수질환	척추협착증	±

그러므로 정상 조건하에 있는 퇴행성 기초질병이나 기존질병이라도 업무상 신체부담으

62) LaDou J, Mulryan LE, McCarthy KJ : Cumulative injury or disease claims : an attempt to define employers' liability for workers' compensation, Am J Law Med 6(1) : 1-28, 1980

63) Massimo Mariconda, Olimpio Galasso, Luigi Imbimbo, Giovanni Lotti, Carlo Milano, Relationship between alterations of the lumbar spine, visualized with magnetic resonance imaging, and occupational variables Eur Spine J. 2007 Feb; 16(2): 255-266.

64) AMA Guides to the Evaluation of Disease and Injury Causation, 2nd Ed.

로 인하여 진행된 것 같은 질병의 경우는 업무상 질병으로 검토되어야 한다.[65][66][67][68][69]

이상과 같이 신청 상병은 선천성인 원인으로 발병하는 경우도 있으나 척추의 퇴행성 변화로 인하여 발병하는 경우가 더 일반적이다. 따라서 신청인이 요추부위에 부담이 되는 작업을 얼마동안 얼마나 무리하게 하였는가를 살펴서 신체부담에 의하여 퇴행성 변화가 연령증가에 따른 자연적인 변화보다 빠른 속도도 진행되었는지 검토하여야 한다.

4) 요추부 퇴행성 질환의 신체부담 인정기준

요추의 신체부담을 인정하는 기준에 대하여 국내의 연구 및 외국의 인정기준을 살펴보면 다음과 같다.

(1) 우리나라에서 요추 신체부담으로 제안한 기준

위험요인 및 발생기전이 유사한 퇴행성 질환의 경우에는 지침에서 제시하는 판정 지침에 준하여 업무관련성을 평가해야 한다. 예를 들어 요추부에 발생하는 척추관 협착증이나, 척추전방전위증의 경우 요추 추간판 탈출증의 작업 위험요인과 관련이 높기 때문에 이에 대한 질환의 업무관련성 판정에 있어 이 지침에서 제시하는 기준을 따라야 한다.[70]

이에 따라서 요추 추간판 탈출증의 인정기준에 대하여 살펴보고, 신청인의 업무상 요추부위의 신체부담이 이 인정기준에 합당한가를 검토하였다.

요추 추간판 탈출증에 대한 업무관련성 판정에 있어 재해자의 업무 중 독립적인 요인이 다음에 제시하는 기준을 충족하는 경우 업무관련성을 인정해 주어야 한다.

요추부 추간판 탈출증 발생에 부적절한 자세가 독립적인 요인으로 언급될 때에는 ① 45도 이상 허리를 숙이거나 옆으로 비트는 작업자세로 1일 2시간 이상 작업하는 경우 또는 ② 30도 이상 허리를 숙이거나 옆으로 비트는 작업자세로 1일 4시간 이상 작업하는 경우가 5년 이상인 경우에는 업무관련성을 인정해 주어야 한다.

요추부 추간판 탈출증 발생에 중량물 작업이 독립적인 요인으로 언급될 때에는 ① 들기

65) Elinson L, Yeung KS : Policy development for compensating workers exposed to crystalline silica in Ontario, Canada. Scand J Work Environ Health 21 Suppl 2 : 111-114, 1995

66) LaDou J, Mulryan LE, McCarthy KJ : Cumulative injury or disease claims : an attempt to define employers' liability for workers' compensation. Am J Law Med 6(1) : 1-28, 1980

67) Ramseier EW, Debrunner HU : Back injuries and the work site. Ther Umsch 46(11) : 815-820, 1989

68) Schulte PA, Burnett CA, Boeniger MF, Johnson J : Neurodegenerative diseases : occupational occurrence and potential risk factors, 1982 through 1991. Am J Public Health 86(9) : 1281-1288, 199

69) Spieler EA : Legal solutions for the problems of special populations at risk. Occup Med 14(3) : 665-686, 1999

70) 임상혁 등. 근골격계질환 신체부담작업의 업무관련성 정도에 관한 연구. 2008.11 노동부의 정책연구 용역사업

지수(LI)가 2.0을 초과하는 중량물 작업 또는 ② 20kg 이상의 중량물 작업을 1일 15회 이상 수행하는 작업 또는 ③ 25kg 이상의 중량물 작업을 1일 10회 이상 수행하는 작업 또는 ④ 34kg 이상의 중량물 작업을 1일 1회 이상 수행하는 작업이 5년 이상인 경우에는 업무관련성을 긍정적으로 보아야 한다고 제한하고 있다.

요추부 추간판 탈출증 발생에 전신진동이 독립적인 요인으로 언급될 때에는 ① 전신진동이 1.15 m/s^2을 초과하는 작업을 1일 8시간 이상 수행하는 작업이 5년 이상인 경우에는 업무관련성을 인정해 주어야 한다(표 8-7).

복합적인 요인에 대한 연구는 매우 미비한 것이 현실이다. 그러나 대부분의 작업자는 복합적인 위험요인에 놓여 있다. 따라서 미약한 근거이나마 복합적 요인을 고려하는 것이 필요하므로 다음과 같은 지침을 마련하였다.

[표 8-7] 요추 추간판 탈출증에서 단일요인으로 관련성을 인정하는 경우

업무관련성평가 지침		기간
요추 추간판 탈출증 발생에 부적절한 자세가 독립적인 요인일 때	1. 45도 이상 허리를 숙이거나 옆으로 비트는 작업자세로 1일 2시간 이상 작업하는 경우	위험요인에 5년 이상 노출된 경우
	2. 30도 이상 허리를 숙이거나 옆으로 비트는 작업자세로 1일 4시간 이상 작업하는 경우	
요추 추간판 탈출증 발생에 중량물 작업이 독립적인 요인일 때	1. 들기지수(LI)가 2.0을 초과하는 중량물 작업	
	2. 20kg 이상의 중량물 작업을 1일 15회 이상 수행하는 작업	
	3. 25kg 이상의 중량물 작업을 1일 10회 이상 수행하는 작업	
	4. 34kg 이상의 중량물 작업을 1일 1회 이상 수행하는 작업	
요추 추간판 탈출증 발생에 전신진동이 독립적인 요인일 때	1. 전신진동이 1.15 m/s^2를 초과하는 작업을 1일 8시간 이상 수행하는 작업	

요추 추간판 탈출증에 대한 업무관련성 판정에 있어 재해자의 업무 중 중량물 작업 또는 부적절한 자세 그리고 전신진동과 같은 요추 추간판 탈출증 발생에 기여하는 위험요인이 존재하고 각 개별 위험요인을 고려할 때 앞서 언급한 기준을 충족시키지 않는 경우에 다음에 제시하는 기준을 2개 이상 만족하는 경우에는 업무관련성을 인정해 주어야 한다.

(2) 프랑스의 요추부 근골격계질환 인정기준

업무상 질병에 대해 매우 구체적인 인정기준을 정하고 있다. 여기서 정한 기준에 충족되면 업무상 질병으로 인정이 되는 당연인정기준이다. 단, 이 경우 해당 업무를 중지한 경우 산재신청이 가능한 유효기간이 별도로 정해져 있는 것이 특징이다.

요추간판 탈출증의 경우 중량물을 취급하는 작업을 5년 이상 수행한 경우에 업무상 질병으로 인정이 된다(표 8-8).

해당 인정기준은 전문적인 교육을 받은 건강보험기초공단(한국의 근로복지공단 지사)의 재해조사관의 전문적인 조사를 거쳐 의학적 진단 기준(진단명의 기준에 따른 확인과 장애정도가 25% 이상 되는 경우가 전제임)과 시간적 요인, 관련 요인에의 노출이 확인되는 경우 업무상 질병으로 인정되는 당연 인정기준이다(사회보장법상 업무상 질병인정기준).

이러한 인정기준은 필요에 따라 관련 전문가의 과학적 증거에 대한 검토결과를 바탕으로 노사의 지속적인 논의를 통해 질환의 구체적인 인정기준을 법령에 제시하고 있다.

[표 8-8] 프랑스의 요추간판 탈출증 인정기준

유효기간	위험요인
6개월 (노출기간 5년)	ㅇ 수작업으로 중량물을 다루는 작업 – 화물, 해양, 철도, 비행기에서 – 건물, 구조물, 공공 업무에서 – 광산과 채석장에서 – 가정 쓰레기 및 산업용 폐기물 수집 과정에서 – 이사, 가구 보관에서 – 도축장과 축산 처리 가공장에서 – 생산과정에서의 투입과 출하, 산업제품 및 식품의 배송과 대여, 농업 및 임업 제품의 저장과 유통과정에서 – 사람을 대상으로 업무를 수행하는 의료 또는 준의료 활동 중 – 환자의 이송 및 들기 작업 중 – 장례식 관련 업무

① 만성적인 상태라야 한다. 전문적인 합의에 따라 요추의 만성 상태는 최소 3개월의 지속 기간으로 정의된다.

② 좌골 신경통 또는 신경병증은 뿌리 침범과 일치하는 분절의 탈출된 디스크에 의해 유발되어야 한다. 좌골 신경통의 경우 디스크 추간판은 L4 – L5 또는 L5 – S1 레벨에 있어야 하며, 신경근병증의 경우 디스크 추간판은 L2 – L3 또는 L3 – L4 또는 L4 – L5이어야 한다.

③ 디스크 추간판은 영상의학 검사 보고서에 명시적으로 기술되어야 한다.

(3) 독일

독일의 연방법 중에 사회법 7권이 산업재해보상보험법이며, 산업재해를 업무상 사고(Arbeitsunfall)와 직업병(Berufskrankheit)으로 규정하고 있다. 이에 따라 독일 직업병 관련령은 직업병 목록을 제시하고 있으며 화학적 요인, 물리적 영향, 열대지방 풍토병, 피부 질환, 기타의 6가지로 나누고 있다. 근골격계질환은 이 중 물리적 영향으로 발생하는 직업병에 속한다.

목록에 포함된 요추 부위 질환에는 ① 2108 장기간의 중량물 작업 또는 몸통을 크게 구부리는 작업으로 인해 발생한 요추간판 질환과 ② 2110 앉은 상태에서 수직 방향의 진동에 장기간 노출되어 발생한 요추간판 질환이 있다.

① 중량물 작업 또는 몸통을 크게 구부리는 작업

중량물 작업에 대해 [그림 8-4]와 같이 정의하고 있다.

종합하여 다음과 같은 기준을 만족할 때 업무 관련성이 높다고 볼 수 있다.

㉠ 지속적으로 재발하고, 기능적 장애를 유발하는 요추간판과 관련된 질병의 존재

㉡ 충분히 긴 기간 동안(최소한 10년 정도) 중량물 작업 또는 몸통을 크게 구부리는 작업에 종사함

㉢ 중량물 작업에 관해서는 [그림 8-4]를 참조

Table 2: Load weights (in kg) and action forces (in N) with an increased risk for the Causes of lumbar spine diseases caused by intervertebral discs

activity	Women	Men
two-handed lifting	10 kg	20 kg
one-handed lifting	5 kg	10 kg
two-handed repositioning	20 kg	30 kg
one-handed implementation	5 kg	10 kg
carried on both sides next to the body on the Shoulders or the back	20 kg	30 kg
Wear in front of or on one side next to the body	15 kg	25kg
Pull	250 N	350 N
Slide	300 N	450 N

When lifting loads, the upper body becomes larger depending on the height of the load pick-up or load transfer or leaned less forward. Because of the relationship between torso tilt and Spinal stress is therefore divided into two categories in the table: "Lifting" is in the Usually associated with a clear torso inclination, while "transferring" in this context no strong torso inclination occurs.

[그림 8-4] 독일의 중량물 작업기준

㉣ 중량물 작업과 몸통을 크게 구부리는 작업을 적어도 연 60회 이상 수행함

㉤ 몸통을 크게 구부리는 작업은 선 자세를 기준으로 90도 이상 구부리거나 약 100cm 보다 낮은 곳에서 작업을 할 때를 의미함

② 앉은 상태에서 수직 방향의 진동에 장기간 노출되는 경우

0.45–0.5 m/s^2 정도로 낮은 강도의 전신진동의 경우 노출기간이 5–10년이면 허리의 근골격계질환 발생 위험이 낮고, 0.63–0.8 m/s^2 이상의 전신진동에 10년 이상 노출되면 허리 근골격계질환의 발생 위험이 높다.

0.45–0.5 m/s^2 정도의 전신진동에 10년 이상, 혹은 0.63–0.8 m/s^2 이상의 전신진동에 5–10년 노출되는 경우, 40세 이상에 처음 전신진동 노출이 시작되었거나, 허리의 부적절한 자세가 동반되거나, 0.9 m/s^2 이상의 매우 높은 전신진동에 짧은 시간 노출되었거나, 0.8 m/s^2 이상의 높은 전신진동에 집중적으로 혹은 0.45 m/s^2의 낮은 전신진동에 장시간 노출되는 경우 허리 근골격계질환의 발생 위험이 높을 수 있다(표 8–9).

[표 8–9] 전신진동과 허리 근골격계질환의 관련성

진동가속도 (8시간 기준)	노출기간	
	5–10년	10년 이상
0.45 – 0.5 m/s^2	건강장해 발생 위험 낮음	특별한 경우※ 건강장해 발생 위험이 높을 수 있음
0.63 m/s^2	특별한 경우 건강장해 위험이 높을 수 있음	건강장해 발생 위험이 높음
0.8 m/s^2	특별한 경우 건강장해 위험이 높을 수 있으며, 전신진동의 강도가 높을수록 위험은 높아짐	건강장해 발생 위험이 높음

※특별한 경우란, (1) 40세 이상에 첫 노출 시작, (2) 허리의 부적절한 자세 동반, (3) 0.9 m/s^2 이상의 매우 높은 전신진동에 짧은 시간 노출, (4) 0.8 m/s^2 이상의 높은 전신진동에 집중적으로 노출, (5) 0.45 m/s^2의 낮은 전신진동에 장시간 노출을 의미함

또한, 여기서는 여러 가지 차량에서 발생하는 전신진동의 진동가속도를 제시하고 있다(표 8–10).

[표 8-10] 차량의 종류별 진동가속도

차량 종류	진동가속도(m/s^2)
건설현장 트럭	0.95
농업 임업용 트랙터	0.90
굴삭기	1.15
그레이더	0.95
스크레이퍼	0.95
덤프트럭	0.95
휠 로더	0.95
트랙 로더	1.20
휠도저	0.95
불도저	1.20
지게차(고르지 못한 노면의 경우)	1.00

(4) 일본의 요추부위 근골격계질환 인정기준

① 허리 부분에 지나치게 부담스러운 업무에 비교적 단기간(대체로 3개월에서 수 년 이내를 말한다) 종사한 노동자에게서 발병한 요통

㉠ 여기에서 말하는 허리에 부담스러운 업무는 다음과 같은 업무를 말한다.

ⓐ 대체로 20kg 정도 이상의 중량물 또는 경중 부동(軽重不同)의 물건을 반복적으로 엉거주춤한 자세로 취급하는 업무

ⓑ 허리에 아주 부자연 또는 비생리적인 자세로 매일 몇 시간 정도 실시하는 업무

ⓒ 장시간 허리를 펼 수 없는 동일한 작업 자세를 지속하는 업무

ⓓ 허리에 상당히 거칠고 큰 진동을 받는 작업을 계속 수행하는 업무

㉡ 허리에 지나치게 부담스러운 업무에 비교적 짧은 기간 종사하는 노동자에 발병한 요통의 발병 기전은 주로 근육, 근막, 인대 등의 연부 조직의 노작(労作, 노력, 노동, 역작)의 불균형으로 인한 피로 현상으로 일어날 것으로 생각된다.

그러므로 피로의 단계에서 조기에 적절한 조치(체조, 스포츠 휴양 등)를 하면 쉽게 회복되지만 노작의 불균형 개선을 방해하는 요인이 있으면 요양을 필요로 하는 상태가 될 수도 있으므로 이들의 요통을 업무상 질병으로 취급하고자 한 것이다.

또한 이러한 요통은 허리에 부담스러운 업무에 몇 년 이상 종사한 후에 발병하기도 한다.

② 중량물을 취급하는 업무 또는 허리에 지나치게 부담스러운 작업 형태의 업무에 장기간(대체로 10년 이상을 말한다)에 걸쳐서 계속 종사하는 노동자에 발병한 만성 요통

㉠ 여기에서 말하는 "중량물을 취급하는 업무"는 대략 30kg 이상의 중량물을 노동시간의 3분의 1 정도 취급하는 업무 및 대략 20kg 이상의 중량물을 노동 시간의 절반 정도 취급 업무를 말한다.

㉡ 여기에서 말하는 "허리에 지나치게 부담스러운 작업 형태의 업무"는 상기 ①에 나타낸 업무들보다 허리에 부담이 걸리는 업무를 말한다.

③ 위에서 ① 또는 ②에 해당하는 업무에 오랫동안 종사한 노동자에 발병한 요통에 대해서는 흉요추부에 현저한 병적인 변성(고도의 추간판 변성과 척추체의 변연 융기 등)을 인정, 그 정도가 통상의 노화에 의한 뼈 변화의 정도를 분명히 넘는 것에 대해서 업무상 질병으로 취급하고자 한 것이다.

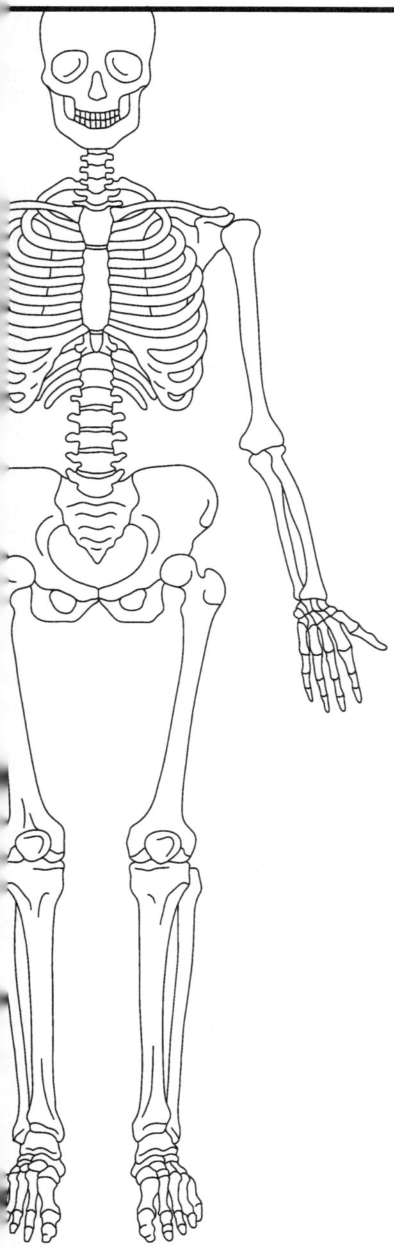

9

무릎부위의 근골격계질환

제9장

무릎부위의 근골격계질환

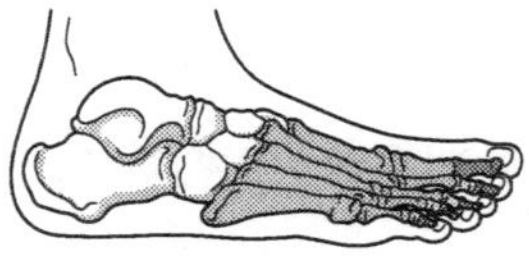

1. 무릎부위 근골격계질환의 종류

- 반월상 연골손상(반달연골의 이상) 【M23.2】
- 슬개대퇴부 통증 증후군(무릎뼈 연골연화증) 【M22.2-4】
- 전무릎뼈(슬개골) 윤활낭염(Prepatellar Bursitis) 【M70.4】
- 무릎뼈 힘줄염(슬개건염, Patellar Tendinitis) 【M76.5】
- 무릎 원발성 관절증【M17.0-1】

무릎관절은 우리 몸에서 가장 큰 관절로서, 골 구조는 대퇴골, 경골, 슬개골에 의해 이루어지고, 이 골 구조를 내외측 측부인대, 전후방 십자인대 등의 각종 인대들과 내외측 반월상 연골판, 기타 근육과 힘줄 등의 연부 조직이 둘러싸는 모습을 하고 있다.

무릎관절은 다른 관절에 비해 불안정한 골 구조로 되어 있고 손상 받기 쉬운 위치에 있으므로, 외부로부터의 충격에 약하다. 따라서 관절 내외의 각종 연부 조직들이 관절의 안정성 및 보호에 매우 중요한 역할을 한다. 그러므로 통증, 부종 등의 증상이 나타났을 때, 무릎 주변의 골절과 같은 골 손상의 여부를 확인하는 것이 우선 중요하지만, 반월상 연골판이나 십자인대, 측부인대(무릎), 연골, 주변의 근육 및 힘줄 손상 등이 있는지 확인하는 것도 중요하다.

2. 업무상 반월상 연골파열

1) 정의

반월상 연골판은 무릎관절의 중간에 위치한 반달모양의 물렁뼈를 말한다. 좌우 무릎관절에 초승달 모양의 연골 2개가 각각 한 쌍을 이루고 있다. 이를 각각 외측 반월상연골, 내측 반월상연골이라고 부른다. 반월상 연골판은 둥근 대퇴골과 평평한 경골이 만나 무릎관절을 이룰 때 무릎에 가해지는 충격을 흡수해주는 구조물이다.

반월상 연골파열은 넙다리뼈와 정강뼈 고평부(plateau) 사이에서 있는 'C' 자형의 반달모양의 연골이 파열되는 질환이다. 일반적으로 운동 중 발생하는 경우가 많다. 하지만 50대 후반에서 60대 중반의 중년층에서는 퇴행성 관절염이 어느 정도 진행돼 있는 경우, 갑작스럽게 반월상 연골판 뒤쪽의 파열이 많이 발생한다. 중년 여성들은 쪼그려 앉거나 무릎을 구부리는 가사 일을 지속해오면서 내측 반월상연골판 뒤쪽이 파열되는 경우도 있다.

반월상 연골파열은 외상성과 퇴행성으로 일어난다는 것이 널리 알려져 있다. 여기에서는 외상성과 퇴행성으로 분류하는 근거들에 대해서 살펴보고, 업무상 반월상 연골파열에 대해서 알아보았다.

2) 반월상 연골파열의 종류

반월상 연골파열은 여러 가지 형태로 나타나게 되며 어느 부위에서 어떤 모양으로 파열되었는가로 설명 및 기술하게 된다. 흔한 파열들로는 방사형 파열, 양동이 손잡이형 파열, 앵무새 주둥이형 파열, 수평형 파열, 후방 골기시부 파열 및 퇴행성 파열 등이 있다(표 9-1).

[표 9-1] 반월상 연골파열의 종류

종류	설명	모양
방사형 파열 (Radial tear)	중앙에서 시작하여 주변부로 파열되는 형태이다. 환상형 섬유의 손상이 일어나므로 교정 수술이 불가능하다.	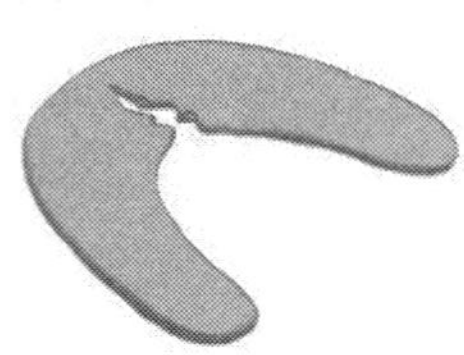

양동이 손잡이형 파열(bucket handle tear)	양쪽 경계 전체가 물통의 손잡이와 같이 완전히 떨어지면서 벌어지는 형태의 파열이다.	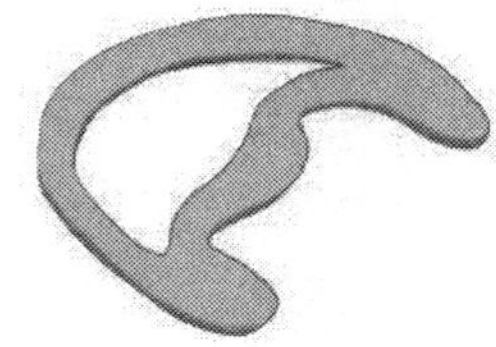
앵무새 주둥이형 파열(Parrot's beak tear)	비스듬히 찢어지는 사파열을 말하며 어디에나 생길 수 있지만 후방과 중간부의 경계에서 가장 흔히 발생한다.	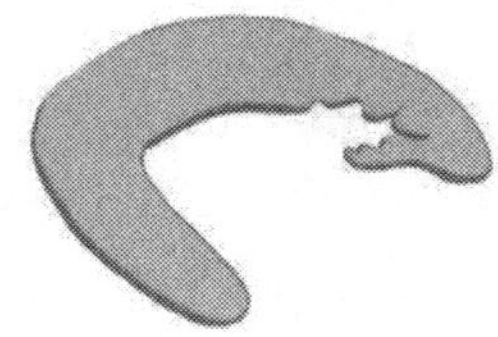
수평형 파열 (Horizontal tear)	노인에게서 흔하며 낭종이 동반될 수 있다.	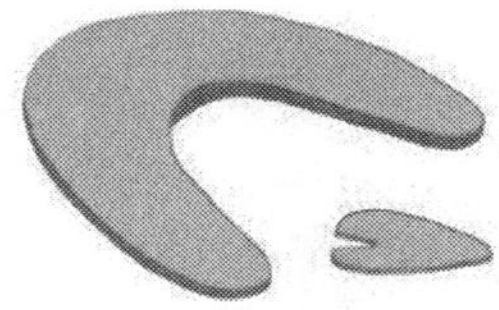
후방 골기시부 파열(Root tear)	뒤쪽 뼈에 붙는 부위가 떨어지면서 반월상연골이 체중을 견디는 기능을 잃어버리게 된다. 서구에서는 드물고 우리나라에서 주로 발생한다. 오랫동안 쪼그려 앉는 생활 습관과 관련이 있다.	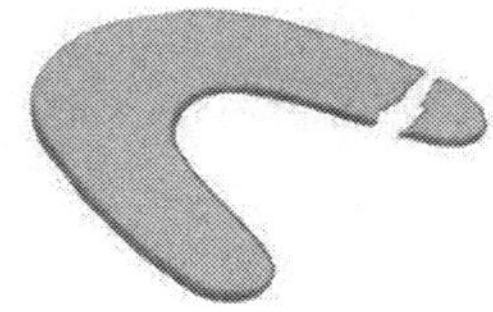
퇴행형 파열 (Degenerative tear)	특별한 외상의 병력은 없으나 쪼그린 자세에서 일어날 때와 같이 단순한 신체활동 중에 발생한다. 노인에게서 흔하다.	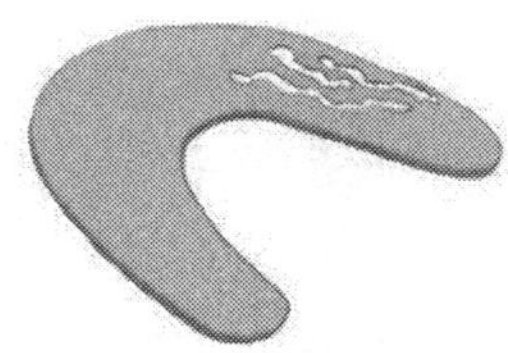

3) 증상

환자들은 수상 시에 찢어지거나 끊어지는 느낌을 느낄 수 있으며 대부분 파열된 반월상연골을 가지고 걸을 수도, 운동도 할 수 있다. 그러나 시간이 지남에 따라 무릎은 점점 붓게 되며 통증을 느끼게 된다. 증상으로는 통증과 부종 외에도, 무릎에서 걸리는 느낌 및 무릎이 완전히 펴지지 않는 잠김 등의 증상이 나타날 수 있다. 모든 증상이 한꺼번에 일어나는 것은 아니다. 파열의 정도, 위치, 모양은 매우 다양하며 이에 따라 일어날 수 있는 증상도 조금씩 다르다.

① **동통 및 압통** : 동통은 거의 모든 환자에게서 나타나며, 급성기에는 관절 내 출혈, 삼출액(exudate)의 증가로 극심한 동통을 호소한다. 압통은 관절 간격을 따라 손상부와 일치하여 나타난다.

② **운동제한** : 부상 직후에는 동통과 종창으로 보행을 할 수 없게 되거나 파행(limping)을 보인다. 특히 신전 제한은 반월상 연골파열에서 특징적인 소견이다.

③ **잠김(locking)** : 슬관절 운동 중 갑자기 무릎이 구부려지지도 않고 펴지지도 않는 것을 말한다. 파열된 연골판 조각이 위아래의 뼈 사이에 끼여 발생하는 것이다.

④ **불안정(giving way)** : 자갈길을 걸을 때, 계단을 내려가거나 뛰어내릴 때 등의 동작에서 안정성을 잃고 갑자기 힘이 빠지는 현상을 말한다.

⑤ **대퇴사두근 위축(quadriceps atrophy)** : 무릎을 부상 당한 후 시일이 경과하면, 예외 없이 대퇴사두근(musculus quadriceps femoris)의 위축이 나타난다.

⑥ **관절 탄발음** : 관절운동 시 관절에서 소리가 날 수 있다. 남이 들을 수 있을 정도로 큰 소리를 내는 연골판 파열이 통증을 수반하지 않을 경우는 드물다. 따라서 무릎에서 소리가 나더라도 통증이 수반되지 않는다면 크게 걱정할 필요는 없다.

⑦ **부종** : 손상 시 출혈에 의해 부종이 발생하며 만성일 경우 관절이 붓고 뻣뻣해지는 증상이 있다.

4) 반월상 연골파열의 역학(epidemiology)

무릎 통증의 흔한 원인의 하나는 다양한 관절염 질환 외에 반월상 연골파열이다. 반월상 연골파열의 평균 연발생률은 10만 명에서 60-70명 정도이며, 남성에서 2.5배~4배 많이 발생한다. 20대부터 40대 사이에 흔하고, 약 1/3에서 전방십자인대 손상과 동반된다고 보고되고 있다.[1] 무릎 반월상 연골에 퇴행성 변화가 있는 상태에서 무증상인 경우는 11.1%에서 31.5%로 보고되어 있다. 병원에 입원한 환자의 70%는 급성 손상의 결과로 인한 것이며, 종종 운동 관련 손상으로 보고되었다. 손상이나 내시경을 포함한 수술적 치료 후에 뒤이어 무릎 골관절염이 발생할 위험이 4배 증가하는 것으로 보고되었다.[2]

1) 대한정형외과학회. 정형외과학. 최신의학사. 2006

2) American Medical Association. Guides to the Evaluation of Disease and Injury Causation. 2007

5) 원인

(1) 외상성과 퇴행성

젊은 연령의 환자에서 발생하는 반월상 연골판 손상은 대부분 외상의 결과이다. 대개 무릎에 회전력이 가해질 때 발생하므로 운동 중 무릎이 뒤틀려서 발생하게 되며 태클과 같은 직접적인 타박에 의해서도 발생 가능성이 있다.

고령화가 되면 연골이 약해지게 되어 외상없이도 발생할 수 있으며 이를 퇴행성 반월상 연골 파열이라 한다. 만약 반월상 연골이 나이와 함께 약화된 경우 단순히 의자에서 일어나는 것만으로도 파열될 수 있다. 이것은 남자보다 여자에서 흔하며 무릎에 누적된 부하가 원인이라고 생각된다.

① 외상성

30세 이전의 반월판 연골은 매우 단단하여 무릎을 딛은 상태에서 비틀어지는 외상이나 스포츠 손상에 의해 발생한다. 무릎이 굴곡하면서 동시에 회전운동이 가해질 때 손상이 일어난다. 즉 땅에 고정된 하퇴에 대하여 대퇴의 내회전력이 가해지면서 내측 반월상 연골에서 손상이 일어나며, 앞에서 뒤로 파열하는 종파열이 발생한다. 이러한 종파열은 내측 측부인대보다 전방까지 연장되어 내측 파열부가 과간절흔(intercondylar notch)으로 전위되면 '양동이 손잡이형 파열(bucket handle tear)'이 발생하게 된다. 대퇴의 외회전력이 가해지면 외측 반월상 연골이 손상된다. 내측 반월상 연골의 파열은 단독 파열 또는 앞십자인대 같은 인대 손상을 동반하기도 한다.

② 퇴행성

나이가 듦에 따른 퇴행성 변화에 의해 쪼그려 앉거나 제자리에서 일어나는 등의 작은 압력에 의해서도 손상이 발생한다. 반월상 연골은 연령이 증가함에 따라 퇴행성 변화를 겪게 되는데,[3] 반월상 연골의 유동성이 감소하고 반월상 연골의 상층부가 하층부에 대하여 미끄러지면서 수평파열이 발생하는데 이러한 변화는 내측 반월상 연골 후각부에서 흔히 발생한다.[4][5][6] 고령의 환자에서 반월상 연골의 퇴행성 변화는 골 관절염과 연관된 경

3) Walker PS, Erkman M. The role of the menisci in force transmission across the knee.Clin Orthop. 1975;109:184-92.
4) Noble J, Hamblen DL. The pathology of the degenerate meniscus lesion. J Bone Joint Surg Br. 1975;57B:180-6.
5) Simmonds FA. The immobile meniscus:a common syndrome in middle age. Postgraduate Med J. 1964;40:527-8.
6) Smillie IS. The current pattern of internal derangements of the knee joint relative to the menisci. Clin Orthop.1967;51:117-22.

우가 많다. 내측 반월상 연골의 후각부의 수평 파열은 종 파열이나 방사형 파열에 비해 주로 퇴행성 골관절염과 관련 있다고 알려졌으며 방사형 파열은 외상 또는 퇴행성으로 발생할 수 있지만 서양인과 비교하여 무릎은 많이 구부리는 한국인의 생활 습성으로 인해 고령의 환자에서도 종종 발생한다고 보고되고 있다.[7] 내측 반월상 연골의 수평 및 복합 파열은 종파열, 양동이 손잡이형 파열, 방사형 파열과 비교하여 퇴행성 관절염과 연관이 더 많다고 보고되었으며 주로 퇴행성 파열로 여겨지고 있다.[8)9)] 반월상 연골의 방사형 파열은 외상 또는 퇴행성 변화로 발생할 수 있으며 내측, 외측 반월상 연골에서 모두 생길 수 있으나 내측 반월상 연골의 방사형 파열은 고령의 환자에서 퇴행성 변화의 결과로 인해 발생될 수 있다고 보고되고 있다.[10] 내측 반월상 연골에서 퇴행성 파열이 발생시 주로 후방부에서 발생하며,[11] 내측 반월상 연골 후각부는 슬관절 내측구획에 가해지는 하중의 대부분을 지지하면서 상대적으로 가장 유동성이 적은 구조물이기 때문에 손상에 취약하다.[12] Habata 등[13]은 슬관절 굴곡 상태에서 내반력 및 하퇴부의 내회전이 동시 작용으로 인한 견인력에 의해 내측 반월상 연골 후각부 파열이 발생한다고 보고하였으며, Bin 등[14]은 한국인의 무릎을 많이 구부려 쪼그려 앉는 생활 습관으로 인해 내측 반월상 연골 후각부가 대퇴골과 경골 사이에 감입되어 파열이 발생한다고 보고하였다. 체중부하가 반월상 연골의 방사상 파열을 야기할 가능성이 있다고 제기되어 왔지만 체중부하 자체만으로는 반월상 연골의 운동에 별다른 변화를 미치지 않는다.

손상 형태에 따른 외상성 및 퇴행성 손상의 구분은 다음과 같다.

㉠ **외상성 손상** : 종(longitudinal) 파열

㉡ **퇴행성 손상** : 판상(flap) 파열, 수평(horizontal) 파열, 퇴행성 변화와 동반된 파열, 복합(complex) 파열

㉢ **구분 미정** : 방사형(radial) 파열은 합의되어 있지 않다.

7) Bin SI, Kim JM, Shin SJ. Radial tears of the posterior horn of the medial meniscus. Arthroscopy. 2004;20:373-8.

8) Walker PS, Erkman M. The role of the menisci in force transmission across the knee.Clin Orthop. 1975;109:184-92.

9) Englund M. Meniscal tear-a feature of osteoarthritis. Acta Orthop Scand. 2004; 75 Suppl:1-45.

10) Habata T, Uematsu K, Hattori K, Takakura Y, Fujisawa Y. Clinical features of the posterior horn tear in the medial meniscus. Arch Orthop Trauma Surg. 2004;124:642-5.

11) Guermazi A, Zaim S, Taouli B, Miaux Y, Peterfy CG, Genant HK. MR findings in the osteoarthritis. Eur Radiol. 2003;13:1370-86.

12) Vedi V, Williams A, Tennant SJ, Spouse E, Hunt DM, Gedroyc WM. Meniscal movement: an in-vivo study using dynamic MRI. J Bone Joint Surg Br. 1999;81:37-41.

13) Habata T, Uematsu K, Hattori K, Takakura Y, Fujisawa Y. Clinical features of the posterior horn tear in the medial meniscus. Arch Orthop Trauma Surg. 2004;124:642-5.

14) Bin SI, Kim JM, Shin SJ. Radial tears of the posterior horn of the medial meniscus. Arthroscopy. 2004;20:373-8.

(2) 무릎부담작업

근로자가 작업으로 인하여 무릎에 부담을 받는 경우로는 다음과 같은 사항을 들 수 있다(그림 9-1).

① **무릎 꿇기(Kneeling)**: 한쪽 무릎 또는 양쪽 무릎을 바닥에 대고 꿇어앉은 자세. 무릎 꿇는 자세가 하루에 1시간 이상일 경우 무릎 근골격계질환과 연관성이 있음

② **쪼그리기(Squatting)**: 한쪽 무릎 또는 양쪽 무릎을 거의 완전히 굽혀서 쪼그려 앉은 자세(단, 앉은뱅이 의자에 앉거나 보조도구에 엉덩이를 대고 앉는 경우는 제외). 쪼그려 앉는 자세가 하루에 1시간 이상일 경우 무릎 근골격계질환과 연관성이 있음

③ **오르내리기(Stepping)**: 경사로 · 계단 · 사다리 등을 오르내리는 등 신체를 수직으로 들어 올리거나 내리는 동작. 하루에 10층 이상의 계단을 오르내리는 것은 무릎의 골관절염이나 슬개대퇴부 통증 증후군과 연관성이 있으며, 30층 이상의 계단을 오르내리는 것이 무릎의 반월상 연골파열과 연관성이 있음

④ **걷기(Walking)**: 해당 근로자가 작업과 관련하여 걸어서 이동하는 동작

⑤ **인력작업(운반)**: 중량물 취급 빈도, 무게 및 1일 평균 취급 횟수를 고려함. 하루에 1.6시간 이상의 중량물 작업을 하는 것은 무릎부위 근골격계질환과 연관성이 있음

⑥ **발을 고정한 상태이거나 갑자기 멈춘 상태에서 무릎 또는 발목의 비틀림. 출발/정지를 반복하거나 불안정한 자세가 유발되는 경우**

⑦ **움직임이 제한된 좁은 공간에서 작업 시에 과도한 굴곡**

⑧ **충격**: 무릎을 바닥에 접촉하거나 무릎을 이용하여 충격을 가하는 업무

⑨ **뛰어내리기**: 계단이나 높이가 다른 곳에서 반복적으로 뛰어 내리는 동작

⑩ **운전**: 하루에 4시간 이상 운전을 하는 것은 무릎의 반월상 연골파열의 위험요인임

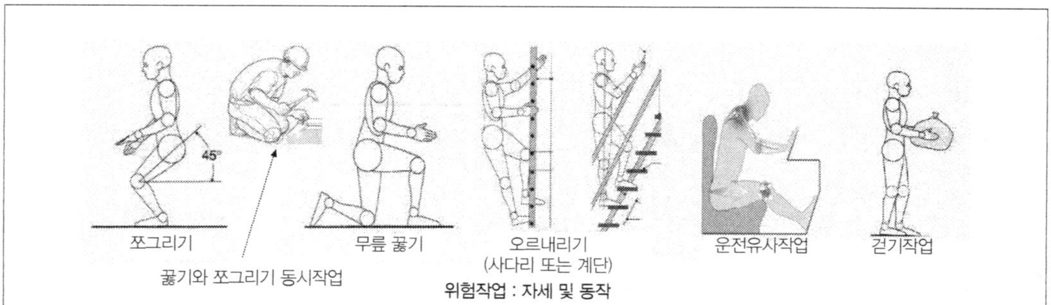

[그림 9-1] 무릎부담작업의 종류

출처 : 근로복지공단. 근골격계질병 업무상 질병조사 및 판정 지침. 2014

[표 9-2] 반월상 연골파열에 대한 위험요인

위험요인	관련성
앉아 있기 (Sitting)	통계적으로 유의한 연관성 없음
쪼그려 앉기 (Squatting)	관절내시경으로 진단된 반월상연골판 손상을 가진 남성과 여성에서 평균적으로 작업일 동안 1시간을 초과하여 쪼그려 앉기에 노출된 경우 교차비, 2.2(95% 신뢰구간, 1.4–3.6) 반월상 연골 절제술(menisectomy)을 받은 20–59세의 남성에서 무릎증상이 나타났을 때 평균 작업일 동안 1시간을 초과하는 쪼그려 앉기에 노출된 경우 교차비, 2.5(95% 신뢰구간, 1.2–4.9)
서 있기 (Standing)	통계적으로 유의한 연관성 없음
걷기 (Walking)	관절내시경으로 진단된 반월상연골판 손상을 가진 남성과 여성에서 평균적으로 작업일 동안 2마일(약 3.2km)을 초과하여 걷기에 노출된 경우 교차비, 1.8(95% 신뢰구간, 1.2–2.7)

출처 : 임상혁, 이수진, 권영준, 김용규, 이윤근, 윤간우. 근골격계질환 신체부담작업의 업무관련성 정도에 관한 연구. 노동부. 2008.11

6) 진단

무릎관절의 손상을 검사하는 과정에서 골의 손상은 단순 방사선 검사로 어느 정도 진단이 가능하나, 연골판과 인대 손상 등은 단순 방사선 검사만으로는 진단하기 어렵기 때문에 자기공명영상(MRI) 등의 정밀 검사를 필요로 하게 된다. 그러므로 무릎관절의 손상 시 숙련된 의사에게 진료를 받는 것이 물론 중요하지만, 일차적으로는 환자 스스로가 손상의 병력, 현상, 증상, 경과 등을 잘 알고 의사에게 정보를 주는 것이 특히 중요하다.

병력 및 신체 검사, 자기 공명 영상 등을 시행하여 진단할 수 있으며, 특히 자기 공명 영상(Magnetic resonance imaging, MRI)은 95% 이상의 정확도를 보여 주고 있으나, 비용이 비싸고, 파열이 있는 것으로 잘못 진단할 수 있는 가능성이 있으므로 주의해야 하며 반드시 검사 전에 전문가와 상의해야 한다. 또한 관절경으로 연골판 파열을 가장 정확하게 진단하고 동시에 치료도 할 수 있다.

(1) **병력** : 외상의 병력, 관절면의 통증 등을 확인한다.

(2) **이학적 검사** : 세밀한 이학적 검사로 대부분 진단이 가능하다.

① **맥머레이(McMurray) 검사** : 똑바로 누운 상태에서 무릎관절을 90°로 만들어 발목

이나 발을 잡고 안쪽과 바깥쪽으로 회전시키면서 통증이나 소리로 판단하는 검사이다.

② Apley **검사** : 엎드려 누운 상태에서 무릎을 90° 구부린 상태에서 2가지 검사(압박검사와 끌어당김검사)를 한다.

③ **웅크리기 검사** : 환자가 선 상태로 양쪽 다리를 안쪽 또는 바깥쪽으로 한 후에 앉았다 일어섰다 하는 검사이다. 이 검사는 손상 받은 반월판 연골이 관절 사이에 끼는 경우 통증이 있다. 이 밖에도 여러 가지의 이학적 검사가 있으며, 여러 가지 이학적 소견을 종합하여 진단적 의심을 갖게 된다.

(3) MRI : 90%를 상회하는 정확성을 가지며 연골파열의 확진을 위한 검사 중 하나이고 또한 동반된 다른 손상을 확인할 수 있다.

(4) **관절경검사** : 파열된 연골을 마취한 후, 내시경으로 직접 보면서 동시에 파열된 연골의 제거나 봉합을 시행할 수 있다. 검사라기보다는 일종의 수술이다.

7) 외국의 업무상 반월상 연골파열

(1) 독일의 반월상 연골파열 직업병 규정[15)]

독일의 직업병 목록 2102에 의하면 슬관절에 일반 평균 이상의 과도한 부담을 주는 육체적 작업을 반복적으로 또는 수년간 지속한 후 발생하는 반월상 연골파열에 대하여 규정하고 있다.

① 위험요인

만성 반월상 연골파열은 체질에 따라 다양한 정도로, 다양한 원인에 의해 발생할 수 있다. 스포츠 손상에 의해 발생 가능하며, 일반 평균 이상의 과도한 부담을 주는 작업으로 인해 발생 가능하다. 직업적으로는 난로 벽돌공, 타일공, 목공, 열차 조차작업자, 프로 운동선수, 용접공, 좁은 공간에서의 작업자 등에서 발생한다.

② 참조 사항

직업으로 기인한 만성 반월상 연골파열은 직업적으로 부하가 없었던 일반인에 비해 조

15) 윤조덕, 이현주. 근골격계질환 관련 산재인정 국제비교(보고서). 한국경영자총협회, 2004

기에 발현한다. 직업으로 기인한 만성 반월상 연골파열의 예후는 다른 기전에 의한 만성 반월상 연골파열의 예후와 차이가 없다. 사고에 의한 것과 직업으로 기인한 만성 반월상 연골파열과 구별하기가 종종 어려울 수 있다. 반월상 연골파열과 동시에 관절질환이 있을 때 직업병이 아니라고 할 근거가 없다.

(2) 2003 유럽 연합 직업병 목록 항목 506.30[16](Europian commission, 2003)

유럽 연합 직업병 목록 506.30으로 새롭게 등재한 내용 중 "무릎 꿇기(kneeling) 또는 쪼그려 앉기(squatting) 자세로 상당기간 작업 후 발생하는 반월상 연골파열"이 추가되었다. 직업병 목록을 추가하기 위한 유럽 전문가 회의에서 새롭게 반월상 연골파열을 추가한 이유는 다음과 같다.[17]

무릎을 굴곡하거나 신전함에 따라 반월상 연골은 아주 쉽게 앞으로 또는 뒤로 미끄러진다. 반월상 연골은 하중을 대퇴골에서 경비골로 분산시키며, 충격을 흡수하는 작용을 한다. 이러한 연골의 손상은 결과적으로 파열로 나타난다. 연골파열은 무릎 굴곡 자세에서 순간적인 회전에 의해 발생하며, 또한 갑자기 무릎 신전시에도 발생할 수 있다. 쪼그린 자세에서 일어날 때 연골의 파열이 발생할 수 있다. 연골파열은 주요 외상 후에 복합적인 인대 손상에 의해 발생할 수 있다. 연골파열은 또한 미세한 외상에 의해서도 발생할 수 있다. 반복적인 쪼그려 앉는 자세는 연골파열을 일으킨다. 비록 환자가 특별한 외상을 기억하지 못한 경우에도 손상의 시간은 중요하게 취급되어야 한다.

(3) 덴마크 반월상 연골파열 인정 기준(D.3)[18][19] (National Board of Industrial Injuries, 2007)

① 목록 항목

다음의 무릎 질환이 직업병 목록으로 포함된다(그룹 D, 항목 3).

D.3.무릎관절의 반월상 연골파열 : 좁은 장소에서 수일 또는 그 이상 쪼그린 자세에서 작업

16) EUROPEAN COMMISSION. Recommendation of 19 September 2003 EUOJL 238 of 25/09/2003.

17) ILO. Technical backgrounder on the modified newly introduced items proposed to be included in the updated list of occupational diseases annexed to the List of Occupational Diseases Recommendation, 2002(No.194), 2005

18) ILO. Technical backgrounder on the modified newly introduced items proposed to be included in the updated list of occupational diseases annexed to the List of Occupational Diseases Recommendation, 2002(No.194), 2005

19) 임상혁, 이수진, 권영준, 김용규, 이윤근, 윤간우. 근골격계질환 신체부담작업의 업무관련성 정도에 관한 연구. 노동부. 2008.11

② 요구되는 진단

의사에 의해 무릎관절의 반월상 연골파열이 진단되어야 한다(ICD-10 M23.3 또는 S83.2). 질환은 상대적으로 급성으로 발병되어야 하나, 만성적인 상태로 발병될 수 있다. 의학적인 진단은 다음 항목의 조합으로 구성되어야 한다.

- 손상된 환자의 주관적인 호소(증상)
- 임상적인 객관적 검사 소견
- 부가적인 관절경 소견 및 MRI검사

무릎관절의 반월상 연골파열의 진단은 기본적으로 임상적인 객관적 검사로 이루어진다. 진단의 정확성은 부가적인 관절경 검사 및 MRI검사로 활용할 수 있다. 증상은 다음과 같다.

- 무릎관절 통증 (손상된 반월상 연골의 안쪽 또는 바깥쪽 관절면)
- 무릎관절의 부종
- 잠김(locking)
- 무릎 신전의 제한(locking)

객관적 징후는 다음과 같다.

- 무릎관절내 삼출액이 동반된 무릎관절 부종
- 무릎관절의 운동 제한(신전 부족)
- 대퇴 근육(대퇴사두근; quadriceps) 위축
- 관절 선을 따라서 압통(tenderjointline)
- 다양한 반월상 연골 검사 소견, 그러나 신뢰도가 높지는 않다.

이러한 임상적 검사 결과는 부가적인 관절 내시경 검사 및 MRI검사로 평가되어야 하나, 그러한 검사를 요구하지는 않는다.

③ 요구되는 노출 정도

좁은 장소에서 쪼그린 자세의 작업형태가 수일 또는 그 이상 노출되어야 한다. 반월상 연골파열은 일반 인구군에서 흔하게 나타나며, 많은 경우 작업 관련성 질환이 아니다. 그러나 위에 언급한 작업 중 부담 요인은 질환의 발생 위험을 어느 정도 높이게 된다. 작업 부담은 질환에 대해 기계적 및 생리학적으로 합당해야 한다. 즉, 수행된 작업이 무릎관절

부담에 합당하게 포함되어야 한다. 작업이 질병 발생과 관련된 무릎관절 부담 정도에 해당되는 지에 대해 엄격하게 평가되어야 한다. 작업이 다음의 경우에 해당하는 경우 합당한 부담 작업으로 평가할 수 있다.

- 수일 또는 그 이상 노출됨
- 작업일 동안 대부분을 무릎을 굴곡한 자세로 작업이 이루어짐
- 무릎을 완전히 신전하기 어려울 정도로 좁은 장소에서 작업이 이루어짐
- 무릎의 굴곡 자세 동안 무릎 회전이 이루어짐

부담작업은 작업일 동안 적어도 반 이상 수행되어야 한다. 무릎 부담 작업과 질환 사이에 시간 관련성이 인정되는 것은 전제조건이다. 부담 정도는 재해자의 크기와 체격에 관련되어 평가되어야 하며, 추가적으로 질병 발생과 노출 사이에 시간적 관련성이 있어야 한다. 보상기관은 보상 신청 과정에서 직업환경의학 전문의로부터 의학적 소견을 구할 수 있다. 즉, 정확한 작업조건에 대한 평가와 무릎관절에 대한 정확한 부담 정도에 대한 소견을 의학 전문가에게 구할 수 있다. 의학 전문가는 추가적으로 작업에 대한 부담 정도와 질병 발생 사이의 쟁점 부분에 대해 개별적인 소견을 제출할 수 있다. 의학 전문가의 개별적 소견은 질병의 발생 및 진행, 기존 무릎 질환 여부 또는 현재 질환에 영향을 줄 수 있는 다른 요인에 대한 소견을 포함한다. 관절 내시경 검사 및 MRI검사가 수행된 경우 그러한 검사 소견은 평가의 한 형태이며, 부가적 임상 검사로 작용한다.

④ 기존 및 경쟁되는 질환 및 요인

- 기존 무릎 외상
- 기존 관절 손상
- 기존 십자인대 손상
- 기존 외상성 반월상 연골파열
- 여가 시간 및 스포츠 관련 무릎 외상
- (연령)

⑤ 목록에 포함되지 않는 부분에 대한 처리

오직 반월상 연골파열만이 이 기준에 포함된다. 추가적으로 인정기준에 합당한 노출이 있어야 한다. 목록에 포함되지 않은 다른 질환 및 노출은 업무상 질병판정위원회의 승인

후에 특별한 사례로서 인정될 수 있다. 업무상 질병판정위원회의 승인 후에 반월상 연골파열에 대한 노출이 인정된 사례는 목공이 사다리 오르내리기를 많이 한 경우 무릎관절 회전이 많은 것으로 인정된 사례이다.

8) 반월상 연골파열의 업무관련성 평가

앞에서 언급된 무릎부담 위험요인에 대하여 조사한 결과 다음과 같은 상황의 작업을 5년 이상 하는 경우면 업무관련성을 긍정적으로 평가할 수 있을 것이다.

- 쪼그려 앉기(squatting) 및 무릎 꿇기(kneeling)의 자세가 유지되는 시간이 평균 작업일 동안 하루 총 1시간 이상이거나 쪼그려 앉기 및 무릎 꿇기의 자세가 주된 작업 자세로 포함되는 작업을 하루 2시간 이상 하는 경우
- 두계단 높이(약 36cm) 이상에서 뛰어내리기에 평균 작업일 동안 하루 20회 이상 하는 경우
- 무릎을 망치처럼 부딪치는 무릎의 충격은 평균 작업일 동안 하루 20회 이상 하는 경우
- 평균 작업일 동안 하루에 15층 이상 높이의 계단 오르내리기를 하는 경우
- 평균 작업일 동안 10kg 이상의 중량물 들기를 하루 10회 이상 하는 경우

9) 결론

근골격계질환에 대해서 산재신청을 하기 위해서는 해당 질병이 업무와의 상당한 인과관계가 있었는지 여부가 중요하다. 하루에 몇 시간 정도 해당 업무를 하였고, 해당 업무를 수행하는데 어느 정도 몸에 무리가 가는 동작을 반복적으로 수행하는지 등에 대한 것과 이로 인해 해당 질병이 발생했다는 것에 대한 인과관계를 밝히는 것이 중요하다. 이를 위해서는 업무수행 시의 구체적인 동작 등에 대해서 사진, 동영상 등의 자료를 활용할 수 있다. 만약 해당 업무를 그만둔 상황이라면 해당 사업장에서 일을 계속하고 있는 동료들의 업무수행 동작을 촬영하여 활용할 수도 있다.

근로자들이 업무 중에 무릎부위에 이상을 느꼈을 경우에는 의료기관에서 반월상 연골파열 또는 손상을 확인하고, 무릎부위의 부담 작업(특히, 쪼그림 및 꿇기)을 확인하며, 과거 무릎부위의 인대손상 병력을 확인하여 반월상 연골파열이 업무상 발생한 것인지 평가하게 된다.

무릎부위의 부담을 평가하기 위해서는 중량물 취급 빈도, 인력작업(운반), 무게 및 하루 중에 발을 고정한 상태이거나 갑자기 멈춘 상태에서 무릎 또는 발목의 비틀림 자세가 발생하는 작업 여부를 확인하며, 특히 출발/정지를 반복하거나 불안정한 자세가 유발되는지 확인한다. 또한, 움직임이 제한된 좁은 공간에서의 작업은 과도한 굴곡을 유발하므로 쪼그림 여부를 확인한다. 무릎을 바닥에 접촉하거나 무릎을 이용하여 충격을 가하는 업무인지를 확인한다. 계단이나 높이가 다른 곳에서 반복적으로 뛰어내리는 동작을 확인하고 높이와 횟수 등을 확인한다.

3. 업무상 무릎 관절염

1) 정의

무릎관절에 영향을 미칠 수 있는 관절염에는 퇴행성 관절염(골관절염), 류마티스 관절염 및 외상 후 퇴행성 관절염 등의 세 가지 유형이 있다.[20)]

퇴행성 관절염은 무릎 관절염의 가장 일반적인 형태로 관절연골이 점차 마모되어 천천히 진행되는 퇴행성 질환이며 대부분 중년 및 노년층에 흔히 나타나게 된다.

류마티스 관절염은 자가면역항체가 자기 관절을 공격하여 관절연골을 파괴하는 염증성 관절염으로 주로 30대 중년 여성에서 잘 발생하는 관절염이다. 류마티스 관절염은 양측 무릎관절에 발생하며 또한 다른 관절에도 동반한다(손, 손목).

외상 후 퇴행성 관절염은 무릎 부상 이후에 발생하는 관절염으로 골관절염과 유사한 양상을 보이지만 골절, 인대손상 혹은 반월상 연골 손상 후 수년 후에 발생하게 되는 관절염이다.

퇴행성 관절염의 주요 병리학적 특징은 유리 관절연골(hyaline articular cartilage)의 소실과 연골 하골(subchondral bone)의 변화이다. 많은 직업 및 비직업적 위험 요인은 무릎 골관절염의 발생 및 진행과 관련이 있으며, 남성의 무릎 골관절염 중에서 15-30%가 비직업적인 원인에 의한 것이라고 한다.[21)]

20) 정형외과학회. 무릎 관절염. 정형외과건강정보. http://www.koa.or.kr/info/index_10_1.php

21) Felson DT, Hannan MT, Naimark A, Berkeley J, Gordon G, Wilson PW, Anderson J: Occupational physical demands, knee bending, and knee osteoarthritis: results from the Framingham Study. J Rheumatol. 1991, 18: 1587-1592.

퇴행성 관절염에 대한 일반적인 위험인자에 대한 여러 가지 연구가 발표되었다. 그러나 직업적 위험요인에 대해서는 거의 발표되지 않았다.[22] 여기에서는 무릎 퇴행성 관절염을 일으키는 데에 기여하거나 관련될 수 있는 직업적 위험요인을 살펴보았다.

2) 무릎의 해부학적 구조

무릎관절은 우리 몸에서 가장 큰 관절로서, 골 구조는 대퇴골, 경골, 슬개골에 의해 이루어지고, 이러한 골 구조를 내외측 측부 인대, 전후방 십자인대 등의 각종 인대들과 내외측 반월상 연골판, 기타 근육과 힘줄 등의 연부 조직이 둘러싸는 모습을 하고 있다.

대퇴골과 경골의 관절면이 접촉하여 경첩 형태의 관절을 이루며 무릎의 폄과 굽힘 운동에 관여한다. 무릎관절은 돌림 운동과 미끄러짐도 함께 이루어지는 복잡한 가동(움직) 관절로 무릎관절의 안정성은 주변의 인대나 근육들을 통해 유지된다.

이 관절은 몸무게를 감당할 만큼 강할 필요가 있고, 똑바로 서 있을 수 있도록 위치를 고정시켜준다. 그리고 걸을 수 있도록 경첩 역할을 해야 하며, 달리거나 스포츠를 할 때처럼 극한의 스트레스와 뒤틀림을 견뎌야 한다.

퇴행성 관절염은 관절의 구조 중에서 특히 관절연골이 약화된 결과로 생기는 것이다. 그러나 관절연골은 내성이 강한 조직으로 생애의 오랜 기간에 걸쳐서 반복되는 스트레스를 견뎌 낼 수 있다. 체중 부하 관절의 연골은 체중의 4~6 배에 해당하는 하중에 견딜 수 있다. 그러나 이와 같이 놀라운 내성에도 불구하고 반복적인 기계적 스트레스 및/또는 연골의 약화(대사 또는 해부학적 이상)가 있을 때 불충분할 수 있다.[23]

골관절염(퇴행성 관절염)에서 기계적 현상의 해로운 역할은 압박 부위의 연골 손상 부위와 특정 직업 활동에서의 골관절염의 존재에 의해 증명된다.

3) 퇴행성 무릎 관절염

퇴행성 관절염은 연골이 손상되거나 퇴행성 변화가 생김으로써 관절강이 좁아지고, 염증과 통증이 생기는 질환이다. 나중에는 관절의 변형이 오고 일상생활에도 지장을 가져오는

22) Palmer KT. Occupational activities and osteoarthritis of the knee. British medical bulletin. Jun. 2012 102:147-70.

23) Arthrolink-com. Osteoarthritis and work http://www.arthrolink.com/en/osteoarthritis-folders/all-folders/osteoarthritis-and-work

질병이며, 무릎에 퇴행성 관절염이 가장 흔하게 오는 부위는 무릎 안쪽이다. 걷거나 서 있을 때 체중의 75~90%가 무릎 안쪽으로 쏠리기 때문이다. 골관절염의 원인은 아직 밝혀지지 않았는데, 그 대부분이 55세 이후에 발생하지만, 나이가 많다고 모든 사람이 다 골관절염에 걸리는 건 아니다.

무릎 퇴행성 관절염은 관절면이 손상되고, 심해지면 관절 운동이 제한받게 되고, 다음과 같은 일이 발생한다.

- 연골이 거칠고 얇아진다. 이것은 무릎관절의 주 표면과 무릎관절 밑의 연골에서 발생할 수 있다.
- 연골 밑의 뼈는 더 두꺼워지고 넓어지면서 반응한다.
- 신체가 손상을 치료하려고 하는 것처럼 관절의 모든 조직이 정상보다 더 활동적이 된다.
- 관절 가장자리의 뼈가 바깥쪽으로 자라며 골극(osteophytes)이라는 뼈가 형성된다.
- 활막이 팽창하여 여분의 액체를 생성하여 관절이 부어 오를 수 있다.
- 관절낭과 인대가 천천히 두껍워지고 수축된다.

이러한 관절의 변화는 부분적으로 염증 과정의 결과이며 부분적으로는 신체가 손상을 복구하려고 시도한 것의 흔적이다.

4) 발병원인

(1) 일반적 발병원인

퇴행성 슬관절염은 나이가 들면서 자연스럽게 무릎관절의 연골이 변성되고 닳아 없어지면서 통증과 더불어 보행에 어려움을 느끼게 된다. 노인 연령 이전에도 무릎의 외상 등으로 반월상 연골판 손상, 인대손상, 골절이나 탈구가 있거나, 비만, 내반 및 외반변형(다리가 휜 경우), 감염 또는 염증성 관절염(류마치스 관절염 등)을 오래 앓은 경우에 이차적인 관절염이 진행되어 역시 연골이 없어지고, 뼈끼리 맞닿게 되면 지속적인 통증으로 걸을 수 없게 된다.[24]

24) 강남세브란스병원, 퇴행성 슬(무릎)관절염, 세브란스병원 건강칼럼, http://terms.naver.com/entry.nhn?docId=2103823&cid=51003&categoryId=51022

무릎 관절염의 위험을 증가시킬 수 있는 일반적인 요인들은 다음과 같다.

- 연령이 40대 후반에 있다. – 근육이 약해졌거나 몸이 스스로 치유하기 힘들거나 시간이 지남에 따라 점차적으로 닳아 없어졌기 때문일 수 있다.
- 여성 – 퇴행성 관절염은 여자에게서 더 흔하고 더 심하다.
- 과체중과 비만 – 퇴행성 관절염이 생길 확률이 높아지고 점차적으로 악화된다.
- 부모님이나 형제들이 퇴행성 관절염을 앓았다.
- 무릎 부상, 예를 들어 찢어진 반월상 연골
- 무릎에 수술을 받았다. 예를 들어 반월상 연골 제거술(손상된 연골 제거)이나 십자인대 복원수술
- 류마티스 관절염이나 통풍과 같이 관절을 손상시키는 관절 질환이 있다.

(2) 직업적 위험요인

업무 관련 및 기타 요인 간의 구별은 근로자의 퇴행성 관절염의 위험을 평가하고 예방 조치를 도출하는 데 중요하다.[25] 무릎 통증 및 무릎 골관절염은 만성적인 문제로서 업무수행의 곤란, 장애 및 관절수술 시행으로 인한 손실로 이어진다. 현재 골관절염에 대해 신뢰할 수 있는 치료법을 사용할 수 없기 때문에 수정 가능한 잠재적인 위험요인들을 살펴보는 것이 적절하다.

최근의 체계적인 검토는 모두 무릎관절과 직업 활동 사이의 연관성에 대한 증거가 존재한다고 결론짓고 있다. 작업 중에 누적된 무릎 꿇기와 쪼그려 앉기(accumulated kneeling/squatting)를 하는 것은 여성의 경우에 일생 동안에 8,934 시간 이상인 경우에 대한 교차비(OR)는 2.5(95% 신뢰구간, 1.4–4.7)이었다. 남성의 무릎 꿇기/쪼그려 앉기는 평생 동안 3,474 ~ 12,244 시간 동안 교차비는 2.2(95% 신뢰구간, 1.2 – 3.8)이었으며, 12,244 시간 이상인 무릎 꿇기/쪼그려 앉기에 대한 교차비는 2.5(95% 신뢰구간, 1.4 – 4.3)이었다. 이러한 결과는 남성과 여성 모두에서 무릎 관절염의 발생에 대한 무릎 꿇기/쪼그려 앉기의 영향을 제시하고 있는 것이다.[26]

25) Klussmann A, Gebhardt H, Liebers F, von Engelhardt LV, Dávid A, Bouillon B, Rieger MA: Individual and occupational risk factors for knee osteoarthritis – study protocol of a case control study. BMC Musculoskelet Disord. 2008, 9: 26–10.

26) Klussmann A, Gebhardt H, Liebers F, von Engelhardt LV, Dávid A, Bouillon B, Rieger MA: Individual and occupational risk factors for knee osteoarthritis – study protocol of a case control study. BMC Musculoskelet Disord. 2008, 9: 26–10.

2005년에 Jensen[27]은 바닥 까는 작업자(floor layers), 목수(carpenters) 및 식자고(또는 조판공)(compositors)에서 무릎꿇기 자세로 하는 작업활동(knee-straining activities)의 양과 근속 년수를 토대로 개인 노출부담을 계산했다. 무릎에 대한 증상 호소와 방사선학적으로 확진된 무릎 관절염의 교차비는 제로-노출군과 비교하였을 때에 저노출군에서 3.0(95% 신뢰구간, 0.5-17.2), 중등도 노출군에서 4.2(95% 신뢰구간, 0.6-27.6) CI, 1.1-21.9) 및 고도 노출군에서는 4.9(95% 신뢰구간, 1.1-21.9)로 높았다.[28] D'Souza와 동료들은 미국국가조사(NHANES III) 자료를 이용한 분석결과를 발표했으며 무릎 꿇기 자세가 있는 작업활동과 증상이 있는 무릎 관절염과의 관계를 파악하기 위해 인간 공학자의 직업분류 등급을 사용했다. 증상이 있는 무릎 관절염과 무릎 꿇기와 유의한 노출-반응 관계가 여성에서는 발견되지 않았지만 남성에서는 발견되었다.[29] 독일의 환자대조군(case-control) 연구에서 방사선학적으로 확진된 무릎 관절염의 교차비는 10,800 시간 이상 무릎 꿇고 쪼그려 앉는 자세의 누적 노출이 있는 군에서 2.4(95 % 신뢰구간, 1.1 - 5.0)이었다.[30]

반면에 누적된 무릎 꿇기와 쪼그려 앉기와 무릎 골관절염과의 양-반응관계에 대한 조사에서 상관성은 발견되지 않았다는 보고도 있다.[31] 이 연구에서 매일 무릎 꿇기와 쪼그려 앉기에 대하여 1시간 초과와 1시간 이하로 이분하여 조사하여, 종사기간을 곱하여 노출을 산출하였으므로 그 결과의 정확성은 다소 떨어진다.

요약하면 무릎에 부담을 주는 작업활동(knee-straining work activities)과 증상이 있는 무릎 골관절염과의 양-반응관계를 지지하는 결과들이 있다.

무릎 퇴행성 관절염의 가장 흔한 직업 위험 요인 중 하나는 힘든 육체적 작업부하이다.[32] 다른 위험 요소로는 무릎 굽히기(bending of the knee), 무릎 꿇기 또는 쭈그려 앉기(kneeling or squatting), 장시간 서서 작업하기(standing for long hours)(하루에 2 시간 이상), 걷기(≥ 3 km/day), 반복적인 계단 오르기, 무거운 짐 들어올리기(10kg 이상), 점프 및 진동과

27) Jensen LK, Eenberg W. Occupation as a risk factor for knee disorders. Scand J Work Environ Health 1996;22(3):165-75.

28) Cooper C, McAlindon T, Coggon D, Egger P, Dieppe P. Occupational activity and osteoarthritis of the knee. Ann Rheum Dis. 1994; 53(2):90-3.

29) Cooper C, McAlindon T, Coggon D, Egger P, Dieppe P. Occupational activity and osteoarthritis of the knee. Ann Rheum Dis. 1994; 53(2):90-3.

30) Anderson JJ, Felson DT. Factors associated with osteoarthritis of the knee in the first national Health and Nutrition Examination Survey [HANES I]. Evidence for an association with overweight, race, and physical demands of work. American journal of epidemiology. Jul; 1988 128(1):179-89.

31) O'Reilly SC, Muir KR, Doherty M. Occupation and knee pain: A community study. Osteoarthritis and cartilage/OARS, Osteoarthritis Research Society. Mar; 2000 8(2):78-81.

32) Sandmark H, Hogstedt C, Vingard E. Primary osteoarthrosis of the knee in men and women as a result of lifelong physical load from work. Scandinavian journal of work, environment and health. Feb; 2000 26(1):20-5.

같은 여러 가지 생체 역학적 스트레스 요인에 자주 노출되는 것이다.[33][34][35][36][37][38][39][40][41][42]

영국에서 시행한 연구결과 무거운 짐을 들어올리거나(> 25 kg) 무릎을 꿇기, 계단을 오르는 등의 위험에 노출된 55세 이상의 근로자 중 무릎 골관절염의 위험이 5배 이상 높았다. 무거운 물건 들어올리기가 없이 무릎관절 굴곡이 보고된 사람들은 위험이 2.5배나 높았다.[43] Clearwater의 골관절염 연구의 결과에 따르면, 단단한 표면에 서서 일하는 것은 여성에서 무릎 퇴행성 관절염과 유의한 관련이 있으며, 계단 오르내리기와 무릎에 가해지는 충격은 남성의 무릎 퇴행성 관절염과 유의한 관련이 있었다.[44]

일본인 남성에 대한 환자-대조군 연구에서, 주요 직업으로서의 육체노동은 다른 위험 요인을 통제한 후 무릎 골관절염과 독립적으로 유의하게 관련되었다. 무릎 꿇기 자세(예 : 바닥을 까는 작업자, 목수 및 조판공)로 상당한 시간을 보내는 직업은 무릎 골관절염의 발병 위험인자로 밝혀졌지만 50세 이상 근로자의 경우에만 나타났다.[45] 일본 여성에 대한 환자

33) Felson DT, Hannan MT, Naimark A, Berkeley J, Gordon G, Wilson PW, Anderson J: Occupational physical demands, knee bending, and knee osteoarthritis: results from the Framingham Study. J Rheumatol. 1991, 18: 1587-1592.

34) Cooper C, McAlindon T, Coggon D, Egger P, Dieppe P. Occupational activity and osteoarthritis of the knee. Ann Rheum Dis. 1994; 53(2):90-3.

35) O'Reilly SC, Muir KR, Doherty M. Occupation and knee pain: A community study. Osteoarthritis and cartilage/OARS, Osteoarthritis Research Society. Mar; 2000 8(2):78-81.

36) Sandmark H, Hogstedt C, Vingard E. Primary osteoarthrosis of the knee in men and women as a result of lifelong physical load from work. Scandinavian journal of work, environment and health. Feb; 2000 26(1):20-5.

37) Seidler A, Bolm-Audorff U, Abolmaali N, Elsner G, knee osteoarthritis s-g. The role of cumulative physical work load in symptomatic knee osteoarthritis - a case-control study in Germany. Journal of occupational medicine and toxicology. 2008; 3:14.

38) Muraki S, Akune T, Oka H, Mabuchi A, En-Yo Y, Yoshida M, et al. Association of occupational activity with radiographic knee osteoarthritis and lumbar spondylosis in elderly patients of population-based cohorts: A large-scale population-based study. Arthritis Rheum. Jun 15; 2009 61(6):779-86.

39) Anderson JJ, Felson DT. Factors associated with osteoarthritis of the knee in the first national Health and Nutrition Examination Survey [HANES I]. Evidence for an association with overweight, race, and physical demands of work. American journal of epidemiology. Jul; 1988 128(1):179-89.

40) Anderson JJ, Felson DT. Factors associated with osteoarthritis of the knee in the first national Health and Nutrition Examination Survey [HANES I]. Evidence for an association with overweight, race, and physical demands of work. American journal of epidemiology. Jul; 1988 128(1):179-89.

41) Amin S, Goggins J, Niu J, Guermazi A, Grigoryan M, Hunter DJ, et al. Occupation-related squatting, kneeling, and heavy lifting and the knee joint: A magnetic resonance imaging-based study in men. The Journal of rheumatology. Aug; 2008 35(8):1645-9.

42) Teichtahl AJ, Wluka AE, Wang Y, Urquhart DM, Hanna FS, Berry PA, et al. Occupational activity is associated with knee cartilage morphology in females. Maturitas. May; 2010 66(1):72-6.

43) Cooper C, McAlindon T, Coggon D, Egger P, Dieppe P. Occupational activity and osteoarthritis of the knee. Ann Rheum Dis. 1994; 53(2):90-3.

44) Bernard TE, Wilder FV, Aluoch M, Leaverton PE. Job-related osteoarthritis of the knee, foot, hand, and cervical spine. Journal of occupational and environmental medicine/American College of Occupational and Environmental Medicine. Jan; 2010 52(1):33-8.

45) Yoshimura N, Kinoshita H, Hori N, Nishioka T, Ryujin M, Mantani Y, et al. Risk factors for knee osteoarthritis in Japanese men: A case-control study. Modern rheumatology/the Japan Rheumatism Association. 2006; 16(1):24-9.

대조군 연구에서, 초기 고용 기간 동안의 좌식 노동은 무릎 골관절염의 위험 감소와 관련이 있었고 총 근무 년수는 무릎 골관절염의 위험 증가와 관련이 있었다.[46]

Goekoop과 동료들은 82세의 고령자(90세)에서 골관절염의 부재와 관련된 요인을 조사했다.[47] 이들 중 골관절염이 없는 경우는 남성, 정상 체질량 지수, 골관절염에 대한 가족 성향의 부재, 가장 놀랍게도 힘든 작업과 관련이 있었다. 저자들은 이 코호트가 건강한 관절의 보존을 가져오는 뛰어난 조직 복구에 대한 유전적 소인이 있을 수 있다고 추측했다.

여러 종류의 직업에 종사하는 근로자들에서 퇴행성 관절염을 증가시키는 위험요인에 노출되고 있는 것이 보고되었다. 이러한 것으로는 건설근로자, 소방수, 농부, 어부, 임업종사자 및 광부들이다.[48][49][50][51][52][53]

환자-대조군 연구에서, 11-30년 동안 건축 및 건설업에 종사한 남성 근로자들에서 교란요인(confounding factors)을 조정한 후에 무릎 퇴행성 관절염에 걸릴 확률이 3.7배 더 높았다. 일부 연구에 따르면 육체노동을 하는 직업의 남성 근로자가 무릎 퇴행성 관절염에 걸릴 확률이 높다는 보고가 있다.[54][55][56] 덴마크 성인들 사이에 남성의 바닥을 까는 작업자 및 벽돌공들은 사무직에 비해 무릎 관절염이 발생할 위험이 더 높았다. 위험은 근속기간이

46) Yoshimura N, Nishioka S, Kinoshita H, Hori N, Nishioka T, Ryujin M, et al. Risk factors for knee osteoarthritis in Japanese women: heavy weight, previous joint injuries, and occupational activities. The Journal of rheumatology. Jan; 2004 31(1):157-62.

47) Goekoop RJ, Kloppenburg M, Kroon HM, Dirkse LE, Huizinga TW, Westendorp RG, et al. Determinants of absence of osteoarthritis in old age. Scandinavian journal of rheumatology. Jan; 2011 40(1):68-73.

48) O'Reilly SC, Muir KR, Doherty M. Occupation and knee pain: A community study. Osteoarthritis and cartilage/OARS, Osteoarthritis Research Society. Mar; 2000 8(2):78-81.

49) Sandmark H, Hogstedt C, Vingard E. Primary osteoarthrosis of the knee in men and women as a result of lifelong physical load from work. Scandinavian journal of work, environment and health. Feb; 2000 26(1):20-5.

50) Muraki S, Akune T, Oka H, Mabuchi A, En-Yo Y, Yoshida M, et al. Association of occupational activity with radiographic knee osteoarthritis and lumbar spondylosis in elderly patients of population-based cohorts: A large-scale population-based study. Arthritis Rheum. Jun 15; 2009 61(6):779-86.

51) Holmberg S, Thelin A, Thelin N. Is there an increased risk of knee osteoarthritis among farmers? A population-based case-control study. International archives of occupational and environmental health. Jun; 2004 77(5):345-50.

52) Kellgren JH, Lawrence JS. Rheumatism in miners. II. X-ray study. British journal of industrial medicine. Jul; 1952 9(3):197-207.

53) Franklin J, Ingvarsson T, Englund M, Lohmander S. Association between occupation and knee and hip replacement due to osteoarthritis: A case-control study. Arthritis Res Ther. 2010 12(3):R102.

54) Dillon CF, Rasch EK, Gu Q, Hirsch R. Prevalence of knee osteoarthritis in the United States: arthritis data from the Third National Health and Nutrition Examination Survey 1991-94. The Journal of rheumatology. Nov; 2006 33(11):2271-9.

55) Tuchsen F, Hannerz H, Jensen MV, Krause N. Socioeconomic status, occupation, and risk of hospitalisation due to coxarthrosis in Denmark 1981-99. Ann Rheum Dis. Nov; 2003 62(11):1100-5.

56) Andersen S, Thygesen LC, Davidsen M, Helweg-Larsen K. Cumulative years in occupation and the risk of hip or knee osteoarthritis in men and women: A register-based follow-up study. Occupational and environmental medicine. May; 2012 69(5):325-30.

증가함에 따라 증가했다.[57] 남성 보건의료 종사자(healthcare assistants) 중 무릎 퇴행성 관절염의 발생 위험이 높아지는 것은 10년 이상 근무한 경우에만 나타났다. 5년 이상 근무한 여성 보건의료종사자와 여성 건설 근로자는 무릎 퇴행성 관절염에 걸릴 위험이 증가하였다.[58] 스웨덴에서 건설업에 종사하는 남성 근로자 중 바닥을 까는 작업자(floor layers), 아스팔트 근로자(asphalt workers), 판금 근로자(sheet-metal workers), 석재 작업자(rock workers), 배관공(plumbers), 조적공(brick layers), 목공(wood workers) 및 콘크리트 작업자(concrete workers)들에서 무릎 퇴행성 관절염의 위험이 유의하게 높았다[59]. 11-30년 동안 농장 일을 하는 여성들은 통계적으로 유의하지 않았지만 위험이 증가하는 경향이 있었다.[60] 농장 작업은 남성들 사이에서 무릎 퇴행성 관절염 위험 증가와 관련이 없는 것으로 나타났다. 그러나 초과 중량과 함께 건설이나 농장 작업에 노출되면 무릎 퇴행성 관절염의 발병 위험이 유의하게 증가하였다. Andersen[61]은 여성 농민들 사이에서 무릎 퇴행성 관절염의 위험에 대한 강력한 증거를 찾지 못했다. 일본 여성 582명 중 195명(33.5%)이 무릎 관절염으로 고통을 겪었으나 농업 활동은 무릎 관절염과 관련이 없었다.[62]

직업과 무릎 퇴행성 관절염 발병과 연결시키는 기전은 생체 역학적 기전(biomechanical mechanism)인 것으로 여겨진다. 무릎을 가로지르는 힘은 격렬한 직업에서 발견되는 많은 활동에서 측정될 수 있다.[63][64] 낙농업 종사자들에게 쪼그려 앉기와 굴곡시에 무릎에 미치는 힘이 측정되었다.[65] 또한, 무릎 부정렬(knee mal-alignment) 및 발의 각 형성(foot

57) Andersen S, Thygesen LC, Davidsen M, Helweg-Larsen K. Cumulative years in occupation and the risk of hip or knee osteoarthritis in men and women: A register-based follow-up study. Occupational and environmental medicine. May; 2012 69(5):325-30.

58) Andersen S, Thygesen LC, Davidsen M, Helweg-Larsen K. Cumulative years in occupation and the risk of hip or knee osteoarthritis in men and women: A register-based follow-up study. Occupational and environmental medicine. May; 2012 69(5):325-30.

59) Jarvholm B, From C, Lewold S, Malchau H, Vingard E. Incidence of surgically treated osteoarthritis in the hip and knee in male construction workers. Occupational and environmental medicine. Apr; 2008 65(4):275-8.

60) Holmberg S, Thelin A, Thelin N. Is there an increased risk of knee osteoarthritis among farmers? A population-based case-control study. International archives of occupational and environmental health. Jun; 2004 77(5):345-50.

61) Andersen S, Thygesen LC, Davidsen M, Helweg-Larsen K. Cumulative years in occupation and the risk of hip or knee osteoarthritis in men and women: A register-based follow-up study. Occupational and environmental medicine. May; 2012 69(5):325-30.

62) Hashikawa T, Osaki M, Ye Z, Tomita M, Abe Y, Honda S, et al. Factors associated with radiographic osteoarthritis of the knee among community- dwelling Japanese women: the Hizen-Oshima Study. Journal of orthopaedic science: Official journal of the Japanese Orthopaedic Association. Jan; 2011 16(1):51-5.

63) Faber GS, Kingma I, van Dieen JH. Bottom-up estimation of joint moments during manual lifting using orientation sensors instead of position sensors. J Biomech 2010;43(7):1432-6.

64) Gullett JC, Tillman MD, Gutierrez GM, Chow JW. A biomechanical comparison of back and front squats in healthy trained individuals. J Strength Cond Res 2009;23(1): 284-92.

65) Nonnenmann MW, Anton DC, Gerr F, Yack HJ. Dairy farm worker exposure to awkward knee posture during milking and feeding tasks. J Occup Environ Hyg 2010;7(8):483-9.

angulation)과 관련되어 무릎관절에 미치는 증가된 힘이 무릎 골관절염의 진행과 관련하여 연구되었다.[66)67)68)]

문헌에서 무릎 골관절염과 지속적으로 연관되어 있는 직업활동은 앉아서 하는 작업이나 육체적 부담이 낮은 작업활동과 비교하였을 때에 무릎 꿇기(kneeling), 쪼그려 앉기(squatting), 들어올리기/운반하는 작업(lifting/carrying) 및 힘들게 서서하는 작업(heavy standing work) 등이 있다.[69)70)71)] 바닥 까는 작업자(floor layers),[72)] 광부,[73)74)] 부두 노동자(dockers)[75)] 및 엘리트 수준의 스포츠 선수[76)]등 다양한 특수 직업에서 무릎 퇴행성 관절염 발생과 연관이 있다. 다양한 직업과 작업활동이 조사되었지만 제안된 메커니즘에는 무릎관절을 가로 지르는 생체 역학적 힘(biomechanical forces)이 포함된다.

(3) 직업병으로 무릎 퇴행성 관절염

앞에서 살펴본 연구결과들은 무릎 퇴행성 관절염에 대하여 영국의 산업재해 자문위원회(Industrial Injuries Advisory Council, IIAC)의 보고서를 만드는데 기여하였다. 이 위원회는 영국에서 업무상 질병에 대한 독립적인 과학 자문기구로서 과학적 및 의학적 증거를 검토하고 산업재해보상에서 변경하여야 할 사항들을 노동연금부서(Department for Work and Pensions)에 제안한다.

---

66) McWilliams DF, Doherty S, Maciewicz RA, Muir KR, Zhang WY, Doherty M. Self-reported knee and foot alignments in early adult life and risk of osteoarthritis. Arthritis Care Res 2010;62(4):489-95.

67) Chang A, Hayes K, Dunlop D, Hurwitz D, Song J, Cahue S, et al. Thrust during ambulation and the progression of knee osteoarthritis. Arthritis Rheum 2004;50(12):3897e903.

68) Chang A, Hurwitz D, Dunlop D, Song J, Cahue S, Hayes K, et al. The relationship between toe-out angle during gait and progression of medial tibiofemoral osteoarthritis. Ann Rheum Dis 2007;66(10):1271-5.

69) Sandmark H, Hogstedt C, Vingard E. Primary osteoarthrosis of the knee in men and women as a result of lifelong physical load from work. Scandinavian journal of work, environment and health. Feb; 2000 26(1):20-5.

70) 35. Cooper C, Coggon D. Physical activity and knee osteoarthritis. Lancet 1999;353(9171):2177-8.

71) Coggon D, Croft P, Kellingray S, Barrett D, McLaren M, Cooper C. Occupational physical activities and osteoarthritis of the knee. Arthritis Rheum 2000;43(7):1443-9.

72) Sandmark H, Hogstedt C, Vingard E. Primary osteoarthrosis of the knee in men and women as a result of lifelong physical load from work. Scandinavian journal of work, environment and health. Feb; 2000 26(1):20-5.

73) Seidler A, Bolm-Audorff U, Abolmaali N, Elsner G, knee osteoarthritis s-g. The role of cumulative physical work load in symptomatic knee osteoarthritis - a case-control study in Germany. Journal of occupational medicine and toxicology. 2008; 3:14.

74) McMillan G, Nichols L: Osteoarthritis and meniscus disorders of the knee as occupational diseases of miners. Occup Environ Med. 2005, 62: 567-575.

75) Muraki S, Akune T, Oka H, Mabuchi A, En-Yo Y, Yoshida M, et al. Association of occupational activity with radiographic knee osteoarthritis and lumbar spondylosis in elderly patients of population-based cohorts: A large-scale population-based study. Arthritis Rheum. Jun 15; 2009 61(6):779-86.

76) Cooper C, McAlindon T, Coggon D, Egger P, Dieppe P. Occupational activity and osteoarthritis of the knee. Ann Rheum Dis. 1994; 53(2):90-3.

이 위원회의 보고서에 따르면 석탄 광부(coal miners), 카펫 설치작업자(carpet fitters), 카펫/바닥 까는 작업자(carpet/floor layers)의 무릎 퇴행성 관절염을 업무상 질병의 목록에 포함되도록 하였다.

이것은 이러한 직종 중 하나에서 일한 결과로 무릎 퇴행성 관절염이 발생한 근로자들에게 산업재해보상급여를 청구할 수 있음을 의미한다.

이상에서 살펴본 연구들은 또한 독일과 덴마크를 포함한 다른 국가에서 직업병으로 무릎 퇴행성 관절염을 인정하는 데 기여했다.[77)]

5) 증상

무릎 관절염의 주요 증상은 다음과 같다.

- 통증(특히 무릎을 움직이거나 하루가 끝날 때에 심하다 – 휴식을 취하면 더 좋아진다)
- 강직(stiffness, 특히 휴식을 취한 후에 나타난다 – 움직이면 보통 1분 정도 지나면 편안해진다)
- 관절을 움직일 때에 염발음(crepitus), 삐걱 거리는 소리(creaking), 오도독 오도독 하는 소리(crunching), 가는 듯한 감각(grinding sensation)이 생긴다.
- 딱딱한 부종(골극의 형성으로 인함)
- 부드러운 부종(관절액의 증가로 인하여 발생)

기타 다음과 같은 증상도 나타난다.

- 근육이 약해지거나 관절의 구조가 덜 안정되어 무릎이 꺾인다(giving way).
- 무릎이 자유롭게 움직이거나 정상적으로 움직이지 않는다.
- 무릎이 구부정해지거나 구부러진 형태로 변한다.
- 관절 주위의 근육이 얇아지거나 약해 보인다.

드물지만 일부 사람들은 무릎에 통증이 있어 밤에 잠을 못 잘 수도 있다. 이것은 일반적으로 심각한 퇴행성 관절염에서만 발생한다. 날씨에 따라서 통증이 완화되기도 하고 악화(특히 습기가 많은 날씨와 낮은 압력)되기도 한다. 이것은 무릎관절낭의 신경 섬유가 대기

77) Arthritis research UK. Osteoarthritis as an occupational disease http://www.arthritisresearchuk.org/research/our-research-achievements/osteoarthritis-as-an-occupational-disease.aspx

압의 변화에 민감하기 때문일 수 있다. 때로는 얼마나 활동적 이었는지에 따라 때로는 분명한 이유가 없이 통증을 느낀다.

6) 진단

특히 서 있거나 걸을 때 통증이 오고, 무릎을 움직일 때 소리가 날 수 있으며, 계단 오르내리기가 힘들어지며, 관절조직의 두꺼워짐과 관절액 증가로 무릎이 붓게 되며, 점차로 근육의 위축, 운동 제한이 나타나게 된다.

무릎관절 질환을 검사하는 과정에서 골의 손상은 단순 방사선 검사로 어느 정도 진단이 가능하나, 연골판과 인대손상 등은 단순 방사선 검사만으로는 진단하기 어렵기 때문에 자기공명영상 등의 정밀검사를 필요로 하게 된다. 그러므로 무릎관절의 손상 시 숙련된 의사에게 진료를 받는 것이 물론 중요하지만, 일차적으로는 환자 스스로가 병력, 현상, 증상, 경과 등을 잘 알고 의사에게 정보를 주는 것이 특히 중요하다.

무릎에 문제가 있을 경우에 진단을 위해서 다음과 같은 방법들을 사용하게 된다.

(1) 이학적 검사

의사들이 아픈 다리를 구부리거나 곧게 하고 회전시켜서 문제를 찾고, 다리가 움직이는 범위와 위치를 발견하기 위해 무릎을 압박하기도 하면서 무릎문제의 성질을 파악한다. 의사는 증상 및 검사 결과에 따라 무릎 관절염의 진단을 내린다. 이학적 검사를 하면서 다음 사항을 확인한다.

- 무릎관절 부위의 압통(tenderness)
- 무릎관절을 움직일 때 나는 소리(crepitus)
- 튀어 나온 뼈(골극)
- 부종(과도한 관절낭액)
- 제한된 움직임
- 무릎의 불안정성
- 무릎을 지탱하는 근육이 얇아짐

(2) X-선 촬영

뼈들의 2차원 영상을 얻기 위해서 무릎에 대한 X-선 촬영을 한다. 퇴행성 관절염을 진단하는 가장 유용한 검사이다. 엑스레이는 골조직의 변화를 보여줄 수 있으며, 뼈 사이의 좁아진 공간을 보여주고, 관절 내 칼슘 침전물을 보여줄 수 있다. 그러나 X-레이는 통증이나 장애가 얼마나 되는지를 잘 보여주지 못한다.

(3) CT 촬영

CT 촬영은 다른 각도에서 무릎의 영상을 얻어서 컴퓨터로 분석하는 것이다. 이것은 컴퓨터 스크린에 상처안 무릎 조직을 단층사진 이미지로 나타낸다. 이 사진 이미지들은 보통 X-선 촬영결과보다 명확하게 무릎의 조직들을 볼 수 있다.

(4) MRI 촬영

MRI는 인체를 구성하는 물질의 자기적 성질을 측정하여 컴퓨터를 통하여 다시 재구성하여 영상화하는 기술이다. MRI는 X-선처럼 이온화 방사선이 아니므로 인체에 무해하고 3차원 영상화가 가능하고 CT에 비해 대조도와 해상도가 더 좋으며, multiplanar imaging으로 원하는 면의 인체 단면상을 만들 수 있는 등 여러 가지 장점으로 인해 널리 쓰이고 있다.

자기공명영상(MRI) 스캔은 엑스레이에서는 볼 수 없는 연조직(예 : 연골, 힘줄, 근육) 및 뼈의 변화가 표시된다.

(5) 관절경

관절경은 광학 튜브를 이용하여 무릎 안을 볼 수 있는 장치이다. 무릎에 상처를 거의 남기지 않고 무릎관절의 내부를 스크린에 비추어 자세히 볼 수 있다.

퇴행성 관절염에 대한 혈액 검사는 없지만 다른 조건이나 질환을 배제하는 데 사용할 수 있다.

7) 결론

무거운 물건 들어 올리기, 특히 쪼그려 앉는 자세로 작업을 할 경우에 무릎 상태를 악화시킬 수 있고 고통을 일으킨다.

무릎 퇴행성 관절염은 만성 질환으로 심각한 장애를 일으킨다. 삶의 질이 떨어지며, 일할 능력을 포함하여 일상활동을 수행할 수 있는 능력을 떨어뜨린다. 무릎 퇴행성 관절염의 유병률은 인구 고령화와 함께 증가하고 있으며, 질병 발병 및 진행을 줄이기 위한 중재가 더욱 절실하다. 이 질병의 위험요인과 발병은 부분적으로 관절에 대한 기계적인 충격과 부담 때문일 가능성이 높다.

확립된 위험요인에는 비만, 나이, 여성, 무릎관절 손상 과거력 및 반달연골절제술(menisectomy) 등이 알려져 있다. 또한, 중요한 증거로는 무릎의 직업적인 기계적 부하가 관절의 질병을 유발하거나 악화시킬 수 있다는 것이다. 이와 같은 직업적 위험요인을 고려할 때에 특히 우려되는 것은 고령 근로자들이 무릎의 부담을 증가시키는 다양한 직업에 계속해서 종사하고 있으며 증가하고 있다는 것이다.

무릎 골관절염은 인생의 후기에 유병률이 증가하고 작업을 제한하는 흔한 원인이다. 물리적으로 무릎관절에 부담을 주는 작업활동으로 작업하는 하루 중에 상당 기간 동안 쪼그리고 앉아서 작업하기, 무릎을 꿇고 하는 직업 활동, 반복적으로 무거운 짐 들기와 운반하기, 경사진 곳을 오르기, 높은 신체적 작업 부담이 있는 작업 등은 이 질병의 발생과 진행 및 증상의 악화에 기여할 가능성이 있다. 가능한 경우 이러한 노출은 작업 설계에 의해 근원적으로 최소화되어야 한다. 어렵기는 하지만 실제로 달성할 수 있는 예방대책이다. 어떤 경우에도, 과체중과 일상생활에서 위험요인들을 가진 사람들은 체중감량은 물론 다양한 예방대책을 더욱 강력하게 권장해야 한다.

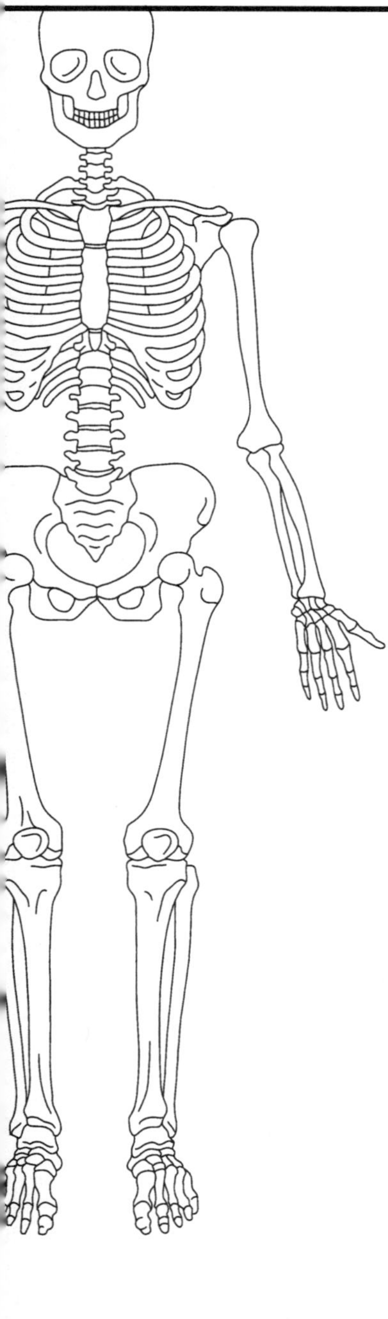

10

퇴행성 관절염의 업무관련성 평가

1. 개요
2. 원인
3. 증상
4. 진단
5. 예방방법
6. 업무관련성 평가

제10장

퇴행성 관절염의 업무관련성 평가

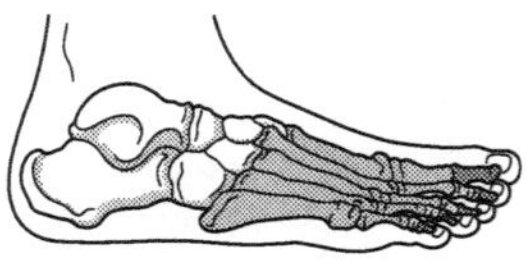

1. 개요

퇴행성 관절염(degenerative joint arthritis)은 골관절염(osteoarthritis)이라고도 하며, 관절에 영향을 미치는 질환이다.[1] 연골의 손상 또는 퇴행성 변화로 인해 관절을 이루는 뼈와 인대 등에 손상이 일어나고 염증과 통증이 생기는 질환이다.

관절뼈 표면에는 연골이라고 불리는 조직이 늘어서 있다. 연골은 관절이 움직일 때 부드러운 표면을 제공한다. 이처럼 관절을 보호하는 매끄러운 연골이 움푹 패고 닳아 없어지면서 관절의 통증과 변형이 생기는 것을 퇴행성 관절염이라고 한다.

이 연골은 정상적인 관절의 기능을 유지하는 데 가장 중요한 조직으로 매끄러우면서도 질기며 동시에 탄력성을 지니고 있다. 이 연골은 스펀지와 같은 역할을 하는데, 관절이 압박받고 있지 않을 때는 관절액을 끌어들였다가 보행이나 운동 때와 같이 압력이 가해지면 관절액이 빠져나가 충격을 흡수하는 작용을 하게 된다. 이런 중요한 연골조직이 파괴되면 정상적인 연골의 완충작용이 저하되어 결국 관절염이 발생하게 된다.

연골의 변형뿐만 아니라 뼈가 자라난 부분(bony outgrowths)이 관절의 움직임을 방해하여 고통스럽게 되기도 한다. 이 질환이 지속되면 통증과 관절의 기형이 유발되는데, 특히 무릎의 퇴행성 관절염은 만성적으로 신체장애를 유발하는 가장 큰 원인이 된다. 결국, 오랜 시간이 지나면서 근육이나 뼈들이 제 기능을 하지 못하게 되는 노화와 관계가 깊은 질환이다. 빈도가 비교적 높은 편이므로 하나 이상의 관절에서 관절염을 보이는 빈도는 15~44세에는 5% 미만, 45세~64세에서는 25~30%, 65세 이상에서는 60% 이상(일부 인구에서는

1) 국가건강정보포털 의학정보. 골관절염(osteoarthritis). 국가건강정보포털. http://terms.naver.com/entry.nhn?docId=2119951&cid=51004&categoryId=51004

90%) 이다.[2)]

퇴행성 관절염은 여러 종류의 관절염 중에서 가장 흔한 형태이며, 무릎, 손과 손가락, 목, 허리 및 엉덩이와 같은 관절에 가장 흔하게 발생한다.[3)]

2. 원인

연골은 내성이 강한 조직으로 삶의 과정에서 반복되는 스트레스를 견뎌낼 수 있다. 따라서 체중 부하 관절의 연골은 체중의 4~6배에 해당하는 하중에 견딜 수 있다.[4)] 이러한 놀라운 내성은 반복적인 기계적 스트레스 및 연골의 약화(대사 또는 해부학적 이상)가 있을 때 약화될 수 있다.

예전에는 골관절염을 노화 현상의 일부로 생각하였으나, 최근에는 단순 노화 현상과는 다른 관절연골의 변화를 보이는 질환으로 생각하고 있다. 대부분 고령에서 질환이 발생하고, 노화와 연관된 변화가 퇴행성 관절염의 발생 위험을 증가시키기는 하나 다른 능동적 요소가 있는 만큼 노화자체가 원인은 아니다. 노화에 따른 결과뿐만 아니라, 관절의 구조, 유전, 물리적 힘, 세포 내 변화, 생화학적 요인 등이 관여하는 질환으로 보고 있다. 일차성(특발성) 퇴행성 관절염의 확실한 원인은 밝혀져 있지 않으나 나이, 성별, 유전적 요소, 비만, 특정 관절 부위 등이 영향을 주는 것으로 생각되고 있다.

관절의 연골이나 뼈는 정상적인데 비해 관절에 과도한 부하가 걸려 관절 조직이 손상을 받거나, 부하는 정상적인데 비해 관절의 연골이나 뼈가 약한 경우이다. 체중을 많이 받는 관절, 즉 무릎관절, 엉덩이 관절 등과 관계가 깊다. 과체중으로 인해 관절과 연골에 과도한 부담이 있거나 관절의 과다 사용으로 잘 생긴다. 이차성(속발(성)) 퇴행성 관절염은 관절연골에 손상을 줄 수 있는 외상, 질병 및 기형이 원인이 되는 것으로 세균성 관절염이나 결핵성 관절염 후 관절연골이 파괴된 경우, 심한 충격이나 반복적인 가벼운 외상 후에 발생하는 경우 등이 대표적이다. 그러나 이차성이라고 진단되어도 원인을 밝히지 못하는 경우가 있을 수 있다. 동일 원인에 노출되었다 하더라도 모두 관절염으로 진행하는 것은 아니라서

2) 국가건강정보포털 의학정보. 골관절염(osteoarthritis). 국가건강정보포털. http://terms.naver.com/entry.nhn?docId=2119951&cid=51004&categoryId=51004

3) arthrolink.com. The osteoarthritis.com. Osteoarthritis and work. http://www.arthrolink.com/en/osteoarthritis-folders/all-folders/osteoarthritis-and-work

4) arthrolink.com. The osteoarthritis.com. Osteoarthritis and work. http://www.arthrolink.com/en/osteoarthritis-folders/all-folders/osteoarthritis-and-work

일차성과 이차성의 구별이 분명한 것은 아니다.[5)]

원인은 부위별로도 어느 정도 차이를 보일 수 있는데, 척추의 경우는 직업적으로 반복되는 작업이나 생활습관 등이 원인이 될 수 있다. 엉덩이 관절에서는 무혈성 괴사와 엉덩이 관절 이형성증이 많은 원인을 차지하며, 발목 관절의 경우 발목 관절의 골절 또는 주변 인대의 손상이 퇴행성 관절염을 유발하는 가장 흔한 원인이 된다.[6)]

결론적으로 최근까지 퇴행성 관절염의 원인은 다음과 같이 요약할 수 있다.

- 과체중
- 나이가 들어감
- 관절의 부상
- 적절히 형성되지 못한 관절
- 관절연골의 일반적 결함
- 특정한 직업이나 스포츠에 따른 관절에 대한 스트레스

퇴행성 관절염이 발생하는 실제 과정은 오히려 연령에 따라 분명히 증가하는 미세 외상의 축적이라고 생각한다. 이러한 이유로 특정 사람들이 다양한 특정 미세 외상에 대해 다른 사람들보다 더 노출되어 있으면 관절염이 아주 일찍 발생한다.

작업장에서 보다 쉽게 접하게 되는 미세 외상에는 다음이 포함된다.[7)]

- 특정 공작 기계 및 물체에 의해 전달되는 기계적 진동 및 충격
- 특정 운동과 자세로 인한 부담

그러나 이 두 요소가 관절에 손상을 일으키는 방식은 과학적으로 입증되지 않았다. 기계역학적으로 공압드릴(pneumatic drill)을 사용하는 사람들에게서는 팔꿈치의 골관절염이 일반 인구보다 높은 비율로 발생하는 것으로 알려져 있다. 다음과 같은 특정 작업에서 퇴행성 관절염을 일으킬 위험이 증가한다.[8)]

- 공압드릴을 사용하는 근로자의 팔꿈치, 손목 및 어깨 관절염 발병률이 높다.

---

5) 서울대학교병원 의학정보. 퇴행성 관절염(degenerative arthritis). 서울대학교병원. http://terms.naver.com/entry.nhn?docId=926771&mobile&cid=51007&categoryId=51007

6) 서울대학교병원 의학정보. 퇴행성 관절염(degenerative arthritis). 서울대학교병원. http://terms.naver.com/entry.nhn?docId=926771&mobile&cid=51007&categoryId=51007

7) arthrolink.com. The osteoarthritis.com. Osteoarthritis and work. http://www.arthrolink.com/en/osteoarthritis-folders/all-folders/osteoarthritis-and-work

8) arthrolink.com. The osteoarthritis.com. Osteoarthritis and work. http://www.arthrolink.com/en/osteoarthritis-folders/all-folders/osteoarthritis-and-work

- 굴착기, 대장장이, 석기 및 금속 세공인과 광부의 팔꿈치 관절염 발생률이 높을 뿐만 아니라, 공압드릴 또는 압축공기 동력공구(compressed air power tools) 사용자의 경우 더 높다.
- 건설 근로자와 같은 무거운 하중을 운반하는 경우에 무릎, 엉덩이 및 손가락의 골관절염 발병률이 증가한다.
- 광부에서 무릎 관절염의 증가가 나타난다.
- 손가락의 퇴행성 관절염은 재봉사, 피아니스트 또는 공압드릴 또는 압축공기 동력공구로 작업하는 근로자에서 많이 발병한다.
- 말단부위의 관절염은 면화 작업자와 다이아몬드 절단기로 작업하는 근로자들에게서 높은 발생률을 보인다.
- 럭비 선수 중에서는 경추부위의 척추증(spondylosis)이 발병한다.

이처럼 퇴행성 관절염은 직업에 의해 유발되거나 더 악화될 수 있다. 업무가 반복적인 동작을 요구하는 경우, 일정한 들어 올림, 서 있거나 도구를 사용하는 것 등에 의해서 퇴행성 관절염이 발생할 수 있다. 이러한 유형은 부상을 당한 경우처럼 특별한 사건을 경험하지 않은 경우이다. 반면에 시간이 지남에 따라 업무가 신체 일부분에 미세손상을 유발하여 축적된 경우도 있다. 퇴행성 관절염에서 기계적 현상의 해로운 영향은 압박 부위의 연골 손상부위와 특정 직업 활동에서의 퇴행성 관절염의 존재로 증명된다.

3. 증상

골관절염에서 가장 흔하고 초기에 호소하는 증상은 관절염이 발생한 관절 부위의 국소적인 통증이다. 통증은 춥거나 습기가 많은 날 악화된다. 대개 전신적인 증상이 없다는 것이 류마티즘 관절염과의 차이점 중 하나다. 통증은 초기에는 해당 관절을 움직일 때 심해지는 양상을 보이다가 병이 진행되면 움직임 여부와 관계없이 지속해서 나타나기도 한다.

관절 운동 범위의 감소, 종창(부종, 부기), 관절 주위를 눌렀을 때 통증이 발생하는 압통이 나타난다. 관절연골의 소실과 변성때문에 관절면이 불규칙해지면 관절 운동 시 마찰음이 느껴질 수도 있다. 이와 같은 증상들은 일반적으로 서서히 진행되며 간혹 증상이 좋아졌다가 나빠지는 간헐적인 경과를 보이기도 한다.[9)]

9) 국가건강정보포털 의학정보, 골관절염(osteoarthritis), 국가건강정보포털, http://terms.naver.com/entry.nhn?do-

관절염이 생긴 부위에 따라 특징적인 증상을 보이기도 한다. 무릎관절에 발생한 경우 관절 모양의 변형과 함께 걸음걸이의 이상을 보일 수 있다. 엉덩이 관절에 발생한 경우는 자세 이상을 관찰할 수 있다. 손의 관절염의 경우 손가락 끝 마디에 골극(가시 같은 모양으로 덧 자라난 뼈)이 형성되기도 한다.[10]

관절염의 증상 중 가장 대표적인 것이 바로, '관절통'이다. '관절통' 발생에도 단계가 있으며, 초기에 인식하고 대처하는 것이 필요하다.

- **초기** : 처음에 움직이기 시작할 때 통증이 심하다가 휴식을 취하면 사라진다.
- **중기** : 활동을 하면 통증이 시작된다.
- **말기** : 휴식 시에도 통증이 계속되며 밤에도 통증이 심해 수면장애를 유발한다.

퇴행성 관절염의 증상을 요약하면 다음과 같다.[11]

- 관절이 뻣뻣하고 무릎에서 소리가 나면서 아프다.
- 무릎을 완전히 굽혔다 펴는 것이 잘 안 된다.
- 앉았다 일어나기가 힘들다.
- 활동하면 관절 통증이 악화되고, 쉬면 호전된다.
- 저녁때, 특히 잠자기 전에 통증이 심해진다.
- 걸을 때 아프고 절뚝거린다.

관절염이 생긴 부위에 따라 특징적인 증상을 보이기도 하여 무릎관절에 발생할 경우 관절 모양의 변형과 함께 걸음걸이에 이상을 보일 수 있고, 손가락 관절염의 경우 손가락 끝 마디에 헤버던결절(Heberden's node)이라 불리는 골극(가시 같은 모양으로 덧 자라난 뼈)이 형성되기도 한다.

부위에 따른 증세는 다음과 같다.[12]

① **손가락** : 손가락 마디가 결절처럼 튀어나오고, 손가락 끝이 뭉툭하게 되며, 통증도 나타난다.

② **고관절** : 선천성 기형이나 고관절의 성장 장애가 있었던 사람에게 잘 발생하며, 양쪽

cId=2119951&cid=51004&categoryId=51004

10) 국가건강정보포털 의학정보. 골관절염(osteoarthritis). 국가건강정보포털. http://terms.naver.com/entry.nhn?docId=2119951&cid=51004&categoryId=51004

11) 대한슬관절학회. 슬관절학회와 함께하는 퇴행성 관절염 가이드북. http://www.koreaknee.or.kr/pop/file/pop_01.pdf

12) 국가건강정보포털 의학정보. 골관절염(osteoarthritis). 국가건강정보포털. http://terms.naver.com/entry.nhn?docId=2119951&cid=51004&categoryId=51004

고관절을 모두 침범하는 경우도 20%나 된다. 통증은 주로 사타구니 쪽으로 전달되지만, 엉덩이나 넓적다리에서 통증이 느껴지는 경우도 있다. 진행되면 보행 장애가 생길 수도 있다.

③ **무릎** : 처음에는 많이 걸을 때만 통증과 부기가 나타났다가 충분히 쉬면 사라진다. 그러나 점차 진행됨에 따라 뼈마디가 굵어지고, 만지기만 해도 아프며, 무릎관절 안에 물이 차기도 하고, 소리가 나기도 한다. 더 진행되면 다리가 활처럼 휘게 되고, 다리를 절며, 더 심해지면 걷지 못한다.

④ **척추** : 처음에는 힘든 일을 하거나 무거운 물건을 들면 아프다가 더 진행되면 가만히 있어도 아프고 등이 뻣뻣하게 된다. 심하면 다리 쪽으로 통증이 전달되기도 한다.

4. 진단

우리 몸에는 약 100여 종의 관절염이 발행할 수 있으므로 총체적인 평가가 퇴행성 관절염의 진단을 위해 필요하다. 따라서 정확한 진단과 적절한 치료를 위해서는 정기적인 추적관찰이 필요하다.

환자의 자세한 병력을 분석하고, 이학적 검사 및 방사선 소견에서 보이는 관절의 여러 가지 변화와 퇴행성 관절염의 특징적인 소견을 종합함으로써 진단할 수 있다. 그러나 나이가 많은 사람은 모두 어느 정도의 퇴행성 변화를 보이므로 다른 모든 질환을 제외함으로써 퇴행성 관절염의 추정 진단이 가능할 뿐이다. 확진은 이후 관절경이나 수술 등을 통하여 퇴행성 변화를 직접 확인함으로써 가능해진다.[13]

단순 방사선 사진이 가장 유용하다. 초기에는 정상 소견을 보일 수 있으나 점진적으로 관절 간격의 감소가 나타나며 연골 아래 뼈의 음영이 짙어지는 경화 소견을 볼 수 있다. 더욱 진행되면 관절면의 가장자리에 뼈가 웃자란 듯한 골극이 형성되고 관절면이 불규칙해진다. 이차성 관절염의 경우 원인이 되는 과거 외상이나 질환의 흔적 혹은 변형 등이 관찰되기도 한다. 다만 방사선학적 변화가 증상 및 활동력의 심한 정도를 그대로 반영하는 것은 아니어서 40세 이상에서 90% 정도는 방사선학적으로 퇴행성 변화를 보이지만 이 중 30% 정도만이 증상을 보이게 된다.[14]

13) 서울대학교병원 의학정보, 퇴행성 관절염(degenerative arthritis), 서울대학교병원, http://terms.naver.com/entry.nhn?docId=926771&mobile&cid=51007&categoryId=51007

14) 서울대학교병원 의학정보, 퇴행성 관절염(degenerative arthritis), 서울대학교병원, http://terms.naver.com/entry.nhn?docId=926771&mobile&cid=51007&categoryId=51007

동위원소 검사는 관절염이 있는 부위에 혈류가 증가하고 골 형성이 활성화되어 검사상 짙은 음영을 관찰할 수 있다. 단순 방사선 사진에서 이상이 나타나기 이전인 가벼운 관절염도 진단할 수 있다는 특징이 있다. 자기공명영상(MRI)은 동반된 연부조직(내부 장기와 딱딱한 뼈 등을 제외한 우리 신체의 연한 조직. 근육, 인대, 지방, 섬유조직, 활막조직, 신경 혈관 등)의 이상이나 관절연골의 상태를 보는 데 유용하고, 진단적으로 관절경을 시행하면 골 병변이 나타나기 이전에 연골의 변화와 상태를 관찰할 수 있다.[15)]

1) 병력

퇴행성 관절염은 통증이나 관절의 뻣뻣한 증상의 양상 등이 비교적 특징적이기 때문에 때로는 경험이 많은 의사가 환자의 병력을 잘 들어보는 것만으로도 진단할 수 있다.

2) 이학적 검사

이상이 있는 관절이 어느 곳인지 판단하고 어느 정도의 기능상의 문제가 있는지 알아보는 것이 매우 중요하며 이들이 다른 형태의 관절염 특히 류마티즘 관절염과 감별을 할 수 있도록 해준다.

3) 혈액검사

퇴행성 관절염과 류마티스 관절염이나 통풍 등과 같은 기타 관절 질환들과 감별을 위해 혈액검사가 필수적이다. 또한, 현재 관절염의 활동도 등을 알아보기 위해 혈액검사를 시행한다.

4) 관절액 흡입검사

물이 찬 관절에서 관절액을 뽑아서 그 성분을 검사한다. 정상 관절액은 투명하고 연한 노란색을 띠는데 반해 관절염이 있는 관절액은 혼탁하고 관절액 양도 많다. 류마티즘 관절염에서는 백혈구가 많이 함유되어 있어서 뿌옇게 혼탁하게 되어 있는 경우가 많다. 또한, 혈액 등이 균에 감염되어 있는지도 확인해 볼 수 있다.

---

15) 서울대학교병원 의학정보. 퇴행성 관절염(degenerative arthritis). 서울대학교병원. http://terms.naver.com/entry.nhn?docId=926771&mobile&cid=51007&categoryId=51007

5) 영상의학적 검사

X-ray를 사용하여 관절구조의 변화를 관찰한다. 퇴행성 관절염 환자에서는 관절 간격이 좁아지며, 다양한 정도의 골극 형성을 관찰할 수 있다. 또한, 류마티즘 관절염과의 감별도 가능하게 된다.

이차성 관절염의 경우 원인이 되는 과거 외상이나 질환의 흔적 혹은 변형 등이 관찰되기도 한다. 다만 영상의학적 변화가 증상 및 활동력의 심한 정도를 그대로 반영하는 것은 아니어서 40세 이상에서 90% 정도는 방사선학적으로 퇴행성 변화를 보이지만 이 중 30% 정도만이 증상을 보이게 된다.[16]

6) 골 주사 검사

관절염을 앓게 되면 염증 부위에 혈류가 증가하게 된다. 이 때문에 방사선 동위원소가 그 부위로 많이 쌓여 염증 부위가 진하게 보인다. 이처럼 골 주사 검사는 사진의 음영을 관찰하여 초기 진단에 이용한다.

단순 방사선 사진에서 이상이 나타나기 이전인 가벼운 관절염도 진단할 수 있다는 특징이 있다.

7) 자기공명영상(MRI)

자기공명영상 검사를 통해 퇴행성 관절염을 진단할 수 있다. 소견상 연골마모로 인해 관절면이 거칠어진다. 자기공명영상(MRI)은 동반된 연부조직(내부 장기와 딱딱한 뼈 등을 제외한 우리 신체의 연한 조직, 근육, 인대, 지방, 섬유조직, 활막조직, 신경 혈관 등)의 이상이나 관절연골의 상태를 보는 데 유용하다.

8) 관절 내시경 검사

관절 내시경 수술을 통해서 화면으로 관절을 직접 보는 방법이다. 이를 통해 퇴행성 변화를 관찰하여 진단을 내릴 수 있다. 검사 시 마취를 하면 수술적 치료까지 겸할 수 있다.

16) 국가건강정보포털 의학정보. 골관절염(osteoarthritis). 국가건강정보포털. http://terms.naver.com/entry.nhn?docId=2119951&cid=51004&categoryId=51004

5. 예방방법

1) 생활 습관 개선

나쁜 자세나 습관, 생활이나 직업, 운동 활동 등 과부하가 되는 것은 가급적 바꾸어야 관절의 손상을 방지할 수 있다. 관절에 무리한 힘이 가해지는 구부려 앉기, 오리걸음, 무릎 꿇기 등이 있다.

정상 체중 유지는 체중 부하로 관절에 발생하는 퇴행성 관절염 예방에 필수적이다. 또한, 무리한 동작의 반복, 좋지 않은 자세 등이 관절의 퇴행성 변화를 유발할 수 있으므로 주의하여야 한다.

2) 운동

무리한 운동은 관절에 좋지 않지만 적당한 운동으로 근육을 강화하고 관절 운동 범위를 유지하는 것은 관절염 예방에 필수적인 요소이다. 운동은 관절의 유연성을 증가시키고 주변 근육을 튼튼하게 하여 퇴행성 관절염의 발생을 방지해 준다.

일상생활에서 유용하게 할 수 있는 '관절염을 관리하는 운동 방법'에는 '관절가동과 유연성 운동', '근력 강화 운동', '유산소와 지구력 운동'이 있다.

(1) 관절가동과 유연성 운동

관절가동과 유연성 운동은 쉽게 이야기하면 스트레칭을 말하는 것이다. 운동 효과는 관절의 운동 범위 회복, 유연성 유지, 관절 강직을 막아준다.

(2) 근력 강화 운동

근력 강화 운동은 헬스클럽에서 추를 들어 올리는 것과 같은 기계운동 또는 허벅지와 종아리의 근육을 강화해 주는 운동을 예로 들 수 있다.

3) 사업장의 조치

사업장에서 퇴행성 관절염을 예방하기 위해서 다음과 같이 할 수 있다.[17]

---

17) Canadian Centre for Occupational Health & Safety. Osteoarthritis. OSH Answers Fact Sheets.Document last

적절한 신체 역학은 일과를 포함하여 모든 일상활동에 사용되어 관절 스트레스를 줄이고 가능한 한 고통을 줄여야 한다. 다음과 같은 인체 공학적 원리가 도움이 될 수 있다.

- 손가락이 구부러지지 않도록 손가락이나 손바닥으로 책이나 파일을 집기
- 한쪽으로 치우치지 않고 바로 전면에서 직접 작업을 할 수 있도록 한다. 그래서 몸을 작업의 중심에 주어서 작업 중에 몸을 비틀어 움직이는 것을 피한다.
- 활동에 사용할 수 있는 가장 강한 관절을 사용한다(예 : 물건을 들어 올릴 때 등의 근육이 아닌 다리 근육으로 들어 올리기).
- 물건을 들기보다는 물건을 굴리거나 트롤리(trolley)를 사용한다.
- 부품이나 재료를 줍는 것과 같이 손의 엄지 쪽으로 단단히 잡고 압력을 가하는 작업을 피한다.
- 근육 경직, 통증 및 피로를 최소화하기 위해 장기간 서 있거나 앉은 자세를 피한다.

다음과 같은 근로자들이 수용할 수 있는 도구나 시설을 제공한다.

- 손잡이가 내장된 도구(예 : 가위 및 도구)를 사용하여 근력을 줄이고 힘을 줄인다.
- 앉았다가 일어서는 것을 쉽게 할 수 있는 장치를 설치한다.
- 몸 위치를 바꿔 줄 수 있도록 대체 작업이나 휴식을 제공한다.
- 관절염에 따른 기능 변화를 계획할 수 있도록 고용주와 유연한 근무 일정 및 작업 옵션을 논의한다.

6. 업무관련성 평가

퇴행성 관절염과 작업과의 관계는 명확하지 않다. 다양한 업무 외의 요소가 관련된다. 예를 들어 나이, 성별, 유전 요소, 비만, 선천성 또는 발달(뼈가 자라는 동안 발생) 등의 뼈 및 관절 질환이 있다. 대체로 관절의 변성은 유전적, 체질적 및 환경적 요인의 복합적 요인에 기인한다.

작업 관련이 될 수도 있고 그렇지 않을 수도 있는 다른 위험 요소는 이전의 염증성 관절 질환 및 관절 상해이다.

무거운 짐을 인력으로 운반하는 것은 관절의 퇴행성 변화를 일으킬 수 있다. 비정상적인

---

updated on August 17, 2010.https://www.ccohs.ca/oshanswers/diseases/osteoart.html

자세, 극심한 움직임 및 상해는 이미 퇴행성 관절염이 있는 근로자에서 증상을 나타내거나 기존 증상을 악화시킬 수 있다.

원인이 무엇이든 시간이 중요한 요소일 수 있다. 40세 미만의 사람들에게는 흔한 질병이 아니다.

반면에 75세 이상의 사람들의 약 80%는 퇴행성 관절염이 있다. 40~50세 사이의 연령 그룹은 퇴행성 관절염에 대한 진단율이 가장 높은 인구이다.[18)]

산업재해보상보험법 시행령에서는 근골격계의 퇴행성 변화와 관련하여 신체부담업무로 인하여 기존 질병이 악화되었음이 의학적으로 인정되면 업무상 질병으로 본다. 신체부담업무로 인하여 연령 증가에 따른 자연 경과적 변화가 더욱 빠르게 진행된 것이 의학적으로 인정되면 업무상 질병으로 본다고 규정하고 있다. 이에 따라서 근골격계질환의 업무 관련성의 판단에서 퇴행성 변화가 동반된 경우 어떻게 평가할 것인가가 중요한 문제가 되고 있다.

퇴행성 관절염이 있는 경우에는 급격한 외력의 작용 등 사고성 근골격계질환을 제외하고는 업무상 질병 여부 판단 시 다음 사항에 유의한다.

- 근골격계질환은 퇴행성 변화를 수반하는 경우가 많으므로 퇴행성 질병이란 이유만으로 불승인 판단을 해서는 안 되며 반드시 업무 관련성에 대한 판단을 하여 업무상 질병 여부를 판정한다.
- 퇴행성 근골격계질환에 대해 불승인 또는 승인 판단을 하는 경우에는 그에 따른 의학적 근거 내지는 업무 관련성에 대한 판단 등을 제시한다.

근로자에게 발생한 퇴행성 관절염은 사업장에서 발생 가능성이 높은 업무에 종사하느라 상병의 악화·발현의 가능성을 가지는 것이, 퇴근 후 집에서 쉬는 동안 악화요인을 가지는 경우보다 더 일반적이라는 관점이 필요하다.

일반적으로 업무 관련성을 판단할 때 신체부담 정도, 직업력, 간헐적 작업 여부, 비고정 작업 유무, 종사 기간, 질병의 상태 등을 종합적으로 고려하여 판단한다. 신체부담 정도는 재해조사내용을 토대로 인간공학 전문가, 산업위생 전문가, 산업의학 전문의 등 관련 전문가의 의견을 들어 평가하되, 필요한 경우 관련 전문가와 함께 재해조사를 하여 판단한다.

- 재해조사 시트의 신체부담 요인 조사 점수는 해당 부위의 전반적인 부담 수준을 의미하는 것으로 질병 발생과의 직접적인 관련성과는 다른 의미임을 고려한다.

18) Canadian Centre for Occupational Health & Safety. Osteoarthritis. OSH Answers Fact Sheets.Document last updated on August 17, 2010.https://www.ccohs.ca/oshanswers/diseases/osteoart.html

- 기존질병이나 연령의 증가에 따른 퇴행성 변화가 있는 경우라도 신체부담업무로 악화되었는지 여부를 고려하여 판단한다.
- 업무수행 전후 검사소견 비교와 신체부담업무 수행 정도를 고려하여 신체부담업무로 인해 기존질병이 악화되었는지 여부를 판단한다.
- 일반적 진행 경과에 비해 해당 근로자의 신체부담업무로 인한 퇴행성 변화가 더욱 빨라진 경우에 해당하는지를 판단한다.

특정 작업은 퇴행성 관절염 발생 가능성을 높인다. 반복적인 작업 동작을 하거나 높은 부담을 주는 작업활동을 견디거나 오랫동안 앉아있는 상태로 있어야 하는 직업을 갖고 있다면 퇴행성 관절염에 걸리거나 기존의 질환을 악화시키는 경향이 더 크다. 그러한 직업의 예로는 타이핑, 조립 라인 작업, 건설 작업 및 반복적으로 무거운 물건을 들고, 비틀고 돌리는 수작업 등이 있으며 이러한 일은 퇴행성 관절염을 악화시킬 가능성이 더 크다.

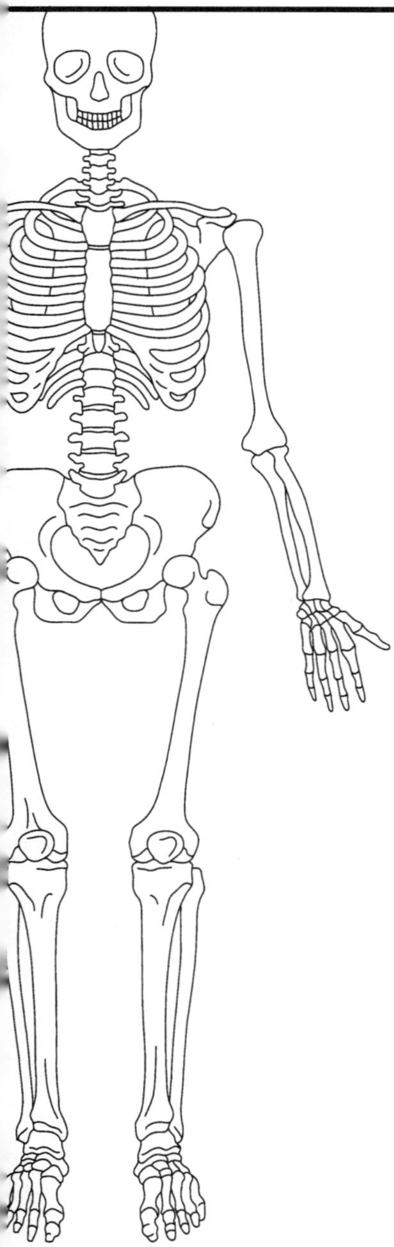

11

진동에 의한 근골격계질환

1. 정의 및 개요
2. 업무 관련 위험요소
3. 진동
4. 진동의 표준 지침
5. 업무상 근골격계질환
6. 기존 연구결과

제11장

진동에 의한 근골격계질환

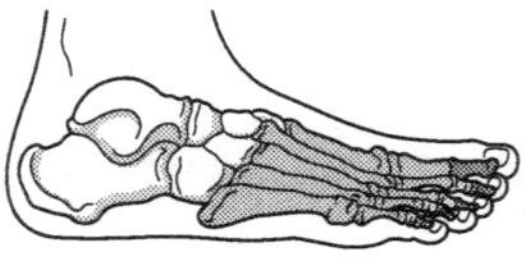

1. 정의 및 개요

근골격계질환(Musculoskeletal Disorders, MSDs)은 인체의 운동 또는 근골격계(근육, 힘줄, 인대, 신경, 디스크, 혈관 등)에 영향을 주는 손상 및 장애이다.

근골격계질환(MSDs)의 다른 일반적인 이름은 "반복적인 운동 상해(repetitive motion injury)", "반복적인 스트레스 손상(repetitive stress injury)", "과사용 상해(overuse injury)" 등이다. 이런 종류의 용어를 사용할 때의 문제점은 근골격계 손상(반복 및 스트레스) 단 하나의 원인을 암시한다는 것이다. 점점 더 많은 연구가 근골격계질환(MSDs)으로 이어지는 여러 가지 원인의 위험요소를 가리키고 있기 때문에 이런 용어는 제한적이다. 따라서 근본적으로 문제를 기술하기 때문에 "근골격계질환(Musculoskeletal Disorders, MSDs)"이라는 용어를 사용한다.

근로자가 MSDs 위험요소에 노출되면 피로가 시작된다. 피로가 몸의 회복 시스템(body's recovery system)을 초과하면 근골격계 불균형(musculoskeletal imbalance)이 생긴다. 시간이 지남에 따라 피로회복이 되지 않으면 근골격계 불균형이 지속되어 근골격계질환이 발생한다.

이러한 위험요소는 업무 관련 위험요소와 개인 관련 위험요소의 두 가지 범주로 나눌 수 있다.

2. 업무 관련 위험요소

작업장 설계(Workplace design)는 근골격계질환의 발생에 결정적인 역할을 한다. 근로자가 자신의 신체 기능 한계를 벗어나는 작업을 수행하도록 요구받으면 근골격계는 위험에 처하게 된다. 이러한 상황에서 워크스테이션 디자인(workstation design)의 객관적인 평가는 작업자의 회복 시스템(worker's recovery system)이 작업 수행으로 인해 발생할 피로를 따라갈 수 없다는 것을 알려준다. 평가 결과 인체공학적 위험요소가 존재하고 근로자에게 근골격계 불균형을 일으킬 위험이 있으며 근골격계 장애가 임박한 현실임을 알 수 있다.

인체공학적 위험요소에는 세 가지 기본 요소가 있다.

① **심한 작업 반복(High task repetition)** : 많은 일의 작업과 주기는 본질적으로 반복적이며 시간별 또는 일별 생산 목표 및 작업 프로세스에 의해 자주 제어된다. 고위험 및 어색한 자세와 같은 다른 위험요소와 결합할 때 작업 반복(task repetition)은 MSDs의 형성에 기여할 수 있다. 작업 시간이 30초 이하이면 작업이 매우 반복적인 것으로 간주된다.

② **강렬한 운동(Forceful exertions)** : 많은 작업은 인체에 높은 부담(high force loads)을 요구한다. MSDs로 이어질 수 있는 관련 피로를 증가시키는 높은 힘의 요구(high force requirements)에 따라 근육 운동이 증가한다.

③ **반복적인 또는 지속된 어색한 자세(Repetitive or sustained awkward postures)** : 어색한 자세(awkward postures)는 관절에 과도한 힘을 가하고, 관절 주위의 근육과 힘줄에 과도한 부담을 준다. 몸의 관절은 관절의 중간 범위 동작(midrange motion)에 가장 가깝게 작동할 때 가장 효율적이다. 관절의 운동 범위가 중간 범위를 벗어나 반복적으로 또는 적절한 복구 시간 없이 지속되는 경우 MSDs 위험이 증가한다.

이러한 작업장 위험 요인에 노출되면 근로자는 MSDs 위험 수준이 높아진다. 심한 작업 반복, 강력한 운동과 반복적 · 지속된 어색한 자세는 근로자의 신체가 회복능력을 넘어서 피로를 느끼게 하여 근골격계 불균형과 결국 MSDs를 유발한다.

3. 진동

진동은 평형 위치(equilibrium position) 주변 시스템의 진동 운동(oscillatory motion)으로 정의된다.[1] 진동은 고체, 기체 또는 액체 상태에서 발견할 수 있으며 진동 운동은 주기적 또는 무작위적(periodic or random), 연속 또는 간헐적(continuous or intermittent)이거나 정상 상태 또는 일시적(steady state or transient)일 수 있다(그림 11-1).[2] 진동의 주된 특성은 크기(magnitude), 주파수(frequency), 방향(direction) 및 지속 시간(duration)이다.[3]

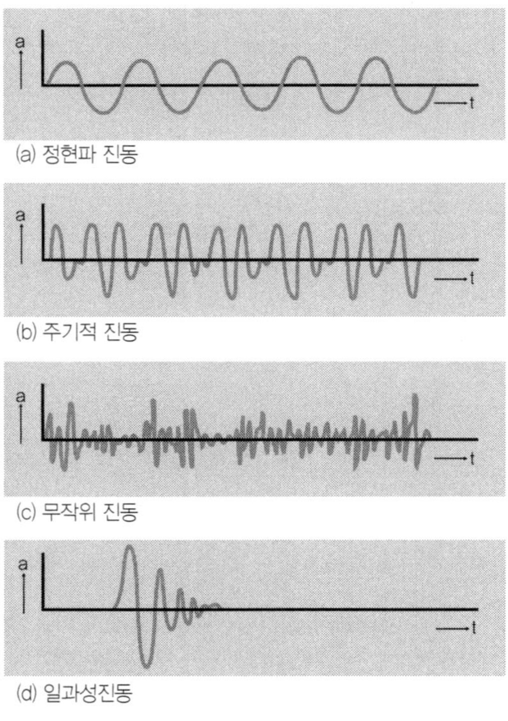

[그림 11-1] 진동의 유형

1) Chen HC, Pan YT. Whole-body vibration exposure in urban motorcycle riders. In: Proceedings of the Institute of Industrial Engineers Asian Conference; 2013.

2) NIOSH. The Industrial Environment: Evaluation and Control. Cincinnati, Ohio: National Institute for Occupational Safety and Health; 1973.

3) Stephan JB. Long driving hours and health of truck drivers. Department of Industrial and Manufacturing Engineering, Faculty of New Jersey Institute of Technology; 2008.

"동력(power)"으로 알려진 진동 크기(vibration magnitude)는 가속도(acceleration)를 나타내며 제곱 초당 미터(m/s²) 단위로 측정된다.[4] 그러나 가속도의 크기는 진동이 충격을 포함하지 않을 때 제곱 평균 제곱근(root mean square, rms) 값으로 표현된다.[5] 진동의 주요 요소 중 하나인 주파수는 초당 완료 사이클의 수로 정의되며 Hz 단위로 측정된다. 또한 노출 시간과 함께 진동부하량(dose)에 영향을 주는 요소를 측정해야 한다.[6] 인간진동노출(Human vibration)은 환경에서 인체에 이르는 기계적 진동 효과로 정의된다.[7]

산업현장에서 인체에 해를 주는 진동은 크게 국소 진동, 전신 진동 2가지로 분류된다. 국소 진동이란 인체 일부분을 통해 전달되는 진동으로 수공구를 사용하면서 손으로 전달되는 진동을 말한다. 이외에 신체 일부분이 아닌 신체 여러 부위에 전반적으로 전달되는 진동이 있다. 차량이나 배, 비행기 등에 탑승했을 때의 진동이 그것으로 전신 진동이라 부른다. 2가지 진동은 측정방식이나 분석방법 등 여러 가지 면에서 많은 차이가 있다. 특히 인체에 해가 되는 주파수 특성이 많이 다르다. 진동은 전신 또는 신체 일부에 영향을 미칠 수 있다.

1) 수완 진동(Hand arm vibration, HAV)

수완 진동은 국소 진동이라고도 한다. HAV는 공구에서 작업자의 손과 팔로 진동이 전달되는 분할된 진동으로 알려져 있다. 생산되는 진동 수준은 공구의 크기와 무게(tool's size and weight), 추진 방법(method of propulsion) 및 공구의 구동 메커니즘(tool's drive mechanism)에 따라 달라진다. 그러나 이전의 연구들은 진동하는 손 도구에 오랜 기간 노출되면 수완 진동 증후군(HAVS)과 관련이 있음을 보여주었다.[8][9] 진동에 노출이 되면 일시적인 감각 손상(temporary sensory impairments)이 생겼다가 회복하는데 20분 이상이 소요된다.[10][11][12]

---

4) Hussey M. Fundamentals of mechanical vibrations. New York: Macmillan; 1983.
5) Hussey M. Fundamentals of mechanical vibrations. New York: Macmillan; 1983.
6) Stephan JB. Long driving hours and health of truck drivers. Department of Industrial and Manufacturing Engineering, Faculty of New Jersey Institute of Technology; 2008.
7) Brüel, Kjær. Human vibration. Retrieved from Brüel & Kjær Beyond Measure; 2014. Available from:http://www.bksv.com/Applications/OccupationalHealth/HumanVibration
8) Ekenvall L, Carlsson A. Vibration white finger: A follow up study. Br J Ind Med 1987;44:476-8.
9) Futatsuka M, Ueno TA. A follow-up study of vibration-induced white finger due to chain-saw operation. Scand J Work Environ Health 1986;12:304-6.
10) Streeter H. Effects of localized vibration on the human tactile sense. Am Ind Hyg Assoc J 1970;31(1):87-91.
11) Radwin RG, VanBergeijk E, Armstrong TJ. Muscle response to pneumatic hand tool torque reaction force. Ergonomics 1989;32(6):655-73.
12) Kume Y, Maeda S, Hashimoto F. Effect of localized vibration in work environment on organic functions at fingertip for surface roughness. In: Proceedings of the 1984 International Conference on Occupational Ergonomics, Toronto, Canada. Human Factors Association of Canada; 1984:457-61.

손–팔 진동(HAV)은 손을 통해 전달되는 기계적인 진동으로 손–팔 계통에만 주로 영향을 미친다. 손–팔 진동은 나무 다듬기(전정기)류(hedge trimmers) 등을 포함한 휴대용 전동 또는 공압 공구로 인해 발생한다.

2) 전신 진동(Whole-body vibration, WBV)

WBV는 착석 위치에 있는 인체에 진동을 전달하는 것이다.[13] 전신 진동(WBV)은 앉아서 작업할 때는 엉덩이 또는 등을 통해 전신으로 전달된다. 서서 작업할 때는 발을 통해 전신으로 전달되고, 반듯이 누워 작업할 때는 머리와 등을 통해 전신으로 전달된다. 이는 전신에 영향을 미친다. 전신 진동은 자동차 또는 오토바이 등으로 이동할 때와 같이 여가를 즐기는 동안에도 발생할 수 있다. WBV에 대한 0.01~50 Hz/h 범위의 진동 주파수는 멀미(motion sick–ness), 통증(pain), 불편함(discomfort), 구토(vomiting) 및 무감각(numbness to the skin)을 일으킬 수 있다.[14] 신체는 WBV에 지속적으로 노출되어 생리학적 및 병리학적 영향을 받게 된다[15]. 기존의 연구들은 WBV 노출의 연관성을 보여주는 중등도 이상의 강력한 역학적 증거가 있음을 보여주었고, 특히 직업 운전자의 경우 요통의 위험이 55~65% 증가하였다.[16][17]

국소 진동은 ISO 기준으로 6.3~1250 Hz 사이의 주파수대 가속도 측정을 기본으로 하고, 전신 진동은 0.8~90 Hz 사이의 주파수대 가속도를 측정한다.

4. 진동의 표준 지침(Standard guidelines of vibration)

인간진동노출에 두 가지 지침, 즉 ISO(International Organization of Standard) 및 EU 지침(European Directive)이 일반적으로 사용된다. 인간진동노출에 대한 ISO는 WBV에 사용되는 ISO 2631과 손으로 전송되는 측정에 사용되는 ISO 5349–1의 두 표준으로 나뉜다. 두 ISO 표준 모두에서 측정 및 분석할 수 있는 인간진동 신호의 세 가지 유형(three

13) Börje R. Musculoskeletal disorders and whole–body vibration among professional drivers of all–terrain vehicles. Department of Public Health and Clinical Medicine, Occupational Medicine, Umeå University, Umeå, Sweden; 2004.

14) Uchikune M. Study of the effects of whole–body vibration in the low frequency range. J Low Freq Noise Vibrat Active Control 2004;23(2):132–8.

15) Griffin MJ. Handbook of human vibration. London: Academic Press; 1990

16) Bovenzi M, Hulshof CTJ. An update review of epidemiological studies on the relationship between exposure to whole–body vibration and LBP (1986–1997). Int Arch Occup Environ Health 1997;72(6):351–65.

17) Okunribido OO, Magnusson M, Pope MH. LBP in drivers: The relative role of whole–body vibration, posture and manual materials handling. J Sound Vibrat 2006;298(3):540–55.

types of human vibration signals)이 있다. 이들은 HAV 신호(HAV signal), WBV 신호(WBV signal) 및 저주파수 WBV 신호(low-frequency WBV signals)이다(그림 11-2). 그리고 전신 인간진동노출을 측정하기 위해 사용된 좌표 시스템(그림 11-3)은 신체 일부와 진동 표면 사이의 경계에서 기원을 보여준다.[18][19]

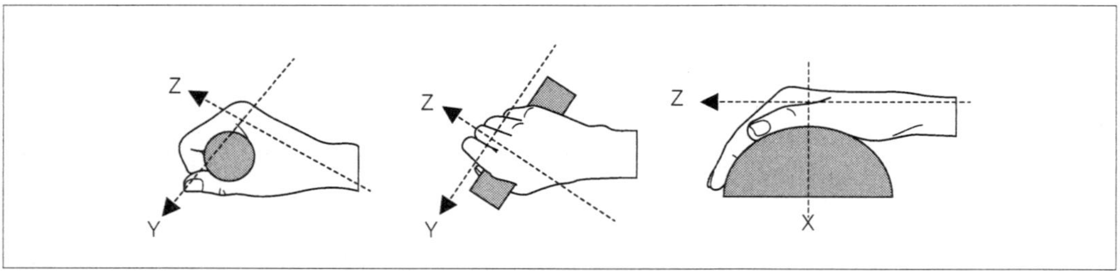

[그림 11-2] HAV 측정에 사용되는 좌표계(source : ISO 5349-1, 2001)

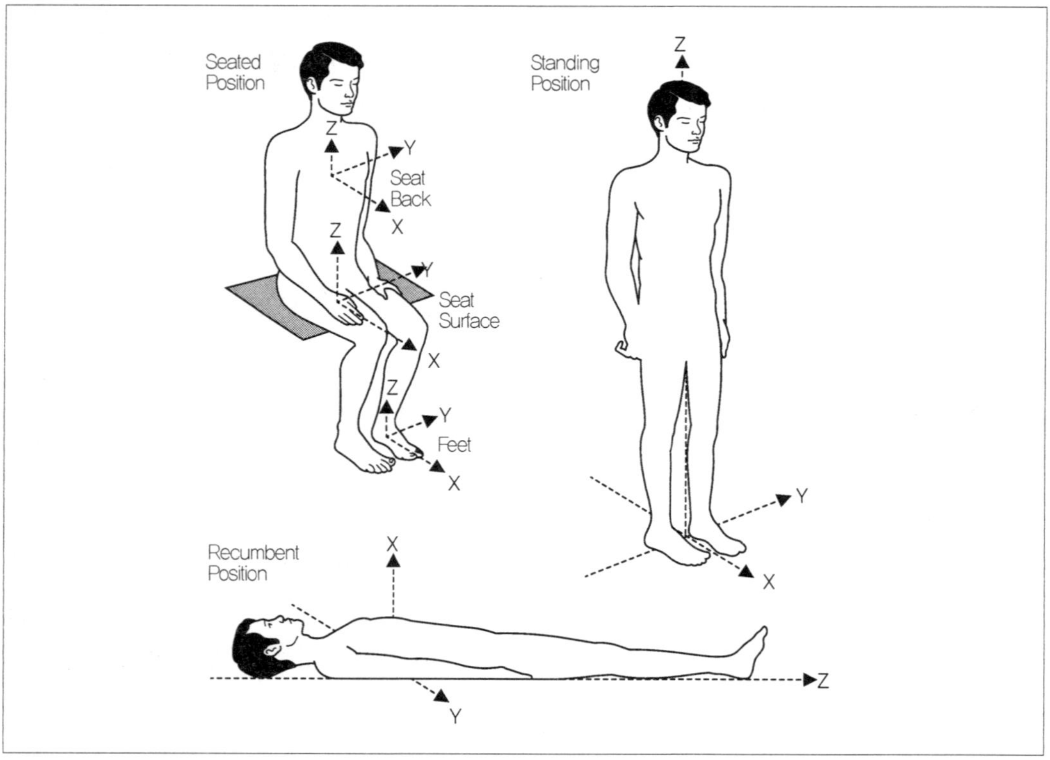

[그림 11-3] 인간의 전신진동노출을 측정하는 데 사용되는 좌표계(source : ISO 2631-1, 1997)

18) ISO 2631 (1997-2003). Mechanical vibration and shock--evaluation of human exposure to wholebody vibration. Part 1: General requirements. Geneva: International Organization for Standardization(ISO); 997.

19) ISO 5349-1. Mechanical vibration--measurement and evaluation of human exposure to handtransmitted vibration. Part 1: General requirements. Geneva: International Organization for Standardization (ISO); 2001.

또한 ISO 표준은 사람의 진동 신호에 적용할 수 있는 가중치 필터(weighting filters)를 제공한다. 이러한 가중치 필터는 사용자가 관심을 가지는 방향 구성 요소를 분리하고 다양한 유형의 인간 진동노출을 분석하는 데 도움을 줄 수 있다. ISO 2631-1에서는 여섯 가지 가중치가 사용되고 ISO 5349-1에서는 하나만 사용된다.[20)]

Wc, Wd, We, Wj, 및 Wk 가중 필터는 WBV 신호에 사용되며, Wh는 HAV 신호에 대한 가중 필터, Wf는 저주파수 WBV 신호에 대한 가중 필터이다. ISO 2631은 건강, 불편, 지각 및 멀미 분석을 위해 서 있는 자세, 앉아있는 자세, 그리고 기대어 선 자세에 사용하는 피험자의 조합에 대한 가중치 필터를 설명한다.

또한, 서로 다른 가중치 필터가 서로 다른 측정 축(전방, 측면, 수직, 회전)에 어떻게 사용되어야 하는지를 설명한다. ISO 2631은 차량 사고와 같은 극도의 단일 충격 평가에는 적용되지 않는다는 점도 강조한다. WBV의 총 가속도 값(total acceleration value)을 얻으려면 다음 공식을 사용한다.

$$\alpha_{bv} = \sqrt{1.4\alpha^2_{wx} + 1.4^2_{wy} + \alpha^2_{wz}}$$

8시간의 에너지 등가 가속도(8h energy equivalent acceleration)를 나타내는 A(8)을 이용한 WBV의 평가는 다음과 같은 공식으로 구한다(ISO5349-1, 2001).

$$[A(8)] = \alpha_{bv}\sqrt{\frac{T}{T_0}}$$

T = 진동에 노출된 하루 총 시간(Total daily duration of exposure to the vibration).
T_0 = 기준 지속시간 8시간(28,800초)(The reference duration of 8 h(28,800 s)).

표준 ISO 5349-1은 수완 시스템(level of vibration for the hand-arm system)의 진동 수준을 측정하는 절차를 정의하기 위해 개발되었다. Mansfield는 국제 표준화기구(ISO)가 국소 진동(손으로 전송되는 진동)을 평가하기 위한 ISO 5349-1 :198619)의 첫 번째 버전을 직접 대체하기 위해 ISO 5349-1 : 2001의 새 버전의 가이드라인을 작성했다고 설명했다. 이 표준에서는 총 진동 노출(total vibration exposure)(ahv)을 평가하기 위해 세 방향(X-, Y-, Z- 축) 모두에서 가속도 측정을 하는 것이 좋다. 진동의 전체 값은 세 가지 구성 요소 값의 rms로 정의된다.

각기 다른 기간의 일일 노출 간 비교를 용이하게 하기 위해, 일일 진동 노출(daily vibration exposure)은 아래의 방정식에 나와 있는 것처럼 8시간 에너지 동등 주파수 가중 진동

20) Department of Occupational Safety and Health, Guidelines on occupational vibration, Ministry of Human Resource, Malaysia; 2003.

총 값(8-h energy-equivalent frequency-weighted vibration total value), αhv(eq, 8 h)로 표현된다. αhv(eq, 8h)는 A(8)로 표현된다.

$$[A(8)] = \alpha_{hv}\sqrt{\frac{T}{T_0}}$$

T = 진동에 노출된 하루 총 시간(Total daily duration of exposure to the vibration).
T_0 = 기준 지속시간 8시간(28,800초)(The reference duration of 8 h(28,800 s)).

EU Directive 2002/44/EC는 근로자들 간 진동 노출에 관한 최소한의 건강 및 안전 요건을 사용자에게 안내하기 위해 개발되었다. EU 지침은 두 가지 유형의 진동에 대한 노출 한도 및 조치 값에 중점을 두었다. HAV에 대해 표준화된 일일노출 한도 값은 5.0 m/s^2이고, 일일 노출량 값은 2.5 m/s^2이다. 한편, WBV의 경우 일일 노출 한도 값은 1.15 및 0.5 m/s^2로 설정되었다. HAV 노출을 통제하기 위해 이 지침은 총 일일 노출 시간(표 11-1)을 기준으로 임계값을 설정했으므로 이를 초과해서는 안 된다. 한편, WBV에 대한 지침은 ISO 2631에서 채택되었다.

[표 11-1] Xh, Yh, Zh 중 어느 하나의 진동에 대한 손 노출 임계값(TLV)

총 일일 노출 지속시간 (Total Daily Exposure Duration)	Component Acceleration which shall not be Exceeded $a_k(a_{keq})$	
	m/s^2	g^
4시간 이상~ 8시간 미만 (4 hours and less than 8)	4	0.40
2시간 이상~4시간 미만 (2 hours and less than 4)	6	0.61
1시간 이상~2시간 미만 (1 hours and less than 2)	8	0.81
1시간 미만 (less than 1 hour)	12	1.22

5. 업무상 근골격계질환(Work related musculoskeletal disorders, WMSD)

WMSD는 상지와 하지, 목 및 허리의 지지 구조로 기능하는 근육, 신경, 연골, 인대 및 관절의 손상으로 정의된다. 이것은 일반적으로 신체가 반복, 힘, 진동 또는 어색한 자세와 관련된 신체 활동에 노출되었을 때 발생한다.[21)]

위험 요소에 반복적으로 노출되면 조직손상(tissue damage)과 증상의 심각성(symptom severity), 그리고 급성 손상 또는 만성 상태의 질환이 증가하는 상황 특히 초기 단계에서 임의적일 수 있다.

그러나 WMSD의 대부분은 임상 병리학적으로 종종 진단될 수는 없지만 신체적 손상(physical impairment) 및 장애(disability)를 유발할 수 있다.[22)] WMSD의 증상으로는 국소 또는 전신 통증(local or generalized pain), 불편함(discomfort), 접촉감각의 상실감 또는 과민성(loss or hypersensitivity of sensation to touch), 열과 압박감(heat and pressure), 근육 힘의 상실(loss of muscle strength), 통제된 운동(controlled movements) 또는 균형 반응(balance reactions)을 수행할 수 있는 능력상실 등이 있다.[23)]

말레이시아의 남성 상업 버스 운전자들 사이에서 실시된 연구에 따르면 WMSD의 전반적인 유병률은 81.8%이었고, 요통 호소율은 58.5%이었다.[24)]

진동은 힘줄, 근육, 뼈, 관절 및 신경계에도 영향을 줄 수 있다. 일반적으로 이러한 효과는 HAVS로 알려져 있다.[25)] HAVS는 전동 공구에서 손으로 전달되는 진동에 장기간 노출되어 손의 혈관 및 비 혈관계 장애를 결합한 것이다. 신체의 혈관계, 신경계 및 근골격계의 다양한 장애를 유발할 수 있다.[26)] 손 공구의 진동이 신경근 힘 제어에 교란을 일으킬 수 있음을 입증했으며, 진동 손잡이를 지탱할 때 과도한 그립력(excessive grip exertions)을 발휘한다.[27)] 인체에 전달되는 진동 영역 중 HAV는 WBV 다음으로 업무상 근골격계질환을 일으킨다.[28)]

---

21) Centres for Disease Control and Prevention (CDC): NIOSH. Musculoskeletal disorders; 2012. Retrieved from: http://www.cdc.gov/niosh/programs/msd

22) Beeck ROD, Hermans V. Work-related low back disorder. Luxembourg: European Agency for Safety and Health at Work; 2000

23) Punnett L, Wegman DH. Work-related musculoskeletal disorders: The epidemiologic evidence and the debate. J Electromyogr Kinesiol 2004;14:13-23.

24) Canadian Centre for Occupational Health Safety (CCOHS). Vibration - Health effects; 2008. Retrieved from: www.ccohs.ca/oshanswers/phys_agents/vibration/vibration_effects.html

25) Canadian Centre for Occupational Health Safety (CCOHS). Vibration - Health effects; 2008. Retrieved from: www.ccohs.ca/oshanswers/phys_agents/vibration/vibration_effects.html

26) Griffin MJ, Bovenzi M. The diagnosis of disorders caused by hand-transmitted vibration: SouthamptonWorkshop 2000. Int Arch Occup Environ Health 2002;75(1-2):1-5.

27) Radwin RG, VanBergeijk E, Armstrong TJ. Muscle response to pneumatic hand tool torque reaction force. Ergonomics 1989;32(6):655-73.

28) Simona L, Bianca P. Hand-arm vibrations. An interdisciplinary engineering and medical study. Fascicle Manag Technol Eng 2007;VI(XVI):536-41.

손목터널증후군(Carpal tunnel syndrome)은 손과 손목의 통증과 손의 쥐는 힘이 약화(weak hand grip)되는 장애 유형이다. 그것은 손목 신경들 사이의 문제들로 인한 것이다.[29] 증상은 보통 손과 손목의 통증, 약한 손 그립(weak hand grip), 무감각(numbness)이 손목에서부터 엄지손가락, 인지, 중지 또는 약지까지 점차 나타나고 시간이 지남에 따라 핀이나 바늘로 찌르는 듯한 감각이 생기며 악화된다. 또한 수면 중 종종 깨어나게 하는 통증을 유발할 수 있다.[30]

레이노드 병(Raynaud's disease)은 혈액 순환 장애로 처음 설명되었는데, 하나 이상의 손가락이 흰색이 되고 동시에 손가락의 냉감을 느낀다.[31] 1~3%의 경우 손가락이 창백해지는 것(blanching attacks)이 수년에 걸쳐 점진적으로 심해져 피부가 위축되거나 궤양을 일으키거나 푸르스름한 색 및 차가운 손가락으로 변한다.[32] 레이노드 병은 두 단계로 나뉜다. Maurice Raynaud 박사에 의해 최초로 기술된 1차 레이노드 현상(primary Raynaud's phenomenon)은 여성 대 남성 비율이 5 : 1인 일반 인구의 15% 미만에서 자발적으로 발생한다.[33][34] 2차 레이노드 현상(secondary Raynaud's phenomenon)은 같은 징후와 증상을 나타내며 같은 단계의 심각성을 통해 진행되지만 다른 건강 상태, 염화 비닐 또는 진동식 손 도구와 같은 특정 원인과 관련될 수 있다.[35]

6. 기존 연구결과

기존 연구에서는 오토바이 운전자의 직업적 진동 노출과 관련된 증상의 유병률을 조사했다. Chen과 Pan은 택시 운전사(0.17~0.55 m/s^2)와 고속도로 운송트럭 운전자(0.34~0.56 m/s^2)의 4륜 차량 전신진동 노출보다 오토바이의 WBV 노출이 0.56~1.11 m/s^2로 더 컸

29) University of Maryland Medical Center (UMM). Carpal Tunnel Syndrome; 2013. Retrieved from: http://umm.edu/health/medical/reports/articles/carpal-tunnel-syndrome

30) Acunatural health. Acupuncture for Carpal Tunnel Syndrome; 2014. Retrieved from: http://www.acunatural-health.com.au/acupuncture-for-carpal-tunnel-syndrome

31) Raynaud M. Local asphyxia and symmetrical gangrene of the extremities. London: New Sydenham Society; 1988. Retrieved from: http://www.who.int/publications/cra/chapters/volume2/1651-1802.pdf

32) Centers for Disease Control and Prevention (CDC). Vibration syndrome; 2014. Retrieved from: http://www.cdc.gov/niosh/docs/83-110.

33) Hines EA, Christensen NA. Raynaud's disease among men. J Am Med Assoc 1945;129:1-4.

34) Holti G. Raynaud's phenomenon--Raynaud features acrocyanosis, cryoimmunoproteins. In: Altura BM, Davis E, Harders H, eds. Advances in microcirculation. Vol. 10. New York, Karger-Basel; 1982:1-16.

35) Centers for Disease Control and Prevention (CDC). Vibration syndrome; 2014. Retrieved from: http://www.cdc.gov/niosh/docs/83-110.

다.[36)37)38)] 높은 수준의 진동에 장기간 노출되면 멀미, 피로, 두통이 생길 수 있다. 진동 에너지가 전체로 전달되기 때문에 신체는 국부적인 효과를 일으킨다.[39)] 이는 또한 WBV에 장기간 노출되면 강한 척추 장애나 상해 및 만성요통을 유발할 수 있음을 보여준 Ruppe와 Mucke의 결과와 일치한다.[40)41)42)]

일본에서 Seyed 등은 교통경찰 오토바이 운전자들 사이의 HAV 노출을 평가했다.[43)] 오토바이를 타는 경찰 중 손가락이나 손의 주관적 증상을 호소하는 경우가 0.5~19.3%의 범위였는데, 응답자의 4.2%는 손가락이 창백해졌고 13.4%는 어깨통증이 있었다. 측정된 평균 진동 값은 2.6 m/s^2 rms이었다. 그들은 또한 오토바이의 진동과 관련된 주요 요인이 오토바이 자체, 핸들 바를 잡는 동안 손과 팔의 자세, 주변 환경 및 오토바이를 타는 기간이라는 사실을 강조했다.

Stefano 등에 따르면 오토바이를 타는 동안 발생하는 인체 공학적 문제로 수동력(manual force) 및 손목 자세(굴곡 및 신전 정도)와 관련이 있어 라이더의 손과 팔에 부담을 줄 수 있다.[44)] 유럽에서는 전문적인 고속 모터바이크 기수가 HAV 노출과 관련된 증상을 나타낼 위험이 있다.[45)] 게다가, HAV에 노출된 인체 공학적 스트레스 요인은 여성 라이더들의 손과 팔 시스템에서 다양한 증상의 발생에 주요 기여자로 확인되었다. 이 연구에서 진동에 노출되었을 때 손가락이 창백해지고 통증이 느껴지는 것을 발견했다.[46)] 평균 진동 부하량

36) Chen HC, Pan YT. Whole-body vibration exposure in urban motorcycle riders. In: Proceedings of the Institute of Industrial Engineers Asian Conference; 2013.
37) Chen JC, Chang WR, Shih TS, Chen CJ, Chang WP. Predictors of whole-body vibration levels among urban taxi drivers. Ergonomics 2003;46:1075-90.
38) Cann AP, Salmoni AW, Eger TR. Predictors of whole-body vibration exposure experienced by highway transport truck operators. Ergonomics. 2004;47:1432-53.
39) Mukesh H, Deshmukh DS, Solanki PM. Vibration analysis of a two wheeler (analytically). Int J Innov Res Sci Eng Technol 2014;3(11):17415-21.
40) Seyed MM, Hideyo Y, Marjan J, Kazuhito M, Ryoichi I, Hirotoshi I. Assessment of hand-arm vibration exposure among traffic police motorcyclists. Int Arch Occup Environ Health 1997; 70:22-8.
41) Bovenzi M, Betta A. Low-back disorders in agricultural tractor drivers exposed to whole body vibration and postural stress. Appl Ergon 1994;35:231-41.
42) Ruppe K, Mucke R. Functional disorders at the spine after long lasting whole-body vibration. In:Nielsen VR, Jorgensen K, eds. Advances in industrial ergonomics and safety. UK:Taylor and Francis;1993:483-6.
43) Stefano M, Francesca G, Roberta B, Giuseppe B, Sandra B, Luciano A, et al. A case report of vibrationinduced hand comorbidities in a postwoman. BMC Musculoskelet Disord 2011;12:47.
44) Stefano M, Francesca G, Roberta B, Giuseppe B, Sandra B, Luciano A, et al. A case report of vibrationinduced hand comorbidities in a postwoman. BMC Musculoskelet Disord 2011;12:47.
45) Bentley S, O'Connor DE, Lord P, Edmonds OP. Vibration white finger in motorcycle speedway riders. In: Brammer AJ, Taylor W, eds. Vibration effects on the hand and arm in industry. New York: Wiley. ISBN 0471-88954-7.
46) Khamis NK, Nuawi MZ, Deros BM, Ismail FR, Mohamad D, Md Tahir NH. Assessment of whole body vibration exposure among motorcyclist in Malaysia under different speeds and different road profiles:A preliminary study. Adv Environ Biol 2014;8(15):160-3.

값(mean vibration dose value)은 저속(20~40km/h)보다 고속에서 높았다. 이러한 결과는 보다 빠른 승차 속도가 진동 노출을 낮추는 몇 가지 연구에 의해 뒷받침되었다.

또한 경찰관 중 MSD와 관련된 기존의 연구가 수행되었다(표 11-2).

[표 11-2] 경찰 간 근골격계질환의 유병률

Author(Year)	Country	Number of respondents	Part of body	Prevalence MSD
Ana et al.(2015)	Brazil	262 police officers	Neck, shoulder, back, Elbow, forearm, low back, wrist, hips, knee, ankle	75%
Cho et al.(2014)	Korea	353 police officers	Neck, shoulder, Elbow, lumber, wrist, leg	76.8%
Brown et al.(1998)	Canada	1002 police officers	Lower back	44~62%
Anderson et al.(2011)	Canada	30 police officers	Lower back	86%
Ana et al.(2015)	Unite Kingdom	80 traffic car drivers and 91 general duty officers	Lower back	38%(traffic car drivers) and 22%(general duty officer)
Ana et al.(2015)	Bangladesh	40 traffic police	Lower back	80%

연구자들 대부분은 경찰들 사이에서 MSD 수준이 높다는데 동의했다.[47)48)49)50)51)] 각기 다른 대상자들은 각기 다른 부분에서 통증의 정도가 다르다. 몸의 근육이 다르고, 사용되는 신체 근육의 정도가 다르며, 근무 조건이 다르기 때문이다.[52)53)] Lipscomb 등은 응답자의 4분의 1이 MSD로 인해 5일까지 병가를 낸다고 보고했다. 경찰의 대다수는 징집하기 전에 허리 통증을 경험하지 않았다.[54)]

47) Brown JJ, Wells GA, Trottier AJ, Bonneau J, Ferris B. Back pain in a large Canadian police force. Spine 1998;23:821-7.

48) Cho TS, Jeon WJ, Lee JG, Seok JM, Cho JH. Factors affecting the musculoskeletal symptoms of Korean police officers. J Phys Ther Sci 2014;26(6):925-30.

49) Ana PNT, Luis CNO, Branca MOS, Fabricio BO, Paulo RVQ. Symptoms of musculoskeletal disorders among police officers. Arq Ciênc Saúde 2015; 22(2):42-5.

50) Anderson GS, Amber Z, Darryl BP. Police officer back health. J Crim Just Res 2011;2(1):1-17.

51) Nazmul H. Prevalance of low back pain among the traffic police. Department of Physiotherapy, Bangladesh Health Professions Institute, Bangladesh; 2013.

52) Melhorn JM, Wilkinson L, Gardner P. An outcomes study of an occupational medicine intervention program for the reduction of musculoskeletal disorders and cumulative trauma disorders in the workplace. J Occup Environ Med 1999;41:833-46.

53) Lee J, Cho JH. Survey of the musculoskeletal disorders of radiological technol. JKSR 2011;6:53-61.

54) Lipscomb J, Trinkoff A, Brady B, Geiger-Brown J. Health care system changes and reported musculoskeletal

기존 연구에서 전신진동이 WMSD의 위험을 증가시킨다고 하였다. 교통경찰 라이더는 높은 수준의 오토바이 진동에 노출되는 고위험 직업에 속한다. 장기간 앉아있는 자세와 정적 자세에서의 진동에 대한 노출로 인해 WMSD의 발병률이 높다. 따라서 잠재적인 결과, 노출을 줄이는 방법, 진동 및 WMSD와 관련된 위험 진동 노출 수준을 조사하기 위해서는 더 많은 연구가 필요하다.

벌목 근로자들에 대한 연구에서 만성적인 진동노출 후에 근력과 악력저하 호소가 발견되었다. 이러한 소견들은 근육기능에 대한 진동의 영향을 시사하는 것이지만 기전이나 영향의 정도는 아직 알려진 바 없다.

손목터널증후군, 듀피트렌 구축, 방아쇠 수지 등이 진동노출 근로자들에게서 보고되었으나 손목터널증후군만이 상관관계가 인정되고 있다.

근골격계 이상은 상지의 뼈와 관절 이상을 포함한다. 이러한 영향은 무거운 공구를 수작업할 때뿐만 아니라 충격 진동과 관련하여 발생할 수 있다. 관절주위의 골화는 주관절의 운동 범위를 제한할 수 있다. 이러한 사실은 특별히 검사에서 누락되지 않는다면 의심의 여지가 없다.

disorders among registered nurses. Am J Public Health 2004;94(8):1431-5.

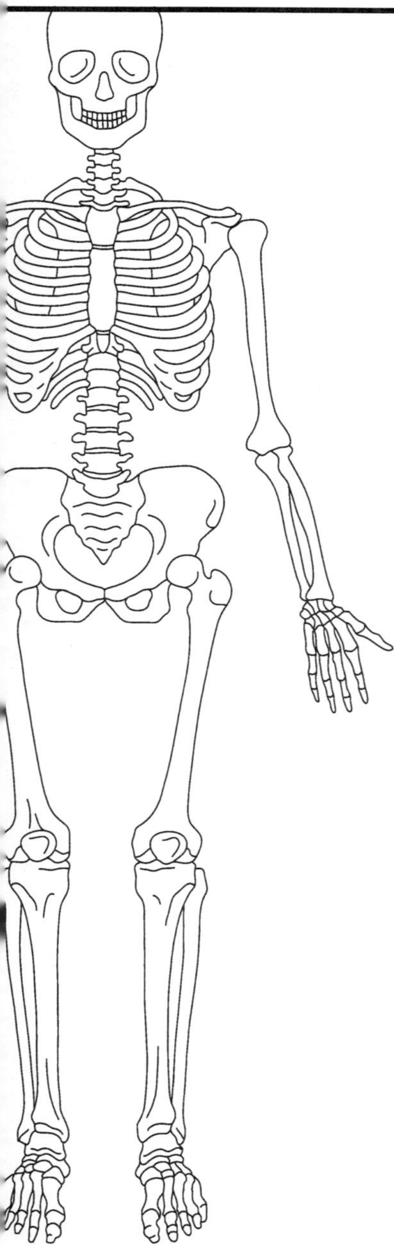

12

추정의 원칙과 업무상 질병 인정 기준

1. 추정의 원칙
2. 인정기준(또는 요건)
3. 당연인정기준의 필요성
4. 당연인정기준의 근거와 수준
5. 결론

제12장

추정의 원칙과 업무상 질병 인정기준

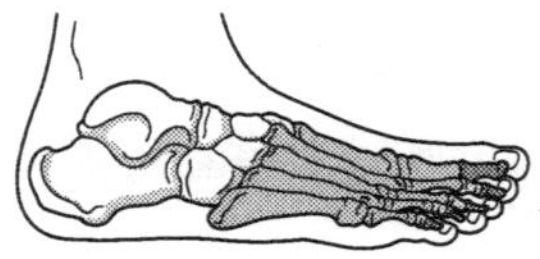

1. 추정의 원칙

업무상 질병의 판정에서 추정의 원칙을 공식화한 것은 2017년도 9월부터 고용노동부에서 추정의 원칙을 채택하여 제시하는 것으로 부터라고 할 수 있다. 고용노동부는 "추정의 원칙은 작업(노출)기간 · 노출량이 인정기준(당연인정기준)을 충족하면 반증이 없는 한 상당인과관계를 인정하고, 인정기준을 충족하지 못하더라도 의학적 인과관계가 있으면 인정한다는 의미"라고 하였다. 근로복지공단의 '업무상 질병 추정의 원칙 적용을 위한 재해조사 관련 업무지시'지침을 보면 공단은 "인정기준에 노출수준 · 기간이 구체적으로 규정(당연인정기준)돼 있는 경우 재해조사 · 역학조사 결과 노출수준 · 노출기간 등이 당연기준을 충족하고 반증이 없으면 업무상 질병으로 인정한다"며 "당연인정기준을 충족하지 않는 경우에도 업무와 발병한 질병 간에 상당인과관계가 인정되면 현행과 같이 업무상 질병으로 인정한다"고 규정했다. 결과적으로 고용노동부는 "반증요소가 없고 기준을 충족하면 산재인정이 쉬워지며, 신청인의 입증부담이 완화된다"고 하였다.[1] 반증은 업무상 질병을 부정하거나 관련성을 약화시키는 요인이라고 보면 된다.

추정의 원칙은 의미상 미루어 생각하여 판정한다는 것이다. 일반적으로 추정보도라는 말을 사용한다. 즉, "그 과학자는 자신의 추정을 뒷받침하는 몇 가지 가설을 제시했다"라든가, "현재까지 추정으로는 부상자 57명, 사망자가 28명 정도이다"라는 방식으로 보도하는 것을 추정보도라고 한다.

수학 통계에서는 어떤 모집단(母集團)으로부터 뽑아낸 표본을 바탕으로 하여 그 모집단

1) 권동희, 노동부 · 근로복지공단 '추정의 원칙'과 지침의 문제점, 매일노동뉴스, 2017.10.30.

의 평균 · 분산 따위를 헤아리는 것을 말한다.

법률적으로는 확실하지 않은 사실을 그 반대 증거가 제시될 때까지 진실한 것으로 인정하여 법적 효과를 발생시키는 것을 말한다. 여기서 말하는 '추정(推定)'이란 단순히 '추측', '배려' 따위를 의미하는 것이 아님에 주의해야 한다.

법률적으로는 무죄추정의 원칙(無罪推定-原則, presumption of innocence)이 있다. 이것은 수사기관에 의해 현행범으로 체포 및 구속된 사람이라 할지라도 법원에서 확정적으로 형을 선고받기 전까지는 무죄라는 원칙을 말한다.

사실추정의 원칙(史實推定의 原則, 라틴어: res ipsa loquitur, the thing speaks for itself)이 있다. 이것은 피고의 지배하에 있는 것으로 인하여 발생한 불법행위나 사고로 인한 손해는 피고의 과실로 한다는 영미법의 원칙이다. 사실 추정칙, 과실 추정칙(推定則), 과실추론법칙이라고도 한다. 원고의 손해발생이 피고의 과실 없이는 도저히 일어날 수 없는 경우 피고의 반증이 없는 한 원고에게 손해가 발생하였다는 사실 자체만으로 피고의 주의의무 위반을 입증할 수 있는 원칙이다. 이는 피고의 과실입증이 어려운 경우 원고의 피해가 발생했을 때 과실유무 입증책임을 피고에게 넘기는 원리이다. 날씨가 좋은 날에 비행기가 갑자기 산으로 추락하여 전원이 사망하는 사고에서 법원은 원고(사망자 유족)의 증거제시 없이도 항공사의 과실을 추정하게 된다.[2)]

사실추정의 원칙은 피고의 과실이 개입되지 않고서는 일어날 수 없는 종류의 사고나 재해 등에 적용되는 영미법의 불법행위법(tort law) 분야의 원칙 중 하나이다.

사실추정의 원칙을 이해하기 위해서는 우선 민법의 과실책임주의부터 이해해야 한다. 한국 민법을 비롯한 대다수의 근대 민법은 원칙적으로 과실책임주의를 적용하는데, 이는 개인은 자신의 고의나 과실이 개입된 행위에 대해서만 책임을 진다는 의미다. 즉 원칙적으로 고의나 과실이 없는 개인은 법적 책임 또한 지지 않는다. 따라서 피고에게 불법행위에 따른 손해배상을 청구하고자 하는 원고는 피고가 적어도 과실에 의해 위법행위를 저질렀다는 점을 증명해야 한다.

그런데 불법행위 사건 중에서 피고의 과실 없이는 일어날 수 없는 사건, 예를 들어 수술을 받았는데 수술도구가 뱃속에 들어있는 채로 봉합을 해버린 사건의 경우에는 필연적으로 의료진의 과실이 개입되어 있는데, 이런 사건의 경우 원고는 수술을 받았다는 점, 수술도구가 뱃속에 들어있다는 점 등만 증명하면 굳이 의료진의 과실을 직접 증명하지 않아도 의료

---

2) 위키백과. 사실 추정의 원칙. https://ko.wikipedia.org/wiki/%EC%82%AC%EC%8B%A4%EC%B6%94%EC%A0%95%EC%9D%98_%EC%9B%90%EC%B9%99

진의 과실이 추정된다는 것이 바로 사실추정의 원칙인 것이다. 즉, 일종의 증명책임 완화론 내지 증명책임 전환론인 것이다. 한편 사실추정의 원칙은 어디까지나 추정이기 때문에 피고 측에서 이를 뒤집는 것도 가능하다.[3)]

사실추정의 원칙을 적용하기 위해서는 일반적으로 다음 요건이 충족되어야 한다. 이를 충족하지 못하는 사건은 다시 일반원칙으로 돌아가 원고가 피고의 과실을 입증해야 한다.

- 원고가 입은 피해는 다른 누군가의 과실 없이는 발생할 수 없는 일반적이지 않은 것
- 피고에게 손해가 발생되지 않도록 한 주의의무가 부과되어 있을 것
- 전적으로 피고가 관리하는 영역에서 발생한 일로 인한 손해
- 원고가 손해 발생에 기여하지 않았음
- 원고에 대한 손해가 피고 이외의 제3자의 원인에 의한 것이 아닐 것 등이다.

앞서 말했듯이 민법의 불법행위 분야에서 적용되는 원칙이기 때문에 형법, 행정법, 헌법 등 다른 분야와는 기본적으로 무관하다.

불법행위 중에서도 주로 의료사고에서 사실추정의 원칙이 적용된다. 의료사고는 대표적으로 원고가 피고의 과실을 직접 입증하기 어렵고, 전적으로 피고가 관리하는 영역에서 발생하는 사고이기 때문에, 사실추정의 원칙이 적용되면 원고 입장에서는 의사인 피고에게 불법행위책임을 묻는 것이 훨씬 수월해진다. 다만 이 경우에도 원고는 여전히 그러한 사고가 누군가의 과실 없이는 발생하지 않는 종류의 사고라는 점을 논증해야 한다.

한편, 일응의 추정(一應의 推定)이 있다. 이것은 요증사실에 갈음하여 간접사실을 증명하고 이 간접사실로부터 고도의 개연성을 가진 경험칙에 의거하여 요증사실을 추정하는 것이다. 표현증명이라고도 한다. 영미법상 사실추정의 원칙에서 유래하였다.

그 외에도 제조물책임 분야에서 사실추정의 원칙을 적용하기도 한다. 제조물책임은 제조물의 결함으로 인해 소비자가 입게 되는 피해에 관한 법 분야인데, 원고는 제조물을 생산하는 과정에서 제조업자의 과실이 있었다는 점을 직접 증명하기 어렵고, 전적으로 제조업자가 관리하는 영역에서 발생한 일이라는 점에서 사실추정의 원칙이 적용될 만한 요건들을 갖추고 있다.[4)]

이상과 같이 사실추정의 원칙은 과실 책임의 원칙이 전제가 되는 경우에 적용된다. 과실책임주의가 요구되지 않는 분야에서는 애초에 과실을 증명할 필요가 없기 때문에 사실추정

---

3) 위키백과. 사실 추정의 원칙. https://ko.wikipedia.org/wiki/%EC%82%AC%EC%8B%A4%EC%B6%94%EC%A0%95%EC%9D%98_%EC%9B%90%EC%B9%99

4) 나무위키. 사실추정의 원칙. https://namu.wiki/w/%EC%82%AC%EC%8B%A4%EC%B6%94%EC%A0%95%EC%9D%98%20%EC%9B%90%EC%B9%99

의 원칙을 적용할 필요도 없어진다.

그렇다면 무과실책임주의가 적용되는 업무상 질병의 판단에서 추정의 원칙을 채택하였다는 것은 무엇을 의미하며 실제적용은 어떻게 해야 하는가?

무과실책임주의는 과실책임주의의 예외로, 피고가 과실이 없어도 책임을 져야 하는 경우이다. 원고에게 유리하다는 점에서 일견 사실추정의 원칙과 유사해 보이나, 무과실책임주의가 적용되는 사례에서는 원고가 피고의 과실을 입증할 필요가 아예 없기 때문에 사실추정의 원칙이 적용될 여지 자체가 없어진다.

근로자의 질병에 대한 업무관련성 판단에 있어서 추정의 원칙이란 인정기준에 노출수준과 기간 등이 구체적으로 규정되어 있는 경우에 재해조사나 역학조사 결과 노출수준, 노출기간 등이 기준을 충족하면 반증이 없는 한 업무상 질병으로 인정하는 것이다. 물론 이때에 기준을 충족하지 않는 경우라도 업무와 발병 간에 상당인과관계가 인정되면 현행과 같이 업무상 질병으로 인정할 수 있다고 설명하고 있다.

이러한 해석에 따라서 추정의 원칙을 실제에 적용하려면 질병별로 업무상 인정요건이 구체적으로 규정되어 있어야 한다.

그러나 우리나라의 업무상 질병 인정기준에는 이러한 인정요건이 구체적으로 제시된 경우가 뇌심혈관질환과 벤젠에 의한 백혈병 및 일부 직업성 암에 국한되어 있다. 그렇다면 근골격계질환에 대한 업무상 질병 여부의 판단을 위해서는 일정한 인정요건을 구체적으로 정할 필요가 있다. 그러나 일반적으로 근골격계질환의 직업적 발병요인을 정의하는 것은 쉽지 않으며, 다른 나라에서 확인할 수 있는 인정요건들도 국가 간의 차이가 큰 것을 볼 수 있다.

한편, 고용노동부에서 업무관련성 평가에서 추정의 원칙을 적용하기로 한 이후에 업무상 질병의 승인율이 증가하였다. 2019. 2. 26.(화) 근로복지공단의 보도 자료에 의하면 2018년도 근로복지공단에 접수된 산재 신청건수와 산재로 인정되는 업무상 질병의 인정 비율이 최근 10년 이내 최대인 것으로 기록되었다고 한다.[5)]

2018년 산재 신청건은 138,576건으로 전년(113,716건)과 비교하여 21.9%(24,860건) 증가하였고, 전체 산재건수의 약 10%를 차지하는 업무상 질병의 인정률도 63.0%로 전년(52.9%)과 비교하여 11.1% 상승하였다고 한다.

이러한 상황에서 근골격계질환의 인정요건을 개별 근골격계질환별로 보다 구체적으로 정하는 것이 필요하다.

5) 근로복지공단, 지난해 산재 신청건수, 업무상질병 인정률 최근 10년 이내 최대-산재신청 시 사업주 확인 제도 폐지, 인정기준 개선 등 효과- 보도자료, 2019. 2. 26.(화)

2. 인정기준(또는 요건)

국내에서도 2012년부터 주요 업무상 질병에 대해서는 업무상 질병 인정기준을 마련하려는 연구와 노력이 이루어져 왔다. 이 과정에서 당연히 의학적이고 역학적인 연구결과들을 기반으로 인정기준을 설정하게 된다. 이때에 일정한 수준의 발병요인 등에 대한 조사를 수행하여, 적용할 수 있을 정도로 정량화 · 표준화되는 방식으로 인정기준을 마련하는 것이 필요하다.[6] 대표적인 것이 "뇌혈관 질병 또는 심장 질병 및 근골격계 질병의 업무상 질병 인정 여부 결정에 필요한 사항(고용노동부고시 제2017-117호)"에서 규정하고 있는 "뇌혈관 질병 또는 심장 질병 및 근골격계 질병의 업무상 질병 인정 여부 결정에 필요한 사항"이라고 할 수 있다.

그러나 같은 고시에서도 근골격계질환에 대해서는 다음과 같이 규정되어 있어서 추정의 원칙을 적용하려면 무리가 따른다.

- 신체부담업무의 업무관련성을 판단할 때에는 신체부담정도, 직업력, 간헐적 작업 유무, 비고정작업 유무, 종사기간, 질병의 상태 등을 종합적으로 고려하여 판단한다.
- 앞 항의 신체부담정도는 재해조사 내용을 토대로 인간공학전문가, 산업위생전문가, 산업의학 전문의 등 관련 전문가의 의견을 들어 평가하되, 필요한 경우 관련 전문가와 함께 재해조사를 하여 판단한다.

다만, 전문가들의 근골격계질환 발병요인에 대한 지식을 바탕으로 추정의 원칙이 적용되기 때문에 일관성을 유지하기 어렵다. 이에 미흡하더라도 의학적 연구와 사회적 합의를 거쳐 인정기준을 마련하자는 주장들이 있어 왔다. 아울러 추정의 원칙에 따라서 정해진 인정기준을 충족하는 경우에는 별도의 복잡한 행정절차 없이 바로 승인하는 당연인정기준으로 여겨야 한다는 것이다. 조리급식 노동자의 팔꿈치질환, 형틀목공의 어깨 회전근개질환 등 직종에 따라서 당연인정기준을 만들고, 근골격계질환 산재승인 과정의 행정적 비용과 당사자의 고통을 줄이는 방향으로 지속적인 개선을 향해 가야 한다는 것이다.[7]

구체적 인정요건이 마련되지 않았음에도 불구하고 이미 추정의 원칙은 업무관련성 평가의 실무에서 큰 변화를 일으키고 있다. 2017년도 근로복지공단 업무상질병판정위원회(전

6) 류현철. 업무상질병 인정기준은 필요조건 · 배제기준이 아니다. 매일노동뉴스. 2017.07.13. http://www.labortoday.co.kr/news/articleView.html?idxno=145613

7) 류현철. 근골격계질환 업무관련성과 '공감격차'. 매일노동뉴스. 2018.02.01. http://www.labortoday.co.kr/news/articleView.html?idxno=149518

국 6개소)의 업무상 질병 승인율이 전년보다 8.8% 상승한 것으로 나타났다. 구체적 인정요건이 있는 뇌심혈관계질병은 10.6%로 평균보다 많이 증가하였고, 구체적 인정요건이 없는 근골격계질환도 7.5%(54.0% → 61.5%) 증가하였다.

2018년도에 수행된 “근골격계질환 인정기준 및 재해조사 개선 방안에 관한 연구(목 · 다리 · 손목 · 팔 근골격계질환 중심)”는 근골격계질환에 추정의 원칙을 적용하기 위한 당연인정기준을 마련하기 위한 것이었다.

그러나 의학적 역학적인 지식을 검토하는 것은 부족한 상태에서 기존의 산재처리사례들을 분석하여 승인율이 높은 질환에 대해서 승인율이 높은 직종에 대해서 노출기간 등을 근거로 채택하였다. 이는 같은 직종이라 하더라도 업종이나 사업체에 따라서 실제 수행하는 업무내용이 다를 수밖에 없다는 점을 고려하지 않았다는 제한점이 있다. 무엇보다도 산재처리 사례분석 결과를 위주로 채택한 당연인정기준은 기존의 의학적/역학적인 지식과 일치하지 않는 경우는 물론 직종을 정의하는 경우가 모호한 점 등이 발견되었다. 특히 산재신청서에는 표준 직업분류에 따른 직종이 제시되어 있지 않기 때문에 같은 직종의 일치도도 문제가 될 수 있었다.

이러한 점 등을 고려할 때에 근골격계질환의 업무관련성 판정에 필요한 당연인정기준을 마련하는 개념과 방법에 대하여 검토하였다.

1) 인과관계에서 상당성(상당한 정도)

상당인과관계는 일반적인 경험법칙상 단순한 조건이 아니라 상당한 조건만이 인과관계가 있다고 보는 견해이다. 일반적인 경험과 지식에 비추어 그 발병요인이 없었다면 해당 근골격계질환에 걸리지 않았을 것이라고 인정되거나, 질병 발생에 불가결한 조건이 되었던 일체의 사정을 고려할 때에 발병요인과 근골격계질환 사이에 단순한 조건관계가 있는 것만으로는 충분하지 않다는 것이다. 업무상 발병요인이 근골격계질환 발병의 기회원인에 지나지 않을 때에는 부정되지만 최유력 원인일 필요는 없으며 상대적으로 유력한 원인이라는 사실이 경험법칙상 인정되면 충분하다.

결국 상당인과관계는 인과관계를 판단함에 있어서 근골격계질환 발병에 불가결한 조건이 되었던 모든 사정을 기초로 경험법칙상 업무상 발병요인과 근골격계질환 발생의 관계가 상당한 정도이어야 한다는 것이다.

상당한 정도는 사실적(또는 경험적)인 측면뿐만 아니라 규범적인 측면도 같이 고려하는 입장이다. 즉, 상당성은 일반인의 사회생활 경험에 비추어 통상 그 행위로부터 그 결과가 발생하는 것을 말한다. 근골격계질환이 업무상 발병요인에 의하여 발병하였을 때에 업무상 질병이라고 한다. 그러나 근골격계질환 발병에는 다수의 복잡한 요인들이 관련하기 때문에 이를 구별하여 판단하기 어렵다. 따라서 업무상 발병요인에 노출되었다는 것, 노출정도가 근골격계질환을 유발할 정도이어야 한다는 것, 노출로부터 경과가 근골격계질환의 발병에 이를 정도의 기간이 걸려야 한다는 것 등의 요건을 충족할 필요가 있다. 이 요건들을 상당성에 해당하는 것이라고 할 수 있다. 또한 이것이 추정의 원칙을 적용하는 전제조건이 되는 것이다.

그러나 발병요인에 노출이라는 것을 어떻게 정의하고 더 나아가서 노출정도가 근골격계질환에 이를 정도를 어떤 기준으로 판단할 것인가는 물론 근골격계질환 발병에 이르는 경과기간(또는 잠복기)에 대해서는 보다 구체적인 상당성의 표지가 필요하다. 표지의 부재로 개별사건에 대한 판정에서 단순한 조건을 갖추었을 때에도 업무상 질환으로 인정을 하게 될 가능성 있고, 또한 반대의 가능성도 있다. 따라서 판단을 위한 명확한 표지가 필요하며, 그 표지로 상당성의 본질에 대해서 살펴보고자 한다.

상당인과관계의 근본취지는 입증부담을 경감시키는 조치이며, 동시에 조건관계만으로는 보상의 범위가 너무 넓어지기 때문에 이를 규율하는 규범을 필요로 한다. 즉, 상당성은 결과귀속의 규범적인 한정요건으로 채택되었다고 할 수 있다. 근골격계질환 발병 이전의 모든 조건에 대하여 인과관계를 인정하는 결과를 통제하기 위하여 상당성 판단의 기초는 업무상 발병요인의 노출에 대한 모든 사정이 아니라, '객관적으로 근골격계질환 발병을 증가시키는 근거'가 있는 사정만을 기초로 해야 한다. 객관적 근거란 해당 근골격계질환의 발병요인으로 알려진 것에 노출되었으며, 노출정도가 근골격계질환 발생을 증가시킬 만하고, 경과기간도 근골격계질환이 발생하기에 적절한 경우를 말한다.

이것은 업무상 발병요인에 의한 발병 위험도의 크기로 측정할 수 있다. 발병 위험도를 유의하게 증가시키는 노출상황은 '객관적으로 근골격계질환 발병을 증가시키는 근거'가 된다. 따라서 업무상 질병의 개별적 · 구체적 사례의 업무상 발병요인의 노출 상황이 기존의 경험에서 근골격계질환 발생이 증가하였던 것과 비교를 통해서 결정되어야 하는 것이다. 상당성 판단에서 또 다른 하나는 구체적인 기간이 경과하였는지를 뜻하는 것으로 발병요인에 노출된 신체부위에 근골격계질환이 발생하기까지는 상당한 기간이 필요하다는 사실을 기초로 하여야 한다.

예를 들어 신체부담요인이 근골격계질환을 일으킨다는 것은 집단적 관찰을 통해서 신체부담요인에 노출되는 위험군에서 일정 정도 이상의 신체부담요인에 노출되고 일정기간 이상이 경과하였을 때에 근골격계질환이 증가한다는 결과를 기초로 한 것이지 단순하게 신체부담요인에 노출된 사실만을 근거로 한 것이 아니다. 따라서 객관적 근거는 노출정도와 경과기간을 최소한으로 충족하는 것이 상당성의 판단기초가 되어야 한다.

이와 같이 상당성은 단순한 조건관계가 지니는 무한으로의 소급이라는 결함을 해결할 수 있으나 여러 가지 해석이 가능하기 때문에 상반된 판단을 할 수 있는 문제를 여전히 가지고 있다. 이는 결국 상당성의 불안정성을 보여주는 것이고, 업무상 발병요인과 근골격계질환 발생 간의 인과관계가 매우 광범위하고, 다양하며, 정반대의 결론에 이를 수도 있는 위험이 있게 된다. 즉, 상당성 개념은 일반적인 의미는 있으나 구체적인 사례에서는 타당한 결론이라는 이름하에 자의적인 결론을 인정하게 될 가능성이 여전히 남아 있다. 결국 상당성의 주요문제는 상당하다고 할 수 있는 가능성의 수준이 쟁점이 된다. 이를 해결하기 위하여 경험적으로 업무상 발병요인에 의한 근골격계질환 발병 가능성의 크기로 파악할 수 있다. 이와 같이 접근할 때에 상당성은 확률에 입각한 객관적 가능성이라는 극히 사실적이고 통계적인 것이 된다. 상당성을 결국 확률로 이해할 수 있다. 현대통계학을 기반으로 한 확률은 과학을 이해하는 문법이다.

결국 상당성을 단순조건에서 원인을 분리하기 위한 규범이며, 동시에 추상적인 의미에서 객관적 표지로서 확률을 채택할 때에 보다 안정된다. 즉, 인과관계를 경험적 사실에 기초한 통계적 기법을 적용하여 산출하는 위험의 크기에 따라서 판단하는 것이 타당하게 된다.

그러나 아직까지 상당성의 본질에 대하여 의구심을 가지고 연막을 쳐놓음으로써 인과관계의 과학적 판단을 흐리게 하는 견해로 인과확률은 하나의 통계일 뿐이라는 견해가 있는 것이 사실이다.[8)]

2) 업무상 관련성 판정과 인과확률

근로자가 질병에 걸렸을 때 산재요양 신청을 하면 업무상 질병여부를 판단해야 한다. 그러나 대부분의 질병은 여러 가지 요인이 복합적으로 작용하여 발생하게 된다. 이때에 업무상 사유에 의하여 발생하였다는 것을 판단하기 위해서 인과확률을 적용하고 있다. 즉, 업무상 사유에 의하여 발병하였을 가능성이 50%를 초과하면 업무상 질병으로 판단하게 된다.

과학은 원인에 의한 결과(effects of causes, EoC)를 관찰이나 실험을 통해서 밝혀내는 것에 관심을 두고 있는 반면에 업무관련성 판정은 결과에 대한 원인(causes of effects,

8) 근로복지공단. 근골격계질병 업무상질병조사 및 판정 지침. 2014.1.1.

CoE)을 추론하는 입장에 서 있다. 이러한 문제는 수세기 동안 해결하려는 노력을 하고 있지만 여전히 암흑 속이다. 여기에 대하여 역학과 확률통계는 원인에 의한 결과(effects of causes, EoC)에 관심을 가지고 있기 때문에 결과에 대한 원인의 추론에 대한 도움을 주는 데에는 매우 제한적이다.

그럼에도 불구하고 근로자들에게 발생하는 질병에 대한 관찰연구결과를 이용하여 인과확률을 산출할 수 있으며, 인과확률을 이용한 업무관련성 판단은 과학적 합리성이 인정되고 있다. 따라서 국내에서 인과확률에 근거한 업무관련성 판단을 위한 관심을 가지고 업무관련성 판단에서 과학적 타당성을 향상시키는 것이 필요하다.

(1) 인과확률

어떤 질병이 특정 유해요인에 의해 발생되었다고 판단하기 위해서는 유해요인이 질병의 발생에 어느 정도로 영향을 미치는지를 규명하는 관찰이 필요하다. 관찰연구를 통해서 유해요인에 노출되는 것이 어느 정도 질병발생을 증가시키는지를 확률적으로 표현하게 된다. 즉, 흡연은 암의 원인이 된다고 말을 하지만 흡연하는 모든 사람이 암에 걸리지는 않는다. 그렇다면 어떤 사람이 담배를 피울 때 그가 암에 걸릴 것인지 안 걸릴 것인지를 어떻게 판단할 수 있을 것인가? 확률로서 설명하는 것이 필요하다. 원인은 결과를 결정하지 않으며, 다만 결과가 일어날 확률을 높여줄 뿐이라는 것이다. 흡연은 흡연하지 않은 것에 비해서 암에 걸릴 확률을 높여주며 이로부터 흡연은 암에 걸릴 원인이 될 수 있다고 충분히 말할 수 있는 것이다. 개연성은 이와 같이 확률로 표시할 때에 가장 타당하다. 개연성은 가능성이고 이것은 분명 확률(probability)이다. 내일 비가 올 확률이 '40%'라는 것은 현실의 경험에서 얻은 통계적 데이터를 기초로 삼고 여러 변수를 고려하는 방법론을 좇아 미래의 사건을 예측한 것이다. 경험적 확률이자 '통계적 확률'이다.

한편, 이러한 접근 방법에 대한 비판은 상자 안에 파란 공 6개와 빨간 공 4개를 넣고 임의로 공을 하나 꺼냈을 때에 파란 공인가 아닌가에 대해서는 파란 공일 가능성이 60%라고 할 수는 없다고 한다. 파란 공이든, 빨간 공이든 둘 중에 하나라는 것이다. 그러므로 업무상 질병인지 아닌지를 확률로서 설명할 수 없는 것이라고 한다.[9] 그러나 이것은 통계적 확률[10]과 수학적 확률[11]의 차이를 오해한 데에서 비롯된 것이다.

9) 이연갑. 역학연구결과에 의한 인과관계의 증명. 法曹 2012, 7(Vol.670),110-150.

10) 무한히 많은 시행에서 어떤 사건이 일어날 확률이 일정한 값에 한없이 가까워졌을 경우, 그 값을 말한다. 수학적 확률에 대응하는 말로서 경험적 확률이라고도 한다. N 회의 시행에서 어떤 사건 E를 관측한 횟수를 r이라 하자. $N \to \infty$일 때, r/N(사건 E의 상대도수)가 일정한 값 p 에 한없이 가까워졌을 경우 p 를 사건 E의 경험적 확률이라고 한다.

11) 시행에 대해 모든 경우의 수가 n가지 이고, 사건 E가 일어나는 경우의 수가 r가지 일 때, 확률 $p=r/n$이다. 선험적 확률

어떤 유해인자의 노출과 질병 사이의 인과관계는 연관성(association)이 있음이 증명되어야 한다. 연관성은 상대위험도,[12] 교차비,[13] 기여위험도[14] 등의 여러 가지로 표현하는데, 이들은 모두 유해요인에 노출되었을 때 질병이 발생할 위험의 정도를 확률로 나타낸 것이다.

이와 같이 집단적으로 관찰된 인과관계를 개별적 인과관계의 판단에 적용하기 위한 방법으로 상대위험도를 이용하는 방법이 주목된다. 노출군의 질병발생의 증가분을 구하여 개인의 질병이 이 유해요인에 노출되어 증가한 위험으로 귀속할 수 있는 확률을 산출할 수 있다. 이것은 상대위험도 개념을 중심으로 집단적 인과관계의 지표를 이용하여 개별적 인과관계를 판단하는 길을 열어주고 있다.

발병요인의 노출이 있고 질병이 발생한 개인에 있어서, "만약 노출이 없으면 질병의 발생이 있었는지, 혹은 없었는지"라는 것이 주된 논점이 된다. 노출로 인해 질병이 발병한 개인에 있어서 해당 노출이 없어도 해당 질병이 발생할 수 있는 것을 생각하면, 확률을 이용한 표현이나 정보가 필요하다. "해당 발병요인의 노출이 없어도 해당 질병이 발생하는 사례"를 볼 수 있다는 이유만으로 해당 발병요인의 노출이 있고 질병에 걸린 개인에게 인과관계를 인정하지 않는 것은 타당하지 않다. 따라서 인과관계를 논할 때 확률을 이용한 표현이 필요한 것은 분명하다. 개인의 질병이 특정 유해요인에 의해서 발생할 확률이 얼마인지 묻게 된다. 노출로 인한 발병의 기여위험 비율은 노출이 없었으면 발병도 없었다는 것이 어느 정도인지를 표현하는 유일한 확률이다. 또한, 이 확률은 노출로 인하여 발병한 개인에게 적용될 확률이다. 그런데 개인의 인과관계에는 "노출이 있고 질병이 된 경우에, 만약 노출이 없을 경우 질병은 어떻게 될까"라고 하는 경우와 "노출이 없고 질병이 없었던 경우에, 만약 노출이 있었을 경우 질병은 어떻게 될까"라고 하는 경우의 확률을 생각할 수밖에 없다. 업무상 질병을 판단할 때에는 전자의 인과관계가 문제가 된다.

이라고도 한다. 3개의 동전을 던질 때, 일어나는 모든 경우는, 앞면을 H, 뒷면을 T라 하면, {HHH, HHT, HTH, HTT, THH, THT, TTH, TTT}의 8가지이고, 그 어느 경우가 나타나는지는 같은 정도로 기대할 수 있다. 따라서 이들 중에서 2개가 앞면, 1개가 뒷면인 경우는 {HHT, HTH, THH}의 3가지로서, 그 확률은 3/8이라고 생각할 수 있다. 이와 같이 일어날 수 있는 모든 경우의 수가 n가지 있고, 그들은 어느 두 경우도 동시에 일어나지 않고, 각 경우가 모두 같은 정도로 일어난다고 기대할 수 있을 때, 사건 E가 일어나는 경우의 수가 r가지이면, p=r/n을 사건 E가 일어나는 수학적 확률 또는 선험적 확률이라고 한다. $0 \le r \le n$이므로 $0 \le p \le 1$이 된다.

12) 상대위험도(relative risk, 相對危險度) : 노출군(exposed group)과 비노출군의 질병 발생률의 비(ratio)

13) 환자-대조군 연구에서는 코호트 연구에서 사용하는 상대위험도 개념 적용이 의미가 없고, 대신에 교차비(odds ratio)를 통해 질병과 위험인자의 연관성을 연구한다. 이것은 질병이 있는 경우 위험인자 유무의 비(odds, 가능성)와 질병이 없는 경우 위험인자 유무의 비(odds, 가능성)의 비(odds ratio이다).

14) 기여위험도(attributable risk, AR) : 질병의 발생률(위험도) 중에서 우리가 관심 있는 특정 원인의 노출이 직접 기여한 정도 또는 분율(proportion)로 정의된다(예: 흡연자의 폐암 발생률 중 흡연 때문에 증가한 부분이 어느 정도 인가). 기여위험도를 알면 특정 위험요인의 노출을 완전히 제거할 경우 질병을 얼마나 예방할 수 있는지를 알 수 있다.
- 기여위험도 = 노출군의 발생률 − 비노출군의 발생률
- 기여위험분율(attributable fraction, AF) = (노출군의 발생률 − 비노출군의 발생률)/노출군의 발생률 × 100(%)

"해당 노출이 있고 질병이 발생하였다"는 것에서 "해당 노출이 없으면 질병의 발생이 없다"를 나타내는 것은 불가능하다. "해당 노출이 없으면 질병의 발생이 없다"라고 하는 과거로 돌아갈 수 없기 때문에 보여줄 수 없다. 보여줄 수 있는 것은 해당노출이 있었다는 것과 질병이 발생하였다는 것뿐이다. "해당 노출"과 "질병 발생" 사이에 인과관계가 존재하는 지 여부는 일체의 경험법칙을 벗어나서는 설명이 불가능하다. 경험을 차단하고서는 인과관계를 설명할 수 없다. 이 전자의 인과관계의 확률을 표현할 수 있는 경우가 노출군 기여위험도 비율로 인과확률(probability of causation)이라고 한다. 이와 같이 근로자가 여러 가지 원인이 있는 질병에 걸렸을 때 인과관계의 판정(assignment of causation)은 확률에 근거하여 할 수 있다.[15] 이외에도 과잉 리스크 대비(excess risk ratio), 병인비율(etiologic fraction), 필요확률(probability of necessity) 등의 명칭이 있다.[16]

인과확률은 개연성을 구체적으로 알기 위한 경험칙을 이용한 유일한 확률이다. 이 확률은 개인의 질병이 특정 유해요인의 노출로 발병할 수 있는 개연성의 구체적인 표지인 것이다. 이 확률은 노출되어 발병한 개인에게 "노출이 없으면 발병도 없다"의 개연성이 어느 정도인가를 표현하는 것이다. 인과관계가 있다는 판단은 이 확률이 확실히 0%보다 크다고 제시된 경우에 이루어지는 판단이다. 인과확률은 노출군에서 발병한 다수의 사람 속에서 노출이 없으면 발병하지 않는 사람이 어느 정도 차지하는지를 알려주는 것이다. 그래서 노출되지 않더라도 발병하는 사람의 확률이 높은 경우에는 노출-질병 관계에서는 인과확률은 낮아진다. 노출-질병 관계가 전혀 없는 경우에 원인확률은 0%가 된다. 거의 0%의 예로서 차의 음용과 위암의 예를 들 수 있다. 반대로 해당 노출 없이는 결코 발생할 수 없는 것과 같은 특이적인 노출-질병 관계에서는 거의 100%가 된다. 거의 100%의 예로는 석면 노출과 악성 중피종의 예를 들 수 있다.

노출군의 발병률과 비노출군의 발병률의 비를 구할 수 있으며, 이를 일반식으로 나타내면 "발병요인의 노출이 없으면 질병이 발생하지 않는다"의 인과확률(개연성)은 다음과 같이 산출한다.

인과확률=[{(노출군의 발생률/비노출군의 발생률) − 1} / {노출군의 발병률/비노출군의 발병률)}]×100%

15) 확률을 인정하지 않으면 직관에 의한 판단을 하겠다는 것이거나 메카니즘의 확인을 통해서 판정하겠다는 것이 되며, 두 가지 모두 현실에서 문제가 된다.

16) Pearl J: 9. Probability of causation: Interpretation and identification. In: Causality, models, reasoning, and inference, Cambridge university press, Cambridge, 2000, pp. 283-308.

이 식에서 '노출군의 발생률 ÷ 비노출군의 발생률'은 비노출군에 대한 노출군의 발생률의 비율이며, 이것을 상태위험도라고 한다. 따라서 인과확률(개연성)은 다음과 같이 고칠 수 있다.

$$\text{인과확률(개연성)} = \{(\text{상대위험도} - 1)/\text{상대위험도}\} \times 100\%$$

이것이 "발병요인의 노출이 없으면 질병이 발생하지 않는다"에 대한 개연성의 일반식인 인과확률이다. 이 확률이 현재 "노출이 없으면 발병되지 않았다"라는 것을 파악할 수 있는 경험을 이용한 유일한 확률이다. 이 확률은 해당 발병요인에 노출되었고, 발병한 개인에게 적용될 확률이다. 그리고 ILO나 다른 국가의 여러 재판에서 적용되고 있다.[17] 즉, 이 확률은 노출되어 발병한 개인에게 "노출이 없으면 발병되지 않았다"는 것이 어느 정도인가를 알기 위한 확률이다. 즉, 인과확률(노출군 기여위험도 비율)은 1에서 해당 발병 이외의 요인에 의해서 발병한 확률을 뺀 나머지의 확률이 "해당 발병요인이 없으면 질병발생이 없을" 확률이다. 결론적으로 해당 발병요인에 노출되고 해당 질병을 발병한 근로자가 해당 노출이 없으면 해당 질병이 발병하지 않았을 확률이 어느 정도인지를 인과확률로 확인하여 업무관련성 평가를 하는 것이다. 이러한 맥락에 대해서 어떤 약의 효과 판정에서 한 환자에게 약을 투여하고 그 환자가 치유되었으니 그 약은 효과가 인정됐다고 할 수는 없다. 다수의 환자에게 그 약을 투여하는 것, 그리고 그 약을 투여하지 않은 다수의 환자와 비교하는 것이 필요하다. 이 연구결과(즉 얻은 경험법칙)에 따라 임상 의사는 눈앞의 한 환자에게 해당 약을 투여할지 여부를 판단하게 된다. 즉 눈앞의 한 환자에 대해 어떻게 판단할지는 다수에 대한 투여 경험과 비 투여 경험의 비교 결과에서 얻어진 경험법칙에 기초할 수밖에 없는 것이다. 따라서 경험상 인과관계의 증거를 얻어 개인에서 판단한다는 것은 논리적으로 타당하다.

그러면 어느 정도의 인과확률을 개연성이 있다고 할 것인가? 이때에는 균형을 유지하는 것이 필요하다. 해당 발병요인으로 발병하는 확률과 다른 원인으로 발병하는 확률 간에 균형 점을 넘어섰을 때에 개인에게 발생한 질병은 해당 발병요인으로 인하여 발병하였다고 하는 것이 사회적인 합리성을 가진다. 비로소 과학적 연구를 통해서 규명한 발병요인이 질병 발생에 미치는 확률이 개인의 질병에 대한 발병요인으로 인하여 발병한 것인지를 판단

17) World Health Organization: Epidemiology of work related diseases and accidents. 10th Report of the Joint ILO/WHO Committee on Occupational Health. Technical Report Series 777. Geneva, World Health Organization, 1989.

하는 사회적 합리성을 인과확률로서 성립하게 된다. 즉, 노출군에서 100례의 질병이 생기고 비노출군에서 50례가 생겼다면 50례는 노출이 없더라도 자연적으로 발생한 것이고 나머지 50례는 노출의 결과로서 발생하였다는 것을 의미한다. 그러나 100례 중에 노출로 발병한 것인지 노출 없이도 발병한 것이 누구인지를 구별할 수는 없다. 따라서 적어도 노출군이 비노출군에 비하여 2배 이상으로 발병할 경우에 노출군에서 발병한 모든 사례를 노출로 인하여 발병한 것으로 인정하는 것이 바로 균형을 이룰 때를 사회적 합리성이라고 할 수 있다. 그러므로 발병이 2배 이상으로 증가하는 노출상황은 곧 개별적으로 발병한 사례의 인과관계를 인정하는 요건이며, 노출수준과 노출기간으로 대표된다. 상대위험도가 2.0 이상이라는 것은 해당 유해인자로 인하여 질병 발생이 2배가 된다는 뜻이다.

미국의 판례 중에는 상대위험도가 2.0 이상인 역학연구결과만 증거로서 채택하여 배심에게 제시될 수 있게 하는 것이 다수 있다.[18)19)20)21)22)] 법에서 정한 기준인 '아니라고 하는 것보다는 가능성이 크면(more likely than not)' 인과관계를 인정한다는 것은 상대위험도가 2 이상인 것과 동일한 개념이다.[23)] 영국은 일반 인구보다 2배 이상의 위험을 보이는 경우에 보상을 적용하는 원칙을 갖고 있다. 한편, 일본에서는 비교위험도가 5.0 이상이 되어야 개별 사건에서 인과관계가 인정될 수 있는 것이라는 견해도 있었다.[24)] 그러나 발병위험이 2배가 되는 것은 산술적 계산에 의한 균형점이며, 이 값을 산출하는 과정에 다양한 불확실성이 존재하는 것도 사실이므로 사회적 합의에 의한 균형점을 찾아갈 필요성이 있다.

결론적으로 업무관련성 판정에서 우리나라 산재보상보험법이 채택하고 있는 상당인과관계의 '상당성'에 대해서 인과확률(probability of causation, PC)을 사용하여 업무관련성을

18) 유력한 견해도 비교위험도 2 또는 기여위험도 0.5를 법적 인과관계 인정을 위한 요건으로 해야 한다고 주장한다. 그러나 상대위험도 2 이상의 역학연구결과가 없으면 배심재판도 거치지 못한 채 패소판결을 받을 수밖에 없는 문제에 대해서는 역학자들 뿐 아니라 법률가들 사이에서도 비판적인 견해가 많다.

19) Lagakos SW, Mosteller F. Assigned shares in compensation for radiation-related cancers. Risk Anal. 1986;6(3):345-357.

20) Black B, Lilienfeld DE. Epidemiologic proof in toxic tort litigation. Fordham Law Rev. 1984;52(5):732-785.

21) Cox LA. Probability of causation and the attributable risk. Risk Anal. 1984;4(3):221-230.

22) Bailey LA, Gordis L, Green M. Reference Guide on Epidemiology. Reference Manual on Scientific Evidence. Washington, DC: Federal Judicial Center; 1994:168-169.

23) 노출군에서 발생하는 개별 질병 사례에서 발병요인의 일정한 노출강도에 노출된 결과로서 질병이 생겼을 가능성이 50%, 노출과는 무관하게 생겼을 가능성이 50%가 되는 경우라고 하면, 이 노출강도 이하에 노출된 경우에는 50% 이하의 소수는 해당발병요인에 의해 발생하였을 것이고, 50% 이상의 다수의 사례는 해당발병요인과 무관하게 발병하였을 것이다. 따라서 이와 같이 낮은 노출상황에서 50% 이상의 다수는 노출로 인하여 발생하였다고 할 수 없다. 따라서 특정 유해인자의 질병 발생에 대한 상대위험도가 2.0을 넘게 되면 이를 인과확률이 50%를 넘은 것으로 판단하는 것이다. 이것을 배가기준(doubling dose)이라고 한다.

24) 이 견해는 일본 민사소송법상 원칙적인 증명도인 "고도의 개연성"을 기여위험도(AR) 80%와 동일시한 것이다. 전술한 바와 같이 상대위험도를 알면 기여위험도를 알 수 있고, 반대로 기여위험도를 알면 상대위험도를 계산할 수 있다. 기여위험도가 80%라고 하려면 상대위험도는 5 이상이어야 한다.

판정할 수 있다. 이때에 인과확률을 50%로 기준을 삼는 것은 균형을 고려한 것이다. 인과확률을 50%가 보호하려는 것과 침해되는 것을 비교형량할 때 양자 간 규형이 유지된다.

(2) 인과확률에 대한 비판

노출로 인한 발병의 기여위험 비율을 인과확률과 같다고 여겨서 인과관계를 판단하는 확률로 삼고 판단을 하면 오류를 범한다는 주장이 제기되었다.[25)26)27)28)29)30)31)] 즉 발병요인으로 인하여 질병이 발생하는 시점이 앞당겨지는 경우(acceleratioin, 가속화)에 이러한 오류가 쉽게 나타나게 된다는 것이다. 질병 발생이 앞당겨지는 경우, 즉, 논리적으로는 질병 발생이 앞당겨지는 경우에는 상대위험도가 1.0인 경우에도 인과확률은 100%일 수 있다. 이와 같이 노출로 인한 발병의 기여위험 비율로 인과확률을 산출할 때에 다음과 같은 문제가 있다.

첫 번째 문제는 상대위험도로부터 인과확률을 산출할 수 없다는 것이다. 특히 노출로 인하여 질병발생 시점이 앞당겨질 때에는 표준적인 인과확률 산출은 인과확률을 낮게 산출하게 된다는 것이다. 상대위험도나 인구집단 기여위험도 분율은 인구집단에 대한 것이고 인과확률은 개인에 대한 것이다.

두 번째 문제는 인과확률 50%(the point at which exposure causation is more likely than not)를 초과하는 노출강도는 질병 발생률을 두 배로 하는 노출강도(배가용량 doubling dose, the dose at which the incidence of disease is doubled)[32)]로 질병 발생 가속화를 더 높일 수 있다는 것이다.

---

25) Greenland S, Robins JM. Conceptual problems in the definition and interpretation of attributable fractions. Am J Epidemiol. 1988;128(6):1185-1197.

26) Robins J, Greenland S. The probability of causation under a stochastic model for individual risk. Biometrics. 1989;45(4):1125-1138.

27) Parascandola M. What is wrong with the probability of causation? Jurimetrics. 1998;39(Fall):29-44.

28) Greenland S. Relation of probability of causation to relative risk and doubling dose: a methodologic error that has become a social problem. Am J Public Health. 1999; 89(8):1166-1169.

29) Greenland S, Robins JM. Epidemiology, justice, and the probability of causation. Jurimetrics. 2000;40:321-340.

30) Robins J. Should compensation schemes be based on the probability of causation or expected years of life lost? J Law Policy. 2004;12:537-548.

31) Dawid AP, Faigman DL, Fienberg SE. Fitting science into legal contexts: assessing effects of causes or causes of effects. Sociol Methods Res. 2013;Epub ahead of print.

32) Doubling Dose를 산출하는 예시
- The dose of radiation, if given uniformally to an entire population, needed to double the spontaneous mutation rate for that population.
- For humans, this is currently estimated to be 1 to 2 Sv as extrapolated from mice experiments and from non-significant trends in Hiroshima/Nagasaki survivor data.
- 1/ (Doubling Dose) = the Relative Mutation Risk. Such a fraction gives a general sense of the power any given dose has to affect the mutation rate.

"노출군의 기여위험도 비율"을 "인과확률"과 등치하는 것은 잘못이다.[33)34)35)] 그런데 인과확률이 50% 이상이면 업무상 질병을 인정하는 산재보상 판정에서 적용하고 있다. 여기서 "인과확률"로 표시되는 것은 실제로는 "노출군의 기여위험도 비율"이다. 가상 예로 설명하면 원폭 방사선이나 흡연 등의 위험인자에 노출하지 않은 "비노출군" 1,000명을 10년간 추적한 결과 40건의 폐암이 발병했다고 한다. 한편 이들 위험인자에 노출한 "노출군" 1,000명을 10년간 추적한 결과 50건의 폐암이 발병했다고 한다. 비노출군과 비교하면 노출군 발병 50건 중 40건은 위험인자에 대한 노출이 없었더라도 발병했다고 생각된다. 그래서 노출군 발병 50건 중 위험인자의 노출에 의해 초과로 발병한 것은 50−40 = 10건으로, 10/50 = 20%가 "노출군의 기여위험도 비율"이 된다.

"노출군의 기여위험도 비율"은 피폭자의 추적 조사 등의 데이터를 사용하고, 실증적으로 산출할 수 있다. 노출의 정도마다 추계할 수도 있다. 여기에서 노출군에서 발생한 나머지 40예는 위험인자에 노출하지 않아도 발병했으니 위험인자가 발병의 원인은 아닌 것으로 보인다. 그러나 예를 들면, 방사선에 피폭되지 않으면(방사선이 관여하지 않는 메커니즘을 통해서) 60세에 발병했을 것이었는데, 방사선에 피폭되면서(방사선이 관여하는 메커니즘을 통해서) 발병이 50세로 빨라졌다고 하면 어떨까. 이런 경우 이 사람의 발병에 대해서도 방사선이 원인으로 영향을 미쳤다고 생각된다.

지금 가령 노출군에서 발생한 나머지 40사례 중 20사례가 이런 식으로 발병하였다면 노출군의 발병 50사례 중 방사선이 원인으로 발병한 것은 초과 발생치 10예와 이 20예를 모두 합하여 30사례가 된다. 따라서 진짜 인과확률은 (10+20)/50 = 60%로 상기의 "노출군의 기여위험도 비율"의 20%보다 훨씬 커진다. 그러나 노출군의 초과 발병 10사례를 제외한 40사례 중 몇 사례가 이런 식으로 방사선의 영향을 받았는지, 노출자의 추적 조사 등의 데이터를 사용하고 실증적으로 산출할 수는 없다. 즉, 진정한 인과확률을 실증적 데이터에서 추계하는 것은 통상적으로 할 수 없다.

상당수의 의학적 문헌에서도 병인분율(etiologic fraction)[36)]인 인과확률과 초과분율(ex−

33) Greenland S. Relation of probability of causation to relative risk and doubling dose: a methodologic error that has become a social problem. Am J Public Health. 1999; 89(8):1166−1169.

34) Greenland S, Robins JM. Epidemiology, justice, and the probability of causation. Jurimetrics. 2000;40:321−340.

35) Robins J. Should compensation schemes be based on the probability of causation or expected years of life lost? J Law Policy. 2004;12:537−548.

36) Attributable Fraction in Exposed Cases(Etiologic Fraction, Exposed Cases: : Expected % reduction in number cases following elimination of the exposure in exposed case. AFe=(R1 − R0)/R1(R1 =represent the risk or rate of disease in exposed group; R0 =represent the risk or rate of disease in the non−exposed group)

• This quantifies the expected proportional reduction in cases had the exposed cases not been exposed (it is a liability measure). For example, an attributable fraction in exposed cases of 75% would suggest that three−quarters of the exposed cases would have been avoided had they not been exposed.

cess fraction)과 비슷한 값인 기여위험도의 구별이 잘못되는 경우가 많다. 이들 모두 질병 발생의 위험도(risk)와는 같은 것은 아니며 이러한 혼돈은 인과확률을 낮게 평가하는 원인이 되기도 한다. 이러한 오류도 역시 질병 발생이 가속화되는 경우에 일어날 수 있다. 일반적으로 표준화 유병률(standardized morbidity ratio, SMR)이 1 혹은 초과분율이 0인 경우에 질병 발생에 대한 발병요인의 역할이 없는 것으로 특정 발병요인과 해당 질병의 관련성이 없다고 평가하는 것이 일반적이다. 그러나 질병발생이 앞당겨지는 생물학적 모형에서 극단적인 값들을 이용하여 논리적인 계산을 한다면 표준화 유병률이 1 혹은 초과분율이 0인 경우에도 인과확률은 100%일 수 있다. 이러한 극단적인 사례 발생은 비현실적이라고 비판받을 수 있으나 일본의 원자폭탄 피폭자들에 대한 평생에 걸쳐 수행된 코호트 연구에서 이러한 현상이 나타날 수 있는 것으로 연구되었다.[37] 인과확률의 계산에는 암 발생자의 성별, 노출 시 연령, 노출정도, 노출 후 경과시간, 흡연량 등의 정보가 이용된다. 그러나 전리방사선을 제외한 다른 발암요인에 대하여 이러한 인자들을 이용하여 인과확률을 구할 수 있는 것은 아니다.

앞에서 "인과확률"로 표시되는 것은 실제로는 "노출군의 기여위험도 비율"이다. 질병 발생이 가속화(acceleration) 되었다면 인과확률이 변화될 수 있기 때문에 인과관계의 상당성에 변화가 올 수 있다. 암의 경우에 이러한 적용을 받지 않는 사례는 거의 없다. 상대위험도와 인과확률은 다른 개념이기 때문에 상대위험도로 인과확률을 계산할 수 없다. 특히 질병 발생을 가속화시키는 원인의 경우에는 상대위험도가 2.0보다 낮아도 인과확률은 50%를 넘을 수 있다. 상대위험도와 마찬가지로 기여위험도와 인구기여위험도도 인과확률과는 다른 개념이다. 특히 질병 발생을 가속화시키는 원인의 경우에는 기여위험도, 인구기여위험도가 50%보다 낮아도 인과확률은 50%를 넘을 수 있다.

이러한 인과확률에 대한 비판은 질병발생의 메카니즘을 알지 못하고 상충되는 위험도 및 노출군의 배경 질병 위험도의 다양성 때문이라는 것이다.[38]

따라서 업무관련성 판정에서 상대위험도가 작을 경우에는 인과확률을 이용하면 저평가되어 판정을 잘못할 수 있다. 게다가 어떤 발병요인의 가장 높은 노출수준에서 상대위험도가 2가 안될 때에는 문제가 되는 노출이 없었다면 질병 발생이 없었을 경우에 조차도 인과확률이 50%보다 큰 것을 보여주는 사례는 없을 것이다.

인과확률을 산출하기 위하여 사용하는 상대위험도에서 오류가 발생한다는 것이 확인되

37) 김정원 · 김정일 · 김환철 등. 직업성질환 검진 · 진단을 위한 전문가용 가이드북 개발– 직업성 암. 산업안전보건연구원. (2012–연구원–1296)

38) Robins J, Greenland S. The probability of causation under a stochastic model for individual risk. Biometrics. 1989;45(4):1125–1138.

었다. 따라서 사회적 합의 범위 안에서 임시변통(makeshift)이 필요하다.

Dawid 등[39]은 인과확률이 불완전함에도 불구하고 인과관계를 판정하는 데에 사용될 것이라고 하였다. 그 이유로, 첫째는 발병요인에 노출이 안 되는 경우에 해당 질병이 발생하는 시간적 · 공간적 분포를 역학은 보여주며, 이것에 따르면 발병요인 노출로 질병 발생 시점이 앞당겨지는 것(hastened occurrence) 보다는 발병요인에 의한 질병 발생이 되거나 안 되는 것(all-or-none occurrence)을 지지하는 경우에는 유효하다.

둘째는 해당 발병요인에 의한 상대위험도가 큰 경우에는 대부분 인과확률이 50%를 초과할 가능성이 있고, 인과확률의 저평가는 미미하기 때문에 보상을 받을 수 있는 사례의 평가에 영향이 작을 것이다.

셋째는 인과확률이 제한점을 가지고 있더라도 적절하게 해석을 할 경우에는 업무관련성 판정에서 일정한 역할을 할 것이다.[40][41][42]

넷째는 더 타당한 접근방법이 개발될 때까지나 그렇지 못할 경우에는 상대위험도가 2보다 큰 경우에 업무관련성 판정이 채택된다.[43][44]

이러한 이유들로 비록 인과확률에 대한 논쟁이 있지만 인과관계를 판정하는데 인과확률은 하나의 표지를 제공하는 표준기법으로 남아 있다.[45][46][47][48]

근로자 질병의 업무관련성 판정을 하는 데에는 역학적 데이터를 기반으로 할 수 있다. 그러나 이러한 데이터로부터의 인과관계 추론은 미묘한 개념적 및 실용적인 어려움에 빠져 있다. 인과확률은 이와 같이 다른 프레임에서 상호간의 연관성과 차이를 확인하고 발전해

39) Dawid AP, Faigman DL, Fienberg SE. Fitting science into legal contexts: assessing effects of causes or causes of effects. Sociol Methods Res. 2013;Epub ahead of print.

40) Thomas DC. Probability of causation and compensation. In: Statistical Methods in Environmental Epidemiology. Oxford, England: Oxford University Press; 2009:337-350.

41) Thomas DC. Resolved: the probability of causation can be used in an equitable manner to resolve radiation tort claims and design compensation schemes. Radiat Res. 2000;154(6):717-718.

42) A review of the draft report of the NCI-CDC Working Group to Revise the 1985 Radioepidemiological Tables. Washington, DC: Committee on an Assessment of Centers for Disease Control and Prevention Radiation Studies from DOE Contractor Sites; 2000:23-25.

43) Miller C. Causation in personal injury: legal or epidemiological common sense? Leg Stud. 2006;26(4):544-569.

44) Mengersen K, Moynihan SA, Tweedie RL. Causality and association: the statistical and legal approaches. Stat Sci. 2007;22(2):227-254.

45) Greenland S, Robins JM. Epidemiology, justice, and the probability of causation. Jurimetrics. 2000;40:321-340.

46) Robins J. Should compensation schemes be based on the probability of causation or expected years of life lost? J Law Policy. 2004;12:537-548.

47) Dawid AP, Faigman DL, Fienberg SE. Fitting science into legal contexts: assessing effects of causes or causes of effects. Sociol Methods Res. 2013;Epub ahead of print.

48) Thomas DC. Resolved: the probability of causation can be used in an equitable manner to resolve radiation tort claims and design compensation schemes. Radiat Res.2000;154(6):717-718.

나갈 수 있는 여지를 보여준 것이다.[49] 즉, 인과확률을 산출하여 업무관련성을 판단하는 개연성을 구체적 확률로서 표시할 수 있게 된 것이다. 그리고 인과확률은 발병요인에 노출되는 업무조건과 상황에 따른다. 인과확률을 적용하고, 한계점을 보다 구체화하는 과정을 통해서 업무관련성 판정의 과학적 합리성과 사회적 합리성을 추구하기를 기대한다.

3. 당연인정기준의 필요성

업무상 질병은 일반 질환과 구별되는 특이 증상이나 병리소견이 있는 경우가 드물고, 발병에 기여하는 직업 관련 요인과 일반 환경 요인 및 유전적인 요인들이 혼재돼 있고, 급성 중독이 아닌 경우에는 오랜 기간의 노출과 질병 발생 간에 긴 잠복기가 존재한다. 또한, 직업성 유해인자들은 개인의 감수성(susceptibility)에 따라 질병 발생에 큰 차이가 있으며 기저 질병이 있는 경우 업무와 질병과의 인과관계를 밝히기가 쉽지 않다.

따라서 업무관련성을 입증하는 데 쟁점사항이 다양할 수밖에 없고, 의학적인 인과관계의 입증부담이 크다. 질병의 업무관련성 입증을 사안별로 다투고 복잡한 심의 과정을 거치는 동안 산재보험급여 신청인은 심리적 · 경제적으로 고통 받기 마련이며 행정적 처리절차에 들어가는 사회적 비용도 증가하게 된다. 이에 주요 업무상 질병에 대해서는 업무상 질병의 구체적 인정기준을 마련하려는 연구와 노력이 지속적으로 이뤄져 왔다.[50] 질병과 업무의 인과관계를 밝히는 것만큼이나 행정적 절차 간소화를 통해서 피재 근로자의 어려움을 신속히 해결하는 것 역시 중요한 목적이기에 일정한 수준의 조사를 수행하면 적용할 수 있을 정도로 정량화 · 표준화되는 방식으로 인정기준을 구체적으로 마련하고자 노력하고 있는 것이다.

이러한 노력의 이유는 근로자의 증상이 어떤 위험인자에 노출된 때부터 상당한 잠복기를 거친 후에 발현되며, 그러한 위험인자의 노출 이외에 다른 요인에 의해서도 동일한 질병이 발생할 수 있는데, 일반적인 피해자가 사실적 인과관계를 증명하는 데에 이러한 점들은 중대한 장애 사유로 작용하기 때문이다.

피해자가 인과관계를 입증하는 어려움 때문에 입증의 완화가 받아들여지고 있으며 그것을 뒷받침하는 이론으로는 대표적으로 개연성설과 사실상 추정론이 있다. 이러한 이론을

49) A. Philip Dawid, David L. Faigman, Stephen E. Fienberg. Fitting Science Into Legal Contexts, Assessing Effects of Causes or Causes of Effects?

50) 김수근. 독일의 직업성 암. 산업보건. 2012년 5월, 33-44.

되짚어 보는 것은 업무상 질병의 당연인정기준을 개발하는 것의 사회적 당위성을 확인하기 위한 것이다. 즉, 이미 오래전부터 이론적으로는 근로자측의 산재입증부담을 경감하기 위한 노력의 결과들이 축적되었으며, 이를 당연인정기준을 통하여 보다 구체적이고 일관성 있는 판단을 하고자 하는 노력은 타당하다는 것이다.

4. 당연인정기준의 근거와 수준

1) 당연인정기준의 근거

당연인정기준을 규정하는 문제는 업무상 질병은 그 발병에 직업적인 요인이 어느 정도 기여한 경우에 인정되는 것이 타당한가 하는 것에서 출발하여야 한다.

이 과정에서 당연히 의학적이고 역학적인 연구결과들을 기반으로 하여야 할 것이다. 환경오염, 산업재해, 약해(藥害), 유해물질 중독, 의료사고 등 결과 발생의 메커니즘(mechanism)이 확실하지 않은 사안에서는 법의 영역에서 문제되는 인과관계 중 사실적 인과관계의 인정 여부를 판단함에 있어서 역학적 인과관계가 자주 이용된다.[51]

최근 우리나라에서는 유해물질에 노출된 집단이 존재하고 이러한 집단 구성원들 중 상당수가 원고가 앓고 있는 질병과 동일한 질병을 앓고 있는 경우, 원고는 유해물질로의 노출과 질병 발병 사이의 통계적, 확률적 관계를 규명한 역학적 연구결과를 역학적 증거(epidemiological evidence)로 제출하여 사실적 인과관계를 증명하려고 시도하는 사례가 증가하고 있으며, 이에 대한 대법원 판결도 나타나고 있다.[52] 이후에 역학적 연구결과를 어떻게 이해하고 이를 분석할 것인가에 대한 일정한 기준이 필요하다는 의견들이 제시되었다.[53] 점차 국내에서도 법원이 사실적 인과관계를 인정하는 과정에서 역학적 인과관계가 가지는 의의와 한계를 파악하게 되었다[54]. 이미 유럽이나 미국에서는 법의 영역에서 문제되는 인과관계를 인정함에 있어서 역학적 인과관계가 구체적으로 어떻게 이용될 수 있는지에 대해

51) 이연갑, “역학연구결과에 의한 인과관계의 증명”, 「법조」 제61권 제7호, 법조협회, 2012, 112쪽.

52) 베트남전 참전군인 고엽제 피해 손해배상청구 사건(대법원 2013. 7. 12, 2006 다17539 · 17533 판결), 담배소송 사건(대법원 2014. 4. 10. 선고, 2011다22092 · 23422 판결), 자동차배출가스로 인한 손해배상청구 사건(대법원 2014. 9. 4. 선고, 2011다7437 판결) 등

53) 류현철. 업무상질병 인정기준은 필요조건 · 배제기준이 아니다. 매일노동뉴스. 2017.07.13. http://www.labortoday.co.kr/news/articleView.html?idxno=145613

54) 이승현. 미국의 법 영역에서 문제되는 인과관계와 역학적 인과관계의 관계에 대한 고찰. 仁荷大學校 法學硏究 第21輯 第3號 2018년 9월 30일, 305~344쪽

서 상당히 풍부하고 심도 있는 연구가 축적되었다.[55] 미국에서는 최근 법의 영역에서 문제되는 인과관계와 역학적 인과관계의 관계를 어떻게 파악할 것인지에 대한 문제에 대해서 지금까지 이루어진 논의에 대한 완결성을 보이는 성과물도 나타났다. 즉 연방사법센터(Federal Judicial Center)[56]와 전미과학아카데미연구평의회(NRC : The National Academies of National Research Council)[57]의 공동으로 발간된 "과학적 증거에 관한 참조 매뉴얼"(Reference Manual on Scientific Evidence. 이하에서는 '참조매뉴얼'이라고 한다)이 그것이다.[58] 이러한 미국의 참조매뉴얼은 향후 우리나라에서 법의 영역에서 문제되는 인과관계와 역학적 인과관계에 대한 이해와 전자의 인과관계를 인정함에 있어서 역학적 인과관계가 구체적으로 어떻게 이용될 수 있는지에 대하여 적지 않은 시사점을 제공해 줄 수 있을 것으로 생각한다.

(1) 속성수준 및 사건수준의 인과관계[59]

인과관계에는 두 가지가 있다. 하나(사건수준의 인과관계)는 개별적 · 구체적 사건에 관한 인과관계로 근로자에게 질병이 현실적으로 왜 발생했는가를 말하는 것이며, 다른 하나(속성수준의 인과관계)는 일반적 · 추상적으로 원인-결과의 법칙적인 관계를 말하는 것으로 직업적 유해인자에 의해서 직업성 질병이 발생한다는 것이다. 이때 직업적 유해인자가 해당 질병 발생의 일반적 · 원칙적인 관계를 곧바로 개별사례에 적용하여 특정 질병에 걸린 근로자가 해당 유해인자에 의한다는 것이 성립할 수 있는가, 아니면 우연한 조건에 불과한 것인지를 판단해야 한다. 이를 이해하기 위하여 속성수준의 인과관계와 사건수준의 인관관계를 구분해서 살펴보는 것이 필요하다.

예를 들어 흡연이 폐암의 원인이라는 인과관계는 흡연이란 속성과 폐암이란 속성 간의 관계를 표현한다. 반면, 사건수준의 인과관계는 실제 발생한 구체적인 사건들 간의 관계이다. 속성수준의 인과관계에서 발병요인은 일반적으로 발병요인의 발병능력을 의미한다. 그러한 인과관계가 확립되면, 사건수준의 인과관계는 그 발병요인이 실제로 피해자의 질병을

55) 최근의 움직임으로는 2009년 6월에 영국의 애버딘(Aberdeen) 대학에서 개최된 심포지엄 "인과관계론의 전망(Perspectives on Causation)"을 들 수 있다. 이 심포지엄의 성과는 Richard Goldberg (ed.), Perspectives on Causation, Hart Publishing, 2011에서 공표되었다.

56) 미국 법원에서의 사법(司法) 행정의 개선을 촉진하기 위하여 연방의회가 1967년에 설립한 연방법원을 위한 교육 · 연구기관이다.

57) 1916년 전미과학아카데미(NAS)에 의해서 설립되었고, 그 실무를 담당하는 기관이다.

58) Federal Judicial Center and National Research Center, Reference Manual on Scientific Evidence, 3rd Ed., The National Academies Press Washington, D. C., 2011. https://www.fjc.gov/sites/default/files/2015/SciMan3D01.pdf

59) 일반적 인관관계와 특수한 인과관계라고 할 수 있다.

일으켰는지 여부에 대한 대답을 해야 한다. 이와 같이 법원에서는 속성수준의 인과관계(general causation)와 사건수준의 인과관계(specific causation)의 용어에 대한 구분을 하고 있다.

(2) 속성수준(또는 일반적)의 인과관계와 당연인정기준의 개발

역학적 근거가 소송에 적용되는 이유는 역학적 연구결과가 화학물질이나 원인 요인의 노출이 해로운 영향을 가져왔는지 여부를 논하거나 규명하는 학문으로서 인과관계의 근거를 제공하기 때문이다. 역학적 증거는 집단에서 질병 발생을 위한 증가된 위험과 관련이 있는 요인을 식별, 원인과 질병과의 확률, 요인과 관련이 있어 질병을 중하게 만드는 물질 노출의 정도, 물질에 노출된 후에 질병 발생이 가능한 개인의 특성을 제공한다.[60][61][62] 역학적 증거는 또한 소송에서 위법행위 때문에 손실을 입었다는 주장을 입증할 수 있는 중요한 증거가 되고, 어떤 경우에는 사용할 수 있는 유일한 증거가 되기도 한다.[63][64] 원고는 개인적 인과관계의 정황적인 증거로서 역학적 연구를 적용할 수도 있다.[65] 이것은 사실적 인과관계는 역학적 근거에 의하여 결정될 수 있다는 것이다. 이에 역학적 인과관계는 속성수준(또는 일반적) 인과관계의 근거가 되며, 근로자 질병의 업무관련성 판단을 위한 당연인정기준은 역학적 인과관계를 기초로 하여 개발되어야 한다. 왜냐하면, 역학적 증거(epidemiologic evidence)는 집단의 질병 위험 증가와 관련된 발병요인(agents)을 식별하고, 발병요인과 관련된 질병의 초과 발병정도를 정량화하며, 발병요인에 노출된 후 질병에 걸릴 가능성이 높은 어떤 유형에 대한 지식을 제공하는 것이기 때문이다.[66] 따라서 당연인정기준은 역학적 연구결과에 속성수준의 인과관계가 있다는 것을 근거로 개발되어야 한다. 역학적으로 인과관계(즉 일반적 인과관계)가 있다고 판단하기 위해서는 당해 지식을 초래한 역학적 연구의 설계나 실시방법의 장점·단점을 파악함과 동시에 다른 과학적 지식과의 정합성을 고려할 필요가 있다.[67] 이렇게 당연인정기준이 개발된 것은 속성수준의 인과관계를 제시하는 것이지 특정한 사건(또는 개인)의 질병 원인을 당연히 긍정하는 것은 아니다. 역학에서

60) Dore M. Commentary on the Use of Epidemiological Evidence in Demonstrating Cause-in-Fact. A. Harv. Envtl. L. Rev., 1983;7:429.
61) National Research Council. Reference manual on scientific evidence. Federal Judicial Center; 1994.
62) Braodbent A. Comment on Supreme Court Decision 2011 Da22092. Decided April 10. 2014
63) National Research Council. Reference manual on scientific evidence. Federal Judicial Center; 1994.
64) Braodbent A. Comment on Supreme Court Decision 2011 Da22092. Decided April 10. 2014
65) Dore M. Commentary on the Use of Epidemiological Evidence in Demonstrating Cause-in-Fact. A. Harv. Envtl. L. Rev., 1983;7:429.
66) Federal Judicial Center and National Research Center. supra note. pp. 551 and seq.
67) Federal Judicial Center and National Research Center. supra note. pp. 551 and seq.

는 특정 인과관계(즉, 특정 개인에게 질병을 유발시켰는가?)보다는 일반적인 인과관계(즉, 그 유해인자가 질병을 일으킬 수 있는가?)의 문제에 초점을 맞추기 때문이다. 즉, 역학적 인과관계를 기초로 개발된 당연인정기준이더라도 구체적 사건에서 어떻게 활용하는지 여부는 오로지 법적 판단과 관련되어 있다.[68]

지금까지 역학적 연구의 결과물인 역학적 인과관계는 속성수준의 인과관계로서 당연인정기준을 개발하는 기초가 된다는 것을 살펴보았다. 즉, 역학에서 "당해 위험인자로의 노출 없이 노출군에서 질병 증가가 발생하지 않았을 것이다"라는 기준에 의해서 인과관계의 유무가 판단된다. 즉 유해인자로의 노출이 질병 이환율 증가의 필요조건인 경우 역학적 인과관계가 긍정되기 때문이다.[69] 이에 역학적 인과관계의 판단을 내릴 때 기준으로 생각하는 다음의 요건들은 당연인정기준 개발의 방법이자 원칙으로 활용되어야 할 것이다.[70]

① 시간적 선후 관계(Temporal relationship)
② 연관성의 강도(Strength of the association)
③ 용량–반응 관계(Dose - response relationship)
④ 결과의 재현성(Replication of the findings)
⑤ 생물학적 개연성(기존 지식과의 일관성)[Biological plausibility(coherence with existing knowledge)]
⑥ 다른 설명의 가능성(Consideration of alternative explanations)
⑦ 노출 중단의 효과(Cessation of exposure)
⑧ 연관성의 특이성(Specificity of the association)
⑨ 다른 지식과의 일관성(Consistency with other knowledge)

또한, 역학적 인과관계를 평가할 때, 먼저 편견(bias) 또는 교란변수(confounding factors)와 같이 진정한 인과관계를 어지럽히는 사항에 대한 검토를 하여야 한다. 이것이 완료되면 역학적 인과관계를 추론하기 위해 위에서 제시한 기준을 적용하게 된다. 그렇다고 하여 이 기준을 적용하여 인과관계를 추론(causal inference)하는 공식이나 알고리즘은 없다[71]. 이 기준에 근거하여 인과관계를 추론할 때 진정한 인과관계(true causal relation–

68) Federal Judicial Center and National Research Center, supra note, pp. 551 and seq.
69) Federal Judicial Center and National Research Center, supra note, pp. 597–598.
70) Austin Bradford Hill, The Environment and Disease: Association or Causation? 58 Proc. Royal Soc'y Med. 295 (1965)
71) Douglas L. Weed, Epidemiologic Evidence and Causal Inference, 14 Hematology/Oncology Clinics N. Am. 797 (2000).

ship)가 존재하더라도 위의 9개 중 충족하지 않는 요건이 1개 이상 있을 수 있다.[72] 따라서 역학적 연구결과 연관성(association)을 찾아내고 이러한 기준을 적용하여 인과관계가 없는 이유와 그 반대의 이유에 대한 판단과 탐색 분석이 필요하다. 다만, 인과관계 추론의 도출은 과학적 전문지식으로 이루어지지만 객관적 방법론이나 알고리즘과 같은 방법론(algorithmic methodology)을 이용해 결정되는 것은 아니다.[73] 9개 기준요소 중 몇 가지가 결여되어 있더라도 인과관계가 존재하는 경우가 있지만, 그러한 복수의 요소들을 충족하더라도 인과관계의 존재가 보증되는 것은 아니다.[74] 결국 역학적 연구결과에 의해 제시된 정보는 인과관계의 인정 여부를 판단함에 있어서 필요하기는 하지만, 충분한 증거로 될 수는 없다.[75]

2) 당연인정기준의 인과관계 수준

질병과 위험 노출 정도의 관련성이 얼마나 강해야 인과관계를 인정할 것인가? 우리는 흔히 질병발생의 인과관계에 있어 어떤 구성요인이 다른 요인들보다 더 중요한 역할을 한다고 표현을 하고, 이를 뒷받침하는 근거로 원인의 강도를 사용한다. 여기서 원인의 강도는 흔히 비율비(rate ratio), 위험도비(risk ratio), 혹은 오즈비(odds ratio) 등으로 표현되는 수치들이다. 예를 들어보자. 흔히 '비흡연군과 비교하여 흡연군이 폐암에 걸릴 위험도가 약 10배'일 때 흡연이 폐암 위험에 강한 효과(strong effect)가 있다고 표현을 한다. 반면 라돈 노출자가 비노출군에 비해 위험도가 2배일 때 약한 효과(weak effect)가 있다고 표현이 된다.[76]

대부분의 국가에서 업무상 질병 목록이 내포하는 인과관계의 기준은 원인, 질병 또는 원인과 질병을 제시하는 매우 포괄적인 수준이었으며, 구체적 적용을 위한 상세한 내용을 담지 않고 있었다. 유럽연합 26개 국가의 업무상 질병 목록의 구조는 질병의 종류만 지정하거나 원인의 종류만 지정하는 경우도 있었지만 원인과 질병 모두를 지정하는 경우도 있었다. 그런데 구체적인 인정기준(용량-반응 관계나 노출수준 및 노출기간 등)까지 제시하는 경우는 흔치 않았다. 그리고 목록에 사용되는 용어도 매우 엄밀한 정의에서부터 일반적, 포

72) Cook v. Rockwell Int'l Corp., 580 F. Supp. 2d 1071, 1098 (D. Colo. 2006) (rejecting argument that plaintiff failed to provide sufficient evidence of causation based on failing to meet four of the Hill factors).
73) Douglas L. Weed, Epidemiologic Evidence and Causal Inference, Hematology/Oncology Clinics of North America 14, 2000, p. 797.
74) Cook v. Rockwell Int'l Corp., 580 F. Supp. 2d 1071, 1098 (D. Colo. 2006)
75) Feldschreiber, Mulcahy and Day, supra note, p. 182.
76) 김정원. 역학연구와 인과관계. Kosin Medical Journal 2013;28:87-97.

괄적인 정의를 쓰는 나라까지 다양하게 있다.[77] 업무상 질병 목록에서 인과관계에 대한 정의는 국가 간에 다양하게 존재하였지만, 최소한 개괄적인 법적 기준으로서 인과관계의 수용 기준(criteria for the acceptance)은 존재하였다. 일부 국가에서는 2배 위험도(two-fold risk)가 인과관계의 성립과 연관된다고 보고 있으나, 또 다른 일부 회원국은 낮은 수준의 기여위험도만 있어도 인과관계가 존재한다고 받아들이고 있다. 예를 들어 독일에서는 2배 규칙(two-fold rule)은 폐암과 같이 개인적 혹은 직업적 요인에 의한 발생이 많은 질병에서만 적용되는 것으로 받아들여지고 있었다. 비록 희귀 질환에서 2배의 위험도가 증명되는 것은 불가능하지만, 노출과 질환 사이에 분명한 인과성(aetiopathology)이 있는 경우에는 업무상 질병으로 인식되고 업무상 질병 목록에 포함될 수 있었다.[78]

질병과 발병요인 간의 인관관계의 정도에 대하여 기여위험도(attributable risk)가 50%를 넘을 경우 '가능성이 있는 편'의 증거가 될 수 있다고 제안하고 있다.[79] 미국 연방대법원은 General Electric Co. v. Joiner 사건에서 상대위험도(relative risk)가 2 이상인 역학연구결과만 증거로서 채택하여 배심에 제시될 수 있다고 판시하였다.[80][81] 상대위험도 2 이상을 인과관계의 수준으로 제시하는 것에 대해서는 비판적인 의견이 많다.[82][83][84] 상대위험도가 2 미만일 경우 질병이 위험 노출과의 인과관계 주장을 포기하게 할 수 없고, 상대위험도가 2 미만이라는 이유만으로 역학적 증거의 인과관계 주장을 구성할 자격이 없는 것으로 여겨도 안 된다.[85]

상대위험도는 다른 특성을 가진 다양한 인구집단에서 연구된 인과관계 추론의 초석이다. 상대위험도는 연관성의 강도를 제시한다. 상대위험도가 높을수록 그 관계가 원인일 가능성이 크다. 예를 들어 흡연의 경우 폐암과의 상대위험도가 10.158로 매우 높다. 이것은 흡연자가 폐암에 걸릴 위험은 비흡연자에 비해 최대 10배 높다. 폐암과 흡연의 상대위험도 10은 매우 높기 때문에 혼란변수(confounding)나 편견(bias)이 존재한다고 보기에는 매우 힘들다. 상대위험도가 높을수록 연관성이 높고 결과 값이 거짓일 확률이 낮다. 물론 낮은 상

77) 김양호 등. 직업성 암 진단 및 판정을 위한 유해물질 노출수준에 관한 연구. 고용노동부. 2013. 12.
78) 김양호 등. 직업성 암 진단 및 판정을 위한 유해물질 노출수준에 관한 연구. 고용노동부. 2013. 12.
79) Gordis L. 한국역학회 옮김. Epidemiology. Philadelphia : Elsevier;2009
80) Green MD. Expert witnesses and sufficiency of evidence in toxic substances litigation: The legacy of Agent Orange and Bendectin litigation. Nw. UL Rev.. 1991;86:643.
81) Goldberg R. Epidemiological, Uncertainty, Causation, and Drug Product Liability. McGill LJ. 2013;59:777.
82) 이연갑. "역학연구결과에 의한 인과관계의 증명", 「법조」 제61권 제7호, 법조협회, 2012, 112쪽.
83) Broadbent A. 전현우, 천현득, 황승식 역. 역학의 철학. 생각의 힘. Philosophy of Epidemiology Palgrave Macmillan; 2013 Jun 11.
84) 박진아. 국제적 집단피해의 위법성과 인과관계의 입증. 국제사법연구. 2015 Jun;21(1):253-305.
85) Broadbent A. 전현우, 천현득, 황승식 역. 역학의 철학. 생각의 힘. Philosophy of Epidemiology Palgrave Macmillan; 2013 Jun 11.

대위험도도 인과관계를 나타낼 수 있지만 통제되지 않은 혼란변수나 편견의 결과로 높은 가능성이 나올 수 있기 때문에 연관성을 좀 더 세심히 연구하고 검토해야 한다.[86)87)]

5. 결론

의학은 질병요인에 의한 발병(effects of causes, EoC)을 관찰이나 실험을 통해서 밝혀내는 것에 관심을 두고 있는 반면 근로자 질병의 업무관련성 판단은 질병에 대한 원인(causes of effects, CoE)을 추론하는 입장에 서 있다. 이러한 문제는 수세기동안 해결하려는 노력을 하고 있지만 여전히 암흑 속이다. 역학은 원인에 의한 결과(effects of causes, EoC)에 관심을 가지고 있기 때문에 결과에 대한 원인(causes of effects, CoE)의 추론에 대한 도움을 주는 데에는 매우 제한적이다. 그러나 우리는 원인에 의한 결과(effects of causes, EoC)를 근거로 결과에 대한 원인(causes of effects, CoE)을 판단하는 방법을 모색해 왔다.

근로자 질병의 업무관련성을 판단할 때 추정의 원칙은 이미 오래전부터 적용되고 있었으나, 고용노동부에서 이를 구체적으로 명시한 이후에 업무관련성 판단의 엄격성은 현저하게 완화되었다. 아울러 고용노동부는 단순한 직업병 목록만으로는 추정의 원칙을 구체적 사례에 적용하는 데에 일관성 유지는 물론 단순 조건관계만으로도 추정된다는 판단이 가능하다는 문제를 해결하기 위하여 질병별로 당연인정기준을 개발하고 있다.

이에 추정의 원칙을 이해하고 당연인정기준이 어떻게 개발되어야 하는지 살펴보았다. 추정의 원칙은 일의 추정이라는 기존의 이론을 업무상 질병의 판단에도 적용하자는 것이며, 인정기준에 노출수준기간 등이 구체적으로 규정(당연인정기준)되어 있는 경우 근로복지공단의 재해조사 및 역학조사결과 노출수준, 노출기간 등이 당연인정기준을 충족하며 반증이 없다면 업무상 질병으로 인정한다는 것이다.

이러한 추정의 원칙이 적용되기 위해서는 질병별로 당연인정기준이 필요하다. 이에 당연인정기준은 역학적 인과관계를 근거로 개발되어야 하며, 역학적 인과관계의 추론은 Hill의 기준을 적용하여 연구결과를 검토한 결과이며, 속성수준의 인과관계가 된다. 이런 정보를 바탕으로 당연인정기준을 개발하여야 한다는 것이 이글의 요지이다.

86) National Research Council. Reference manual on scientific evidence. Federal Judicial Center; 1994.

87) Academy of Medical Sciences Working Group. Identifying the Environmental Causes of Disease: How Should We Decide What to Believe and When to Take Action? 2007. Academy of Medical Sciences.

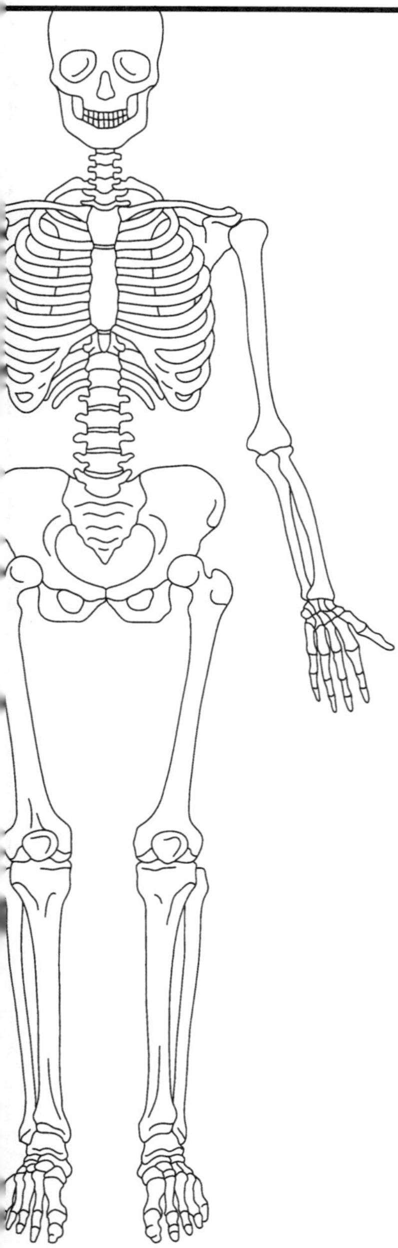

13

근골격계질환의 업무관련성 평가

1. 업무관련성 평가과정
2. 진단명 확인
3. 신청 상병이 발생한 신체부위확인
4. 신체부위별 발병요인에 대한 역학적 근거
5. 발병요인의 노출상황조사
6. 발병요인과 질병 발생과의 시간적 선후 관계
7. 발병요인의 노출상황과 인정요건 또는 발병요인의 역학적 근거와 비교
8. 비직업적 원인의 고려
9. 감별진단
10. 업무관련성 여부의 결정
11. 근골격계질환별 업무관련성 평가시 참조할 사항

제13장

근골격계질환의 업무관련성 평가

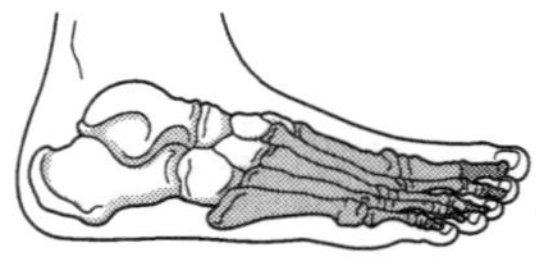

근로자에게 발생한 근골격계질환의 업무관련성 판단은 어떻게 이루어지는가? 산업재해보상보험법 시행령 제34조에서 제시하는 업무상 질병 인정기준은 ① 업무수행 과정에서 유해 · 위험요인을 취급하거나 노출된 경력이 있을 것, ② 유해 · 위험요인을 취급하거나 노출되는 업무시간, 종사한 기간 및 업무환경 등에 비춰 볼 때 질병을 유발할 수 있다고 인정될 것, ③ 유해 · 위험요인에 노출되거나 취급한 것이 원인이 돼 그 질병이 발생했다고 의학적으로 인정될 것 등이다.

이러한 인정기준을 실무에 적용할 때에는 근로자가 제출한 근골격계질환에 관한 진단서(또는 소견서)로 산재요양신청서 상에 기록된 근골격계질환의 진단명을 확인하는 것으로부터 출발한다. 다음으로는 해당 질환을 유발할 수 있는 발병요인(주로 신체부담요인)을 확인하고 이러한 요인에 근로자가 노출되었는지 조사하게 된다. 조사는 근로자와 사업주 면담조사, 현장 방문을 통한 작업내용조사를 통해서 발병요인 노출여부를 확인하게 된다. 아울러 발병요인의 노출기간과 발병까지 걸린 기간(잠복기)을 확인한다. 마지막으로 발병요인의 노출기간과 노출강도 등을 확인하고 다른 질병에 의하여 발병한 것은 아닌지(예를 들면 임신이나 당뇨병 등)를 감별하여 최종적으로 업무관련성을 판단하게 된다(그림 13-1).

업무상 근골격계질환은 일반 근골격계질환과 구별되는 특이 증상이나 병리소견이 있는 경우가 드물고, 직업적 요인과 비직업적 요인[개체 요인(연령, 소인, 체력 등)이나 일상생활 요인(가사노동, 육아, 스포츠 등)]들이 혼재돼 있고, 일부 질환을 제외하고는 비교적 오랜 기간 동안 발병요인에 노출되어 발생하게 된다. 또한, 직업적 발병요인들은 개인의 감수성에 따라 질병 발생에 큰 차이가 있으며, 기저 질병이 있는 경우 업무와 질병과의 인과관계를 밝히기가 쉽지 않다. 쟁점사항이 다양할 수밖에 없고, 의학적인 인과관계의 입증이 어렵다. 이에 근로복지공단은 재해조사를 통하여 입증노력을 하고, 자문의사와 업무상질병 판정위원회를 두어서 업무관련성을 판단하고 있는 것이다.

한편, 업무관련성 평가의 입증부담의 완화, 판단 결과의 일관성 유지 및 처리과정의 효율성 증대 등을 목적으로 추정의 원칙과 당연인정기준을 근골격계질환의 업무관련성 평가에 도입하고 있다. 이에 업무관련성 판단에서 추정의 원칙과 개별 근골격계질환의 인정기준에 대하여 살펴보고자 한다.

1단계 : 질병의 확진
(경추 추간판 탈출증, 요추 추간판 탈출증, 회전근개 파열, 외상과염, 수근관 증후군, 반월상 연골파열)

↓

2단계 : 발병요인 노출 여부 확인

↓

3단계 : 잠복기 조사

↓

4단계 : 발병요인의 노출량, 노출 강도 조사

↓

5단계 : 발병요인과 질병과의 관련성 평가

[그림 13-1] 근골격계질환의 업무관련성 평가

1. 업무관련성 평가과정

근로자의 근골격계질환이 업무상 질병에 해당되는지 여부는 반드시 다음과 같은 업무관련성 평가를 실시한 연후에 동 조사결과를 종합하여 결정하여야 한다.

근골격계질환의 업무관련성 평가는 앞에서 언급한 바와 같이 진단명 확인, 신청 상병이 발생한 신체부위(목, 허리, 어깨, 팔, 손과 손목, 무릎 등) 확인, 해당 부위의 발병요인에 대한 역학적 근거 확인, 확인된 발병요인에 대한 과거 노출상황 조사, 근무기간 조사와 발병요인별 1일 노출시간(또는 주간 노출시간) 및 누적노출기간 산출, 해당 근로자의 발병요인의 노출상황과 인정요건 또는 발병요인의 역학적 근거와 비교 등의 과정을 거치게 된다.

1) 1단계 : 정확한 의학적 진단명을 파악

(1) 근골격계질환은 근로자의 주관적 증상 기술에 의해 진단되는 경우가 많으므로 정확한 의학적 진단명을 확인하여야 한다. 증상위주의 진단 명인 요통, 경견완증후군, 근막통증후군 등의 경우 주치의에게 정확한 의학적 진단명을 ICD-10(국제질병분류 제10차 개정판)의 상병명과 상병코드 기준에 의하여 파악하고, 동상병을 진단하게 된 경위 및 진단근거를 확인한다.

(2) 동일한 질환명이라도 발병경위를 외상성과 비외상성으로 분류하여 상병코드를 구분 기재하여야 한다.

(예) 추간판 탈출증

- 비외상성 : 주로 퇴행성 변화에 의한 상병일 경우
  M50.2(경추) M51.2(흉요추)
- 외상성 : 주로 외상에 의한 상병일 경우
  S13.0(경추) S23.0(흉추) S33.0(요추)

(3) ICD-10에 명시되지 않은 분류하기 어려운 진단명은 자문의의 자문을 받아 가장 근접한 상병코드를 기재한다.

(예) 근막동통증후군

M60 근염
M72.5 근막염
M79.0 섬유 근육통
M79.1 근육통

2) 2단계 : 근골격계질환이 초래될 수 있는 작업상의 발병위험요인을 확인하고 위험요인과 장해 신체부위와의 특이적 연관성 확인

작업위험요인에 대한 작업분석 등을 필요시 실시하여 위험도의 크기, 강도, 노출 시간 등을 확인하고, 근골격계질환을 일으킬 수 있을 정도이어야 함을 확인한다. 위험의 크기, 강도 등을 계량화하기 위하여 특별한 경우에 생(체)역학적 분석을 고려할 수도 있다.

3) 3단계 : 작업상 발병위험요인에의 노출과 질환 발생 간의 시간적 관계를 파악

발병위험요인이 있는 작업수행기간이 해당 근골격계질환을 일으키기에 시간적으로 충분한지 질환과 발병위험요인에의 노출에 대한 시간적 관계를 조사한다.

발병위험요인은 다음 사항을 위주로 조사한다.

(1) 「**반복성**」 : 같은 동작이 반복하여 일어나는 것으로 그 유해도는 반복횟수, 반복동작의 빠르기, 관련되는 근육군의 수, 사용되는 힘에 달려있다.

(2) 「**부자연스런 또는 취하기 어려운 자세**」 : 각 신체 부위가 취할 수 있는 최적자세 범위를 벗어나는 자세. 예를 들면 손목을 뒤로 젖히거나 구부리기, 손가락에 힘을 주어 누르기, 손가락으로 집기, 팔을 들거나 뻗기, 손목을 오른쪽이나 왼쪽으로 돌리기, 손목을 굽히거나 뒤로 젖히기, 팔꿈치 들기, 팔 근육 비틀기, 목을 젖히거나 숙이기, 허리 돌리기 · 구부리기 · 비틀기, 무릎꿇기, 쪼그려 앉기, 한발로 서기 등

(3) 「**정적 자세**」 : 근로자 신체의 특정부위가 움직임 없이 일정시간 이상 지속되는 작업자세

(4) 「**과도한 힘**」 : 물체 등을 취급할 때 들어올리거나 내리기, 밀거나 당기기, 돌리기, 휘두르기, 지탱하기, 운반하기, 던지기 등과 같은 행위 · 동작으로 인해 근육의 힘을 많이 사용해야 하는 경우

(5) 「**접촉스트레스**」 : 작업대 모서리, 키보드, 작업공구, 가위사용 등으로 인해 손목, 손바닥, 팔 등이 지속적으로 눌리거나 손바닥 또는 무릎 등을 사용하여 반복적으로 물체에 압력을 가함으로써 해당 신체부위가 충격을 받게 되는 것

(6) 「**진동**」 : 신체의 특정부위가 동력기구 또는 장비와 같은 진동하는 물체와 접촉함으로써 영향을 받게 되는 것으로, 버스, 트럭 등 장시간 운전으로 인한 전신진동 및 착암기, 연삭기, 임펙트 등 진동물체에 접하는 손, 팔 부위에서 받는 국소 진동으로 구별할 수 있다.

4) 4단계 : 비직업적 원인을 고려

업무관련성의 최종적인 결정을 내리기 전에 실시하는 조사단계로서 작업장 외부의 발병 등 업무외적 원인이나 요인이 있는지를 조사한다[예 : 기존질환(퇴행성 질환), 선천성 기형, 가족력질환, 작업외적 사고(운동, 교통사고 등)에 의한 손상이나, 취미, 가사노동 등].

5) 5단계 : 1~4단계를 종합하여 최종 결정

앞의 조사내용을 토대로 업무와 상당인과관계가 있고 의학상 요양이 필요하다고 인정되는 경우 업무상 질병으로 최종 결정한다.

2. 진단명 확인

요양급여신청서에서 신청 상병병을 확인한다. 이때에 다음의 의학적 자료들에 대해서 추가적인 확인을 하는 것이 필요할 수 있다.

① 진단서, 의사 소견서, 감정서 등
② 진료기록, 간호일지, 임상 검사결과, 병리조직학적검사 결과 등
③ 엑스선 사진, CT, MRI 등 영상진단 자료 등
④ 근전도 등

의학적 자료에서 얻을 수 있는 의학적 내용과 함께 소인, 기초질환, 지병의 유무, 가족력, 기호 및 습관 등에 대한 자료가 필요한 경우에는 근로자의 가족이나 주변 사람에게서 확인한다. 의사 진단서와 임상 검사결과 등에 머물지 않고, 폭 넓은 각도에서 의학적인 검토가 필요하다.

① 상병명은 한국표준질병사인분류(KCD-10)에 의한 상병코드 확인
② 환자의 주 증상이 해당 질병(예, 추간판 탈출증)에 대한 증상(신경근성 통증, 감각이상, 방사통 등)인지 염좌에 대한 증상(허리가 끊어질 듯 아픔, 압통 등)인지 확인
③ 영상의학자료(CT, MRI 등)를 참조하여 내려진 진단이 해당 질병(예, 퇴행성 추간판 탈출증)으로 진단하거나 추간판 탈출증이 있으나 염좌로 진단한 경우에는 각각 기재
④ 진찰소견과 검사소견 및 초진 이후의 질병 변화양상 검토
⑤ 진단된 상병명, 초진 시 증상, 객관적 소견, 검사결과 중 한 가지라도 누락되었거나 상병병이 부적합한 경우 주치의에게 보완
⑥ 초진 진찰일자와 초진 시 호소 증상

- 증상 양상 : 증상 또는 징후의 발생 시점, 증상유발 동작 및 시간
- 주치의의 초진 이전 환자의 질병양상

⑦ 초진 당시의 객관적 소견

- 시진, 촉진, 가동성, 관절운동 범위, 압통점 등 이학적 검사소견
- 사지의 운동성, 근력감소 여부
- 사지의 지각, 근반사의 이상 유무

⑧ 초진 또는 재진 당시의 검사결과(검사를 시행한 경우 필수)

- 일반 방사선 검사 : 검사일자, 이상소견
- 정밀 방사선 검사 : 검사일자, 이상소견
- 다른 질병 감별을 위한 혈액검사 여부와 검사결과
- 초진 이후 현재(또는 재진 시)까지의 증상변화 및 결과에 대한 내용

3. 신청 상병이 발생한 신체부위확인

산재보험 요양신청서에 기록된 신청 상병이 발생한 신체부위로 목, 허리, 어깨, 팔, 손과 손목, 무릎 등을 확인한다(그림 13-2). 신체부위 확인이 필요한 이유는 부위에 따라서 신체부담과 발병에 작용하는 위험요인이 다르기 때문이다. 즉, 신체부위를 확인하고 해당 부위에 대하여 근거가 있는 발병요인을 파악하기 위한 것이다.

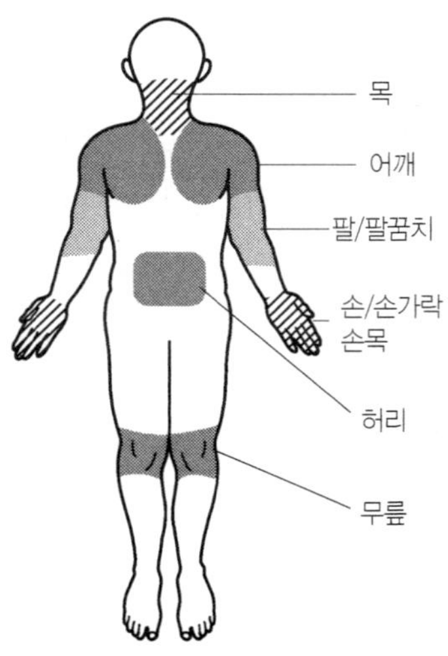

[그림 13-2] 근골격계질환의 발병 신체부위

4. 신체부위별 발병요인에 대한 역학적 근거

일반적인 근골격계질환의 발병요인(표 13-1)에 대한 이해를 하고, 앞에서 신청 상병의 신체부위를 확인하며 [표 13-2][1]와 같이 해당 부위의 발병요인을 확인한다. 이것은 1997년 NIOSH에서 제시한 신체부위별 신체부담요인과의 인과관계에 대한 근거의 강도를 나타내고 있다.

[표 13-1] 근골격계질환의 발병요인

반복성	같은 근육, 힘줄 또는 관절을 사용하여 동일한 유형의 동작을 되풀이해서 수행함
부자연스러운 또는 취하기 어려운 자세	반복적이거나 지속적인 팔을 뻗음, 비틂, 구부림, 머리 위 작업, 무릎을 꿇음, 쪼그림, 고정 자세를 유지함, 손가락으로 집기 등
과도한 힘	물체 등을 취급할 때 들어 올리거나 내리기, 밀거나 당기기, 돌리기, 휘두르기, 지탱하기, 운반하기, 던지기 등과 같은 행위 · 동작으로 인해 근육의 힘을 많이 사용해야 하는 것
접촉스트레스	작업대 모서리, 키보드, 작업공구, 가위사용 등으로 인해 손목, 손바닥, 팔 등이 지속적으로 눌리거나 반복적으로 물체에 압력을 가함으로써 해당신체부위가 충격을 받게 되는 것
진동	신체의 특정부위가 동력기구 또는 장비와 같은 진동하는 물체와 접촉함으로써 영향을 받게 되는 것
기타 요인	극심한 저온 또는 고온, 너무 밝거나 어두운 조명

[표 13-2] 작업위험요인과 신체부위와의 인과관계(NIOSH, 1997)

신체부위 위험요인	강한 증거 (+++)	증거 (++)	불충분한 증거 (+/0)	증거 없음 (-)	신체부위별 주요 위험요인
경추부위					
반복성		++			자세
힘		++			
자세	+++				
진동			+/0		

1) Bernard, B. P., Musculoskeletal disorders and workplace factors: A critical review of epidemiologic evidence for work-related musculoskeletal disorders of the neck, upper extremity, and low back (NIOSH publication No. 97-141), Cincinnati, OH , U.S., Department of health and human services, 7(1)-7(10), 1997.

어깨					
자세		++			자세 반복성
힘			+/0		
반복성		++			
진동			+/0		
팔꿈치					
반복성			+/0		위험요인들의 조합
힘		++			
자세			+/0		
위험요인들의 조합	+++				
손과 손목					
*** 수근관증후군**					위험요인들의 조합
반복성		++			
힘		++			
자세			+/0		
국소진동		++			
위험요인들의 조합	+++				
*** 건염**					
반복성		++			
힘		++			
자세		++			
위험요인들의 조합	+++				
*** 수지진동증후군**					
진동	+++				
요추					
들기작업	+++				중량물작업 전신진동
자세		++			
힘		++			
전신진동	+++				
정적인 작업			+/0		

이에 따라서 신청 상병의 발병부위에 따른 인정요건으로 중점을 두어서 탐색할 사항을 도출할 수 있다(표 13-3). 즉, 신체부위별로 중점을 두고 확인해야 할 인정요건들을 정리할 수 있으며, 이에 초점을 두고 신청인의 작업 내용을 확인하는 것이 필요하다.

[표 13-3] 신체부위별 작업적 위험요인 중점 정리사항[2)]

신체부위	주요 위험요인	주요 위험작업 내용
목	작업자세, 반복성, 힘, 지속시간	• 목을 앞으로 숙인 자세에서 하는 작업 • 목을 뒤로 젖힌 자세에서 하는 작업 • 좌우로 기울이거나 비트는(회전) 자세로 수행하는 작업
어깨/상완	작업자세, 반복성, 힘, 무게(공구)	• 어깨/상완을 앞으로 들고 하는 작업 • 어깨/상완을 뒤로 들고 하는 작업 • 팔을 뻗어 물건을 드는 작업 • 어깨/상완을 몸통에서 벌리는 자세로 하는 작업 • 어깨/상완을 몸통으로 모으는 자세로 하는 작업
아래팔/팔꿈치	작업자세, 반복성, 힘 등의 조합	• 팔꿈치를 굽힌 자세에서 하는 작업 • 팔뚝(아래팔)을 회전하는 자세에서 하는 작업 • 공구나 물건을 손에 들고 작업 시 공구나 물건의 무게 • 진동 작업
손/손목	작업자세, 반복성, 힘 등의 조합	• 손바닥 쪽으로 손을 꺾은 자세에서 하는 작업 • 손등 방향으로 손을 꺾은 자세에서 하는 작업 • 손바닥을 좌/우로 꺾은 자세에서 하는 작업 • 손을 망치처럼 사용하는 작업 • 공구나 물건을 손에 들고 작업시 공구나 물건의 무게 • 손가락으로 물건을 집거나 감싸 쥐기를 하는 작업
허리	중량물작업, 전신진동, 작업자세, 힘	• 허리를 굽힌 자세에서 하는 작업 • 허리를 좌/우로 회전하는 자세로 하는 작업 • 허리를 좌/우로 꺾은 자세에서 하는 작업 • 무거운 물건을 들거나 들어 옮기는 작업 • 진동을 유발하는 작업(트렉터/장거리 버스운전) • 장시간 앉아서 일하는 작업
무릎	작업자세, 힘의 반복성	• 무릎을 꿇은 자세에서 하는 작업 • 무릎을 쪼그린 자세에서 하는 작업 • 경사로, 계단, 사다리 등을 오르내리는 작업 • 운전 작업 또는 유사작업

2) 근로복지공단. 근골격계질병 업무상 질병조사 및 판정 지침. 2014.1.1.

아울러, 신청 상병에 대한 업무관련성을 판단할 때에 인정요건으로 참조할 수 있는 사항들을 [표 13-4]에 제시한 바와 같이 정리할 수 있다. [표 13-4]에는 신체부위별로 인정요건으로 참조할 수 있는 정성적 · 정량적으로 근거가 되는 내용을 담고 있다.

[표 13-4] 신청 상병의 신체부위별 업무관련성 평가 시 참조사항[3)]

가. 목 부위

1) 부담 요인의 강도
- 역학적 근거가 있음 : 자세, 반복 동작

2) 자세
- 20도 이상의 목 굽히기는 목 부위 부담 요인임
- 목을 젖힌 자세는 목 부위 부담 요인임
- 목의 좌/우 회전과 좌/우 옆으로 꺾임 자세는 목 부위 부담 요인이며, 목을 비튼 정도가 증가함에 따라 목의 방사통이 증가함

3) 반복 동작
- 목의 반복동작은 목 부위 부담요인이며, 반복 빈도가 높을수록 부담이 커짐

나. 어깨/상완 부위

1) 부담요인 강도
- 역학적 근거가 있음 : 자세, 반복 동작
- 역학적 근거는 불충분하나 고려할 필요 있음 : 힘, 국소진동

2) 자세
- 어깨 관절의 굽힘(Flexion) 각도가 45도 이상은 어깨 관절의 부담 요인이며, 각도가 증가할수록 부담이 높아짐(특히 90도 이상은 강한 부담요인임)
- 팔을 벌린 자세에서 힘을 주는 작업은 어깨 관절의 부담 요인임

3) 반복 동작
- 어깨 관절의 굽힘(Flexion), 폄(Extension), 회전(Rotation) 등의 동작을 1분에 4회 이상 하는 것은 어깨 관절의 부담 요인임

4) 힘
- 부적절한 자세나 반복 동작이 없이 힘만 주는 작업은 논란의 여지가 있으나, 다른 부담 요인(부적절한 자세, 반복 동작)과 함께 과도한 힘을 주는 경우 어깨 관절의 부담이 증가함

5) 국소진동
- 국소진동이 다른 부담요인(부적절한 자세, 반복 동작)과 함께 존재할 경우 어깨 관절의 부담을 높일 수 있음

다. 아래팔/팔꿈치 부위

1) 부담 요인의 강도
- 역학적 근거가 있음 : 힘, 복합요인(힘, 자세, 반복 동작)
- 역학적 근거는 불충분하나 고려해야 함 : 자세, 반복 동작, 국소진동

3) 송재철 등. 업무상질병 인정기준 및 재해조사 개선방안에 관한 연구-뇌심혈관계질환, 근골격계질환(요추간판탈출증, 회전근개파열), 고용노동부 2017. 12. 연구보고서의 자료를 재구성한 것이다.

2) 힘
- 부담요인이 단독으로 존재하는 경우 과도한 힘을 주어야 하는 작업만이 팔꿈치 부위 부담 요인임

3) 복합요인(힘, 자세, 반복 동작)
- 과도한 힘, 자세, 반복 동작 중 두 가지 이상이 존재하는 작업은 팔꿈치 부위의 강한 부담 요인임(예 : 팔꿈치를 과도하게 굽히거나 편 자세로 힘을 주는 동작 등)

4) 자세, 반복 동작, 국소진동
- 각각 단독으로 존재할 때는 팔꿈치 부위의 부담 여부에 대해 논란의 여지가 있으나, 다른 부담요인(힘)과 함께 존재할 경우 팔꿈치 부위 부담이 증가함

라. 손/손목 부위

1) 부담 요인의 강도
- 역학적 근거가 있음
  - 손목굴 증후군 : 반복 동작, 힘, 국소진동, 복합요인(반복 자세, 힘, 국소진동)
  - 수완진동 증후군 : 국소진동
  - 그 외 질환 : 반복 동작, 힘, 자세, 복합요인(반복 자세, 힘, 자세)

- 역학적 근거가 불충분하나 고려해야 함 : 국소진동

2) 반복 동작, 힘
- 대부분의 손/손목 부위 근골격계질환은 반복작업, 힘이 부담 요인임
- 전산작업은 손가락의 반복동작에 해당하나 손목굴 증후군의 부담요인은 아니며, 손가락과 손목의 협착성 힘줄 윤활막염(건초염)의 위험은 증가시킴

3) 자세
- 손목굴 증후군의 경우 손목의 부적절한 자세가 위험요인이라는 근거는 없음
- 손목의 협착성 힘줄 윤활막염, 드퀘베인 병의 경우 손목의 부적절한 자세가 위험요인임

4) 복합요인
- 손목굴 증후군의 경우 반복 동작, 힘, 국소진동 중 두 가지 이상이 함께 존재하는 작업은 강한 위험요인임
- 손가락/손목의 협착성 힘줄 윤활막염, 드퀘베인 병, 방아쇠 수지, 손가락 힘줄 손상, 삼각연골 복합체 손상 등의 질병의 경우 반복 동작, 힘, 자세 중 두 가지 이상이 존재하는 작업은 강한 위험요인임

5) 국소진동
- 손목굴 증후군, 수완진동 증후군의 강한 위험요인임
- 다른 위험요인과 함께 존재할 경우 협착성 힘줄 윤활막염, 삼각연골 복합체 손상 등의 질병 위험이 증가할 수 있음

마. 허리 부위

1) 부담 요인의 강도
- 역학적 근거가 있음 : 중량물 들기/운반, 자세, 전신진동

2) 자세
- 20도 이상의 허리 굽히기는 허리 부위 부담 요인이며, 굽히는 각도가 증가할수록 부담이 커지고 특히 45도 이상일 경우 강력한 부담 요인임
- 좌/우 혹은 앞/뒤로 허리를 비트는 자세는 허리 부위 부담 요인임

3) 중량물 들기/운반
- 1일에 1회 이상 10kg 이상의 중량물을 들거나 운반하는 것은 허리 부위 부담 요인이며, 중량물 들기의 빈도와 중량물의 무게가 증가할수록 부담이 증가함
- 10kg 미만의 중량물이라 하더라도 허리의 부적절한 자세가 동반된 경우 부담이 높아짐

4) 전신진동
- 운전을 할 때 노출되는 전신진동은 허리 부위 부담 요인임
- 운전하는 차량이 클수록 전신진동의 진동가속도가 높고 허리 부위 부담이 높으며, 택시나 승용차처럼 작은 차량은 진동가속도가 높지 않고 허리 부위 부담 여부에 대해서는 논란의 여지가 있음
- 화물트럭처럼 큰 차량이라 하더라도 운전석에 진동을 흡수할 수 있는 유압장치가 있을 경우 전신진동을 상당히 흡수하여 노출되는 전신진동을 줄여 줌

바. 무릎 부위

1) 부담 요인의 강도
- 역학적 근거가 있음 : 자세(무릎 꿇기, 쪼그려 앉기), 오르내리기, 중량물 들기, 운전하기

2) 자세(posture)
- 무릎 꿇기와 쪼그리기가 무릎 부위의 가장 큰 부담 요인임
- 무릎 꿇는 자세나 쪼그리기가 1일에 1시간 이상일 경우 무릎 부위 부담이 증가함

3) 오르내리기(climbing – repetition)
- 1일에 10층 이상의 계단을 오르내리는 것은 무릎의 골관절염이나 슬개 대퇴부 통증증후군의 위험을 높이며, 30층 이상의 계단을 오르내리는 것은 무릎의 반달연골 손상의 위험을 높임

4) 중량물 들기/운반(lifting)
- 10kg 이상의 중량물을 1주일에 10회 이상 들거나 운반하는 것은 무릎부위 부담을 높임
- 1일에 1.6시간 이상의 중량물 작업을 하는 것은 무릎 부위 부담 요인임

5) 운전
- 1일에 4시간 이상 운전을 하는 것은 무릎의 반달연골 손상의 위험요인임

결론적으로 신청 상병의 신체부위에 따라서 초점을 두고 조사하여야 할 발병요인을 확인하고 이에 대한 조사에 집중하는 것이 필요하다.

5. 발병요인의 노출상황조사

중점을 두고 조사하여야 할 발병요인이 확인되었으며, 신청인의 과거 업무력을 기본으로 하여 해당 발병요인에 대한 과거노출 재구성을 다음 사항들에 대한 조사를 한다.

1) 업무 경력

처음 고용된 사업장부터 시작하여, 청구에 관련된 질병이 발생하기 까지 고용된 사업장 전체를 파악하는 것이 원칙이다.

발병요인 누적노출량 = [노출 강도 × 노출 기간]

2) 근무시간 등

근무시간은 발병요인 노출시간의 요소로서 노출 정도의 평가를 위해 중요하다. 질병의 종류에 따라서는 업무량 평가의 기초 자료가 된다.

소정 근무시간, 야근 또는 교대근무의 유무 및 휴식, 휴일, 시간외 근무, 발병요인 노출이 지속적이지 않을 때에는 그 구체적인 내용 등을 파악한다.

발병요인의 노출시간이 하루 중에 2시간 이상 지속되면 의미 있는 신체부담작업으로 판단할 수 있다.

3) 작업내용

어떤 형태로 발병요인에 노출되었는가를 파악하는 것이 중요하다. 근로자의 작업을 이해하기 위해서 작업공정 전체(작업공정, 작업장의 평면도를 사업주에게 요청)를 파악하는 것이 도움이 된다.

일반적으로 작업방법, 사용설비기계, 취급 재료의 포장 단위 및 수량 등이 조사 대상이 된다.

발병요인 노출 상황을 확인할 때에는 주로 신청인과 동료 근로자 및 사업주의 담당자에 대한 면담을 통해서 이루어지고, 현장 방문조사를 하게 되지만 발병 전의 장기간에 걸친 과거 상황을 직접 확인하는 것은 어렵다. 따라서 이해관계에 따라 과거노출상황에 대한 진술의 진실성 문제는 물론 기억의 오류로 인한 불충분한 노출확인이 될 수 있다. 그럼에도 불구하고 발병요인 확인을 위한 진술은 노출여부를 확인하는 데에 매우 중요한 자료원이다.

문제는 상반된 진술로 인한 혼란을 어떻게 해결할 것인가 하는 과제가 남는다. 혼란스럽고 상반된 정보를 해석하고 활용하는 것은 결국 직접 관찰한 것과 조사자의 경험적인 것 및 전문가적인 판단에 의존하게 되지만 오히려 혼란과 갈등을 가중시킬 수도 있다.

발병요인 확인의 신뢰향상을 위해서 기억의 오류와 진술의 오류를 해결하기 위해서 기록을 활용하도록 하여야 할 것이다. 사업장에서는 근로자들이 참여하는 위험성 평가와 근골격계질환 유해요인 조사 결과를 기록으로 활용할 수 있도록 보관 및 관리를 하는 것이 필요하다. 이때에 기록의 충분함과 정확성을 유지할 수 있도록 노력하여야 할 것이다.

6. 발병요인과 질병 발생과의 시간적 선후 관계

질병 발현에 앞서서 발병요인에 노출되어야 업무 관련성이 인정된다. 따라서 발병경위와 증상 등의 진행과정을 조사한 결과와 작업상 발병요인에의 노출 간의 시간적 관계를 조사하여, 노출과 질환 발생의 시간적 관계를 파악한다. 증상이 최근의 작업이 시작된 후에 시작되었는지, 재발하였거나 악화되었는지 여부를 질문하는 식으로 진행되며 만약 이 질문에 대한 답이 “예”이고, 최종적인 결정이 “가능”이면, 추가적인 조사나 정밀 조사가 필요하다.

아울러 발병요인에 노출되는 작업수행기간이 해당 근골격계질환을 일으키기에 시간적으로 충분한지 파악한다.

7. 발병요인의 노출상황과 인정요건 또는 발병요인의 역학적 근거와 비교

앞에서 확인된 신청 상병의 발병요인의 노출상황을 인정 요건 또는 기존의 역학적 근거와 비교한다. 이 과정은 근골격계질환이 초래될 수 있는 작업상에서 확인된 발병요인과 장해 신체부위와의 특이적 연관성을 확인하는 것이다.

앞 단계에서 실시한 발병요인 노출상황에 대한 조사결과 파악된 위험도의 크기, 강도, 노출 시간 등이 근골격계질환을 일으킬 수 있을 정도이어야 함을 확인한다. 위험의 크기, 강도 등을 계량화하기 위하여 특별한 경우에 생(체)역학적 분석을 고려할 수도 있다. 이렇게 파악된 결과를 인정요건 또는 발병요인의 역학적 근거와 비교한다.

8. 비직업적 원인의 고려

비직업적인 요인을 고려한다. 업무 관련성의 최종적인 결정을 내리기 전에 실시하는 조사단계로서 작업장 외부의 발병 등 업무외적 원인이나 요인이 있는지를 조사한다. 예를 들어 기존질환(퇴행성 질환), 선천성 기형, 가족력질환, 작업외적 사고(운동, 교통사고 등)에 의한 손상이나, 취미, 가사노동 등을 파악한다. 특정질문을 하여 답을 구하는 것이 필요한데, 질문으로는 증상에 대한 비직업적인 원인의 유무를 묻는 것으로 이는 작업장 외부에서 가능한 원인 요인, 즉 손상이나 취미 생활 같은 것에 대한 질문과 답으로 결정한다. 만약 질문에 대한 답이 "예"이지만 작업관련 위험요인이 또한 존재한다면 "작업관련 가능성"이 있다고 보아야 한다.

9. 감별진단

근로자의 질병이 업무에 종사함으로써 특정 유해인자의 노출에 의한 것인지 또는 다른 원인에 의한 것인가를 식별하기 위해서는 주치의가 판단을 해야 한다. 그러나 근거가 명확하지 않은 상태에서 진단을 내린 사례, 다른 원인에 의한 질병여부의 식별을 위한 검사를 하지 않은 상태에서 진단을 내린 사례 등이 적지 않다. 이러한 경우에 공단은 주치의로부터 얻은 진단명(또는 의증)만으로 업무기인성의 판단을 하기 어렵다.

이로 인해 업무상 질병여부의 판단이 필요하다고 인정되는 경우 근로복지공단은 상병명의 확인과 업무관련성의 판단을 위해 의료법 제3조의3의 규정에 의한 종합병원 및 법 제78조제1호의 규정에 의한 보험시설 중에서 지정하여 특별진찰을 의뢰할 수 있다.

특진을 의뢰하는 경우 상병확인과 업무관련성의 확인을 위해 해당 상병의 전문의와 산업의학 전문의가 협진으로 볼 수 있도록 하는 것이 필요하다.

10. 업무관련성 여부의 결정

근골격계질환의 작업관련성 수준에 대한 최종적인 결정을 내리는 단계로 업무관련성 수준이 "업무관련성 확실", "업무관련성 가능", "업무관련성 희박"의 세 가지로 분류한다.

“업무관련성 확실”의 범주는 업무관련성이 있으므로 산재를 인정하고, “희박”의 경우는 산재를 불인정한다. 또한 “업무관련성 가능”의 경우에는 추가적인 조사 등을 포함한 보다 정밀한 작업관련성 평가가 필요하다.

11. 근골격계질환별 업무관련성 평가시 참조할 사항

1) 경추부의 업무상 질환 인정기준

(1) 덴마크

목에 대해서는 M53.1 만성적인 목과 어깨의 통증에 대하여 지침을 제시하고 있다.

질병명이 명확하게 제시되어 있지 않고 목과 어깨의 통증에 대한 전반적인 지침으로, 경추간판탈출증에 국한하여 비교하기에는 어려움이 있다.

(2) 프랑스

프랑스는 다른 나라에 비해 업무상 질병에 대해 대체로 구체적인 기준을 가지고 있다. 재해조사관의 전문적인 조사를 통해 진단명과 시간적 요인, 관련 요인에의 노출이 확인되는 경우 업무상 질병으로 인정하고 있다.

근골격계질환에 대해서는 크게 어깨, 팔꿈치, 손목/손/손가락, 무릎, 발목/발, 요추의 만성 질환에 대한 기준을 제시하고 있으며 경추상병에 대한 기준은 확인되지 않는다.

(3) 미국

목 부위 근골격계질환의 위험요인으로 자세와 반복성에 대해 역학적 근거가 있는 것으로 보고 있으나, 추정의 원칙과 관련하여 제안하고 있는 구체적인 기준은 없는 것으로 조사되었다.

(4) 독일

독일은 직업적 원인으로 인해 발생한 질환에 대하여 열거하고 있으며, 경추관련 질환은 2109호, 수년간 어깨로 중량물을 운반하는 작업으로 인해 발생, 악화된 추간판 관련 경추질환으로 질환에 의해 움직임에 제한이 있는 경우를 명시하고 있다.

(5) 한국 : 경추간판탈출증의 추정의 원칙 적용기준

① MRI상 이상소견(추간판 탈출)이 있고, 해당과 전문의(정형 · 신경외과)에 의해 아래의 상병명 확진

질병분류 기호	질병명
M50.0	척수병을 동반한 경추간판장애
M50.1	신경뿌리병증을 동반한 경추간판장애

② 아래 직종 중 하나 이상에 해당
㉠ 용접원, ㉡ 배관공, ㉢ 형틀목공, ㉣ 취부원

③ 해당 직종에서 근무기간 8년 이상, 유효기간 12개월 이내

2) 요추 추간판 탈출증

요추 추간판 탈출증에 대해서 업무관련성 평가 시 고려하고자 참조할 사항을 정리하였다.

(1) 요추 추간판 탈출증의 인정기준 및 역학적 근거와 비교

1997년 미국 국립산업안전보건연구원(National institute of occupational safety and health, NIOSH)[2]에서는 허리의 근골격계질환과 관련된 작업장 위험요인을 [표 13-5]와 같이 정리하였다. 이에 의하면, 중량물 취급과 전신진동은 강한 역학적 근거가 있고, 부적절한 자세와 육체적으로 힘든 일은 역학적 근거가 있으며, 정적인 자세는 역학적 근거가 불충분하다.

[표 13-5] 허리 근골격계질환의 작업장 위험인자의 역학적 근거

작업장 위험인자	강한 근거 (+++)	근거 있음 (++)	불충분한 근거 (+/0)	관련 없음 (–)
중량물 취급	○			
부적절한 자세		○		
육체적으로 힘든 일		○		
전신진동	○			
정적인 자세			○	

(2) 덴마크의 인정기준

덴마크에서는 허리의 근골격계질환에 대해 구체적인 인정기준을 명시하고 있다. 적용되는 질환은 요통/좌골신경통, 요추간판탈출증, 허리의 퇴행성 질환(척추증, 척추 관절증, 척추협착증)이며, 중량물 취급 작업, 성인이나 어린이 돌봄 작업, 전신진동 노출작업 등으로 구분하고 있다(표 13-6).

[표 13-6] 덴마크의 허리 근골격계질환 인정기준

구분	내용
해당 상병	요통/좌골신경통, 요추간판탈출증, 허리의 퇴행성 질환(척추 골연골증, 척추증, 척추 관절증, 척추 협착증)
노출요인	Back-loading lifting work Back-loading lifting with extremely heavy lifts Back-loading care work Back-loading whole-body vibrations

인정기준

Back-loading lifting work:
: 하루 8-10톤 이상의 중량물 취급 작업을 8-10년 수행한 경우

Back-loading lifting with extremely heavy lifts
: 특별한 상황에서 매우 무거운 중량물 취급 작업을 하루 3톤 이상, 8년 이상 수행한 경우

Back-loading care work
: 성인이나 장애가 있는 아이를 돌보는 작업을 8-10년 이상 수행한 경우
: 매일 20회 이상의 허리 부담작업(들기, 운송 등)을 수행해야 함

Back-loading whole-body vibrations
: 0.60 m/s^2/day 이상의 전신진동에 노출되는 작업을 8-10년 이상 수행한 경우

중량물 취급 작업은 하루 8-10톤의 중량물을 8-10년 이상 수행하였던 경우에 해당하며, 하루에 취급하는 중량물의 총무게가 매우 많을 경우 짧은 근무기간에도 인정 가능하다. 그리고 좁은 장소 혹은 허리를 굽힌 상태에서 작업한 경우에도 근무기간 기준을 낮출 수 있다.

매우 무거운 중량물을 취급하는 경우는 따로 기준을 마련하고 있는데, 75-100kg(남성) 혹은 50-75kg(여성)의 중량물을 하루 1회, 50-75kg(남성) 혹은 35-50kg(여성)의 중량물을 하루 2회, 50kg(남성) 혹은 35kg(여성) 이상의 중량물을 하루 3회 하되, 어깨 위로 중량물을 올리거나, 중량물을 1분 이상 들고 있거나, 허리의 비틀림이나 굽힌 자세가 함께 동반되거나, 몸에서 상당한 거리가 떨어진 상태로 작업을 하는 경우가 이에 해당한다.

도움이 필요한 성인이나 장애가 있는 청소년을 돌보는 작업에 대한 기준이 따로 마련되

어 있다. 침대에 누워 있거나 휠체어 사용이 필요한 환자를 돌보는 작업이 포함되며, 환자를 들거나 옮기는 작업을 하루 20회 이상, 8-10년 이상 수행한 경우 업무상 질병으로 인정된다.

전신진동은 0.60 m/s^2/day 이상의 진동에 노출되는 작업을 8-10년 이상 수행하는 경우에 해당한다. 진동의 정도가 높은 경우 짧은 근무기간에도 인정이 가능하며, 서 있는 상태에서 노출되는 것은 여기에 해당하지 않는다.

(3) 프랑스의 인정기준

프랑스는 업무상 질병에 대해 매우 구체적인 인정기준을 정하고 있다. 여기서 정한 기준에 충족되면 업무상 질병으로 인정이 된다. 단, 이 경우 해당 업무를 중지한 경우 산재신청이 가능한 유효기간이 별도로 정해져 있는 것이 특징이다. 요추간판탈출증의 경우 중량물을 취급하는 작업을 5년 이상 수행한 경우에 업무상 질병으로 인정이 된다(표 13-7).

[표 13-7] 프랑스의 요추 추간판 탈출증 인정기준

유효기간	위험요인
6개월 (노출기간 5년)	ㅇ 수작업으로 중량물을 다루는 작업 – 화물, 해양, 철도, 비행기에서 – 건물, 구조물, 공공 업무에서 – 광산과 채석장에서 – 가정 쓰레기 및 산업용 폐기물 수집 과정에서 – 이사, 가구 보관에서 – 도축장과 축산 처리 가공장에서 – 생산과정에서의 투입과 출하, 산업제품 및 식품의 배송과 대여, 농업 및 임업 제품의 저장과 유통과정에서 – 사람을 대상으로 업무를 수행하는 의료 또는 준의료 활동 중 – 환자의 이송 및 들기 작업 중 – 장례식 관련 업무

(4) 독일의 인정기준

독일의 연방법 중에 사회법 7권이 산업재해보상보험법이며, 산업재해를 업무상 사고(Arbeitsunfall)와 직업병(Berufskrankheit)으로 규정하고 있다. 이에 따라 독일 직업병 관련령은 직업병 목록을 제시하고 있으며 화학적 요인, 물리적 영향, 열대지방 풍토병, 피부 질환, 기타의 5가지로 나누고 있다. 근골격계질환은 이 중 물리적 영향으로 발생하는 직업병에 속한다.

목록에 포함된 요추 부위 질환에는 ① 2108 장기간의 중량물 작업 또는 몸통을 크게 구부리는 작업으로 인해 발생한 요추간판 질환과 ② 2110 앉은 상태에서 수직 방향의 진동에 장기간 노출되어 발생한 요추간판 질환이 있다.

① 중량물 작업 또는 몸통을 크게 구부리는 작업

중량물 작업에 대해 [표 13-8]과 같이 정의하고 있다.

다음과 같은 기준을 만족할 때 업무관련성이 높다고 볼 수 있다.

㉠ 지속적으로 재발하고, 기능적 장애를 유발하는 요추간판과 관련된 질병의 존재

㉡ 충분히 긴 기간 동안(최소한 10년 정도) 중량물 작업 또는 몸통을 크게 구부리는 작업에 종사함

㉢ 중량물 작업에 관해서는 [표 13-8]을 참조

㉣ 중량물 작업과 몸통을 크게 구부리는 작업을 적어도 연 60회 이상 수행함

㉤ 몸통을 크게 구부리는 작업은 선 자세를 기준으로 90도 이상 구부리거나 약 100 cm 보다 낮은 곳에서 작업을 할 때를 의미함

[표 13-8] 독일의 중량물 작업기준

Table 2: Load weights (in kg) and action forces (in N) with an increased risk for the Causes of lumbar spine diseases caused by intervertebral discs

activity	Women	Men
two-handed lifting	10 kg	20 kg
one-handed lifting	5 kg	10 kg
two-handed repositioning	20 kg	30 kg
one-handed implementation	5 kg	10 kg
carried on both sides next to the body on the Shoulders or the back	20 kg	30 kg
Wear in front of or on one side next to the body	15 kg	25kg
Pull	250 N	350 N
Slide	300 N	450 N

When lifting loads, the upper body becomes larger depending on the height of the load pick-up or load transfer or leaned less forward. Because of the relationship between torso tilt and Spinal stress is therefore divided into two categories in the table: "Lifting" is in the Usually associated with a clear torso inclination, while "transferring" in this context no strong torso inclination occurs.

② 앉은 상태에서 수직 방향의 진동에 장기간 노출되는 경우

0.45–0.5 m/s^2 정도로 낮은 강도의 전신진동의 경우 노출기간이 5–10년이면 허리의 근골격계질환 발생 위험이 낮고, 0.63–0.8 m/s^2 이상의 전신진동에 10년 이상 노출되면 허리 근골격계질환의 발생 위험이 높다.

0.45–0.5 m/s^2 정도의 전신진동에 10년 이상, 혹은 0.63–0.8 m/s^2 이상의 전신진동에 5–10년 노출되는 경우, 40세 이상에 처음 전신진동 노출이 시작되었거나, 허리의 부적절한 자세가 동반되거나, 0.9 m/s^2 이상의 매우 높은 전신진동에 짧은 시간 노출되었거나, 0.8 m/s^2 이상의 높은 전신진동에 집중적으로 혹은 0.45 m/s^2의 낮은 전신진동에 장시간 노출되는 경우 허리 근골격계질환의 발생 위험이 높을 수 있다(표 13–9).

[표 13–9] 전신진동과 허리 근골격계질환의 관련성

진동가속도 (8시간 기준)	노출기간	
	5–10년	10년 이상
0.45 – 0.5 m/s^2	건강장해 발생 위험 낮음	특별한 경우※ 건강장해 발생 위험이 높을 수 있음
0.63 m/s^2	특별한 경우 건강장해 위험이 높을 수 있음	건강장해 발생 위험이 높음
0.8 m/s^2	특별한 경우 건강장해 위험이 높을 수 있으며, 전신진동의 강도가 높을수록 위험은 높아짐	건강장해 발생 위험이 높음

※특별한 경우란, (1) 40세 이상에 첫 노출 시작, (2) 허리의 부적절한 자세 동반, (3) 0.9 m/s^2 이상의 매우 높은 전신진동에 짧은 시간 노출, (4) 0.8 m/s^2 이상의 높은 전신진동에 집중적으로 노출, (5) 0.45 m/s^2의 낮은 전신진동에 장시간 노출을 의미함

또한, 여기서는 여러 가지 차량에서 발생하는 전신진동의 진동가속도를 제시하고 있다(표 13–10).

[표 13–10] 차량의 종류별 진동가속도

차량 종류	진동가속도(m/s^2)
건설현장 트럭	0.95
농업 임업용 트랙터	0.90
굴삭기	1.15
그레이더	0.95
스크레이퍼	0.95
덤프트럭	0.95

휠 로더	0.95
트랙 로더	1.20
휠도저	0.95
불도저	1.20
지게차(고르지 못한 노면의 경우)	1.00

(5) 일본의 요추부위 근골격계질환 인정기준

① 허리 부분에 지나치게 부담스러운 업무에 비교적 단기간(대체로 3개월에서 수 년 이내를 말한다) 종사한 노동자에게서 발병한 요통

㉠ 여기에서 말하는 허리에 부담스러운 업무는 다음과 같은 업무를 말한다.

ⓐ 대체로 20kg 정도 이상의 중량물 또는 경중 부동(輕重不同)의 물건을 반복적으로 엉거주춤한 자세로 취급하는 업무

ⓑ 허리에 아주 부자연 또는 비생리적인 자세로 매일 몇 시간 정도 실시하는 업무

ⓒ 장시간 허리를 펼 수 없는 동일한 작업 자세를 지속하는 업무

ⓓ 허리에 상당히 거칠고 큰 진동을 받는 작업을 계속 수행하는 업무

㉡ 허리에 지나치게 부담스러운 업무에 비교적 짧은 기간 종사하는 노동자에 발병한 요통의 발병 기전은 주로 근육, 근막, 인대 등의 연부 조직의 노작(輕作, 노력, 노동, 역작)의 불균형으로 인한 피로 현상으로 일어날 것으로 생각된다.

그러므로 피로의 단계에서 조기에 적절한 조치(체조, 스포츠 휴양 등)를 하면 쉽게 회복되지만 노작의 불균형 개선을 방해하는 요인이 있으면 요양을 필요로 하는 상태가 될 수도 있으므로 이들의 요통을 업무상 질병으로 취급하고자 한 것이다.

또한 이러한 요통은 허리에 부담스러운 업무에 몇 년 이상 종사한 후에 발병하기도 한다.

② 중량물을 취급하는 업무 또는 허리에 지나치게 부담스러운 작업 형태의 업무에 장기간(대체로 10년 이상을 말한다)에 걸쳐서 계속 종사하는 노동자에 발병한 만성 요통

㉠ 여기에서 말하는 "중량물을 취급하는 업무"는 대략 30kg 이상의 중량물을 노동 시간의 3분의 1 정도 취급하는 업무 및 대략 20kg 이상의 중량물을 노동 시간의 절반 정도 취급하는 업무를 말한다.

㉡ 여기에서 말하는 "허리에 지나치게 부담스러운 작업 형태의 업무"는 상기 ①에 나타낸 업무들보다 허리에 부담이 걸리는 업무를 말한다.

③ 위에서 ① 또는 ②에 해당하는 업무에 오랫동안 종사한 노동자에 발병한 요통에 대해서는 흉요추부에 현저한 병적인 변성(고도의 추간판 변성과 척추체의 변연 융기 등)을 인정, 그 정도가 통상의 노화에 의한 뼈 변화의 정도를 분명히 넘는 것에 대해서 업무상 질병으로 취급하고자 한 것이다.

이상의 내용을 요약하면, 허리의 근골격계질환과 관련된 위험요인은 중량물 취급 작업, 허리의 부적절한 자세, 전신진동, 육체적으로 힘든 일이 있으며, 이것 외에 근무기간이 매우 중요하게 고려해야 할 요인이다.

(6) 한국 : 요추간판탈출증 추정의 원칙 적용기준

① 하지의 신경근병증 증상이 있으면서 척추분절(L3~S1 범위로 한정)에 MRI 또는 신경근전도 소견 상 신경근 압박소견이 관찰되고, 해당과 전문의(정형 · 신경외과)에 의해 아래의 상병명 확진

질병분류 기호	질병명
M51.0	척수병증을 동반한 요추 및 기타 추간판장애
M51.1	신경뿌리병증을 동반한 요추 및 기타 추간판장애

② 아래 직종 및 직무내용 중 하나 이상에 해당

㉠ 용접원, ㉡ 배관공, ㉢ 돌봄노동, ㉣ 운전업무(화물차, 중장비, 승객버스)

직무내용	
직무별 수행 내용	근무기간
〈용접원 또는 배관공〉	10년 이상
〈돌봄노동〉	
혼자서는 체위를 변경하거나 앉거나 서지 못하는 환자를 들거나, 옮기거나, 다루는 업무로써 요추부의 굴곡, 측굴, 비틀림이 발생하거나 요추부의 근력이 요구되는 작업을 매일 20회 이상 수행(2인 이상이 작업한 경우도 마찬가지임)	5년 이상 (각 1년 중 8개월 이상 고용상태 유지)
〈운전업무(화물차, 중장비, 버스 한정)〉	
① 근무시간 중에 화물차나 중장비를 하루 8시간 이상 운전하거나 버스를 하루 12시간 이상 운전(운전석에 착석하여 신체의 움직임이 자유롭지 못한 시간 기준) ② 4시간당 30분 이상 운전석에서 벗어날 수 있는 휴게시간이 주어지지 않는 상황	10년 이상

③ 해당 직종 및 직무 내용에서 해당 근무기간 이상, 유효기간 6개월 이내

3) 손과 손목의 근골격계질환

작업관련성 근골격계질환의 발생과 관련이 있는 위험요인은 1997년 미국 국립산업안전보건연구원(National institute of occupational safety and health, NIOSH)에서 그 동안의 문헌을 이용하여 정리하였다. 이후 위험요인을 추가하거나 변경하는데 활용할 만한 과학적 문헌이 거의 없었다.[4] 여기에서는 그 동안 발표된 문헌에서 제시하고 있는 손과 손목 및 손가락 부위에 대해서 건초염 위주로 주요한 인간공학적 위험요인을 연관성의 강도에 따라 분류하였다. 손과 손목의 건초염은 힘, 자세, 반복성의 조합이 역학적 근거가 있는 위험요인이라 할 수 있다.

(1) 덴마크의 인정기준

덴마크의 업무상 질병의 판단지침(Arbejdsskadestyrelsen, 2010)은 2010년에 개정된 것으로 근골격계질환과 관련하여 부위별로 국제질병분류기준(International Classification of Disease, ICD)에 따른 해당 상병명과 관용적 진단명을 제시하고 있다. 이 지침서에서는 해당 질병과 관련 있는 주요 노출 요인과 요인별 상세기준을 제시하고 있다(표 13-11).[5] 이 지침서에서 특정 질병에 대하여 주요한 부담 작업으로 제시하고 있는 요인들은 국내에서 업무관련성 평가를 할 때에 활용할 수 있을 것이다. 즉, 손과 손목 및 손가락의 업무상 근골격계질환과 관련이 있는 손 및 아래팔 관련해서 지침서에서 제시하고 있는 노출인자별로 상세기준을 제시하고 있어서 이를 업무관련성 판단에 적용할 수 있다. 건염, 건초염, 활액막염과 관련한 부담작업으로는 반복적으로 손에 힘이 가해지는 작업, 손의 자세, 바람직하지 못한 자세 및 복합적인 부하의 평가에 대한 평가가 필요한 작업이 제시되어 있었다(표 13-11).

---

4) US Department of Health and Human Services. Musculoskeletal Disorders and Workplace Factors: A Critical Review of Epidemiologic Evidence for Work-Related Musculoskeletal Disorders of the Neck, Upper Extremity, and Low Back. Cincinnati, OH: National Institute for Occupational Safety and Health; 1997.

5) 김인아, 김용규, 정병용, 박재희. 근골격계 질병 재해조사시트 검증 연구. 근로복지공단. 2014

[표 13-11] 덴마크의 손과 아래팔 질병의 업무관련성 평가 사항

질병명 : 활액막염, 건염, 건을 둘러싼 조직의 퇴행과 염증	
노출인자	노출인자 상세기준
힘이 가해지는 작업	① 손과 손목에서 사용되는 힘의 정도 ② 그립력이 필요한 작업인지 여부 ③ 힘을 가할 때 도구로부터의 저항이 있는지의 여부 ④ 손과 손목의 회전이나 뒤틀림의 동반 여부 ⑤ 손과 손목 이외의 부적절한 작업 자세
반복적인 작업	① 작업 시간 중 상당시간 동안 분당 수회 이상의 반복적인 작업을 수행하는 것을 의미한다. ② 정확한 횟수에 대한 기준은 정해진 바가 없다.
바람직하지 못한 자세	① 중립적인 자세를 벗어난 모든 자세를 바람직하지 못한 자세라 고정하며, 각도가 클수록 그 정도는 커진다.
복합적인 부하의 평가	① 힘이 가해지는 작업이나 반복적인 작업이 단독으로 존재하는 경우는 부담 작업으로 생각하지 않으며 하루 중 다양한 종류의 작업을 수행하는 경우 대략의 평균을 토대로 사용 정도를 추정하도록 한다. ② 부하를 평가할 때 개인의 신체능력 차이 등을 반영하도록 한다. ③ 노출과 질병 사이에 시간적인 상관관계가 존재해야 한다.

(2) NIOSH의 직업성 손목터널 증후군 진단기준

손목터널 증후군에 대한 국립산업안전보건연구원(NIOSH)의 진단기준은 다음 [표 13-12]와 같다.[6)]

[표 13-12] 직업성 손목터널 증후군의 진단기준(NIOSH)

작업업관련성 손목터널 증후군으로 진단하려면 진단기준 A, B, C를 모두 만족해야 한다.

A. 손목터널 증후군과 관련된 것임을 제시하는 다음 중 하나 또는 그 이상의 증상이 존재할 것
- 손에 정중신경이 지배영역 일부분에서 감각이상(paraesthesias), 감각둔화(hypoesthesia), 통증이나 무감각증 등이 존재

B. 해당 손과 팔목에서 손목터널 증후군에 맞는 객관적인 결과로서 다음 중 하나;
1. 신체검사결과 – 틴넬(Tinel)사인이 있거나 팔렌(Phalen) 검사에서 양성, 또는 손의 정중신경이 있는 곳에서 감각이 없거나 약해질 때. 또는,
2. 신경전도 검사에서 손목터널에 걸쳐 정중신경이 제 기능을 하지 못하는 것으로 판명

6) 김규상. 직업성 근골격계질환 사례와 관리. 한국산업안전보건공단. 보건분야-교육자료 미디어개발 2009-401-1177. 2009년 10월

C. 작업관련성 – 증상이 발현되기 전에 다음 작업 중 하나 또는 그 이상의 행동에 종사한 경우
1. 해당 손과 손목에서 동일하거나 비슷한 동작을 자주, 그리고 반복적으로 사용한 경우
2. 당해 손으로 과도한 힘을 발휘하여 업무를 수행하였을 때
3. 당해 손을 사용할 때 부자연스런 자세로 규칙적인 작업이나 지속적인 업무를 수행하였을 때
4. 규칙적으로 손에 진동공구를 쥐고 업무를 수행할 때
5. 손바닥이나 손목 위로 자주 또는 지속적으로 압력을 가했을 때

이 진단기준에 의하면 작업 관련성으로 해당 손과 손목에서 동일하거나 비슷한 동작을 자주, 그리고 반복적으로 사용한 경우, 당해 손으로 과도한 힘을 써서 업무를 수행하였을 때, 당해 손을 사용할 때 부자연스런 자세로 정규작업이나 지속적인 업무를 수행하였을 때, 정기적으로 손에 진동공구를 쥐고 업무를 수행하였을 때, 당해 부위의 손바닥이나 손목 위로 자주 또는 지속적으로 압력을 가했을 때 등이 예시되어 있다.

또 NIOSH에서는 손과 손목의 부담작업으로 무게가 0.9kg 이상인 물체를 손으로 집는 작업, 무게가 4.5kg 이상인 이동물체를 손으로 잡는 작업, 손목을 구부린다거나 비트는 작업, 손을 이용하는 10회 이상의 햄머 작업, 보통 수준(2.5 m/s^2) 이상의 진동기계를 시용하는 작업, 하루 30분 이상 높은 진동(10m/s^2)의 진동기계 · 기구를 사용하는 작업 등으로 예시해 놓고 있다. 즉, 시간, 횟수, 무게, 자세 및 직무 등을 상세히 열거해 줌으로써 정확한 인정이 될 수 있도록 하였다.

(3) 프랑스

프랑스의 경우 대상 질환이 업무상 질병 목록에 포함되어 있는 경우, 직업이나, 직업상 활동과의 연관성을 별도로 입증할 필요는 없지만, 근로자가 특정 시간 이상 지정된 조건에 노출되었다는 조건과 목록에서 지정하는 위험에 노출되는 활동을 수행하였다는 조건을 만족하여야 한다.

다만 등재가 된 질환의 경우 조건을 만족시키지 못하더라도 보조항을 통한 보상은 가능하다.

손목터널 증후군의 경우 57호의 작업 자세나 동작으로 인한 관절 질환의 목록(1972년 11월 2일 제정, 2012년 8월 1일 개정)에 포함되어 있으며, 유효기간은 30일, 작업 내용은 지속적이거나 반복적인 손목의 신전, 손으로 쥐기, 수근관 부위가 압박되는 작업으로 명시되어 있다.

(4) 영국

영국에서는 진동 공구를 사용하거나, 손목 굴절이 반복(30초에 1회 이상)되는 작업에 종사하는 근로자가 해당 작업을 증상 발생 전 2년 중 1년 이상 주 20시간 이상 수행하였을 때 보상 가능한 것으로 정의하고 있다.

(5) 한국 : 수근관증후군의 추정의 원칙 적용기준

① 신경생리학적 검사결과 양성(정중신경병증이 명확하게 확인)이면서, 정중신경 지배 영역에서 감각이상(paresthesia), 감각둔화(hypoesthesia), 통증이나 무감각증이 존재하고, 해당과 전문의(정형 · 신경외과 · 신경과 · 재활의학과)에 의해 수근관 증후군의 상병명 확진

② 아래 직종 중 하나 이상에 해당
㉠ 건축석공, ㉡ 의류 제조 · 수선, ㉢ 도장공, ㉣ 정육원, ㉤ 미장공, ㉥ 안마사, ㉦ 용접원, ㉧ 자동차정비원, ㉨ 조리사

③ 해당 직종에서 근무기간 2년 이상, 유효기간 6개월 이내

4) 상과염

(1) 프랑스

프랑스의 경우 각 근골격계질환에 있어서 질환, 유효기간, 원인의 세 가지로 나누어 구체적인 인정기준을 제시하고 있으며, 제시된 조건에 해당하는 경우 별도의 심의 절차 없이 업무상 질병으로 인정하고 있다. 질환의 경우 진단명을 포함하여 진단법, 병리적 소견 등의 의학적 소견을 구체적으로 포함하며, 유효기간은 노출 중지 이후 질병 발생까지의 시간을 의미한다.

팔꿈치 질환 중 외상과염의 경우 업무를 중지하고 14일 이내에 진단이 내려진 질환임이 의학적으로 확인되며 해당 근로자가 “손으로 잡기, 손목 신전, 회외전을 포함하는 반복작업”을 수행하였던 것이 재해조사 결과 확인되는 경우 업무상 질병으로 인정이 가능하다. 내상과염의 경우 마찬가지로 14일 이내 진단이 내려진 질환임이 의학적으로 확인되고 해당

근로자가 "손목 굴곡, 내전, 회내전, 손의 회외전을 포함하는 반복작업"을 수행하였던 것이 재해조사상 확인되는 경우 업무상 질병으로 인정이 가능하다.

(2) 일본

일본 후생성에서는 "상지 부담업무"에 대한 규정으로 "상지의 반복성이 높은 작업", "상지 거상이 동반되는 작업", "목과 어깨가 경직된 채로 자세가 제한되는 작업", "상지 등 특정부위의 하중이 가해지는 작업"을 예로 들면서 각각에 해당하는 직종의 예시를 제시하였다. 이 중 상과염과 관련이 있을 것으로 생각되는 것은 "상지의 반복성이 높은 작업"과 "상지 등 특정 부위의 하중이 가해지는 작업"이며, 이에 해당하는 직종으로는 PC 등의 키보드 입력작업, 냉동생선의 운송, 적재 및 하역, 절단 및 해체, 제조장비 등의 조립 및 마감작업, 요리, 제과작업, 밀링, 바느질 작업을 제시하였다. "상지 등 특정부위의 하중이 가해지는 작업"에 대해서는 "간호 및 요양보조업"을 제시하였다.

(3) 덴마크

덴마크의 국립산업재해위원회(The National Board of Industrial Injuries)에서는 외상과염과 내상과염에 대해 의학적으로 진단되었으며 "격렬하고 반복적인 팔꿈치의 비틀림 및 회전", "격렬하고 반복적으로 저항을 견디는 동작", "힘을 줘서 물체를 정적으로 고정해야 하는 작업", "부적절하거나 팔꿈치에 긴장을 유발하는 작업자세가 동반된 격렬한 작업동작"에 노출이 되는 경우 업무상 질병으로 인정가능하다고 규정하고 있다. 이 때 "격렬한 업무"는 '팔꿈치를 회전, 굴곡, 신전하는 데에 일상적으로 가용한 범위를 초과한 과도한 힘이 작용하는 작업'으로 구체적으로 명시하고 있다.

(4) 한국 : 상과염의 당연인정기준(안)

① 진단의 확인

해당과 전문의(정형외과)에 의해 내상과염 및 외상과염이 다음의 상병명으로 확인이 될 것(표 13-13)

[표 13-13] 상과염의 상병코드 및 상병명

상병코드	해당 상병명	비고
M77.0	내측 상과염 안쪽 위관절융기염 Medial epicondylitis Golfer's elbow	
M77.1	외측 상과염 바깥쪽 위관절융기염 Lateral epicondylitis Tennis elbow	
M77.83 M77.9	달리 분류되지 않은 기타 골부착부병증, 아래팔 상세불명의 골부착부병증 힘줄염	의무기록상 병발부위가 팔꿈치관절로서, 다음과 같은 용어가 진단명으로서 사용되었음이 확인되어야 한다. 1) 내(측) 상과염, 안쪽 위관절융기염, Medial epicondylitis, golfer's elbow 2) 외(측)상과염, 바깥쪽 위관절융기염, lateral epicondylitis, tennis elbow
S56 S56.2 S56.5 T11.5	아래팔 부위의 근육 및 힘줄의 손상 아래팔 부위의 기타 굴근 및 힘줄의 손상 아래팔 부위의 기타 신근 및 힘줄의 손상 팔의 상세불명 부위의 상세불명 근육 및 힘줄의 손상	

② 다음의 직종 중 하나 이상에 해당할 것[7]

㉠ 조리사 : 요리기구를 사용하여 각종 요리를 조리하는 사람으로서, 주문서나 식단계획표에 따른 재료의 주문, 재료의 상태 검수 · 관리, 요리기기의 조작 · 점검, 식단과 주문량에 따라 재료 손질 · 세척, 요리기구(솥, 들통, 국자, 화덕, 냄비, 용기, 온도계, 스푼, 체, 주걱, 도마, 칼, 채반, 구절판, 프라잉 팬, 숯, 가스기구, 석쇠 등)를 사용한 각종 요리의 조리업무를 하는 이를 말한다. 조리된 음식의 맛, 영양상태 등을 파악하고 점검 및 개선하는 업무도 수행한다. 고용직업분류 및 표준직업분류로는 취급 요리에 따라 한식조리사, 중식조리사, 양식조리사, 일식조리사, 음료조리사, 기타조리사 등으로 나뉜다.

7) 김중진 외, 『2017 직종별 직업사전』(고용노동부, 2018)을 참조하였다.

㉡ **조리사 보조원** : 조리사를 보조하여 주방정리, 기물세척, 식재료 준비 등의 업무를 수행하는 사람을 말한다. 채소와 과일을 세척하고, 껍질을 벗기고 잘라서 씨를 제거하거나, 육류, 가금류 등의 준비, 해산물 세척 및 손질을 수행한다. 또한 냄비, 솥, 접시 등의 조리용구를 작업대나 가스렌지 또는 냉장고로 운반하거나, 조리된 음식을 지정된 장소로 운반하여 알맞은 온도로 보관한다. 주방용구와 기구를 세척하고 남은 음식을 처리하고, 조리장과 주변의 청결을 유지하기 위하여 청소를 한다. 고용직업분류 및 표준직업분류로는 주방 보조원에 해당한다.

㉢ **제빵원** : 빵을 만들기 위해 원료를 혼합하고 모양을 만들어 오븐에 굽는 업무를 수행하는 사람을 말한다. 제조할 제품의 종류에 따라 원료를 선별한 후 제품표준에 맞게 일정비율로 계량하고, 원료를 혼합기에 투입하며 교반기를 조작한다. 혼합이 완료된 반죽을 절단하거나 손이나 형틀을 사용하여 성형 및 정렬하고 오븐을 조작한다. 고용직업분류는 제과 · 제빵원, 표준직업분류는 제빵사 및 제과원에 해당한다.

㉣ **자동차조립원** : 자동차 차체에 조향장치 등 각종 부속품을 조립하는 사람으로서, 조립작업 라인에 위치하여 동력공구 또는 특수공구를 사용하여 각종 내장부품, 배선, 램프, 유리, 현가장치, 조향기어, 엔진과 변속기, 배기장치, 타이어, 범퍼, 외장부품 등을 조립 및 부착하여 자동차를 주행가능한 상태로 만드는 작업을 수행한다. 고용직업분류 및 표준직업분류로는 자동차 조립원에 해당한다.

㉤ **택배원** : 물품의 배송이나 납품을 위해 물품을 싣고, 차량을 이용하여 목적지까지 배달하는 업무를 수행하는 사람으로서, 물품의 상 · 하차 및 배송지까지의 운반, 목적지까지의 차량운전, 차량점검 등의 업무를 수행한다. 고용직업분류 및 표준직업분류로는 택배원에 해당한다.

③ 상기 직종에서 1년 이상의 근무기간이 고용보험 자료 등에서 확인되어야 하며, 해당 상병의 발병 또는 상병으로 인한 업무 중단 후 2개월 이내 진단 시까지를 유효기간으로 둔다.

당연인정을 위해서는 상기 ①, ②, ③ 내용을 동시에 만족해야 한다.

5) 어깨 질환

(1) 덴마크의 회전근개질환의 인정기준

덴마크에서는 어깨의 근골격계질환에 대해 구체적인 인정기준을 제시하고 있다. 적용되는 질환은 회전근개 증후군/충돌 증후군, 이두근 힘줄염이며, 위험요인은 어깨에 반복적이고 힘이 가해지는 작업, 위팔을 지속적으로 들어 올린 작업으로 구분하고 있다.

어깨의 반복적이고 힘이 가해지는 작업은 1분에 수회 이상 위팔을 앞에서 위로(굴곡), 뒤에서 위로(신전), 바깥쪽 위로(외전), 혹은 회전하는 동작(외회전과 내회전)을 하면서 어깨 관절에 힘이 가해지는 작업이다. 이러한 작업을 매일 3-4시간, 수개월 이상 수행한 경우에 해당한다. 부적절한 자세가 동반된 경우 위험이 더욱 상승하고, 위팔을 들어 올린 각도가 증가할수록 위험은 더욱 증가한다.

위팔을 지속적으로 들어 올린 작업은 위팔을 60도 이상 들어 올린 정적인 작업이며, 매일 수시간, 수개월 동안 수행한 경우에 해당한다. 반복적으로 위팔을 들거나 내리는 작업은 이 기준에 해당하지 않고 "어깨의 반복되고 힘이 가해지는 작업"의 기준으로 평가한다. 다만, 60도 이상의 범위에서 위팔을 들거나 내리는 경우에는 이 기준으로 평가한다.

덴마크에서는 어깨 부위의 부담 작업을 8-10년 이상 수행했을 것을 요건으로 하고 있다. 어깨와 상완의 반복동작은 분당 15회 이상, 빠른 움직임에 더하여 어깨가 상당시간 이상 고정된 채로 있는 경우, 빠른 움직임에 더하여 힘을 써서 밀거나 당기는 동작을 업무관련성 평가의 기준으로 제시하고 있다.

회전근개질환의 업무관련성을 평가하기 위하여 다음 사항을 조사하는 것이 도움이 된다.

- 사용하는 공구의 명칭, 진동발생 여부, 공구의 무게 확인
- 접촉 압박은 좁은 공간에서 작업을 하며 어깨가 작업장의 바닥 또는 물체에 닿은 채 체중의 일부가 가해지는 동작이 있는지를 확인
- 팔꿈치의 과도한 신전은 어깨의 거상(전후방 또는 측방) 작업 시 팔꿈치가 적당한 범위로 굴곡을 유지하지 못하고 180도(150도 이상)에 가깝게 신전되어 있는지를 확인
- 양쪽 또는 한쪽의 어깨를 위로 드는 자세('으쓱'하는 자세)로 중량물을 운반하거나 물체를 잡아당기는 동작이 있는 지를 확인
- 어깨 위로 손을 올리는 자세 또는 허리를 굽히고 팔을 뻗는 자세의 경우(예, 어부들이 배에서 그물을 걷는 자세) 목 부위뿐만 아니라 어깨의 거상 작업을 유발하는 동작에 해당하므로 자세에 대한 각도를 확인

- 누운 자세 또는 엎드린 자세의 경우는 작업 시 어깨의 거상동작에 대한 평가가 필요하며, 특히 지지하거나 기댈 수 없는 상태에서 동작이 이루어지는지를 확인
- 어깨로 운반하는 작업은 접촉 압박과 유사한 기전으로 어깨관절부위에 압력을 유발하거나 또는 물건을 잡기 위해 팔을 올리는 동작에서 거상 작업이 유발되는지를 확인
- 손을 이용하여 들기/내리기, 운반 또는 밀기/당기기 등의 작업을 확인하고, 물건의 무게와 빈도를 확인

[표 13-14] 덴마크의 만성적 목과 어깨의 통증의 업무관련성 평가사항

상병명
M53.1 만성적인 목과 어깨의 통증
질병명
없음
노출인자
1) Time requirements: 해당 작업을 8–10년 이상 수행했을 것 2) 어깨와 상완의 빠른 움직임: ≥15회/min 3) 목의 굽힘: 빠른 움직임에 더하여 상당시간 이상 목을 굽힌 채로 자세를 유지하는 경우 4) 목과 어깨의 정적인 부하 : 빠른 움직임에 더하여 목과 어깨가 상당시간 이상 고정된 채로 있는 경우 5) 어깨와 상완의 힘이 가해지는 움직임: 빠른 움직임에 더하여 근육 자체의 움직임보다 큰 부하가 가해지는 작업 6) 병리학적인 특성과 시간적 상관관계: 개인 차이를 반영하여야 하며, 노출 뒤 질병이 발생해야 한다.
노출인자 상세기준
1) Time requirements ① 해당 작업을 8–10년 이상 수행했을 것. 단, 아래와 같은 경우 기준을 단축할 수 있다. • 어깨와 상완의 매우 빠른 움직임: > 25–30회/min • 장시간 목을 굽히는 동작 : 업무 시간 중 스트레칭 등의 쉬는 시간 없이 목을 굽히고 있어야 할 때 • 장시간 지속되는 목과 어깨의 정적인 부하 : 업무시간 중 상당시간 이상 해당 근육을 고정된 상태로 유지 • 단, 위와 같은 경우에도 최소 6년 이상의 기간 기준은 만족해야 한다. 2) 어깨와 상완의 빠른 움직임 ① 어깨와 상완의 빠른 움직임은 필수 인자이며 적어도 15회/min 이상의 기준은 만족시켜야 하며, 특수상황의 경우에는 이 기준을 낮출 수 있으나 최소 10회의 기준은 만족시켜야 한다. ② 특수상황 : 목의 굽힘, 목과 어깨의 정적인 부하, 목과 어깨의 부하가 매우 큰 작업, 매우 긴 일일 작업시간(>8시간/day), 매우 긴 노출 기간(≥15년) ③ 어깨와 상완의 빠른 움직임이 꼭 양측이어야 할 필요는 없다. ④ 어깨와 상완의 빠른 움직임이라는 범주 내에는 단순한 손이나 전완, 팔꿈치 등의 반복적인 작업이나 단독적으로 목과 어깨에 가해지는 정적인 부하는 포함되지 않는다. 3) 목의 굽힘 ① 목의 굽힘이란 어깨와 상완의 빠른 움직임과 동반하여 상당 시간 목을 굽힌 자세로 일하는 것을 의미한다. • 목의 굽힘이 동반될 경우 어깨와 상완의 움직임에 있어서 횟수 기준을 10회까지 감소시킬 수 있다.

4) 목과 어깨의 정적인 부하
① 목과 어깨의 정적인 부하란 어깨와 상완의 빠른 움직임과 동반하여 목과 어깨가 상당시간 이상 고정된 채로 있는 경우를 의미한다.
- 목과 어깨의 정적인 부하가 동반될 경우 어깨와 상완의 움직임에 있어서 횟수 기준을 10회까지 감소시킬 수 있다.

5) 어깨와 상완의 힘이 가해지는 움직임
① 어깨와 상완의 격한 움직임에 목 근육의 사용이 동반되어야 할 필요는 없다.
② 힘이 가해지는 움직임이란 어깨와 상완의 빠른 움직임에 더하여 일반적으로 부하가 없이 해당 근육을 움직이는 것 이상의 힘이 가해지는 경우를 의미한다. 이러한 경우에는 힘을 써서 밀거나 당기는 동작, 어깨의 회전이나 뒤틀림이 동반되는 동작 등이 포함된다.
③ 따라서 이와 같은 동작을 측정할 때는 어깨나 상완 혹은 목 근육에 가해지는 힘의 정도, 사용하는 도구로부터 저항이 가해지는 정도, 어깨의 회전이나 뒤틀림의 동반 여부, 바람직하지 못한 자세에서의 작업 여부 등을 평가해야 한다.

6) 병리학적인 특성과 시간적 상관관계
① 부하에 대한 평가에는 키나 몸무게 등의 개인차와 생리학적 특성 등이 반영되어야 한다.
② 작업과 질병의 발생 사이에 시간적 상관관계가 있어야 한다.
- 해당 질병은 노출이 있은 뒤로 일반적으로 수년 뒤에 발생해야 한다.
- 작업으로 인한 부하가 큰 경우에는 노출과 발생 사이 시간 간격이 매우 짧다하여도 관계없다.
- 노출이 중단된 뒤에는 증상의 진행 역시 멈춰야 하며 그렇지 않은 경우는 업무관련성이 떨어짐을 시사한다.
- 하지만, 노출이 지속되는 가운데 직장 밖에서 발생한 증상의 악화는 업무에 기인하는 것으로 본다.

(2) 프랑스

프랑스도 업무상 질병에 대한 매우 구체적인 기준을 정하고 있다. 여기서 정하는 기준을 만족하면 업무상 질병으로 인정이 되는 당연인정기준이다. 유효기간은 질병에 따라 차이가 있어 급성 석회성 힘줄염의 경우 30일 이내이며 회전근개 힘줄염은 6개월, 회전근개 파열은 1년으로 정해져 있다. 이 기준에 의하면, 60도 이상의 어깨 들기 작업을 하루 2시간 이상, 혹은 90도 이상의 어깨 들기 작업을 하루 1시간 이상 하는 작업을 1년 이상 수행한 경우 업무상 질병으로 인정이 된다(표 3-15).

[표 13-15] 프랑스의 어깨 근골격계질환의 인정기준

질환	유효기간	위험요인
급성 석회성 힘줄염	30일	60도 이상의 어깨 들기, 하루 3.5시간 이상
회전근개 힘줄염	6개월 (노출기간 6개월)	60도 이상의 어깨 들기, 하루 3.5시간 이상 90도 이상의 어깨 들기, 하루 1시간 이상
회전근개 파열	1년 (노출기간 1년)	60도 이상의 어깨 들기, 하루 2시간 이상 90도 이상의 어깨 들기, 하루 1시간 이상

(3) 독일

독일은 산재보험법의 업무상 질병목록에서 근골격계질환이 등재되어 있는데 근골격계질환은 기계적 요인으로 분류하고 있다.

그 중에서 어깨와 관련한 내용을 추려보면 다음과 같다.

[표 13-16] 어깨부위의 업무상 질병

호	질환
2	물리적 요인에 의한 질환
21	기계적 요인(mechanicalefects)에 의한 질환
2101	건초 또는 건 주변부, 근육 부착부위의 질환으로 활동에 일정 정도의 제한을 주는 경우
2105	지속적으로 가해지는 압력에 의해서 발생한 활액낭의 만성 질환

(4) 한국 : 회전근개파열의 추정의 원칙 적용기준

① MRI상 이상소견(회전근개를 구성하는 힘줄(건)의 파열)이 있고, 해당과 전문의(정형외과)에 의해 아래의 상병명 확진

질병분류 기호	질병명
M75.1	회전근개 증후군 [외상성으로 명시되지 않은 회전근개, 극상근 찢김 또는 (완전) (불완전) 파열, 극상근 증후군]

② 아래 직종 및 성별 중 하나 이상에 해당

분야	직무별 수행 내용	성별
건설	형틀목공, 미장공, 건축도장공, 건설배관공, 건축석공, 새시조립 및 설치공, 철근공, 인테리어공	남성
운송	주류 배달원, 트럭 상하차 배달원	남성
청소	쓰레기 및 재활용품 수거원(거리미화원 제외)	남성
자동차 제조	의장조립, 차체조립, 정비, 도장공	남성
	부품조립공	여성
조선	용접, 취부, 배관, 도장, 비계, 사상, 목의장공(신호수 제외)	남성
음식	학교 급식 또는 회사식당 조리원	여성
타이어 및 고무제품	성형, 압출, 정련, 비드, 검사원	남성

③ 해당 직종 및 성별로 근무기간 9년 이상, 유효기간 12개월 이내

6) 무릎부위 질환(반월상연골파열)의 인정기준

(1) 덴마크

덴마크의 무릎관절 질병은 4번 '무릎의 질병' 항목의 세부 항목인 ① 골관절염(osteoarthritis), ② 점액낭염(bursitis), ③ 반월상 연골판 질병(meniscus disease), ④ 점퍼 무릎(jumper's knee)으로 구성되며, 각 질병에 대한 상세 기준은 다음과 같다.

첫 번째, 골관절염(osteoarthritis)은 무릎꿇기(kneeling) 또는 쪼그리기(squatting) 자세에 1일 최소 3–4시간 이상, 그리고 20–25년간 지속적으로 노출되어야 하고, 노출이 중단된 시점과 골관절염 증상의 발현 시점과의 시간 차이가 클 경우 업무에 의한 골관절염으로 보기 어렵다고 제시하고 있다.

두 번째, 점액낭염(bursitis)은 지속적으로 발생하는 무릎에 대한 외부적 압력(external pressure)에 1일 최소 3–4시간 이상, 그리고 최소 수 일(이상) 동안 노출되어야 하고, 업무와 질병 발생과의 시간적 연관성이 확인되어야 한다.

세 번째, 반월상 연골판 질병(meniscus disease)은 쪼그리기(squatting) 자세(좁은 공간에서 무릎을 펼 수 없거나, 무릎을 굽힌 상태에서 무릎이 비틀리는 동작 포함)에 1일 최소 3–4시간 이상, 그리고 최소 수 일(이상) 동안 노출되어야 하고, 부담은 작업자의 신체적 특성을 고려해야 하며, 업무와 질병 발생과의 시간적 연관성이 확인되어야 한다.

네 번째, 점퍼 무릎(jumper's knee)은 '슬개골 건염(Patellar tendinitis)'으로도 알려져 있는데, 가속과 감속이 빈번하게 발생하는 뛰어오르기(jump)와 달리기(run) 동작을 고려해야 한다고 제시하고 있다.

(2) 프랑스

무릎관절 질병 중 목록에 포함된 질병은, ① 반월상 연골판의 만성 퇴행성 병변(chronic degenrative lesions of the meniscus), ② 비골 경부의 총 비골 신경 압박(compression of the common fibular nerve at the neck of fibula), ③ 급성 수종(acute hygroma), ④ 만성 수종(chronic hygroma), ⑤ 대퇴사두근의 건병증(Quadricipital tendinopathy), ⑥ 거위발 건염(Pes Anserinus tendinitis), ⑦ 장경인대증후군(Iliotibial band syndrome) 등 총 7개이며, 각 질병의 필요 노출 작업과 유효 기간 등은 아래와 같다.

첫 번째, 반월상 연골판의 만성 퇴행성 병변(chronic degenrative lesions of the meniscus)은 MRI 검사 또는 수술을 통해 확인되어야 하고, 무릎을 꿇거나 쪼그린 자세로 작업하거나 짐을 운반하는 작업에 노출되어야 하며, 유효기간은 2년이다.

두 번째, 비골 경부의 총 비골 신경 압박(compression of the common fibular nerve at the neck of fibula)은 근전도 검사(EMG)를 통해 확인되어야 하고, 고정된 무릎의 굴곡 자세(forced knee flexion), 쪼그리기(squatting), 뒤꿈치 앉기(heel sit) 자세가 지속적으로 발생하는 작업에 노출되어야 하며, 유효기간은 90일이다.

세 번째, 급성 수종(acute hygroma)과 만성 수종(chronic hygroma)은 무릎으로 지지해야 하는 작업에 지속적으로 노출되어야 하며, 유효기간은 각각 7일과 90일이다.

네 번째, 대퇴사두근의 건병증(Quadricipital tendinopathy)은 초음파 검사를 통해 확인되어야 하고, 계단, 발판, 사다리 등을 오르내리는 등 대퇴사두근의 반복적인 수축이 발생하는 작업에 노출되어야 하며, 유효기간은 14일이다.

다섯 번째, 거위발 건염(Pes Anserinus tendinitis)은 초음파 검사를 통해 확인되어야 하고, 저항을 견뎌 무릎을 굽혀야 하는 동작이 빠르고 반복적으로 발생하는 작업에 노출되어야 하며, 유효기간은 14일이다.

여섯 번째, 장경인대증후군(Iliotibial band syndrome)은 초음파 검사를 통해 확인되어야 하고, 신체의 이동 중 무릎의 굴곡과 신전이 빠르게 발생하는 작업에 노출되어야 하며, 유효기간은 14일이다.

(3) 독일

독일의 무릎관절 질병은 2번 '물리적 인자에 의한 질병' 항목의 세부 항목인 ① 무릎관절에 평균 이상의 스트레스를 가하는 장기간 또는 자주 반복되는 활동 후에 발생한 반월상 연골판 손상(Meniscus damage, 2102 항목)과, ② 무릎의 긴장을 유발하는 작업에, 근무 1회당 1시간 이상, 그리고 13,000 시간(누적) 이상 노출된 후 발생한 골관절염(Osteoarthritis, 2112 항목)으로 구성된다.

'2102' 항목에서 언급된 '평균이상(above-average)'의 스트레스를 유발하는 활동이란, 쪼그리기(sqatting)와 무릎꿇기(kneeling)과 같은 고정된 자세가 지속적으로 발생하는 육체적 작업이나, 그리고 높은 빈도의 비틀림(kinking or ratating) 또는 미끄러짐(shearing) 자세와 함께 발생하는 달리기(running) 또는 뛰어오르기(jumping)와 같은 신체 활동이라고 설명한다.

그리고 '2112' 항목에서 언급된 무릎의 긴장을 유발하는 위험 동작에 대하여 쪼그리기(squatting), 무릎꿇기(kneeling), 뒤꿈치 앉기(heel sit), 기어가기(crawling) 등의 자세를 말한다.

무릎관절 질병의 고위험 직종은, 타일공(tiler), 바닥 시공원(floor layer), 카펫트 작업자(carpet worker), 합판 작업자(parquet layer), 석재 시공원(stone layer), 바닥 미장공(screed layer), 바닥 포장공(paver), 지붕 작업자(roofer), 포설 작업자(installer), 도장공(painter), 콘크리트 작업자(concrete worker), 용접공(welder), 조선소 작업자(ship-builder), 조선소 자물쇠공(shipyard locksmith), 조경사(gardener), 열차 연결/해체 작업자(shunter), 지하 광부(miner)를 제시하고 있다.

골관절염(osteoarthritis)에 관한 무릎 부담 작업의 노출에 대해서는 비교적 상세히 제시하고 있으나, 반월판 연골판 손상(meniscus damage)에 관해서는 독일 연방노동사회부(Bundesministerium für Arbeit und Soziales, BMAS)의 의료자문위원회의 전문가 단체가 무릎 부담 작업의 노출 기간 등에 대한 권고 사항을 개발할 예정이라고 밝히고 있다. 다만, 반월상 연골판 손상이 일차성(primary)인지 이차성(secondary)인지, 손상 부위가 반월상 연골판의 후각(posterior horn)과 내측 연골판(medial meniscus)을 포함하고 있는지, 단기간의 노출에 의한 것이 아닌 지속적인 부담에 의한 질병 경과인지를 확인해야 하고, 업무에 의한 노출이 중단된지 5년 이상이 경과되면 비판적으로 평가해야 한다는 등의 실무적인 내용을 제시하고 있다.

(4) 한국 : 반월상 연골파열의 추정의 원칙 적용기준

① MRI상 이상소견(내측 또는 외측 반월상 연골판의 파열)이 있고, 해당과 전문의(정형외과)에 의해 아래의 상병명 확진

② 아래 직종 중 하나 이상에 해당

㉠ 용접원, ㉡ 금속공작기계 조작원(사상원), ㉢ 건설업 종사자, ㉣ 광업 종사자, ㉤ 농림어업인, ㉥ 택배원, ㉦ 하역원, ㉧ 이사작업원

질병분류 기호	질병명
M23.2	오래된 찢김 또는 손상으로 인한 반달연골의 장애
M23.21	오래된 찢김 또는 손상으로 인한 반달연골의 장애, 내측반달연골
M23.22	오래된 찢김 또는 손상으로 인한 반달연골의 장애, 외측반달연골

③ 해당 근무기간 및 유효기간

㉠ (근무기간)

ⓐ 용접원, ⓑ 제품조립(사상)원, ⓒ 건설업 종사자, ⓓ 광업 종사자, ⓔ 농림어업인은 근무기간 10년 이상

ⓕ 택배원, ⓖ 하역원, ⓗ 이사작업원은 근무기간 5년 이상

㉡ (유효기간) 12개월 이내

7) 발목 관절 질병의 인정기준

(1) 덴마크

덴마크의 발목 관절 질병은 1번 '일반적인 질병' 항목의 세부 항목인 '기타 질병(disease outside the inventory)'에서 왕실 발레 댄서의 발목과 발의 과부하 증후군(ankle/foot overload syndrome)과 엄지의 골관절염(osteoarthritis of big toe)에 대한 일부 사례를 제시하고 있으며, 구체적인 질병의 인정기준에 대해 기술된 내용은 없다.

(2) 프랑스

프랑스 산재 예방 연구소(Institut national de recherche et de sécurité, INRS)의 인정기준에서 제시하는 질병 목록(Tableaux des maladies professionnelles)에 포함된 발목 관절 질병은 아킬레스 건염(Achilles tendinitis)이 있다.

아킬레스 건염은 초음파 또는 MRI 검사를 통해 확인되어야 하고, 필요 노출 작업은 발끝으로 걷거나 서있는 자세가 지속되는 작업이며, 유효기간은 7일이다.

찾아보기

숫자

근골격계질환의 업무상 원인과 입증방법 값 30,000원

2023년 9월 5일 제1판 인쇄
2023년 9월 10일 제1판 발행

편저자 : 한 국 공 인 노 무 사 회
발행인 : 주 영 일
발행처 : **계 축 문 화 사**

서울특별시 종로구 통일로12길 16-17
우편번호 : 03029
TEL : 735-2257 · 738-9746
FAX : 723-9025
E-mail : gyechuk@hanmail.net
홈페이지 : http://gyechuk.co.kr
1973. 10. 31 등록번호 제300-1973-8호
ISBN 978-89-5629-738-5 93510